中医临床必读丛书

遵生八笺

明·高 濂 著
王大淳 李继明
戴文娟 赵加强 整理

人民卫生出版社

图书在版编目（CIP）数据

遵生八笺/明·高濂著　王大淳等整理. —北京：人民卫生出版社，2007.11

（中医临床必读丛书）

ISBN 978-7-117-08674-5

Ⅰ. 遵…　Ⅱ. ①高…②王…　Ⅲ. 养生（中医）-中国-古代　Ⅳ. R212

中国版本图书馆 CIP 数据核字（2007）第 057940 号

中医临床必读丛书

遵 生 八 笺

著　　者： 明·高濂
整　　理： 王大淳 等
出版发行： 人民卫生出版社（中继线 010-59780011）
地　　址： 北京市朝阳区潘家园南里 19 号
邮　　编： 100021
E - mail： pmph @ pmph. com
购书热线： 010-59787592　010-59787584　010-65264830
印　　刷： 北京盛通数码印刷有限公司
经　　销： 新华书店
开　　本： 850×1168　1/32　**印张：** 23.25
字　　数： 570 千字
版　　次： 2007 年 11 月第 1 版　2025 年 5 月第 1 版第 21 次印刷
标准书号： ISBN 978-7-117-08674-5/R·8675
定　　价： 39.00 元

出版者的话

中医要发展创新，提高临床疗效是必由之路。而提高临床疗效的捷径，就是继承前人宝贵的诊疗理论和丰富的临床经验。古今大凡著名医家，无不是在熟读古籍，继承前人经验的基础上而成为一代宗师的。厚积薄发，由博返约，是读书成才的必然过程。步入21世纪，中医的发展与创新仍然离不开继承，而继承的第一步必须是熟读中医古籍，奠定基础。这好比万丈高楼，筑基必坚；参天大树，扎根必深。

为了在新世纪进一步发展中医，提高中医临床疗效水平，针对目前中医现状，国家中医药管理局启动了“优秀中医临床人才研修项目”。该计划首批精选培养名中医200名左右，期望在新世纪再培养一大批中医临床大家，为我国人民的医疗保健再做贡献。做临床，必读古籍；做名医，更需要熟悉古籍并能灵活应用。为了适应中医临床人才培养计划，我们从“优秀中医临床人才研修项目”必读书目中先期精选了中医各科必读的70余种整理后已相继出版发行，应广大读者要求，经全国著名中医专家王永炎、余瀛鳌等推荐和论证，续增34种，使《中医临床必读丛书》的出版渐臻完备。本丛书共105种，所选精当，涵盖面广，多为历代医家推崇，尊为必读经典著作，在中医学发展的长河中，占有重要的学术地位。

本次整理突出了以下特点：①力求原文准确，每种医籍均由各科专家遴选精善底本，加以严谨校勘，为读者提供精确的原文。②原则上只收原文，不作校记和注释，旨在使读者在研习之中渐得旨趣，体悟真谛。③每书撰写了导读，介绍该书的作者生平、成书背景、学术特点，及对临床的指导意义以及如何学习运用等内容，提要钩玄，以启迪读者。为便于读者检索，书后附以索引。

期望本丛书的出版，能真正起到读古籍，筑根基，做临床，提疗效的作用，有助于中医临床人才的培养和成长，以推动我国中医药事业的发展与创新。

一、经典著作

《灵枢经》
《黄帝内经素问》
《伤寒论》
《金匮要略》
《温病条辨》
《温热经纬》

二、诊断类著作

《脉经》
《诊家枢要》
《濒湖脉学》

三、通用著作

《中藏经》
《伤寒总病论》
《素问玄机原病式》
《三因极一病证方论》
《素问病机气宜保命集》
《内外伤辨惑论》
《儒门事亲》
《脾胃论》
《兰室秘藏》
《格致余论》
《丹溪心法》
《景岳全书》
《医贯》
《理虚元鉴》
《明医杂著》
《万病回春》
《慎柔五书》
《内经知要》
《医宗金鉴》
《石室秘录》
《医学源流论》
《兰台轨范》
《杂病源流犀烛》
《古今医案按》
《笔花医镜》
《类证治裁》
《医林改错》

《血证论》
《名医类案》
《医学衷中参西录》
《丁甘仁医案》

四、各科著作

（一）内科

《金匮钩玄》
《秘传证治要诀及类方》
《医宗必读》
《医学心悟》
《证治汇补》
《医门法律》
《张氏医通》
《张聿青医案》
《临证指南医案》
《症因脉治》
《医学入门》
《先醒斋医学广笔记》
《温疫论》
《温热论》
《湿热论》
《串雅内外编》
《医醇賸义》
《时病论》

（二）外科

《外科精义》
《外科发挥》
《外科正宗》
《外科证治全生集》
《疡科心得集》

（三）妇科

《经效产宝》
《妇人大全良方》
《女科经纶》
《傅青主女科》
《竹林寺女科秘传》
《济阴纲目》
《女科辑要》

（四）儿科

《小儿药证直诀》
《活幼心书》
《幼科发挥》
《幼幼集成》

（五）眼科

《秘传眼科龙木论》
《审视瑶函》
《银海精微》
《目经大成》
《眼科金镜》

（六）耳鼻喉科

《重楼玉钥》
《口齿类要》
《喉科秘诀》

（七）针灸科

《针灸甲乙经》
《针灸资生经》
《针经摘英集》
《针灸大成》
《针灸聚英》

（八）骨伤科

《永类钤方》

《仙授理伤续断秘方》

《世医得效方》

《正体类要》

《伤科汇纂》

《厘正按摩要术》

（九）养生

《寿亲养老新书》

《遵生八笺》

《老老恒言》

五、方药类著作

《太平惠民和剂局方》

《医方考》

《本草原始》

《医方集解》

《本草备要》

《得配本草》

《成方切用》

《时方妙用》

《验方新编》

人民卫生出版社

2007年3月

序

中医药学是具有中国特色的生命科学，是科学与人文融合得比较好的学科，在人才培养方面，只要遵循中医药学自身发展的规律，只要把中医理论知识的深厚积淀与临床经验的活用有机的结合起来，就能培养出优秀的中医临床人才。

近百余年西学东渐，再加上当今市场经济价值取向的作用，使得一些中医师诊治疾病，常以西药打头阵，中药作陪衬，不论病情是否需要，一概是中药加西药。更有甚者不切脉、不辨证，凡遇炎症均以解毒消炎处理，如此失去了中医理论对诊疗实践的指导，则不可能培养出合格的中医临床人才。对此，中医学界许多有识之士颇感忧虑而痛心疾首。中医中药人才的培养，从国家社会的需求出发，应该在多种模式多个层面展开。当务之急是创造良好的育人环境。要倡导求真求异，学术民主的学风。国家中医药管理局设立了培育名医的研修项目，首先是参师襄诊，拜名师制订好读书计划，因人因材施教，务求实效。论其共性则需重视“悟性”的提高，医理与易理相通，重视易经相关理论的学习；还有文献学、逻辑学，生命科学原理与生物信息学等知识的学习运用。“悟性”主要体现在联系临床，提高思想思考思辩的能力，破解疑难病例获取疗效。再者是熟读一本临证案头书，研修项目精选的书目可以任选，作为读经典医籍研修晋阶保底的基本功。第二是诊疗环境，我建议城市与乡村、医院与诊所、病房与门诊可以兼顾，总以多临证多研讨为主。若参师三五位以上，年诊千例以上，必有上乘学问。第三是求真务实,“读经典做临床”关键在“做”字上苦下功夫,敢于置疑而后验证、诠释进而创新,诠证创新自然寓于继承之中。

中医治学当溯本求源,古为今用,继承是基础,创新是归宿,认真继承中医经典理论与临床诊疗经验,做到中医不能丢,进而才是中医现代化的实施。厚积薄发、厚今薄古为治学常理。所谓勤求古训、融汇新知,即是运用科学的临床思维方法,将理论与实践紧密联系,以显著的疗效、诠释、求证前贤的理论,寓继承之中求创新发展,从理论层面阐发古人前贤之未备,以推进中医学科的进步。

综观古往今来贤哲名医均是熟谙经典,勤于临证,发遑古义,创立新说者。通常所言的“学术思想”应是高层次的成就,是锲而不舍长期坚持“读经典做临床”在取得若干鲜活的诊疗经验的基础上,应是学术闪光点凝聚提炼出的精华。笔者以弘扬中医学学科的学术思想为己任而决不敢言自己有什么学术思想,因为学术思想一定要具备有创新思维与创新成果,当然是在继承为基础上的创新;学术思想必有理论内涵指导临床实践,能以提高防治水平;再者学术思想不应是一病一证一法一方的诊治经验与心得体会。如金元大家刘完素著有《素问玄机原病式》,自述“法之与术,悉出《内经》之玄机”,于刻苦钻研运气学说之后,倡“六气皆从火化”,阐发火热症证脉治,创立脏腑六气病机、玄府气液理论。其学术思想至今仍能指导温热、瘟疫的防治。非典型传染性肺炎(SARS)流行时,运用玄府气液理论分析证候病机,确立治则治法,遣药组方获取疗效,应对突发公共卫生事件造福群众。毋庸置疑刘完素是“读经典做临床”的楷模,而学习历史,凡成中医大家名师者基本如此,即使当今名医具有卓越学术思想者,亦无例外,因为经典医籍所提供的科学原理至今仍是维护健康防治疾病的准则,至今仍葆其青春,因此“读经典做临床”具有重要的现实意义。

值得指出,培养临床中坚骨干人才,造就学科领军人物是当务之急。在需要强化“读经典做临床”的同时,以唯物主义史观学习易经易道易图，与文、史、哲，逻辑学交叉渗透融合，提高“悟性”指导诊疗工作。面对新世纪东学西渐是另一股潮流，国外学者研究老聃、孔丘、朱熹、沈括之学，以应对技术高速发展与理论相对滞后的矛盾日趋突出的现状。譬如老聃是中国宇宙论的开拓者，惠施则注重宇宙中一般事物的观察。他解释宇宙为总包一切之“大一”与极微无内之“小一”构成，大而无外小而无内，大一寓有小一，小一中又涵有大一，两者相兼容而为用。如此见解不仅对中医学术研究具有指导作用，对宏观生物学与分子生物学的链接，纳入到系统复杂科学的领域至关重要。近日有学者撰文讨论自我感受的主观症状对医学的贡献和医师参照的意义；有学者从分子水平寻求直接调节整体功能的物质，而突破靶细胞的发病机制；有医生运用助阳化气，通利小便的方药能同时改善胃肠症状治疗幽门螺杆菌引起的胃炎，还有医生使用中成药治疗老年良性前列腺增生，运用非线性方法，优化观察指标，不把增生前列腺的直径作为惟一的“金”指标，用综合量表评价疗效而获得认许，这就是中医的思维，要坚定地走中国人自己的路。

人民卫生出版社为了落实国家中医药管理局设立的培育名医的研修项目，先从研修项目中精选70余种陆续刊行，为进一步扩大视野，续增的品种也是备受历代医家推崇的中医经典著作，为我们学习提供了便利条件，只要我们“博学之，审问之，慎思之，明辩之，笃行之”，就会学有所得、学有所长、学有所进、学有所成。治经典之学要落脚临床，实实在在去“做”，切忌坐而论道，应端正学风，尊重参师，教学相长，使自己成为中医界骨干人才。名医不是自封的，需要同行认可，而社会认可更为重要。让我们互相勉励，为中国中医名医战略实施取得实效多做有益的工作。

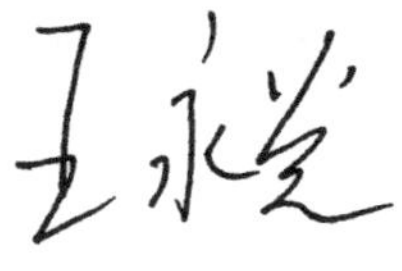

2007年3月5日

导读

《遵生八笺》是一部成书于明代的养生著作，内容十分广泛，凡对人体身心健康可能产生影响的各种问题均有所涉及。全书由相对独立的八个部分构成，所以命名为八笺，是明代集养生学之大成的一部名著，也是我国历史上不可多得的一部全面介绍养生理论与方法的养生全书。

一、《遵生八笺》与作者

《遵生八笺》19卷，目1卷，明·高濂著。高濂，字深甫，号瑞南道人，又号湖上桃花鱼，钱塘(今浙江杭州市)人。约生活于16～17世纪(我国明嘉靖至万历年间)，《明史》无传。通过考查有关文献，我们了解到高濂一生有多方面的成就。他喜好藏书，丁申《武林藏书录》谓："尝筑山满楼于跨虹桥，收藏古今书籍。"叶昌炽《藏书纪事诗》亦称"余所见高氏藏书甚多。"丰富的藏书为他广览博学创造了有利的条件，他在文学、养生、医药等领域都取得了相当大的成就。文学方面，他工于诗文和戏曲，传世的诗集有《雅尚斋诗草》《芳芷楼诗》，戏曲有《玉簪记》《节孝记》等。养生学方面，他为我们留下了集历代养生之大成的《遵生八笺》。

《遵生八笺》共分8个部分，分别为《清修妙论笺》《四时调摄笺》《起居安乐笺》《延年却病笺》《燕闲清赏笺》《饮馔服食笺》《灵秘丹药笺》和《尘外遐举笺》。全书内容非常广泛，包括医药卫生、气功导引、饮食起居、山川逸游、花鸟鱼虫、琴棋书画、笔墨纸砚、文物鉴赏等与养生有关的广博的知识，论述了身心调养、性情陶治、生活调摄、卫生保健、疾病防治、气功修炼、艺术欣赏等却病延年、养生防病的知识与方法，取材广泛而精当，所介绍的养生方法非常实用。

本书初刊本为明万历十九年（1591 年）雅尚斋本，后世多有翻刻，其主要的版本尚有明崇祯本、清弦雪居本、民国年间石印本及铅印本、上世纪末巴蜀书社排印本等十数种。

二、主要学术特点及对临床的指导意义

本书名为“遵生”，寓意十分深远，含有“尊重、珍爱、珍惜”生命的意思，生命属于每一个人只有一次，没有什么比生命更宝贵，尊重生命、珍爱生命是人类永恒的主题。养生对每个人而言都是至关重要的事，讲求养生之道又必须顺应自然，要遵循生命的规律，所以，“遵生”又有遵从的意思。历代以来，众多的养生家总结了丰富的养生经验，积累了大量的养生文献，形成了我国独特的蔚为可观的养生文化。《遵生八笺》则是其中最具代表性的养生文献之一，本书从 8 个不同的角度介绍了养生的理论与实践。

《清修妙论笺》属于养生总论，高濂在本笺中摘抄历代玄经秘典、圣贤教诫、省心律己警句格言 300 余条。他认为养生的关键在于养命和养性两方面。养命是指注意气候环境、饮食生活起居方面的保养，勿使身体受到损害。养性是指要提高养生者的自身修养，避免情志过激，有一个良好的心态。前者如引用《要记》云：“一日之忌，暮无饱食；一月之忌，暮无大醉；终身之忌，暮常护气。久视伤血，久卧伤气……春秋脑足俱冻。”后者如引《道林摄生论》云：“勿令心生不足，好恶常令欢喜……常当少思、少念、少欲、少事、少语、少笑、少愁、少乐、少喜、少怒、少好、少恶。此十二少者，养性之都契也。”

《四时调摄笺》介绍了如何顺应四季而采用相应的养生方法。高濂认为“时之义大矣，天下之事未有外时以成者也，故圣人与四时合其序……人能顺四时调摄，神药频餐，勤以导引之功，慎以宜忌之要，无竞无营，与时消息，则疾病可远，寿命可延。”在继承发

扬《黄帝内经》等古代医籍的基础上，遵循天人相应的观点和五行理论，征引各家对四季逐月养生的精辟论述，指导人们根据时令的变化采用相应的导养、食养、药养等，其中还包括了在不同月份中的事宜与事忌。本笺中所介绍的导引法还配有功法图示，便于学习和应用。

《起居安乐笺》论述了日常生活起居养生的要义和方法，养生者首先要保持闲适的心态，再努力营造舒适惬意的生活环境。包括居室布置、生活用具的制备、花草盆景、旅游和旅行用具，以及日常生活的避忌、如何交友等，高氏强调起居要随遇而安，乐天知命。虽然我们今天的生活环境与古代相比已大不相同，但书中所强调的“安乐”这个基本原则却是日常起居养生中恒久不变的基本理念。本笺中介绍的许多生活用具、香熏、花草、旅行用具等，仍然具有很高的实用价值。

《延年却病笺》介绍了各种导引方法，以道家的练气法为主。高濂认为：“生身以养寿为先，养生以却病为急。”而“夫胎息为大道根源，导引乃宣畅要术。”气功导引能使人气血流通、百脉宣畅，一可以却病，二可以延年，这是传统养生学中最为丰富又最为高深的内容。书中对各家功法，如“八段锦”等辅以图画，便于学习摹仿。同时，高濂在本笺中还提醒人们要避免损害身体的各种因素，如要节制六欲七情、饮食劳倦等。

《燕闲清赏笺》介绍了钟鼎、书画法帖、窑玉古玩、文房器具的鉴赏把玩、文学作品欣赏以及焚香鼓琴、栽花种竹的经验。高濂认为，人生奔波忙碌，耗心费神，有背养生之旨。要学会忙里偷闲，通过上述种种高雅的艺术欣赏，从而达到清心乐志的目的，这些对养生有很大的帮助。

《饮馔服食笺》分类介绍了日常膳食和饮食中应注意的各种问题。高濂在讲究饮食的同时，也讲究饮食的规范。他精研历代养生学家经验，指出：“饮食之宜当候已饥而进食，食不厌熟嚼；无候焦渴而引饮，饮不厌细呷。无待饥甚而食，食勿过饱；勿觉渴甚而饮，饮勿太频。食不厌精细，饮不厌温热……食饮以时，饥饱得中，冲气膈和，精血以生，荣卫以行，脏腑调平，神志安宁，正气冲实于内，元真会通于外，内外邪莫之能干，一切疾患无从作也。”在本笺中详细介绍了茶饮、各种食品以及食品的制作方法。

《灵秘丹药笺》收录了中药方剂130首。据高濂称，他从小羸弱多病，又患眼疾，因而笃好医药。无论居家还是旅游在外，只要遇到医术高明之人，就恭敬地拜师求教，从不吝惜金钱，以搜集奇方秘药。本笺所收录的方药大多经高濂亲手搜集整理，且经过他验证而有效的方剂，所以更为珍贵。

《尘外遐举笺》收录了上古至唐的著名隐士共100名，大多取材于史书隐逸传。高濂认为，这些历代高隐都不事王侯，心无所营，放浪形骸于山水之间，所以神清气明，志逸身闲，专一地养生怡寿，这应该是养生家的最高境界。

三、如何学习应用《遵生八笺》

在学习和应用本书时，我们首先应当对该书有一个正确的看法，因为本书的内容较为庞杂，它主要是高濂从数百种古代文献中摘录的与养生相关的文献汇集而成，间或参以作者自己的论述和养生的经验体会。《四库全书》将其收入子部杂家类，是有一定道理的，所以我们没有必要从头到尾按部就班地进行学习。其次要根据学习本书的目的和自己的兴趣、时间、精力等而采用相应的阅读方法。比如，如果想了解传统养生的基本理念，则可阅读《清修妙论笺》；如果对气功导引感兴趣则可选择阅读《四时调摄笺》《延年却病笺》；如果钟情于古玩、艺术、花草、旅游等，则可选择阅读《燕闲清赏笺》《起居安乐笺》；如果对饮食养生、茶文化等感兴趣，则可阅读《饮馔服食笺》。《灵秘丹药笺》与《尘外遐举笺》内容均不多，前者所载方药可供必要时选择使用，后者可在闲暇时阅读几段，以体会古代高隐的心境。

上述仅仅是根据本书的特点而提出的阅读方法，但阅读任何书籍都有一个通用的原则，就是要了解该书的基本情况，本书也不例外。我们应当先花一点时间，仔细阅读本书的前言、序言、目录等，了解全书的概况和基本内容。然后再浏览一下各笺的正文，以明确本书的编排体例，这样才能确定我们阅读学习的重点。本书每一笺的开篇，有一段作者的论述，相当于这一笺的提要，指明了本笺的主旨、基本内容，然后罗列古代文献，其中间或加一小段评论。由于本书的内容和编排体例较为特殊，所以在阅读本书时，我们不必制订一个周密学习计划，可视时间、精力、兴趣、需要等，选择阅读一部分，内容可多可少，只要学有心得就好。

在阅读本书时还应当注意几个问题，一是本书毕竟是古人的著作，所记录的内容也有一些不科学的地方，如符咒等。我们应当提高自身的科学素养，提高鉴别力，在学习和应用时，不能完全迷信书中的方法。二是对书中的一些导引气功方法，如道家的"内丹"等法，不要贸然加以练习。如果要练，则需要对此功法有一个全面了解，最好能在有经验的人员指导下进行练习。如果在练功过程中稍有不适，则应当停止练功，弄清原因后再练。

李继明

2007 年 9 月

整理说明

《遵生八笺》是成书于明代的著名养生著作，全书内容非常广博，包括医药卫生、气功导引、饮食起居、山川逸游、花鸟鱼虫、琴棋书画、笔墨纸砚、文物鉴赏等与养生有关的广博的知识，论述了身心调养、性情陶冶、生活调摄、卫生保健、疾病防治、气功修炼、艺术欣赏等却病延年、养生防病的知识与方法，取材广泛而精当，所介绍的养生方法非常实用。为满足读者的需要，我们对本书进行了认真整理。

一、本次整理选择明万历年间初刊本“雅尚斋遵生八笺”为底本，以清嘉庆“弦雪居”本等为校本进行校勘，有文字互异之处，皆择善而从。遇有疑义，还与引用原书进行了校勘。

二、对异体字进行了规范，原书中的通假字、古今字等仍予以保留。

三、为便于翻检，在原书目录的基础上增加了详尽的细目。

四、对原书附图进行了绘描，使之更为清晰美观。

五、全书加用标点符号，采用简体横排。原书有的附图中刻有文字，亦改为简体字，仍依原格式排列。

遵生八笺序

夫人生实难，有生必灭，亭毒虔刘，递相推殒。何昼弗晦，何流弗东，朝市喧嚣，舟车杂踏，转盼之间，悉为飞尘。若朝花之谢夕英，后波之推前浪。无问韶姱丑姿，王侯厮养，同掩一丘，大期既临，无一得免者。智士作达，委而任之，顺自然之运，听必至之期，靡贪靡怖，时到即行。或纵娱乐，取快目前，或宝荣名，不朽身后，命曰旷达，亦庶几贤于火宅煎忧，土灰泯物者矣。然若曹必无可奈何，而姑为此托寄，语虽近似，理则未然，不知命有可延之期，生有可尊之理。人患昧理而不能研讨，知其理矣，又或修持而不能精坚，率之命先朝露，骨委黄垆，良可邑邑。

夫藏宝于箧者，挥之则易空，吝啬则难尽，此人所共知也。人禀有限之气神，受无穷之薄蚀，精耗于嗜欲，身疲于过劳，心烦于营求，智昏于思虑。身坐几席而神驰八荒，数在刹那而计营万祀。揽其所必不可任，觊其所必不可得。第动一念，则神耗于一念；第着一物，则精漏于一物。终日营营扰扰，翕翕熠熠，块然方寸，迄无刻宁。即双睫甫交，魂梦驰走，四大稍定，丹府驿骚。形骸尚在，精华已离，犹然不省，方将为身外无益之图，劳扰未已也。譬之迅飙之振槁箨，冲波之泐颓沙，烈火之燎鸿毛。初阳之晞薤露，性命安得不伤，年龄安得不促乎！

至人知滔滛之荡精，故绝嗜寡欲以处清静；知沉思之耗气，故戒思少虑以宅恬愉；知疲劳之损形，故节慎起居以宁四大；知贪求之败德，故抑远外物以甘萧寥。畏侵耗如利刃，避伤损如寇仇，护元和如婴儿，宝灵明如拱璧，防漏败如航海，严出入如围城。而观窍妙，明有无，媾阴阳，炼神气，成圣结丹，抱元守一，以至混沌如绵，虚空粉碎而后已，如是乃谓之尊生。自轩后柱下以来，维三光而后天地者，代有其人，宁可尽目之为诞谩不经乎！

虎林高深父，博学宏通，鉴裁玄朗。少婴羸疾，有忧生之嗟，交游湖海，咨访道术，多综霞编云笈，秘典禁方。家世藏书，资其淹博，虽中郎至赏，束皙通微，殆无以过。乃念幻泡之无常，伤蜉蝣之短晷，悟摄生之有道，知人命之可长，剖晰玄机，提拈要诀，著为《遵生八笺》。恬寂清虚，道乃来舍，故有清修妙论；阴阳寒暑，妙在节宣，故有四时调摄；养形以无劳为本，故有起居安乐；学道以治病为先，故有延年却病；消烦去闷，丹境怡愉，故有燕闲清赏；戒杀除羶，脏腑澄澈，故有饮馔服食；补髓还精，非服药不效，故有灵秘丹药；调神去壳，非脱尘不超，故有尘外遐举。继之修身炼性，养气怡神，以了道还元，长生度世，洵人外之奇书，玄中之宝箓也。

或谓大道以虚无为宗，有身以染着为累，今观高子所叙，居室运用，游具品物，宝玩古器，书画香草花木之类，颇极烦冗。研而讨之，驰扰神思；聚而蓄之，障阂身心，其于本来虚空，了无一法之旨，亦甚戾矣，何遵生之为？余曰不然，人心之体，本来虚空，奈何物态纷拏，汩没已久，一旦欲扫而空之，无所栖泊。及至驰骤漂荡而不知止，一切药物补元，器玩娱志，心有所寄，庶不外驰，亦清净之本也。及至豁然县解，跃然超脱，生平寄寓之物，并划一空，名为舍筏，名为甩手，嗟乎，此惟知道者可与语此耳。抱朴子、陶都水得道至人，咸究心古今名物，阴阳术数，医卜方药，一事不知，以为深耻，不闻障心而累道，何疑于深甫乎！

昔蔡邕秘王充《论衡》以为至宝，今观《论衡》，间有名言，未关至理，颇事搜猎，终属冗猥。令中郎得见深甫八笺，当何以云。余恐宝《论衡》者，虽得《八笺》，未必知宝也。万历辛卯孟夏之吉。

弢光居士屠隆纬真父撰
瑞南道人高濂深甫隶古

遵生八笺叙

不佞束发，探壁中科斗，旌阳师八诫，神魂寄之。辛未，叨一第，官钦州，去家万里而遥，岛夷猖狂，岁坐烽火中，调兵食，即往来勾漏，悠然会心，而有生之乐无几矣。已而官爽鸠氏，载书乞南官，冰厅无事，闭影息交，日取二藏书服习之，其于遵生旨稍稍窥一斑。庚辰春三月，梦陶贞白，坐语良久，即上书，不待报，归武林。斯时也，五柳依依，与张绪争少年矣。壬午春，坐圜中百日，大悟遵生口诀，以省中风尘起，未竟此缘，至今殊怏怏也。年来上武夷，过雁荡，求出尘如管涔童子、灵威丈人者，冀旦莫遇之，而龙沙八百尚在渺茫间。庚寅秋杪，自白岳归，有天际真人之想，适瑞南高子诣余曰：子虚往而实归矣。吾所集《遵生八笺》，皆生平所得实际语，子为我弹射之。余挑灯夜读，如入五都之市，毕陈众宝，如晬盘示儿，种种咸在，洛阳纸贵自今始矣。余谢玄晏，乌能为子重，余癖嗜《抱朴子》，勤力著十万言，今千载又获睹遵生大编，且得尝禁脔焉。其一曰《清修妙论笺》，出入乎二氏，而耀宝珠以照浊世者也。其二曰《四时调摄笺》，贯彻乎阴阳，而运杀机以全生机者也。其三曰《起居安乐笺》，蘧庐乎天地，而借幻境以养真诠者也。其四曰《延年却病笺》，橐钥乎三宝，以寿天命者也。其五曰《饮馔服食笺》，化工乎群品，以完天倪者也。其六曰《燕闲清赏笺》，遨游乎百物，以葆天和者也。其七曰《灵秘丹药笺》，借轩岐之梯航，以渡无量众生乎？其八曰《尘外遐举笺》，树箕颍之风声，以昭儒家功令乎？瑞南子良苦心矣。余筮仕天涯，即五岭八桂，尽入奚囊，归来无岁不出游，名山洞府，足迹殆遍，未得窥二酉以印证了了于胸中者，幸而得《八笺》咀嚼之，洋洋洒洒，然遵生之旨大备矣。试展《清修妙论》，所以羽翼许师八诫者，功岂浅浅乎哉，他可知矣。余不敏，敢终身诵之，且乞寿之梓，以公天下具只眼者。高子曰：唯唯。

万历辛卯岁仲夏之辛卯日

贞阳道人仁和李时英撰

遵生八笺自叙

自天地有生之始，以至我生，其机灵自我而不灭。吾人演生生之机，俾继我后，亦灵自我而长存。是运天地不息之神灵，造化无疆之窍，二人生我之功，吾人自任之重，义亦大矣。故尊生者，尊天地父母生我自古，后世继我自今，匪徒自尊，直尊此道耳。不知生所当尊，是轻生矣。轻生者，是天地父母罪人乎！何以生为哉？然天地生物，钧穷通寿夭于无心，俾万物各得其禀。君子俟命，听富贵贫贱于赋畀，顺所适以安其生。彼生于富贵者，宜享荣茂之尊矣，而贫贱者，可忘闲寂之尊哉？故余《八笺》之作，无问穷通，贵在自得，所重知足，以生自尊。博采三明妙论，律尊生之清修；备集四时怡养，规尊生之调摄；起居宜慎，节以安乐之条；却病有方，导以延年之术；虞燕闲之溺邪僻，叙清赏，端其身心；防饮馔之困膏腴，修服食，苦其口腹；永年以丹药为宝，得灵秘者乃神，故集奇方于二藏；隐德以尘外为尊，惟遐举者称最，乃录师表于百人。八者出入玄筌，探索隐秘，且每事证古，似非妄作。大都始则规以嘉言，继则享以安逸，终则成以善行。吾人明哲保身，息心养性之道，孰过于此？谓非住世安生要径哉？是诚出世长生之渐门也。果能心悟躬行，始终一念，深造道妙，得意忘言，俾妙论合得，调摄合序，所居常安，无病可却。谢清赏玩好，俾视空幻花；辟饮馔腥膻，而味餐法喜。丹药怀以济人，遐举逸吾高尚。向之藉窥尊生门户者，至则登其径奥矣。到此则心朗太虚，眼空天界，物吾无碍，身世两忘。坐致冈陵永年，鲐庞住相。逍遥象外，游息人间，所谓出尘罗汉，住世真仙，是即《八笺》，他日证果。谚云：得鱼忘筌。文字其土苴哉？笺帙当为覆瓿矣。故知尊生之妙者，毋于此过求，亦毋以此为卑近也，乃可与谈道。

湖上桃花渔高濂深甫瑞南道人撰

遵生八笺总目

目录

目录

清修妙论笺 上卷

高子曰：摄生尚玄，非崇异也。三教法门，总是教人修身、正心、立身、行己、无所欠缺。为圣为贤，成仙成佛，皆由一念做去。吾人禀二五之精，成四大之体，富贵者，昧养生之理，不问卫生有方；贫穷者，急养身之策，何知保身有道？指神仙之术为虚诬，视禅林之说为怪诞也。六欲七情，哀乐销烁，日就形枯发槁，疾痛病苦，始索草根树皮，以活精神命脉。悲哉，愚亦甚矣！保养之道，可以长年，载之简编，历历可指，即《易》有《颐卦》，《书》有《无逸》，黄帝有《内经》，《论语》有《乡党》，君子心悟躬行，则养德养生，兼得之矣。岂皆外道荒唐说也？余阅典籍，随笔条记成编，笺曰《清修妙论》。

《老子》曰："人生大期，百年为限。节护之者，可至千岁，如膏之炷小与大耳。众人大言我小语，众人多烦我少记，众人悸怖我不怒。不以人事累意，淡然无为，神气自满，以为长生不死之药。"

《庄子》曰："能遵生者，虽富贵不以养伤身，虽贫贱不以利累形。"今世之人，居高年尊爵者，皆重失之。

《福寿论》曰："贫者多寿，富者多促。贫者多寿，以贫穷自困而常不足，无欲以劳其形、伐其性，故多寿。富者奢侈有余，贼心害性，所以折其寿也。乃天损有余以补不足。然有贫而促者，必德不足，是以夭耳。故世人当安其分。若今官爵之非分，车马之非分，妻妾之非分，屋宇之非分，货易之非分，神能记之，使之灾焉，病焉，夭焉，人不知也。”

又曰：“故世人幸而得之者，灾也；分而得之者，吉也。人年五十，能补其过，悔其咎，布仁惠之恩，垂悯恤之念，奉德不欺，圣人知之，贤人护之，天乃爱之，人乃悦之，鬼神敬之，富贵长守，寿命安康。是去攻劫之患，除水火之灾，必可保生，以全上寿矣。”

麻衣道者曰：“天地人等列三才，人得中道，可以学圣贤，可以为神仙。况人之数与天地万物之数等。今之人，不修人道，贫爱嗜欲，其数消减，只与物同也，所以有老病夭殇之患。鉴乎此，必知所以自重，而可以得天元之寿矣。”

《阴符经》曰：“淫声美色，破骨之斧锯也。世之人不能秉灵烛以照迷情，持慧剑以割爱欲，则流浪生死之海，是害先于恩也。”

《参赞书》曰：“年高之时，阳气既弱，觉阳事辄盛，必慎而抑之，不可纵心竭意。一度不泄，一度火灭；一度火灭，一度添油。若不制而纵情，则是膏火将灭，更去其油。故《黄庭经》云：‘急守精室勿妄泄，闭而宝之可长活。’”

黄帝曰：“外不劳形于事，内无思想之患，以恬愉为务，以自得为功，形体不敝，精神不散，可寿百岁。”

彭祖曰：“凡人不可无息，当渐渐除之，人身虚无，但有游气，气息得理，而病不生。”又曰：“道不在烦，但能不思衣，不思食，不思声色，不思胜负，不思得失，不思荣辱，心不劳，神不极，可寿千岁。”

《吕览》曰：“年寿得长者，非短而续之也，毕其数也。毕数之务，在乎去害。何谓去害？大甘、大酸、大苦、大辛、大咸，五者充形，则生害矣。大喜、大怒、大忧、大恐、大哀，五者接神，则生害矣。大寒、大热、大燥、大湿、大风、大霖、大雾，七者动精，则生害矣。”

仲长统《昌言》曰：“屈者以夫伸，蓄者以夫虚，内者以夫外也。气宜宣而遏之，体宜调而养之，神宜平而抑之，必有次和者矣。夫善养性者得其和。邻脐二寸谓之关，关者，所以关藏呼吸之气，禀授四体也。故气长以关息，气短者其气稍升，其脉稍促，其神稍越。至于以肩息而舒，其神稍专，至于以关息而气衍矣。故养寿者，当致气于关，是为要术。”

崔瑊《箴》曰：“动不肆勤，静不燕逸，有疾归天，医不能恤。太上防疾，其次萌芽，腠理不蠲，骨髓奈何？”

黄帝问岐伯曰：“余闻上古之人，春秋皆度百岁，而动作不衰，今人年至半百，而动作衰敝，时世异耶？人将失之耶？”对曰：“上古之人，其知道者，法于阴阳，和于术数，饮食有节，起居有常，不妄作劳，故能形与神俱，故尽终其天年，度百岁。今人不然也，以酒为浆，以妄为常，醉以入房，以欲竭精，耗散其真，不知持满，不知御神，务快其心，逆于生乐，起居无节，故半百而衰。”

《亢仓子》曰：“导筋骨则形全，剪情欲则神全，靖言语则福全。”

《唐书》有云：“多记损心，多语耗气。心气内损，形神外散。初虽无觉，久则为弊。”

《续博物志》曰：“眼者身之镜，耳者体之牖，视多则镜昏，听众则牖闭。面者神之庭，发者脑之华，心悲则面焦，脑减则发素。精者体之神，明者身之宝，劳多则精散，营竟则明消。”

应璩诗曰：“昔有行道人，陌上见三叟，年各百余岁，相与锄禾莠。往拜问三叟：何以得此寿？上叟前致词：室内姬粗丑。二叟前致词：量腹接所受。下叟前致词：暮卧不覆首。要哉三叟言，所以寿长久。”

柳公度年八十九，或问之，曰：“吾不以脾胃暖冷物、熟生物，不以元气佐喜怒，气海常温耳。”

温公《解禅六偈》曰：“忿怒如烈火，利欲如铦锋，终朝长戚戚，是名阿鼻狱。颜回甘陋巷，孟轲安自然，富贵如浮云，是名极乐国。孝悌通神明，忠信行蛮貊，积善来百祥，是名作因果。仁人之安宅，义人之正路，行之诚且久，是名不坏身。道德修一身，功德被万物，为贤为大圣，是名佛菩萨。言为百世师，行为天下法，久久不可掩，是名光明藏。”

茅季伟诗云：“欺诳得钱君莫羡，得了却是输他便。来往报答甚分明，只是换头不识面。多置田庄广修宅，四邻买尽犹嫌窄。雕墙峻宇无歇时，几日能为宅中客？造作田庄犹未已，堂上哭声身已死。哭人尽是分钱人，口哭原来心里喜。众生心兀兀，常住无明窟，心里为欺谩，口中佯念佛。”是皆真实不虚话也。闻此则少者当戒，况老人乎！

薛子曰：“养得胸中无一物，其大浩然无涯。有欲则邪得而入之，无欲则邪无自而入。且无欲则所行自简，又觉胸中宽平快乐，静中有无限妙理。”

又曰：“常沉静则含蓄义理深，而应事有力。故厚重静定宽缓，乃进德之基，亦为老人养寿之要。”

“一念之非即遏之，一动之妄即改之，一毫念虑杂妄，便当克去。志固难持，气固难养。主敬可以持志，少欲可以养气。”

“人若不以理制心，其失无涯。故一念之刻即非仁，一念之贪即非义，一念之慢即非礼，一念之诈即非智。此君子不可一念起差，至大之恶，由一念之不善，而遂至滔天。”

“修德行义，守道养真，当不言而躬行，不露而潜修，外此一听于天。若计较成仙作祖，邀名延誉，则日夕忧思，况未必遂，徒自劳扰，是为不知天命。”

“才舒放即当收敛，才言语便思简默。不可乘喜而多言，不可乘快而多事。须有包含，则有余味，发露太尽，恐亦难继。故慎言语，养德之大；节饮食，养生之大。”

“积德积善，不知其善，有时而得用；弃礼背义，不知其恶，有时而蒙害。故庄敬日强，轻肆日偷。”

“圣人不怨天，不尤人，心地多少洒落自在。常人才与人不合即尤人，才不得于事即怨天，其心忿忮劳扰，无一时之宁泰，是岂安命顺时之道？”

“心诚色温，气和词婉，必能动人。若人未己知，不可急求其知；人未已合，不可急求其合。觉人之诈，不形于言，有无限余味。”

“佛言苦乐逆顺，道在其中。夫素富贵行乎富贵，素贫贱行乎贫贱，素患难行乎患难，素夷狄行乎夷狄，随寓而安，圣贤也，何有苦乐逆顺之异哉？苦乐逆顺，固外也，以吾道处之，则无不可。”

“世人所以不达道者，正以浮幻相缠，役役无了时也。苟能具天眼，勘破世故，则虚名薄利，皆为吾累。古之人所以适其适，而不适人之所共适者，为己重也。”

“人生世间，要见识高远。见识高远，则不为浅近眩惑。日观世事之盛衰，夜观气运之消长。由其盛衰也，吾以出处应之；由其消长也，吾以进退随之，则祸可避而害可禳。不然，奔役昏梦，几何不为时势所害？”

“世间陷阱，在在有之，要人醒醒耳。眼一少昧，足一少偏，心一少惑，则堕落阱中，安能出哉？身在阱中，心悔前日之非，晚矣！此君子贵乎知微。”

“敬者德之聚也。敬则众善毕集，不敬则怠惰放僻随至，而德败矣。持敬而无间断，则诚矣。未能诚者，由敬而入，敬以存心，其体湛然，自无杂虑。况庄敬亦是保养身心元气的工夫。”

“衣垢不湔，器缺不补，对人犹有惭色；行垢不湔，德缺不补，对天岂无愧心？”

“君子对青天而惧，闻雷震而不惊；履平地而恐，涉风波而不惧。”

“破爪伤肤，坏梳摘发，色为之变；聚珍瘗身，列艳靡骨，心为之安。”

“倚富者贫，倚贵者贱，倚强者弱，倚巧者拙。倚仁义道德者，不贫，不贱，不弱，不拙。”

“化于未明之谓神，止于未为之谓明，禁于已著之谓察，乱而后制之谓瞽。故于事物之扰，不可不先此三者。”

“为家以正伦理、别内外为本，以尊祖睦族为先，以勉学修身为次，以树艺牧畜为常。守以节俭，行以慈让，足己而济人，习礼而畏法。可以寡过，可以静摄，而无扰扰于前矣。”

“吾人不可以不知命，矧老人乎？人之所志无穷，而所得有限者，命也。命不与人谋也久矣，安之故常有余，违之则常不足。惟介以植内，和以应外，听其自来，是安命也。”

“心本可静，事触则动。动之吉为君子，动之凶为小人。孟子曰：‘我四十不动心。’是不为外物动也。”

“泛交不若寡交，多求不若慎守。”

“易损而难复者，精也；易躁而难静者，神也。惟养元气充满，则精神融和，遇损遇躁，常有主以制之矣。”

“造道者可谓之富，失学者可谓之贫，听天者可谓之达，无耻者可谓之穷。”

“《书》曰：‘必有容，德乃大；必有忍，乃济。’君子立心，未有不成于容忍，而败于不容忍也。容则能恕人，忍则能耐事。一毫之拂，即勃然而怒，一事之违，即愤然而发，是无涵养之力，薄福之人也。是故大丈夫当容人，不可为人容；当制欲，不可为欲制”。

东坡曰：“蜗涎不满壳，聊足以自濡；升高不知疲，竟作粘壁枯。”此言深可为不知进退者戒也。夫人事之役役，计谋之敝敝，人皆以人事可以致富贵，计谋可以立功名，殊不知一作一辍，有造物以宰之。为之而成者，非其能也，命之至也，适与造物侔也。况为之而不成者多乎？造物无言也，人不可以惑其听；造物无形也，人不可以渎其公。世之人役役敝敝于百年之间，无顷刻之自安者，不亦深可哀也？不足为造物挠，深足为造物笑”。

“心上有刃，君子以含容成德；川下有火，小人以忿怒殒身。”

“惟心与天一，故理之所得者独明，而能开人心之迷。心与地一，故水之所汲者独灵，而能涤人心之陋。故以一杯之水，而能疗医所不治之疾，罔不瘳者，岂由水之灵哉？实资于道之用也。不知者为妄诞。”

“人心思火则体热，思水则体寒。怒则发竖，惊则汗滴，惧则肉颤，愧则面赤，悲则泪出，慌则心跳，气则麻痹。言酸则垂涎，言臭则吐唾。言喜则笑，言哀则哭。笑则貌妍，哭则貌媸。又若日有所见，夜必梦扰；日有所见，夜必谵语。梦交则泄精，气怒则发狂。此皆因心而生者也，人可于灵君使令一刻不在绛宫以统百属乎？"

太一真人曰："予有经三部，共只六字，儒者诵之成圣，道士诵之成仙，和尚诵之成佛，而功德甚大，但要体认奉行。一字经曰忍，二字经曰方便，三字经曰依本分是也。三经不在大藏，只在灵台。"有味乎言哉！

又曰："心静可以通乎神明，事未至而先知，是不出户知天下，不窥牖见天道也。盖心如水也，久而不挠，则澄彻见底，是谓灵明。故心静可以固元气，万病不生，百岁可活。若一念挠浑，则神驰于外，气散于内，荣卫昏乱，百病相攻，寿元自损。"

嵇中散曰："君子知形恃神以立，神须形以存，悟生理之易失，知一过之害生。故修性以保神，安心以全身，爱憎不栖于情，忧喜不修于意，泊然无感，而体气和平。又呼吸吐纳，服食养身，使形神相亲，表里俱济也。"

神农曰："上药养命，中药养性。"诚知性命之理，因辅养以通也。而世人不察，惟五谷是见，声色是耽，目惑玄黄，耳务淫哇。滋味煎其脏腑，醴醪煮其肠胃，馨香腐其骨髓，喜怒悖其正气，思虑消其精神，哀乐殃其平粹。夫以蕞尔之躯，攻之者非一途，易竭之身，而内外受敌，身非木石，何能久乎？

又曰："善养生者，清虚静泰，少思寡欲。知名位之伤德，故忽而不营，非欲而强禁也。识厚味之害性，故弃而不顾，非贪而后抑也。外物以累心不存，神气以守白独著。旷然无忧患，宁然无思虑。又守之以一，养之以和，和理自济，同乎大顺。然后蒸以灵芝，润以醴泉，晞以朝阳，和以五弦，无为自得，体妙心玄。亡欢而后乐足，遗生而后身存。若此以往，庶可与羡门比寿，王乔争年。"

《贞白书》曰："质像所结，不过形神。形神合，则是人是物；形神若离，则是灵是鬼。非离非合，佛法所摄；亦离亦合，仙道所依。何以能致为仙？是修铸炼之事极，感变之理通也。譬之为陶，当埏埴为器之时，是土而异于土，虽燥未烧，遇湿即败，烧而未熟，不久尚坏。火力既足，表里坚固，河山有尽，此形无灭。假令为仙者，以药石炼其形，以精灵莹其神，以和气濯其质，以善德解其缠，万法皆通，无碍无滞。欲合则乘云驾雾，欲离则尸解质化，不离不合，则或存或亡。各随所业，修道讲学，以跻仙路，永保长年。”

“夫人只知养形，不知养神，只知爱身，不知爱神。殊不知形者，载神之车也，神去人即死，车败马即奔也。”

“养寿之法，但莫伤之而已。冬温夏凉，不失时序之和，所以适身也。若重衣厚褥，体不甚苦，以致风寒之疾；厚味脯腊，醉饱肥甘，以致结聚之患；美色妖冶，嫔妾盈房，以致虚损之祸；淫声艳曲，怡心悦耳，以致荒耽之惑。故世人不终耆寿，咸多夭殁者，皆由不自爱惜，忿争尽意，邀名射利，聚毒攻神，内伤骨髓，外消筋肉，血气枯槁，经络壅闭，内里空虚，招来众疾，一有所感，便不可支。是由正气日衰，邪气日盛故耳。”

《太上日用经》曰：“饮食餐完，禁口端坐，莫起邪念，世事俱忘，存神定意，眼不视物，耳不听声，息心内守，调息绵绵，呼吸自在，似有如无。心火下降，肾水上升，口中津生，灵真附体，得至长生，与天齐寿。”

《道林摄生论》曰：“老人养寿之道，不令饱食便卧，及终日久坐久劳，皆损寿也。时令小劳，不致疲倦，不可强为不堪之事。食毕，少行百步，以手摩腹百过，消食畅气。食欲少而数，恐多则难化。先饥而食，先渴而饮，先寒而衣，先热而解，勿令汗多。不欲多唾，唾不令远。勿令卧熟扑扇，勿食生冷过多。勿多奔走，勿露卧空阶，而冒大寒、大热、大风、大露。勿伤五味：酸多伤脾，苦多伤肺，辛多伤肝，咸多伤心，甘多伤肾。此数者，老人犹当加意。”

“老人摄生，卧起有四时之早晚，兴居有至和之常制。调引筋骨有偃仰之方，杜疾闲邪有吞吐之术，流行荣卫有补泻之法，节宣劳逸有予夺之要。忍怒以全阴气，忍喜以全阳气。然后将草木药饵以救亏缺，后炼金丹以定无穷。他若自己修为，要当居贫须要安贫，居富切莫矜富。居贫富之中，恒须守道，勿以贫富改志易性。识达道理，似不能言，作大功德，勿自矜伐。年至五十以外，以至百年，美药勿离于手，善言勿离于口，乱想勿生于心。勿令心生不足，好恶常令欢喜。勿得求全于人，勿得怨天尤命。常当少思、少念、少欲、少事、少语、少笑、少愁、少乐、少喜、少怒、少好、少恶。此十二少者，养性之都契也。多思则神殆，多念则神散，多欲则智乱，多事则形劳，多语则气丧，多笑则脏伤，多愁则心慑，多乐则意溢，多喜则妄错昏乱，多怒则百脉不定，多好则专迷不理，多恶则憔悴无欢。此十二多不除，丧生之本也。惟无多无少，几于道矣。"

《要记》曰："一日之忌，暮无饱食；一月之忌，暮无大醉；终身之忌，暮常护气。久视伤血，久卧伤气，久立伤骨，久行伤筋，久坐伤肉。大饱伤肺，大饥伤气。勿当屋梁脊下睡卧，卧勿头向北。勿点灯烛照卧，六神不安。大汗勿脱衣，多得偏风，半身不遂。卧处勿令有孔隙，风入伤人。最寒勿令火炉安向头旁，令人头重目赤鼻干。冬日冻足冻脑，春秋脑足俱冻。寅日剪指甲，午日剪足甲，烧白发，并吉。勿食父母本生所属禽兽之肉，令人魂魄飞扬。勿忍溺并怒抛，以致膝冷成痹。勿忍后并强努，以致气痔腰疼。入庙宇必恭敬，勿恣意注目。见怪勿得惊恐，以怪为怪。数者是亦养生之大者，当究心焉。"

《关尹子》曰："人之平日，忽焉目见非常之物者，皆精有所结而然；病目忽见非常之物，皆心有所歉而然。苟于吾心能于无中示有，则知吾心能于有中示无，但不信之，自然不神。或曰：彼识既昏，谁能不信？应曰：如捕蛇人而不畏蛇，彼虽梦蛇，而心亦不怖。道无鬼神，独往独来。"

又曰："困天下之智者，不在智而在愚；穷天下之辩者，不在辩而在讷；服天下之勇者，不在勇而在怯。少言者，不为人所忌；少行者，不为人所短；少智者，不为人所劳；少能者，不为人所役。壮者当知三在四少，以遵吾生，矧高年之人，于此可不更加珍重，以保全天年？”

“长生之法，保身之道，因气养精，因精养神，神不离身，乃得常健。”

《养生大要》：“一曰啬神，二曰爱气，三曰养形，四曰导引，五曰言语，六曰饮食，七曰房室，八曰反俗，九曰医药，十曰禁忌。”又曰：“无劳尔形，无摇尔精，归心静默，可以长生。”

“天地以生成为德，有生所甚重者，身也，身以安乐为本。安乐所可致者，以保养为本。先其本，则本固，本既固，疾病何由而生？寿岂不永？故摄生有三：曰养神，曰惜气，曰防疾。忘情去智，恬澹虚无，离事全真，内外清净，如是则神不内耗，境不外惑，真一不杂，神自宁矣，是曰养神。抱一元之本根，固归真之精气，三焦定位，六贼忘形，识界既空，参同斯契，虚实相通，名曰大通，则气自定矣，是曰惜气。饮食适时，温凉合度，出处无犯于八邪，动作不可为勉强，则身自安矣，是曰防疾。”

又曰：“善养生者养内，不善养生者养外。外贪快乐，恣情好尚，务外则虚内矣。所谓养内者，使五脏安和，三焦守位，饮食得宜，世务不涉，是可长寿。”

《庄子》曰：“人之可畏者，衽席饮食之间为最，而不知预为之戒者，过也。若能常自谨畏，病疾何由而起？寿考焉得不长？贤者造形而悟，愚者临病不知，诚可畏也。”

“劳者，劳于神气；伤者，伤于形容。饥饱过度则伤脾，思虑过度则伤心，色欲过度则伤肾，喜怒过度则伤肝，悲愁过度则伤肺。又如风寒暑湿则伤于外，饥饱劳役则伤于内。昼感则伤于荣，夜感则伤于卫。经行内外，劳一而二，由二而十，真气外散，五邪入内，使人肌肉内消，神气短少，饮食渐减，行步无力，虽欲久生，恐无能矣。”

《道院集》曰：“游心虚静，结志玄微，委虑无欲，归计无为。凝神灭想，气和体舒，达延生命，寿与天齐。”

又云：“检情摄念，息业养神。悟妄归真，观空见性。常习静明，不为魔动，心我两忘，神气自满。”

又云：“止念令静，观理令明。念静理明，不死可能。导气令和，引体令柔。气和体柔，长生可求。”此皆至妙要论。

“一人之身，一国之象也。胸臆之设，犹宫室焉；支体之位，犹郊境焉；骨节之分，犹百川焉；腠理之间，犹四衢焉。神犹君也，血犹臣也，气犹民也。故至人能理其身，亦犹明君能治其国。爱民安国，爱气全身；民弊国亡，气衰身谢。故上士施医于未病之先，防守于未败之日。故摄生者，先除六害：一曰薄名利，二曰禁声色，三曰廉货财，四曰损滋味，五曰屏虚妄，六曰除嫉妒。六者若存，真经空念，不能挽其衰朽矣。”

又曰：“冬则朝勿饥，夏则夜勿饱。早起不在鸡鸣前，晚起不过日出后。心内澄则真人守其位，气内定则邪秽去其身。行欺诈则神悲，好争竞则神沮。轻侮于人则减算，杀害于物必伤年。行一善则神魂欢，作一恶则心气乱。人能宽泰自居，恬淡自守，则神形安静，灾病不生，仙录注名，鬼簿落籍。寿福安宁，由此兆始。”

《上古天真论》曰：“女子之数七，丈夫之数八。”女子过七七四十九数，则任脉虚，冲脉衰，天癸竭，地道不通，以渐枯槁，华色失荣。丈夫过八八六十四数，则五脏皆衰，筋骨解弛，血脉短促，精气耗散，天道闭塞，日就憔悴，肌肉无华。故上寿之人，年过常数，皆由衣食充足，药饵扶护，孝子贤孙，承欢爱养，调其朝夕，适其寒温，上顺天心，下契人理，顺天之道，寿命无疆。

岱翁曰：“尝见世人，治高年之人疾患，竟同少年，乱投汤药，妄行针灸，以攻其病，务欲速愈。殊不知上寿之人，血气已衰，精神已散，至于视听聪明不及，手足举动，肢体不随，心志沉昏，头目眩晕，气脉妄行，则宿疾时发，或秘或散，或冷或热，此皆老人常态。不慎治之，急投峻药取效，或吐或汗，或解或利，老弱之人，不能禁架。汗则阳气泄，吐则胃气逆，泻则元气脱，立致不虞，此老病大忌。更不可用市中买药，并他人闻说病源，不知药味，送来服饵，及虎狼之药，切宜仔细。若身有宿疾，或时发动，则随其疾状，用温平顺气、开胃补虚中和汤药，调停饮食，或随食物变馔治之，最为要法。”

“养寿之道，与仙佛二教最是捷径，故清净明了四字最好。内觉身心空，外觉万物空，破诸妄相，无可执著，是曰清净明了。”

故《说心法》曰：“前不接灭，后不引起，前后断绝，中间自孤。当体不顾，应时消灭，知体已灭，豁然如空。古事过去空，今事眼前空，未来决定空。一切尘劳，是大虚妄，不可执而为有，自障吾心，结成烦恼。”

《金经大乘法》云：“身便是幻，幻时所化，又是幻中之幻。世即是梦，梦时所见，又是梦中之梦。展转虚妄，如声外有响，形外有影，形声影响，起于一真。影外影为三等妄，梦中梦是两重虚。”

“一切诸有，如梦如幻；一切烦恼，是魔是贼。人生一世中，其梦无数，梦中一一称我，梦中之我，岂非空乎？要知梦既是空，身亦如梦，何以迷著？”

“谛思身之未生，有象乎？有名乎？有我乎？身之既化，有象乎？有名乎？有我乎？身前身后，两不可知，安得于中偏执为我，爱恋忧怖，终日戚戚？”

“物之生成谓之造，物之变灭谓之化，性之分别谓之识，一切含识谓之相。相续有情，名随因报，流转无穷。有能遗物离人，超出造化之外，卓然独存，其惟大觉圣人乎？”

“万物自万物，二仪中虚空自无碍；万念自万念，一心中虚空自无碍。”

“无数之形，自古生化而不停；无数之情，自古差别而不平；无数之事，自古烦恼而不定；无数之有，自古成坏而不久。往者无迹，来者无极。若悟一一皆空，即当心如太虚，洞然无碍，有何介怀，更生色相？”

“天地万物，因妄相和合而生；人世万事，因妄情交结而成。

念起念止皆自心，念起则一切烦恼起，念止则一切烦恼止。何不见心，以息此念？念起即觉，如川欲泄，篑土可塞，襄陵势绝。如火欲燃，杯水可沃，燎原势灭。觉念止念，宜速而切。”

晁文元曰：“修行之法，两熟居先。智断之理熟，则事事皆空，岂容留碍；力制之功熟，则念念不起，自然安闲。智断即观，力制即止也。”

“万沤起而复破，水性常存；千灯明而复灭，火性原在。忘情之心，不住于相，如汤消冰，冰汤俱尽，无可分别。触境之心，未能不动，如谷应声，即应即止，无复有余。”

“不茹荤饮酒，是祭祀斋，非心斋也。汝能一志，无以耳听以心听，无以心听以气听。疏瀹汝心，除嗜欲也；澡雪汝精，去秽累也；掊击其志，绝思虑也。无思无虑，则心专于道；无嗜无欲，则乐于道；无秽无累，则合于道。心无二想，名曰一志。”

《太上九行》曰：“行无为，行柔弱，行守雌，勿先于动，是名上三行。行无名，行清净，行诸善，是名中三行。行忠孝，行知足，行推让，是名下三行。”

“不止之心，妄心也；不动之心，真心也。归心不动，方是自心。此是止息之义，故其文以自心为息。”又曰：“息者气也，自者从也，气从心起，故心住则息住，心行则息行。”所以禅道二宗，以息心为最切要。

《楞严圆觉注》曰：“心息相依，息调心静，入胜定地，似尤简径。念起即觉，觉之即无，入三菩提，此最权舆。神气相合，气和神清，清和久久，自然长生。”

晁公曰：“梦觉之初，诸念未念，方寸之室虚白生，此清境可爱。昧爽之初，群动未动，方丈之室虚白生，此静又更可爱。此时进道，表里相应，真可乐也。五鼓之后，睡觉而坐，自觉神清气清，耳中音清，其妙无比。”

又曰：“垢渐去而鉴渐明，魄渐销而月渐满。攻竹木，先节干则枝叶易去，迎刃而解。日损妄念，先去其胸中尤甚者。惩忿窒欲，老人最要一事。”

“了知起灭意，决定生死根，不复随缘转，是名不动尊。在造化中，身不由己；在情境中，心亦如此。悟妄识真，缘妄入理，率以为常，至于殁齿。”

“十魔军最要提防：一欲，二忧愁，三饥渴，四触爱，五睡眠，六怖畏，七疑悔，八瞋恚，九利养虚称，十自高慢人。”

圭峰曰：“随时随处，息业养神。”昙伦云：“行住坐卧，离念净心。人可以利济通达者，常力行之；患难困苦者，力救之，皆如己身之事，此外功德也。修此勿责人报，勿希天佑，天若有灵，人若有知，理合何如哉！清心释累，惩忿窒欲，求自然智，住无碍行，此内功德也。修此勿期道胜，勿思瑞应，经若不诬，教若不虚，理合何如哉！”

“斋戒沐浴，此外清净也；息心玄妙，此内清净也。”

“所见有是有不是，此世间妄眼也。无是无不是，方为出世真眼。所知有可有不可，此为世间妄心也。无可无不可，方为出世真心。高一步者，眼界常不分别，心界常得安和。”

“浮世乃生老病死之洪都，忧悲苦恼之窟宅，此八字无人无之。明悟之人，知彼我同，当于事过即空，不留妄想。”

《三根六如论》曰：“对眼根之尘，如见梦时物，如变幻化像；对耳根之尘，如闻空中风，如听禽兽语；对意根之尘，如汤释冰雪，如冶销金铁。”

“歆然之欲，憋然之忿，隐然之忧，皆逆道心，于身心有损；倏然自得，怡然自适，恬然自息，皆顺道心，于心为益。去彼取此，服之无斁。”

《心经》曰：“色即是空。”非无色之空，恐人执色为碍耳。“空即是色。”非有色之色，恐人执空为碍耳。色空双泯，心境一如无纤尘可拂，方是了然旷达。

“恣口腹者，神仙目之为啄腐吞腥；佞富贵者，高士比之为吮痈舐痔。”

《造化因心偈》曰："赋象各由心，影响无欺诈。原无造化工，群生自造化。"

贯休曰："举世遭心使，吾师独使心。万缘随日尽，一句不言深。"

"仕宦之间，暗触祸机；衽席之上，密涉畏途；轮环之中，枉入诸趣。故世间有怨府畏途，祸胎鬼趣，积习宴安于其中，不自觉悟者，可为贤乎？"

"见彼如意极快之事，不当羡慕。世事皆有倚伏，如意处常有大不如意之变。事难缕述，理可尽思，以此对治，自然甘处。"

"颜回如愚，王湛为痴，士有隐德，人何由知？权要之门，喧烦会合；道义之宅，阒寂荒凉。"

齐己诗云："心清鉴底潇湘月，骨冷禅中太华秋。"陈陶诗云："高僧示我真隐心，月在中峰葛洪井。"二诗读之，令人气格爽拔。

阴澹语索袭曰："先生弃众人之所收，收众人之所弃。宅不弥亩，而志忽九州；形居尘俗，而栖心天外。"

《庄子》曰："得者时也，失者顺也。安时而处顺，哀乐不能入也。"

孔旻曰："怒气剧炎火，焚烧徒自伤。触来勿与竞，事过心清凉。"

《关尹子》曰："无一心，五识并驰，心不可一；无虚心，五行皆具，心不可虚；无静心，万化密移，心不可静。借能一则二偶之，借能虚则实满之，借能静则动摇之。惟圣人能敛万有于一息，故无有一物可役吾之明彻；散一息于万有，故无有一物可间吾之云为。"

又曰："运者车也，所以运者，是牛非车；思者心也，所以思者，是意非心也。不知所以然而然，惟不知所以然而然，故其来无从，往无在，故能与天地本原不古不今。"

《谭子化书》曰："爪发者我之形，何爪可割而无害，发可截而无痛，荣卫所不至也。则知我本无害，而筋骨为之害；我本无痛，而血肉为之痛。所以喜怒非我作，哀乐非我动。我为形所昧，形为我所爱。达此理者，可以出生死之外。”

又曰：“动而不知其动者，超乎动者也；静而不知其静者，超乎静者也。超乎动，阳不可得而推；出乎静，阴不可得而移。阴阳不能变，而况万物乎？故不为物所诱者，谓之至静。”

“形动而心静，神凝而迹移者，无为也；闲居而神扰，拱默而心驰者，有为也。无为则理，有为则乱。无为至易，非至明者，不可致也。”

“阳之精曰魂与神，阴之神曰尸与魄。神胜则为善，尸强则为恶。制恶兴善则理，忘善纵恶则乱。理久则尸灭而魄炼；乱久则神逝而魂消。尸灭魄炼，神与形合而为仙；神逝魂消，则尸与魄同而为鬼，自然之道也。夫目以娱艳为华，心以声名为贵，身好轻鲜之饰，口欲珍奇之味，耳快美好之音，鼻悦馨香之气。此六者，皆败德伤性，伐其灵根者也。有之则宜远，无之不可求，忘其所趣，任其自然。”

“心上一毫不留，若有心求乐，则有所着。功名富贵，固无可乐，道德性命，亦无可乐。《庄子》所谓至乐无乐，可以进道。”

“孔子五十而知天命。知天命，是至诚之道，则与数参而无待于推数矣。”

“人心本无思虑，只是将以往未来之事终日念想。故知事未尝累人心，人心自累于事，不肯放耳。”

《老子》曰：“持而盈之，不如其已；揣而锐之，不可长保。金玉满堂，莫之能守；富贵而骄，自遗其咎。功成名遂身退，天之道。”

又曰：“五色令人目盲，五音令人耳聋，五味令人口爽，驰骋田猎，令人心狂，难得之货，令人行妨。是以圣人为腹不为目，故去彼取此。”

“曲则全，枉则直，洼则盈，弊则新，少则得，多则惑。是以圣人抱一，为天下式。不自见，故明；不自是，故彰；不自伐，故有；不自矜，故长。惟不争，故天下莫与之争。所谓曲则全，岂虚言哉？

诚全而归之。”

“善行无辙迹，善言无瑕谪。善计不容筹策，善行无关键而不可开。是圣人常善救人，故无弃人。常善救物，故无弃物。是谓袭明。”

又曰：“知人者智，自知者明，胜人者力，自胜者强。知足者富，强行者有志，不失其所者久，死而不亡者寿。”

“名与身孰亲？身与货孰多？得与亡孰病？甚爱必大费，多藏必厚亡。知足不辱，知止不殆，可以长久。”

《四十二章经》云：“断欲去爱，识自心源，内无所得，外无所求，心不系道，亦不结业，是亦为道。”

又曰：“佛教十恶，吾亦当戒。身恶三者：杀，盗，淫。口恶四者：两舌，恶口，妄言，绮语。意恶三者：嫉，妒，恚。此十事不顺圣道，名曰大业。”

“有骂佛者，骂止，问：‘子以礼从人，其人不纳，礼归子乎？今子骂我，我亦不纳，子自持祸归子身矣。犹响应声，影之追形，终无免离，慎勿为恶。’”

“恶人害贤，犹如仰天吐唾，唾不至天，还堕自身。”

“佛经有二十难，在吾人，切身似有十四难，不可不勉。贫穷乐舍难；豪贵好善难；忍色忍欲难；被辱不嗔难；有势不临难；触事无心难；广学博究难；除人灭我难；心行平等难；不说是非难；睹境不动难；善解方便难；不轻贫贱难；见货不贪难。”

“行道守真者善，志与道合者大。”

“色欲之患，甚于牢狱，牢狱有解脱之时，色交无合魂之礼。情欲所爱，岂惮驰驱？虽有虎口之祸，心存甘伏，投泥自溺。故曰：凡夫透得此门，出尘罗汉。”

又曰：“人欲爱生，爱从忧生，忧从怖生。若离于爱，何忧何怖？”

《仙经》云：“觉与阳合，寐与阴并。觉多则魂强，寐久则魄壮。魂强者生之人，魄壮者死之徒也。若餐元和，彻滋味，使神清气爽，至于昼夜常醒，是得长寿。”

又曰：“性本至凝，物感而动，习动既久，胡能遽宁？既习动而播迁，可习静而恬宴。故善习者，寂而有裕；不善习者，烦而无功。是以将躁而制之以宁，将邪而闲之以正，将求而抑之以舍，将浊而澄之以清。于此习久，则物冥于外，神鉴于内，不思静而心自静矣。”

《大道歌》曰：“大道不远在身中，万物皆空性不空。性若不空和气住，气归元海寿无穷。欲得身中神不出，莫向灵台留一物。物在心中神不清，耗散真精损筋骨。神御气兮气留形，不须药物自长生。术则易知诀难遇，纵然遇了不专行。所以千人万人学，毕竟终无一个成。神若出兮便收来，神返身中气自回。如此朝朝并暮暮，自然赤子产灵胎。”

重阳师曰：“老人于十二时中，行住坐卧，一切动中，要把心似泰山，不摇不动，谨守四门眼耳鼻口，不令内入外出，此名养寿紧要。”

又曰：“断缘者，断尘俗事也。弃事则形不劳，无为则心自足。恬简自安，尘累日远。《经》云：‘塞其兑，闭其门，终身不勤。’或显德露能，或救人扶己，或遗问庆吊，以事往还，或假修隐逸，以希誉望，或酒食结朋，以图厚报。此皆巧蕴心机，以干时利，既非顺道，更防养寿。凡此之类，悉令远去。”

《收心论》曰：“烦邪乱想，随觉即除；毁誉善恶，闻即拨去。莫将心受，心受则满，心满则道无所居。要令闻见是非，不入于心，是心不外受，名曰虚心。使心不逐外，是名安心。心安而虚，道自来居。”

《真观论》曰：“真观者，智士之先觉，能人之善察也。一餐一寐，俱为损益之源；一行一言，乃系祸福之本。虽则巧持其末，不如拙戒其本。观本知末，又非躁竞之情。是故收心简事，日损有为，体静心闲，方可观妙。”

“人居尘世，难免营求。虽有营求之事，而无得失之心，即有得无得，心常安泰。与物同求而不同贪，与物同得而不同积。不贪即少忧，不积则无失。迹虽同人，心常异俗。”

又曰：“若色病重者，当知染色都是由想之一字上来。想若不生，终无色事。色想外空，色心内忘，妄想心空，谁为色主？《经》云：色者想尔，想悉是空，何关于色？”

“心如眼也，纤尘入眼则不安。小事关心，心必乱动。既有动病，难入定门。养性静心，急除此病。”

《西升经》曰：“形神合同，故能长久。”《生神经》曰：“身神并一，则为真身。”入道之人，力有浅深，深则兼被于形，浅则惟及于心。被形者，神人也。及心者，但得慧觉，不免凋谢。何者？慧是心用，用多则心劳，初得少慧，悦而多辨，神气漏泄，无灵光润身，遂致早终。若大人含光藏辉，以期全备，凝神宝气，神与道合。故山有玉，草木以之不凋；人怀道，形骸与之永久。”

《坐忘枢要》曰：“人心当先去邪僻之行，外事都绝，无以于心。然后内观正觉，觉一念起，即须除灭，随起随灭，务令安静。惟灭动心，不灭照心，但冥虚心，不冥有心。不依一法，而心常住，此法玄妙，利益甚深。”

又曰：“得道之人，心身有五时七候。心有五时者，一、动多静少；二、动静相半；三、静多动少；四、无事则静，事触还动；五、心与道合，触而不动。进至此地，罪垢灭尽，无复烦恼，始得安乐。七候者，一、举动顺时，容色和悦；二、宿疾并消，身心轻爽；三、填补夭伤，还元复命；四、延数千岁，名曰仙人；五、炼形为气，名曰真人；六、炼气成神，名曰神人；七、炼神合道，名曰至人。虽久学定，心身无五时七候者，促龄秽质，色谢归空。”

《坐忘铭》曰：“常默元气不伤，少思慧烛内光，不怒百神和畅，不恼心地清凉，不求无谄无媚，不执可圆可方，不贪便是富贵，不苟何惧公堂。味绝灵泉自降，气定真息自长。触则形弊神逸，想则梦离尸僵。气漏形归厚土，念漏神趋死乡，心死方得神活，魄灭然后魂昌。转物难穷妙理，应化不离真常。至精潜于恍惚，大象混于渺茫。造化不知规准，鬼神莫测行藏。不饮不食不寐，是谓真人坐忘。”

文逸《曹仙姑歌》云：“我为诸君说真的，命蒂从来在真息。照体长存空不空，灵鉴涵天容万物。太极布妙人得一，得一须教谨防失。宫室虚闲神自居，灵腑煎熬枯血液。”又曰：“朝丧暮损人不知，气乱精神无所据，细细消磨渐渐衰，用竭元和神乃去。无心心即是真心，动静两忘为离欲。神是性兮气是命，神不外驰气自定。本来二物互相亲，失却将何为本柄？混合为一复忘一，可与元化同出没。”又曰：“念中景象须除灭，梦里精神牢执持。元气不住神不安，蠹木无根枝叶干。休论涕唾与精血，达本穷源总一般。此物何曾有定位，随时变化因心意。在体感热即为汗，在眼感悲即为泪，在肾感合即为精，在鼻感风即为涕。纵横流转润一身，到头总是神水溃。神水难言识者稀，资生一切由真气。但知恬淡无思虑，斋戒宁心节言语。一味醍醐甘露浆，饥渴消除见真素。”又云：“不去夺名与逐利，绝了人情总无事。自然决裂滞何人，在我更教谁制御？掀天声价又何如？倚马文章何足贵！荣华衣食总无心，积玉堆金成何济。”又曰：“名与身兮果孰亲？半生岁月太因循。比来修炼赖神气，神气不全空苦辛。可怜一个好基址，金屋玉堂无主人。”

谭景升曰：“忘形以养气，忘气以养神，忘神以养虚。只此忘之一字，是无物也。六祖曰：‘本来无一物，何处惹尘埃？’其斯之谓欤？”

白玉蟾曰：“薄滋味以养气，去嗔怒以养性，处卑下以养德，守清净以养道。名不系簿籍，心不在势利，此所以出人之彀，与天为徒。”

又曰：“大道以无心为本，忘言为用，柔弱为本，清净为基。若施于身，必节饮食，绝思虑，静坐以调息，安寝以养气。心不驰则性定，形不劳则精全，神不拔则丹结。然后灭性于虚，宁神于极，可谓不出户庭而妙道得矣，岁月其有穷乎？”

郝太古曰："道不负人，人自负道。日月不速，人算自速。勇猛刚强，不如低心下气；游历高远，不如安静养素；图名逐利，不如穷居自适；饱饫珍馐，不如粗粝充腹；罗绮盈箱，不如布袍遮体；说古谈今，不如缄口忘言；逞伎夸能，不如抱元守一；趋炎附势，不如贫穷自乐；怀怨记仇，不如洗心悔过；较长量短，不如安心自怡。道气绵绵，行之得仙，得意忘言，自超太玄。"

释兴曰："六般神用空不空，一颗圆明色非色。人为六根贪使，不能自神其神。人能眼不贪视美色，耳不贪听淫声，鼻不贪闻香馥，舌不贪嗜珍馐，身不贪恋色欲，意不贪妄思虑，一心不动，六门严守，物物头头，左右护持，不伤真性，神聚气全，与天长年。"

栖云先生曰："心随境转，境逐心生。若要心定，世人爱的我不爱，世人做的我不做，红尘万缘，勾引不动，自然心清意静，阴阳不能陶铸。"

《书》曰："喜乐无极则伤心，心伤则意不存，而皮革焦枯。怒忿炎烁则伤肝，肝伤则血不荣，而筋萎破阴。临食更忌暴嗔，令人神惊梦逸。"

"心之神发于目，久视则伤心。肾之精发于耳，久听则伤肾。"

《书》云："唾者，溢为醴泉聚，流为华池府，散为津液，降为甘露，溉脏润身，宣通百脉，化养万神，肢节毛发，华采坚固，故曰：远唾不如近唾，近唾不如不唾。"

又曰："息心以养气，息机以死心。"

《经》曰："精气神为内三宝，耳目口为外三宝。常使内三宝不逐物而流，外三宝不诱中而扰。"

《天隐子》曰："洁身虚心，深居静室，收心复性，遗形忘我，万法通灵，是为五渐之门。"

《孙真人卫生歌》曰："天地之间人为贵，头象天兮足象地。父母遗体能宝之，洪范五福寿为最。卫生切要知三戒，大怒大欲并大醉。三者若还有一焉，须防损失真元气。欲求长生须戒性，火不出兮心自定。木还去火不成灰，人能戒性还延命。贪欲无穷忘却精，用心不已失元神，劳形散尽中和气，更仗何因保此身？心若太费费则劳，形若太劳劳则怯，神若太伤伤则虚，气若太损损则绝。世人欲识卫生道，喜乐有常嗔怒少。心诚意正思虑除，顺理修身去烦恼。春嘘明目夏呵心，秋呬冬吹肺肾宁，四季常呼脾化食，三焦嘻出热难停。发宜多梳气宜炼，齿宜数叩津宜咽。子欲不死修昆仑，注曰：昆仑即人之头面也，当如下句修之。双手揩摩常在面。注曰：以双手扯摄两耳，抱头摇摆，以两手一呵十搓，擦面四围，以合骨摩拂双眼，以双手抱脑后，以中食二指互击天鼓，皆修昆仑法也。春月少酸宜食甘，冬月宜苦不宜咸，夏日增辛聊减苦，秋来辛减少加酸，季月大咸甘略戒，自然五脏保平安。若能全减身康健，滋味能调少病难。春寒莫著绵衣薄，夏月汗多须换著，秋冬觉冷渐加添，莫待病生才服药。惟有夏月难调理，伏阴在内忌冰水，瓜桃生冷宜少餐，免至秋冬成疟痢。身旺肾衰色宜避，养肾固精当节制，常令肾实不空虚，日食须知忌油腻。太饱伤神饥伤胃，太渴伤血多伤气，饥餐渴饮莫太过，免致膨脝损心肺。醉后强饮饱强食，去此二者不生疾。人资饮食以养生，去其甚者自安逸。食后徐行百步多，手摩脐腹食消磨。夜半灵根灌清水，丹田浊气切须呵。饮酒可以陶情性，剧饮过多招百病。肺为华盖倘受伤，咳嗽劳神能损命。慎勿将盐去点茶，分明引贼入人家。下焦虚冷令人瘦，伤肾伤脾防病加。坐卧防风吹脑后，脑内受风人不寿。更兼醉饱卧风中，风入五内成灾咎。雁有序兮犬有义，黑鲤朝北知臣礼，人无礼义反食之，天地鬼神俱不喜。养体须当节五辛，五辛不节反伤身。莫教引动虚阳发，精竭容枯百病侵。不问在家并在外，若遇迅雷风雨大，急宜端肃畏天威，静坐澄心须谨戒。恩爱牵缠不自由，利名萦绊几时休？放宽些子留余福，免致中年早白头。顶天立地非容易，饱食暖衣宁不愧，思量难报罔极恩，朝夕焚香拜天地。身安寿永事如何？胸次平夷积善多。惜命惜身兼惜气，请君熟玩卫生歌。”

《西升经》曰：“凡人见人之死亡而哀之，何不哀自身？哀身不如爱神，爱神不如舍神，舍神不如守身，守身长久长存也。神生形，形成于神。形不得神，不能自生；神不得形，不能自成。形神合同，相生相成。神常爱人，人不爱形，故绝去圣智，归无为也。”

《大有经》曰：“形生愚智，天也；强弱寿夭，人也。天道自然，人道自己。始而胎气充实，生而乳哺有方，长而滋味不偏，壮而声色有节者，强而寿。始而胎气虚耗，生而乳哺不足，长而滋味过多，壮而声色恣放者，弱而夭。生长而合度，加之以道养，寿年未可量也。”

胡孔明曰：“常人不得无欲，又复不得无事，但当和心约念，静身损物，先去乱神犯性者，此亦啬神之一术耳。”

《黄帝中经》曰：“静者寿，躁者夭。静而不能养，减寿；躁而能养，延年。然静易御，躁难持，尽慎养之宜者，静亦可养，躁亦可养也。凡重贵势者，虽不中邪，精神内伤，亦多死亡。”

又曰：“养性者，要使习以成性，性自为善，外病不得而侵，能治病于未病之先，不特饵药餐霞。其于平居，五常俱全，百行周备，虽无药饵，亦可长年。德行不足，纵有金丹，寿亦不永。”

嵇中散曰：“养生有五难：名利不去为一难；喜怒不除为二难；声色不去为三难；滋味不薄为四难；神荡精散为五难。五者不去，心虽希寿，口诵至言，咀嚼英华，呼吸太阳，不能挽其夭且病也。五者能绝，则信顺日济，道德日全，不祈生而有神，不求寿而延年矣。”

扁鹊论曰：“食能排邪而安脏腑，神能爽志以资血气。摄生者，气正则味顺。味顺则神气清，神气清则合真之灵全，灵全则五邪百病不能干也。故曰：水浊鱼瘦，气昏人病。夫神者，生之本，本者，生之真。大用则神劳，大劳则形疲也。”

《彭祖摄生论》曰：“目不视不正之色，耳不听不正之声，口不尝不正之味，心不起不正之念。四者忘魂丧精，减折寿算者也。”

《黄帝内传》曰：“食风者灵而延寿算，食谷者多智而劳形神，食草者愚痴而足力，食肉者鄙勇而多嗔，服气者常存而得道。”

《小有经》曰：“才所不胜而强思之，伤也；力所不任而强举之，伤也。深忧而不解，重喜而不释，皆伤也。”

《太上》曰：“天之道，利而不害；圣人之道，为而不争。故与时争之者昌，与人争之者凶。夫不祥者，人之所不争；垢辱者，人之所不欲。能受人所不欲则足矣，得人所不争则宁矣。”

《妙真经》曰：“视过其目者明不居，听过其耳者精不守，爱过其心者神不居，牵过于利者动即惧。”

“道言吉凶祸福，窈冥中来。其灾祸也，非富贵者可请而避；其荣盛也，非贫贱者可欲而得。惟修福则善应，为恶则祸来。”

又曰：“神者魂也，降之于天；鬼者魄也，经之于地。是以神能服气，形能食味。气清则魂爽，形劳则魄浊。服气者绵绵而不死，身腾于天；食味者混混而殂，形归于地，理自然也。”

《上仙经》曰：“有者因无而生，形者须神而立。故有乃无之宫，形乃神之宅也。莫不全宅以安主，修身以养神。若气散归空，游神为变，犹火之于烛，烛靡则火不居；水之于堤，堤坏则水不住。魂劳神散，何以长年？”

《定观经》曰：“有事无事，常若无心，处静处喧，其志惟一。制而不著，放而不动，处喧无恶，涉事无恼者，此是真定。以无事为真定，有事为应迹。”

《群仙语录》曰：“专精养神，不为物杂谓之清；反神服气，安而不动谓之静。制念以定志，静身以安神，保气以存精。思虑兼忘，冥想内视，则身神并一，以近于道。”

《理论要记》曰：“性耽玄虚，情寡嗜好。不知荣华之可贵，非强身以自高；不见淫僻之可欲，非闲防以自正。体至仁，含至静，超迹尘滓，栖真物表，想道结襟，以无为为事，近于仙道，一也。其次，希高敦古，克意尚行。知荣华为浮寄，忽之而勿顾；知声色能伐性，捐之而勿取。剪阴贼，树阴德，惩忿欲，齐毁誉，处山林，修清真，近于仙道，二也。其次，身居禄位之场，心游道德之乡。奉上以忠，临下以义。于己薄，于人厚，仁慈和易，博爱弘施，外混嚣尘，内含澄寂，潜迹密修，好生恶死，近于仙道，三也。其次，潇洒荜门，乐贫甘贱。抱经济之才，泛然若无；洞古今之事，旷然若虚。爵之不动，禄之不受，确乎以方外为尚，恬乎以摄生为务，近于仙道，四也。其次，禀明颖之资，怀秀拔之节，奋志机之旅，当锐巧之师，所攻无敌，一战而胜。然后静以安身，和以保神，精以致真，近于仙道，五也。其次，追悔既往，洗心自新，虽失之于壮齿，冀收之于晚年。以功补过，过落而功全；以正易邪，邪忘而正在。坎坷不能易其操，喧哗不能乱其性，惟精惟一，积以诚著，近于仙道，六也。其次，至忠至孝，至贞至廉，按真诰之言，不待修学而自得。比干剖心而不死，惠风溺水而复生。伯夷叔齐之高风，曾参闵子之大孝。人见其殁，而道见其存。如此善行，充塞天地，谓之隐景潜化，死而不忘，此亦自然，人品超越，近于仙道，七也。人能得此七近，谓之拔陷区，出溺途，碎祸车，登福舆，可与涉养生之玄，神仙之津矣。"

《阴阳论》曰："阴阳交泰，万物化生。故阴阳自少至老，化为五行。少阳成木，老阳成火，少阴成金，老阴成水，参土而和之，以成夫妇。故木以发之，火以化之，水以滋之，土以和之，金以劲之，故得品物成焉。五胜者，皆以生我为利，克我为用，利用相乘，故有成败。动静者，终始之道；聚散者，化生之门也。阳其动乎？阴其处乎？动以生之，静以息之。"

"发宜多栉，齿宜多叩，液宜常咽，气宜清炼，手宜在面。此为修昆仑之法。五者为不死之道。"

《太玄经》曰："喜怒伤性，哀乐伤神。伤性则害生，伤神则侵命。故养性以全气，保神以安心。气完则体平，心安则神逸，此全生至要诀也。"

寒山子曰："修生之道，除嗜去欲，啬神保和，所以无累也。内抑其心，外检其身，所以无过也。先人后己，知柔守谦，所以安身也。善推于人，不善归己，所以积德也。功不在大，过不在小，去而不二，所以积功也。然后内行充而外丹至，可以冀道于仿佛耳。"

益州老父曰："凡欲身之无病，必须先正其心，使心不乱求，心不狂思，不贪嗜欲，不著迷惑，则心先无病矣。心君无病，则五脏六腑虽有病不难疗矣。"

《真西山先生卫生歌》："万物惟人为最贵，百岁光阴如旅寄。自非留意修养中，未免病苦为心累。何必餐霞饵大药，妄意延龄等龟鹤。但于饮食嗜欲间，去其甚者即安乐。食后徐徐行百步，两手摩胁并腹肚，须臾转手摩肾堂，谓之运动水与土。仰面仍呵三四呵，自然食毒气消磨。醉眠饱卧俱无益，渴饮饥餐犹戒多。食不欲粗并欲速，宁可少餐相接续。若教一饱顿充肠，损气损脾非是福。生食粘腻筋韧物，自死禽兽勿可食。馒头闭气不相和，生冷偏招脾胃疾。鲊酱胎卵兼油腻，陈臭腌藏皆阴类，老年切莫喜食之，是借寇兵无以异。炙煿之物须冷吃，不然损齿伤血脉。晚食常宜申酉前，向夜须防滞胸膈。饮酒莫教饮大醉，大醉伤神损心志。酒渴饮水并吃茶，腰脚自兹成重坠。尝闻避风如避箭，坐卧须教预防患。况因饮后毛孔开，风才一入成瘫痪。不问四时俱暖酒，大热又须难向口。五味偏多不益人，恐随肺腑成殃咎。视听行藏不必久，五劳七伤从此有。四肢亦欲常小劳，譬如户枢终不朽。卧不厌缩觉贵舒，饱则入浴饥则梳，梳多浴少益心目，默寝暗眠神晏如。四时惟夏难将摄，伏阴在内腹冷滑。补肾汤药不可无，食肉稍冷休哺啜。心旺肾衰何所忌？特忌疏通泄精气。卧处尤宜绵密间，宴居静虑和心意。沐浴盥漱皆暖水，卧冷枕凉皆勿喜。瓜茄生菜不宜食，岂独秋来多疟痢？伏阳在内三冬月，切忌汗多阳气泄。阴雾之中毋远行，暴雨震雷宜远避。道家更有颐生旨，第一令人少嗔恚。秋冬日出始求衣，春夏鸡鸣宜早起。夜后昼前睡觉来，瞑目叩齿二七回。吸新吐故无令缓，咽漱玉泉还养胎。摩热手心熨两眼，仍更揩擦额与面，中指时将摩鼻频，左右耳眼摩数遍。更能干浴遍身间，按胜暗须扭两肩，纵有风劳诸冷气，何忧腰背复拘挛。嘘呵呼吸吹及呬，行气之人分六字。果能依用力其间，断然百病皆可治。情欲虽云属少年，稍知节养自无慾。固精莫妄伤神气，莫使苞羽火中燃。有能操履长方正，于名无贪利无竞，纵向邪魔路上行，百行周身自无病。”

涪翁《食时五观》：

一曰计功多少，量彼来处。

此食垦植收获，舂磨淘汰，炊煮乃成，用功甚多。何况杀害生灵，为已滋味，一人之食，十人作劳。家居则食父母心力所营，纵是已财，亦承余荫。仕宦则食民之膏血，大不可言。

二曰忖已德行，全缺应供。

始于事亲，中于事君，终于立身。全此三者，应受供养，无愧缺则已。否当愧耻，不敢尽味。

三曰防心为过，贪等为宗。

于上味食，务远物而求难得，是之谓贪。于下味食，起恚怒，以口腹之故鞭扑人，是之谓嗔。食不过充饥，而求食前方丈，是之谓痴。君子食无求饱，离此过也。

四曰正事良药，为疗形苦。

五谷五蔬以养人，鱼肉以养老。形苦者，饥渴为主病，四百四病为客病，故须食为医药，以自扶持。是故知足者，举箸常如服药。

五曰为成道业，方受此食。

君子无终食之间违仁，先结款状，然后受食。既食，不可怠于道业。

《达庄论》曰：“恬于生而静于死，恬生则不惑死，静死则神不离生。故能与阴阳化而不易，从天地变而不移，生究其寿，死终其宜，心气平治，消息不亏。故求得者丧，争明者失，无欲者自足，空虚者受实。是以作智巧者害于物，明是考非者危其身。修饰显洁者惑于生，畏死而崇生者失其贞。”

庾阐《神论》曰：“天地者，阴阳之形魄；变化者，万物之游魂。神籁与无穷并吹，大冶与造运齐根。生资聚气之迹，死寄玄牝之门。视荣辱其犹尘埃，邈高尚而不顾。故能外安恬逸，内体平和。”

北宫子曰：“衣其短褐，有狐貉之温；进其茙菽，有稻粱之味；庇其蓬室，若广厦之荫；乘其荜辂，若文轩之饰。终身怡然，不知其为贫也。”

《象山要语》曰：“此道非争竞务进者能知，惟静退者可入。”

又曰：“君子役物，小人役于物。夫权皆在我，若在物，则为物役矣。”

“学者不可用心太紧，深山有宝，无心于宝者得之。”

“利害、毁誉、称讥、苦乐，能动摇人，释氏谓之八风。”

清修妙论笺 下卷

《大藏经》曰："救灾解难，不如防之为易；疗疾治病，不如避之为吉。今人见左，不务防之而务救之，不务避之而务药之。譬之有君者不思励治以求安，有身者不能保养以全寿。是以圣人求福于未兆，绝祸于未萌。盖灾生于稍稍，病起于微微。人以小善为无益而不为，以小恶为无损而不改。孰知小善不积，大德不成；小恶不止，大祸立至。故太上特指心病要目百行，以为病者之鉴。人能静坐持照，察病有无，心病心医，治以心药，奚俟卢扁，以瘳厥疾？无使病积于中，倾溃莫遏，萧墙祸起，恐非金石草木可攻。所为长年，因无病故。智者勉焉。

喜怒偏执是一病，亡义取利是一病，
好色坏德是一病，专心系爱是一病，
憎欲无理是一病，纵贪蔽过是一病，
毁人自誉是一病，擅变自可是一病，
轻口喜言是一病，快意遂非是一病，
以智轻人是一病，乘权纵横是一病，
非人自是是一病，侮易孤寡是一病，
以力胜人是一病，威势自协是一病，
语欲胜人是一病，贷不念偿是一病，
曲人自直是一病，以直伤人是一病，

与恶人交是一病，喜怒自伐是一病，
愚人自贤是一病，以功自矜是一病，
诽议名贤是一病，以劳自怨是一病，
以虚为实是一病，喜说人过是一病，
以富骄人是一病，以贱讪贵是一病，
谗人求媚是一病，以德自显是一病，
以贵轻人是一病，以贫妒富是一病，
败人成功是一病，以私乱公是一病，
好自掩饰是一病，危人自安是一病，
阴阳嫉妒是一病，激厉旁悖是一病，
多憎少爱是一病，坚执争斗是一病，
推负著人是一病，文拒钩锡是一病，
持人长短是一病，假人自信是一病，
施人望报是一病，无施责人是一病，
与人追悔是一病，好自怨憎是一病，
好杀虫畜是一病，蛊道厌人是一病，
毁訾高才是一病，憎人胜己是一病，
毒药鸩饮是一病，心不平等是一病，
以贤唝嗃是一病，追念旧恶是一病，
不受谏谕是一病，内疏外亲是一病，
投书败人是一病，笑愚痴人是一病，
烦苛轻躁是一病，擿捶无理是一病，
好自作正是一病，多疑少信是一病，
笑颠狂人是一病，蹲踞无礼是一病，
丑言恶语是一病，轻慢老少是一病，
恶态丑对是一病，了戾自用是一病，
好喜嗜笑是一病，当权任性是一病，
诡谲谀谄是一病，嗜得怀诈是一病，
两舌无信是一病，乘酒凶横是一病，

骂詈风雨是一病，恶言好杀是一病，
教人堕胎是一病，干预人事是一病，
钻穴窥人是一病，不借怀怨是一病，
负债逃走是一病，背向异词是一病，
喜抵捍戾是一病，调戏必固是一病，
故迷误人是一病，探巢破卵是一病，
惊胎损形是一病，水火败伤是一病，
笑盲聋哑是一病，乱人嫁娶是一病，
教人捶擿是一病，教人作恶是一病，
含祸离爱是一病，唱祸道非是一病，
见货欲得是一病，强夺人物是一病，

此为百病也。人能一念，除此百病，逐日点检，使一病不作，决无灾害、痛苦、烦恼、凶危，不惟自己保命延年，子孙百世亦永受其福矣。”

《大藏经》曰：“古之圣人，其为善也，无小而不崇；其于恶也，无微而不改。改恶崇善，是药饵也，录所谓百药以治之。

思无邪僻是一药，行宽心和是一药，
动静有礼是一药，起居有度是一药，
近德远色是一药，清心寡欲是一药，
推分引义是一药，不取非分是一药，
虽憎犹爱是一药，心无嫉妒是一药，
教化愚顽是一药，谏正邪乱是一药，
戒敕恶仆是一药，开导迷误是一药，
扶接老幼是一药，心无狡诈是一药，
拔祸济难是一药，常行方便是一药，
怜孤恤寡是一药，矜贫救厄是一药，
位高下士是一药，语言谦逊是一药，
不负宿债是一药，愍慰笃信是一药，
敬爱卑微是一药，语言端悫是一药，

推直引曲是一药，不争是非是一药，
逢侵不鄙是一药，受辱能忍是一药，
扬善隐恶是一药，推好取丑是一药，
与多取少是一药，称叹贤良是一药，
见贤内省是一药，不自夸彰是一药，
推功引善是一药，不自伐善是一药，
不掩人功是一药，劳苦不恨是一药，
怀诚抱信是一药，覆蔽阴恶是一药，
崇尚胜己是一药，安贫自乐是一药，
不自尊大是一药，好成人功是一药，
不好阴谋是一药，得失不形是一药，
积德树恩是一药，生不骂詈是一药，
不评论人是一药，甜言美语是一药，
灾病自咎是一药，恶不归人是一药，
施不望报是一药，不杀生命是一药，
心平气和是一药，不忌人美是一药，
心静意定是一药，不念旧恶是一药，
匡邪弼恶是一药，听教伏善是一药，
忿怒能制是一药，不干求人是一药，
无思无虑是一药，尊奉高年是一药，
对人恭肃是一药，内修孝悌是一药，
恬静守分是一药，和悦妻孥是一药，
以食饮人是一药，助修善事是一药，
乐天知命是一药，远嫌避疑是一药，
宽舒大度是一药，敬信经典是一药，
息心抱道是一药，为善不倦是一药，
济度贫穷是一药，舍药救疾是一药，
信礼神佛是一药，知机知足是一药，
清闲无欲是一药，仁慈谦让是一药，

好生恶杀是一药，不宝厚藏是一药，

不犯禁忌是一药，节俭守中是一药，

谦己下人是一药，随事不慢是一药，

喜谈人德是一药，不造妄语是一药，

贵能援人是一药，富能救人是一药，

不尚争斗是一药，不淫妓青是一药，

不生奸盗是一药，不怀咒厌是一药，

不乐词讼是一药，扶老挈幼是一药，

此为百药也。人有疾病，皆因过恶阴掩不见，故应以疾病，因缘饮食、风寒、恶气而起。由人犯违圣教，以致魂迷魄丧，不在形中，肌体空虚，神气不守，故风寒恶气得以中之。是以有德者，虽处幽暗，不敢为非；虽居荣禄，不敢为恶。量体而衣，随分而食，虽富且贵，不敢恣欲；虽贫且贱，不敢为非。是以外无残暴，内无疾病也。吾人可不以百病自究，以百药自治，养吾天和，一吾心志，作耆年颐寿之地也哉！"百病一段与《道藏》少异一二，余以家藏宋刻小本考详，似近人情语，故以刻之。初谓《道藏》国刊，似无讹误，余阅一藏以遍，鱼豕之错，不可枚举。

黄帝曰："一阴一阳之谓道，偏阴偏阳之谓疾。两者不和，若四时中有春无夏，有秋无冬矣。因而和之，是谓圣度。圣人不绝和合之道，但贵于闭密以守天真也。"

《太上》曰："情欲出于五内，魂定魄静者，生也；情欲出于胸臆，精散神惑者，死也。"

《书》云："声色动荡于中，情爱牵缠，心有念，动有著，昼想夜梦，驰逐于无涯之欲，百灵疲役而消散，宅舍无主而倾颓矣。"

《书》云："欲多则损精。人可宝者命，可惜者身，最重者精。肝精不固，目眩无光；肺精不交，肌肉消瘦；肾精不固，神气减少；脾精不坚，齿发浮落。若耗散真精不已，疾病随生，死亡随至。"

《神仙可惜歌》曰："可惜许，可惜许，可惜元阳宫无主。一点既随秾色枯，百神泣送精光去。三尸喜，七魄怒，血败气衰将何补？尺宅寸田属别人，玉炉丹灶阿谁处？劝世人，休恋色，恋色贪淫有何益？一神去后百神随，百神去尽人不知。几待说时说不得，临时出口泄天机。”

《孙真人铭》曰：“怒甚偏伤气，思多太损神。神疲心易役，气弱病相萦。勿使悲欢极，当令饮食均。再三防夜醉，第一戒晨嗔。亥寝鸣云鼓，注曰：扣齿三十六下。晨兴漱玉津。注曰：早时开眼即以舌搅上下腭，待津生满口，汩汩咽下，直至丹田。妖神难犯己，精气自全身。若要无诸病，常当节五辛。注曰：不使咸酸苦辣甜五味偏伤一脏，致使生疾。安神宜悦乐，注曰：常令心上生欢喜。惜气保和纯。注曰：常使心气和平，绝躁妄焦烁生怒。寿夭休论命，修行本在人。若能遵此理，平地可朝真。”

《象山要语》曰：“精神不运则愚，血脉不运则病。”

又曰：“志固为之帅，然至于气之专一，则亦能动志，故不但持其志，又戒之以无暴其气也。居处饮食，适节宣之宜；视听言动，严邪正之辩，皆无暴其气之功。”

“内无所累，外无所累，自然自在。才有一些他意，便沉重了。彻骨彻髓，见得超然于一身，自然轻清，自然灵大。”

陆文达公有二歌，曰：“听、听、听，劳我以生天理定。若还懒惰受饥寒，莫到穷来方怨命，虚空自有神明听。”又曰：“听、听、听，衣食生身天付定，酒食贪多折人寿，经营太甚违天命。定、定、定。”

“肾，水也，水生气，气即火矣。心，火也，火生液，液即水矣。水可以滋流百脉，火可以熏蒸四大。”

《经》曰：“心牵于事，火动于中，有动于中，必摇其精。”

“天之助人为善也，至快至周，而略无毫发之或悭；天之报人之恶也，亦至信至密，而略无毫发之或漏。细考远计，自当见尔。”

虚斋云：“食服常温，四体皆春；心气常顺，百病自遁。”至哉斯言！

又曰：“乐莫乐于日休，忧莫忧于多求。古之人虽疾雷破山而不震，虽货以万乘而不酬，惟胸中一点堂堂者以为张主。”

张氏曰：“一念之善，则天地神祇，祥风和气，皆在乎此；一念之恶，则妖星厉鬼，凶荒祸害，皆在乎此。可不慎欤？”

“劝君莫存半点私，若存半点私，终无人不知。劝君莫用半点术，若用半点术，终无人不识。”

“祸莫大于纵己之欲，恶莫大于言人之非。人非贤莫交，物非义莫取，念非善莫行，事非善莫说。”

“君子对青天而惧，闻雷霆而不惊；履平地而恐，涉风波而不惧。以责人之心责己则寡过，以恕己之心恕人则全交。”

“凡人伤巧则可悔之事多，全拙则可悔之事少。”

“知止自能除妄想，安贫须要禁奢心。故云：良田千顷，日食二升；大厦千间，夜眠八尺。”

“治生莫若节用，养生莫若寡欲。”

“戒酒后语，忌食时嗔，忍难忍事，顺不明人。口腹不节，致病之由；念虑不正，杀身之本。”

又曰：“世人之寿，悉可百岁。而以喜怒哀乐，汩没心源，爱恶嗜欲，戕伐性根，而又扬人之短，掩人之长，颠倒方寸，顷刻万变，神倦思劳，难全天和。如彼淡泉，汩以五味，欲其不害，其可得乎？”

“造物劳我以生，逸我以老。少年不勤，是不知劳；老年奔驰，是不知逸。天命我逸而我自劳，可乎？”

“旧缘渐断，新缘莫结，醴交势合，自致日疏，无事安闲，方可修道。”

又曰：“口中言少，心头事少，肚中食少，自然睡少。依此四少，神仙可了。”

“心牵于事，火动于中，心火既动，真精必摇。故当死心以养气，息机以死心。”

又曰：“戒满意之食，省爽口之味。冬食不得不暖，夏食不得太凉。”

“气清则神畅，气浊则神昏，气乱则神劳，气衰则神去。故油尽灯灭，髓竭人亡；添油灯焰，补髓人强。”

“溺爱冶容，而作色荒，禅家谓之外感之欲。夜深枕上，思得艳丽，或成宵寐之感，禅家谓之内感之欲。二者之欲，绸缪染著，皆消耗元精。若能离之，则肾水自然滋生，可以上交于心。又若思索文字，忘其寝食，禅家谓之理障。经纶职业，不告劬劬，禅家谓之事障。二者之障，虽非人欲，亦损性灵。若能遣之，则心火不至上炎，可以下交于肾。故曰：尘不相缘，根无所偶，反流全一，六用不行。”

《洞神真经》曰：“养生以不损为延年之术，不损以有补为卫生之经。居安虑危，防未萌也。虽少年致损，气弱体枯，若晚年得悟，防患补益，血气有增，而神亦自足，可以延生。”

嵇叔夜云：“服药求汗，或有勿获，愧情一焦，涣然流离，是皆情发于中，而形于外也。因知喜怒哀乐，宁不伤人？故心不挠者神不疲，神不疲则气不乱，气不乱则身泰寿延矣。”

“宠辱不惊，肝木自宁；动静以敬，心火自定；饮食有节，脾土不泄；调息寡言，肺金自全；恬然无欲，肾水自足。此皆吾生药石，人当请事斯语。”

“人若知得觉字，便知我大物小，物有尽，我无尽也。四大形骸，皆外物也。荣辱生死，物固有之，安能使我戚戚哉？”

“有蔽则昏，无蔽则明。耳之蔽声，目之蔽色，口鼻蔽于嗅味，四肢蔽于淫乐。一掬之力不胜，则群蔽交杂，去禽兽不远。人要优游自足，心无外想，嗒然坐忘。在身忘身，在事忘事，在家忘家，其受用无量。”

“无视无听，抱神以静，形将自正。必静必清，无劳汝形，无摇汝精，可以长生。目无所见，耳无所闻，心无所知，汝神守形，形乃长存。”

“慎内闭外，多知为败。靖节之乞食而咏，康节之微醺而歌，非有所得若是乎哉？病从口入，祸从口出，可不慎欤？人不自重，斯召侮矣，人不自强，斯召辱矣。自重自强，侮辱斯远。人能改过，则善日长而恶日消矣。人能安贫，则用长足而体长舒矣。祸福无不自求之者，后世有星数之说行，而反求诸天；有堪舆之说行，而尤之地矣，于人事独委焉。万起万灭之私，乱吾之心久矣，今当扫去，以全吾湛然之心。”

“人能愈收敛则愈充拓，愈细密则愈广大，愈深厚则愈光明。万事不责于人，则无寒冰烈火之扰吾心。”

“多言多败，多事多累，虚中无我，惟善是从。守约者心自空，知止者心自足。”

《七部要语》曰：“神静而心和，心和而形全；神躁则心荡，心荡则形伤。欲全其形，先在理神。故恬和养神以安于内，清虚栖心不诱于外也。”

“七窍者，精神之户牖也。志气者，五脏之使役也。耳目诱于声色，鼻口悦于芳味，肌体之于安适，其情一也。则精神驰骛而不守，志气縻于趣舍，五脏滔荡而不安。嗜欲连绵于外，心气壅塞于内，蔓衍于荒淫之波，留连于是非之境，鲜有不败德伤生者矣。”

“人之禀受，性情具焉。性之所感者情也，情之所安者欲也。情出于性而情违性，欲由于情而欲害情。情之伤性，性之妨情，犹烟冰之于水火也。烟生于火而郁火，冰生于水而遏水。故烟没而火盛，冰泮而水通。性贞则情销，情炽则性灭。夫明者刳情以遗累，约欲以守贞。食足以充饥养气，衣足以盖形御寒。美丽之华，不为滑性；哀乐之感，不以乱神。处于止足之泉，立于无害之岸，此全性之道也。”

“海蚌未剖，则明珠不显；昆竹未断，则凤音不扬；情性未炼，则神明不发。譬诸金木，金性包水，木性藏火，故炼金则水出，钻木则火生。人能务学以钻炼其性，则才慧发矣。”

“身尝居善，则内无忧虑，外无畏惧，独立不惭影，独寝不愧衾，上可以接神明，下可以对蛮夷，德迴幽明，祯祥毕集。”

“灵气谓之神，休气谓之鬼，烦气谓之虫鱼，杂气谓之禽兽，奸气谓之妖邪。气之浊者，愚痴凶虐；气之刚者，高严壮健；气之柔者，仁慈敦笃。所以君子行正气，小人行邪气。”

“形者，气之聚也，气虚则形羸；神者，精之成也，精虚则神悴。形者，人也，为万物之最灵；神者，生也，是天地之大德。最灵者，为万物之首；大德者，为天地之宗。万物以停育为先，天地以清净是务。故当养其形以爱其神，敬其身以重其生。”

“理好憎之情，则爱勿近也；和喜怒之情，则怨不犯也。故喜怒乱气，嗜欲伤性。性相近也，习之以远，如水性欲清，泥沙污之；人性欲平，嗜欲害之。与性相害，不可两立。一起一废，不可俱兴。”

“夫生死之道，弘之在人。生死，常也，确乎在天。但禀以自然，则生死之道，无可而无不可也。或未生而已死，或已死而重生，或不可以生而生，或不可以死而死，或可以死而不死，或可以生而不生，或有生而不如无生，或惜死而所以致死。是以致死之地则生，致生之地则死，或为知而不可以死，或为时而不可以生。或云：劳我以生，生者好事也，不可恶其生。又云：休我以死，死者恶事也，不可好其死。凡人心非不好其生，不能全其生，非不恶其死，不能远其死，哀哉！”

“口舌者，祸福之宫，危亡之府；语言者，大命之属，刑祸之部也。言出患入，言失身亡。故圣人当言发而忧惧，常如临渊履冰。以大居小，以富若贫，处甚卑之谷，游大贱之渊。微为之本，寡为之根，惧为之宅，忧为之门。可不戒欤！”

“福者祸之先，利者害之源，治者乱之本，存者亡之根。故上德质而不文，不视不听，而抱其玄；无心无意，若未生焉；执守虚无，而生自然。原道德之意，揆天地之情，祸莫大于死，福莫大于生。是以有名之名，丧我之槖；无名之名，养我之宅；有货之货，丧我之贼；无货之货，养我之福。”

施观吾曰：“存我之道，切在去机。机去身存，机住身死。无机胸中，纯白自处。”

《景行录》曰：“以忠孝遗子孙者昌，以智术遗子孙者亡。以谦接物者强，以善自卫者良。”

又曰：“知足常足，终身不辱；知止当止，终身不耻。”

《荀子》曰：“自知者不怨人，知命者不怨天。怨人者穷，怨天者凶。”又曰：“荣辱之大分，安危利害之常体也。先义而后利者荣，先利而后义者辱。荣者常通，辱者常穷。通者常制人，穷者常制于人。”

古人云：“会做快活人，凡事莫生事；会做快活人，省事莫惹事；会做快活人，大事化小事；会做快活人，小事化无事。”

又云：“忍是心之宝，不忍身之殃。舌柔常在口，齿折只因刚。思量一忍字，真是快活方。片时不能忍，烦恼日月长。”

又曰：“木有所养，则根本固而枝叶茂，梁栋之材成。水有所养，则泉源壮而流派长，灌溉之利溥。人有所养，则心神安而识见达，修道之事成。”

《真诰》曰：“镜以照面，智以照心。镜明则尘垢不染，智明则邪恶不生。”

《虚皇经》曰：“财为患之本，聚财为聚业。财为爱欲根，能招一切罪。若以财非财，始可入道境。”

又曰：“汝知见世因缘，则知宿世因缘；汝修见世因缘，则知来世因缘。一气无偏倚，所种还自生。植此荆棘根，如何望乔林？”

又云：“慈悲之力，最为广大，能化一切，能服一切。恶者无与争，暴者无与抗，所向无与敌，是为广大无边。”

又曰：“口无是非言，心无人我相，身不受染着，方契无为道。众生俱幻化，随彼色相因。须知乐是苦，一念了无为。”

《仙经》云：“专精养神，不为物杂谓之清；反神复气，安而不动谓之静。制念以定志，静身以安神，保气以存精。思虑兼忘，冥想内视，则身神并一。身神并一，则近真矣。”

《延命录》曰：“五谷充肌体而不能益寿，百药疗疾延年而不能甘口。充肌甘口者，俗人之所珍；苦口延年者，道士之所宝。”

《禁忌篇》曰：“善摄生者，卧起有四时之早晚，兴居有至和之常制。筋骨有偃仰之方，闲邪有吞吐之术。流行营卫有补泻之法，节宣劳逸有予夺之要。忍怒以养阴气，抑喜以养阳气，然后先将草木以救亏缺，服金丹以定不穷。养性之道，尽于此矣。"

《列子》曰："少不勤行，壮不竞时，长而安贫，老而寡欲，闲心劳形，养生之方也。"

《太平御览》曰："道者，气也，宝气则道长存；秘者，精也，宝精则神长生。精者，血脉之川流，守骨之灵神，精去则骨枯，骨枯则死矣。是以为道者务宝其精。"

《庄子》曰："圣人休休焉则平易矣，平易则恬淡矣。平易恬淡，则忧思不能入，邪气不能袭，故其德全而神不亏。"

又曰："养志者忘形，养形者忘利，致道者忘心。"

《真诰》曰："衰年体羸，多为风寒所乘，当深颐养，晏此无事，上味玄元，栖守绛津，体寂至道，心存内观，屏彼万累，荡濯他念，乃始近其门户耳。若忧累多端，人事未省，虽复憩灵空洞，存心淡泊，缠绵亦弗能达也。"

《玄关秘论》曰："无心于事，则无事于心。故心静生慧，心动生昏。"

《仙经》曰："子欲长生，当由所生之门，游处得中，进退得所，动静以法，去留以度，可以延命而愈疾矣。"

《本草总篇》曰："摄生之道，莫若守中，守中则无过与不及之害。《经》曰：春秋冬夏，四时阴阳，生病起于过用。盖不适其性而强，云为逐强，处即病生。五脏受气，盖有常分，用之过耗，是以病生。善养生者，既无过耗之弊，又能保守真元，何患乎外邪所中也？故善服药不若善保养，不善保养不若善服药。世有不善保养又不善服药，仓卒病生，而归咎于神天。噫，是亦未尝思也，可不谨欤！"

又曰："未闻道者，放逸其心，逆于生乐，以精神徇知巧，以忧畏徇得失，以劳苦徇礼节，以身命徇利财。四徇不置，心为之病矣。极力劳形，躁暴气逆，当风纵酒，食嗜辛咸，肝为之病矣。饮食生冷，温凉失度，久坐久卧，大饱大饥，脾为之病矣。呼叫过常，辩争陪答，冒犯寒暄，恣食咸苦，肺为之病矣。久坐湿地，强力入水，纵欲劳形，三田漏溢，肾为之病矣。五病既作，故未老而羸，未羸而病，病至则重，重则必毙。呜呼！是皆弗思而自取之也，卫生之士，须谨此五者，可致终身无苦。《经》曰：不治已病治未病。正为此矣。"

《吕氏春秋》曰："凡生之长也，顺之也，使生不顺者，欲也，故圣人必先适欲。适，节也。室大则多阴，台高则多阳，多阴则蹶，多阳则痿。蹶者，逆寒疾也，痿躄不能行，此阴阳不适之患也。是故先王不处大室，不为高台，味不众珍，春不辉热。热则理塞，脉则闭结，理塞则气不达；味众珍则胃充，胃充则中大懑，中大懑则气不达。以此求长生，其可得乎？"

《三因极一方》曰："夫人禀天地阴阳而生者，盖天有六气，人有三阴三阳而上奉之；地有五行，人有五脏五腑而下应之。於是资生皮肉、筋骨、精髓、血脉、四肢、九窍、毛发、齿牙、唇舌，总而成体。外则气血循环，流注经络，喜伤六淫。内则精神魂魄志意思，喜伤七情。六淫者，寒、暑、燥、湿、风、热是也。七情者，喜、怒、忧、思、悲、恐、惊是也。若持获得宜，怡然安泰。役冒非理，百疴生焉。"

崔公《入药镜》曰："物之最灵，惟其人也。身者，乃神化之本。精于人也，若水浮航；气于人也，如风扬尘；神于人也，似野马聚空。水涸则航止，风息则尘静，野马散而大空长有。精能固物，气能盛物，精气神三者，心可不动。其变化也，外忘其形，内养其神，是谓登真之路。嗜欲纵乎心，孰能久去？哀乐伤乎志，孰能久忘？思虑役乎神，孰能久无？利禄劳乎身，孰能久舍？五味败乎精，孰能久节？酒醴乱乎情，孰能久绝？食佳肴，饮旨酒，顾以姝丽，听以淫声，虽精气强而反祸于身，耳目快而致乱于神，有百端之败道，以一介而希真，安有养身之验耳。夫学道者，外则意不逐物而移，内则意不随心而乱，湛然保于虚寂，造乎清净之域矣。"

上元夫人谓汉武帝曰:"汝好道乎?勤而不获,实有由也。汝胎性暴,胎性淫,胎性奢,胎性酷,胎性贼。暴则使气奔而攻神,是故神扰而气竭。淫则使精漏而魂疲,是故精竭而魂消。奢则使真离而魄秽,是故命逝而灵失。酷则使丧仁而自攻,是故失仁而眼乱。贼则使心斗而口干,是故内战而外绝。此五事,皆是截身之刀锯,刳命之斧斤矣。虽复志好长生,不能遣兹五难,亦何为损性而自劳乎?"

《文中子》曰:"静漠恬淡,所以养生也;和愉虚无,所以据德也。外不乱内,即性得其宜;静不动和,即德安其位。养生以经世,抱德以终年,可谓能体道矣。"

又曰:"能尊生,虽富贵不以养伤身,虽贫贱不以利累形。"

三茅君《诀》曰:"神养于气,气会于神,神气不散,是谓修真。"

《元始经》曰:"喜怒损性,哀乐伤神,性损则害生,故养性以全气,保神以安身。气全体平,心安神逸。"此全生之诀也。

达磨《胎息经》曰:"元壮既立,犹瓜有蒂,暗注母气。母呼即呼,母吸即吸,绵绵十月,气足形圆。心是气之主,气是形之根,形是气之宅,神是形之真。神用气养,气因神住,神行则气行,神住则气住。"此经要妙之义也。

《群仙诸玉》曰:"炼精者,炼元精,非淫佚所感之精;炼气者,炼元气,非口鼻呼吸之气;炼神者,炼元神,非心意念虑之神。故此神气精者,与天地同其根,与万物同其体,得之则生,失之则死。以阳火炼之,则化成阳气;以阴符养之,则化成阴精。故曰见之不可用,用之不可见。"

《养生论》曰:"大凡养生,先调元气。身有四气,人多不明,四气之中,各主生死。一曰乾元之气,化为精,精反为气。精者连于神,精益则神明,精固则神畅,神畅则生健。若精散则人疲,精竭则神去,神去则死。二曰坤元之气,化为血,血复为气。气血者通于内,血壮则体丰,血固则颜盛,颜盛则生全。若血衰则发变,血败则胸空,胸空则死。三曰庶气,庶气者一元交气,气化为津,津复为气。气连于生，生托于气。阴阳动息，滋润形骸，气通则生，气乏则死。四曰众气，众气者，谷气也。谷济于生，终误于命。食谷气虽生，蕴谷气还死。精能附血，气能附生，当使循环，即身永固。乾元之阳，阳居阴位，脐下气海是也。坤元之阴，阴居阳位，胸中血海是也。生者属阳，阳贯五脏，喘息之气是也。死者属阴，阴纳五味，秽恶之气是也。气海之气，以壮精神，以填骨髓。血海之气，以补肌肤，以流血脉。喘息之气，以通六腑，以扶四肢。秽恶之气，以乱身神，以腐五脏。"

《存神论》曰："物理所不可逃者四：曰生，曰心，曰性，曰情。有生必有心，有心必有性，有性必有情。性则定静，情则感通，感通之际，二气必交。交于外，则龙虎飞走，铅汞漏失。交于中，则龙虎相随，铅汞内结，气所生也。故来入身谓之生，所以通生谓之道。至人以道制情，氤氲之际，能住玄胎；恍惚之中，能擒物象。所以有道合一，神形俱妙之功也。"

又云："从色来者，由阴阳之中；从化来者，出阴阳之外。由阴阳中来者，有留形住世之理，故无用之中有用，必夺造化于阴阳。出阴阳外者，有飞灵走性之道，故有为之中无为，方独超升于象外。进退之序，能炼色身而化形，能脱化身而化神。果无序而顿超，理所未闻。"

《元道真经》曰："生可冀也，死可畏也。草木根生，去土则死；鱼鳖沉生，去水则死；人以形生，去气则死。故圣人知气之所在，以为身宝。"

《庄子养生篇》曰："吾生也有涯，向秀曰："生之所禀，各有涯也。"而智也无涯。嵇康曰："夫不虑而欲，性之动也。识而发感，智之用也。性动者，遇物而当，足则无余。智从感而求，倦而不已。故世之所患，常在于智用，不在性动也。"以有涯随无涯，殆已。郭象曰："以有限之性，寻无穷之智，安得而不困哉？"已而为智者，殆而已矣。"向秀曰："已困于智矣，又为智攻之者又殆矣。"

《庄子》又曰："达生之情者，不务生之所无以为，向秀曰："生之所无以为者，性表之事也。”张湛曰：“生理自全，为分外所为，此是以有涯随无涯也。”达命之情者，不务智之所无奈何！”向秀曰：“命尽而死者是。”张湛曰：“乘生顺之理，穷所禀分，岂智所知？”

《西山记》曰：“人之真气，大运随天，元气，小运随日，子肾，午心，卯肝，酉肺。故坐子午，取水火交也。”

又曰：“一体之盈虚消息，皆通于天地，应于万类。张湛曰：“人与阴阳通气。”和之于始，和之于终，静神灭想，生之道也。”始终和，则神志不散。

《妙真经》曰：“人常失道，非道失人；人常去生，非生去人。故养生者，慎勿失道，为道者，慎勿失生。使道与生相守，生与道相保。”

《黄老经·玄禾》曰：“天道施化，与万物无穷；人道施化，形神消亡。转神施精，精竭形衰。形本生精，精生于神。不以精施，故能与天合德；不与神化，故能与道同式。”

又曰：“以形化者，尸解之类，神与形离，二者不俱。遂象飞鸟入海为蛤，而随季秋阴阳之气。以气化者，生可冀也；以形化者，甚可畏也。”

《指归》曰：“游心于虚静，结志于微妙，委虑于无欲，归指于无为，故能达生延命，与道为久。或疑者云：始同起于无外，终受气于阴阳，载形魄于天地，资生长于食息，而有愚有智，有强有弱，有寿有夭，天耶？人耶？解者曰：夫形生愚智，天也；强弱寿夭，人也。”

《河图帝视萌》曰：“侮天地者凶，顺天时者吉。春夏乐山高处，秋冬居卑深藏。吉利多福，寿考无穷。”

《雒书宝予命》曰：“古人治病之方，和以醴泉，润以元气，药不辛不苦，甘甜多味，常能服之，津流五脏，系之在肺，终身无患。”

《传》曰：“杂食者，百病妖邪所钟，所食愈少心愈开，年愈益；所食愈多心愈塞，年愈损焉。”

《真人大计》曰：“奢懒者寿，悭靳者夭，放散劬劳之异也。田夫寿，膏粱夭，嗜欲多少之验也。处士少疾，游子多患，事务繁简之殊也。故俗人竞利，道士罕营。”

彭祖曰：“道不在烦，但能不思衣，不思食，不思声色，不思胜负，不思得失，不思荣辱，心不劳，形不极，常导引纳息，但尔可得千岁。欲长生无限者，当服上药。”

仲长统曰：“荡六情者，有心而不以之思，有口而不以之言，有体而不以之安。安之而能迁，乐之而不爱，以之图之，不知日之益也，不知物之易也。”

“远思强健，伤人；忧恚悲哀，伤人；喜乐过差，伤人；忿怒不解，伤人；汲汲所愿，伤人；戚戚所患，伤人；寒暖失节，伤人；阴阳不交，伤人，凡交须依导引诸术。若能避众伤人事，而复晓阴阳之术，则是不死之道。大乐气飞扬，大愁气不通。用精令人气力乏，多睡令人目盲，多唾令人心烦，贪美食令人泄痢。俗人但知贪于五味，不知有元气可饮。圣人知五味之毒焉，故不贪；知元气可服，故闭口不言，精气息应也。唾不咽，则气海不润，气海不润，则津液乏。是以服元气，饮醴泉，乃延年之本也。”

《明医论》云：“疾之所起，自生五劳；五劳既用，二脏先损；心肾受邪，腑脏俱病。五劳者，一曰志劳，二曰思劳，三曰心劳，四曰忧劳，五曰疲劳。五劳则生六极：一曰气极，二曰血极，三曰筋极，四曰骨极，五曰精极，六曰髓极。六极即为七伤，七伤变为七痛。七痛为病，令人邪气多，正气少，忽忽喜怒，悲伤不乐，饮食不生肌肤，颜色无泽，发白枯槁，甚者令人得大风，偏枯筋缩，四时拘急挛缩，百关隔塞，羸瘦短气，腰脚疼痛。此由早娶，用精过差，血气不足，极劳之所致也。”

“忧畏者，生死之门，礼教之主，存亡之由，祸福之本，吉凶之元也。”

“养性者，失其忧畏，则心乱而不治，形躁而不安，神散而气越，志荡而意昏。应生者死，应存者亡，应成者败，应吉者凶。其忧畏者，其犹水火不可暂忘也。”

“太上畏道，其次畏物，其次畏人，其次畏身。故忧于身者，不拘于人；畏于己者，不制于彼。慎于小者，不惧于大；戒于近者，不悔于远。”

九仙君论曰：“形神相托，神形相成。口受外味以亡识，身受内役以丧精。神离形以散败，形离神以去生。殊不知皮肉相应，筋骨乃成。肝合筋，其外爪；心合脉，其外色；脾合肉，其外唇；肺合皮，其外毛；肾合骨，其外发。故外无五伤，以败五体。”

《胎脏论》曰：“先除欲以养精，后禁食以存命，是知食胎气，饮灵元，为不死之道，返童还年。”

古云：“众方嚣然，我独渊默，中心融融，自有真乐。”是盖出乎尘垢之外，而与造物者游也。

“轩冕不足为吾高，而尘埃在我或有所不得避。昔人谓居轩冕之间，当有山林之气，然则处尘埃之内，不可有市井之习。”

“瓦盆盛酒与倾金注玉，同一醉也；蹇驴布鞯与金鞍骏马，同一游也；松床莞簟与绣衾玉枕，同一寝也；布袍蒲絮与貂裘狐貉，同一暖也；蔬食菜羹与烹龙炮凤，同一饱也。知此则贫贱富贵，可以一视矣。”

康仲俊年八十六，极康宁。自言少时读《千字文》有所悟，谓“心动神疲”四字也。平生遇事，未尝动心，故老而不衰。

达磨曰：“心不缘境，住在本源；意不散流，守于内息；神不外役，免于劳伤。人知心即气之主，气即形之根，形者气之宅，神形之具，令人相因而立。若一事有失，即不合于至理，何能久立焉？”

又曰：“心静即神悦，神悦即福生。”

《真仙直指》曰：“清静二字，清谓清其心源，静谓静其气海。心源清，则外物不能挠，性定而神明；气海静，则邪欲不能作，精全而腹实。”

海天秋月道人曰：“守清静恬淡，所以养道；处污辱卑下，所以养德；去嗔怒，灭无明，所以养性；节饮食，薄滋味，所以养气。然后性定则情忘，形虚则神运，心死则神活，阳盛则阴衰。”

《庄注》云："众窍为风所鸣，万形为化所役。风不能鸣，则众窍虚；化不能役，则万形息。"

玄英疏曰："藏舟船于海壑，正合其宜；隐山岳于泽中，谓之得所。然造化之力，担负而趋，变故日新，骤如逝水。昨我今我，新吾故吾，义亦然也。"

《林君复集》曰："饱藜藿者鄙膏粱，乐贫贱者鄙富贵。安义命者轻生死，远是非者忘臧否。"

"饱肥甘，衣轻暖，不知节者损福；广积聚，骄富贵，不知止者杀身。"

"小人诈而巧，似是而非，故人悦之者众；君子诚而拙，似迂而直，故人知之者寡。"

"诚无悔，恕无怨，和无仇，忍无辱。"

何恬庵录曰："张饱帆于大江，骤骏马于平陆，天下之至快，反思则忧。处不争之地，乘独后之马，人或我嗤，乐莫大焉。"

"口腹不节，致疾之因；念虑不正，杀身之本。骄富贵者戚戚，安贫贱者休休。故景公千驷，不如颜子一瓢。"

《武林莲池宏公戒杀生文》曰："世人食肉，咸谓理所应然，乃恣意杀生，广积冤债，相习成俗，不知自觉，昔人有言，可为痛哭流涕长太息者是也。计其迷执，略有七条，开列于左，余可例推云。

其一曰：生日不宜杀生。哀哀父母，生我劬劳，己身始诞之辰，父母垂亡之日也。是日正宜戒杀，广行善事，以资冥福，使先亡者早获超升，见存者增寿延福。何得顿忘母难，杀害生灵？世习不觉其非，可为痛哭流涕长太息者此也。

其二曰：生子不宜杀生。凡人无子则悲，有子则喜，子母俱安则幸。不思一切禽兽亦各有子，胡为庆我子生，令他子死母亡，于心安乎？婴孩始生，不为造福而反造业，愚亦甚矣，可为痛哭流涕长太息者此也。

其三曰：祭先不宜杀生。亡者忌辰，及春秋二祭，俱当戒杀以资冥福。虽罗列八珍于前，安能起九泉之遗骨而飧之也。无益而有伤生命，智者不为也。举世习行不以为非，可为痛哭流涕长太息者此也。

其四曰：祈禳不宜杀生。世人有疾，杀牲祀神以祈福佑，不知己之祀神以求生，反杀他命而活我命，逆天悖理，神其有灵，绝不来飨。种种淫祀亦复类此。举世习行而不觉其非，可为痛哭流涕长太息者此也。

其五曰：婚礼不宜杀生。世间婚礼，自问名纳彩，以至成婚，杀生不知其几。夫婚者，生人之始也，生之始而行杀，理即逆矣。又婚姻，吉礼也，吉日而用凶事，不亦惨乎。此举世习行而不觉其非，可为痛哭流涕长太息者此也。

其六曰：燕客不宜杀生。良辰美景，贤主嘉宾，蔬食菜羹不妨清致，何须广杀生命，穷极肥甘。笙歌燕饮于杯盘，宰割冤号于砧几，嗟乎，有人心者能不悲哉！举世习行而不以为非，可为痛哭流涕长太息者此也。

其七曰：营生不宜杀生。世人为衣食故，或畋猎，或渔捕，或屠生灵以资生计，我观不作此业者亦衣亦食，未必其冻馁而死也。杀生营生，神理所怒，以杀昌裕，百无一人。种地狱之深因，受来生之恶报，莫此为甚，何不别求生计，乃执为此？七者皆为痛哭流涕长太息者此也。”

《放生文》曰：“盖闻世间至重者生命，天下最惨者杀伤。是故逢擒则奔，虮虱犹知避死；将雨而徙，蝼蚁尚且贪生。何乃网于山，罟于渊，多方掩取；曲而钩，直而矢，百计搜罗，使其胆落魄飞，母离子散。或囚笼槛则如处囹圄，或被刀砧则同临剐戮。怜儿之鹿，舐疮痍而寸断柔肠；畏死之猿，望弯弓而双垂悲泪。恃我强而凌彼弱，理恐非宜；食他肉而补己身，心将安忍？由是昊天垂悯，古圣行仁，解网著于成汤，畜鱼兴于子产。圣哉流水，润枯槁以囊泉；悲矣释迦，代危亡而割肉。天台圣者，凿放生之池；大树仙人，护栖身之鸟。赎鱼虾而得度，寿禅师之遗爱犹存；救龙子而传方，孙真人之慈风未泯。一活蝼蚁也，沙弥易短命为长年，书生易卑名为上第；一放龟也，毛宝以临危而脱难，孔愉以微职而封侯。屈师纵鲤于元村，寿增一纪；隋侯济蛇于齐野，珠报千余。拯已溺之蝇，酒匠之死刑免矣；舍将烹之鳖，厨婢之笃疾瘳焉。贸死命于屠家，张提刑魂超三界；易余生于钓艇，李景文毒解丹砂。孙良嗣解缴矰之危，下葬而羽虫交助；潘县令设江湖之禁，去任而水族悲号。信老免愚民之牲，祥符甘雨；曹溪守猎人之网，道播神州。雀解衔环报恩，狐能临井受术。乃至残躯得命，垂白璧以闻经；难地求生，现黄衣而入梦。施皆有报，事岂无闻，载在简编，昭乎耳目。普愿随所见物，发慈悲心，捐不悭财，行方便事。或恩周多命，大积阴功；若惠及一虫，何非善事？苟日增而月累，自行广而福增，慈满人寰，名通天府。荡空冤障，多祉萃于今生；培积善根，余庆及于后世。倘更助称佛号，加讽经文，为其回向西方，令彼永离恶道，则存心愈大，植德弥深，道业资之速成，莲台生其胜品矣。”

“处事不以聪明为先，而以尽心为急；不以集事为急，而以方便为上。”

“人当自信自守，虽称誉之，承奉之，亦不为之加喜；虽毁谤之，侮慢之，亦不为之加怒。”

“不可乘喜而多言，不可乘快而易事。”

“胆欲大，见义勇为；心欲小，文理密察；智欲圆，应物无滞；行欲方，截然有执。”

“静能制动，沉能制浮，宽能制褊，缓能制急。”

偶读医书，有曰：“洗心曰斋，防患曰戒。”深有可取。

枚乘曰：“欲人无闻，莫若勿言；欲人无知，莫若勿为。”

“轻言戏谑最害事，盖言不妄发，则言出而人信之。苟常轻言戏谑，遇有正事诚实之言，人亦不信。”

无梦子时教化村落中，手持木牌，牌上书二诗云：“身为车兮心为轼，车动轼随无计息。交梨火枣是谁无？自是不除荆与棘。身为客兮心为主，主人平和客安处。若还主客不康宁，精神管定辞君去。”是为知道妙者。

高尚先生曰："形者，生之舍也；气者，生之元也；神者，生之制也。形以气充，气耗形病；神依气位，气合神存。修真之士，法于阴阳，和于术数，持满御神，专气抱一。以神为车，以气为马，神气相合，可以长生。"

又曰："全生之术，形气贵乎安，安则有伦而不乱；精神贵乎保，保则有要而不耗。故保养之道，初不离于形气精神。"

又曰："心为君主之官，得所养，则血脉之气，旺而不衰，生之本无得而摇也，神之变无得而测也。肾为作强之官，得所养，则骨髓之气荣而不枯，脏之本无得而倾也，精之聚无得而夺也。"

《梓童宝章》曰："饶一著，添子孙之福寿；退一步，免驹隙之易过；忍一言，免驷马之难追；息一怒，养身心之精和。"

"言行拟之古人则德进，功名付之天命则心闲，报应念及子孙则事平，受享虑及疾病则用俭。"

"好辩以招尤，不若讱默以怡性；广交以延誉，不若索居以自全；厚费以多营，不若省事以守俭；逞能以诲妒，不若韬精以示拙。"

《华严经》云："人从第一欢喜地，入第二离垢地，始能行此十善道：

一曰性自远离一切杀生。不蓄刀杖，不怀怨恨，有惭有愧，仁恕具足。于一切众生有命之者，常生利益之心，是菩萨尚不恶心恼诸众生，何况于他？起众生想，故以重意而行杀害。

二曰性不偷盗。于自资财，常知止足，于他慈恕，不欲侵损。若物属他，起他物想，终不于此而生盗心，乃至一草一叶，不与不取，何况其余资生之具？

三曰性不邪淫。于自妻知足，不求他妻，于他妻妾，他所护女亲族媒定，及为法所护，尚不生贪染之心，何况从事于非道？

四曰性不妄语。常作实语真语时语，乃至梦中亦不忍作覆藏之语，无心欲作，何况故犯？

五曰性不两舌。于众生无离间心，无恼害心，不将此语为破彼故，而向彼说，不将彼语为破此故，而向此说。未破者不令破，已破者不增长。不喜离间，不乐离间，不作离间，不说离间语、若实若不实语。

六曰性不恶口。所谓毒害语，粗犷语，苦他语，令他嗔恨语，现前语，不现前语，鄙恶语，庸贱语，不可乐闻语，闻者不悦语，嗔忿语，如火烧心语，怨结语，热恼语，不可爱语，不可乐语，能坏自身他身语。如是等语，皆悉舍离。常作润泽语，柔软语，悦意语，可乐闻语，闻者喜悦语，善入人心语，风雅典则语，多人受乐语，大小悦乐语，身心踊悦语。

七曰性不绮语。常作思审语，时语，法语，顺道理语，巧调伏语，随时筹量决定语，乃至戏笑，尚恒思审，何况故出散乱之言？

八曰性不贪欲。于他财物，他所资用，不生贪心，不愿不求。

九曰性离瞋恚。于一切众生，恒起慈心，利益心，哀悯心，欢喜心，和润心，摄受心。永舍嗔恨怨害热恼，常思顺行仁慈佑益。

十曰性离邪见，住于正道。不行占卜，不取恶戒，心见正直，无诳无谄，于佛法僧，起决定信。”

《清静经》曰：“人神好清而心扰之，心好静而欲牵之。常能遣其欲而心自静，澄其心而神自清。”

又曰：“众生所以不得真道者，为有妄心。既有妄心，即惊其神。既惊其神，即着万物。既着万物，即生贪求。既生贪求，即是烦恼。烦恼妄想，忧苦身心，便遭浊辱，流浪生死。”

《玉枢经》曰：“道者以诚而入，以默而守，以柔而用。用诚似愚，用默似讷，用柔似拙。夫如是则可以忘形，可以忘我，可以忘忘。入道者知止，守道者知谨，用道者知微。能知微则慧光生，能知谨则圣智全。圣智全则慧光生，慧光生则与道为一，是名真忘。惟其忘而不忘，忘无可忘，无可忘者，即是至道。”

《金笥箓》曰：“心不留事，一静可期，此便是觅静底路。”

又曰：“目不乱视，神返于心。神返于心，乃静之本。”

《正法眼藏》曰：“汝之本性，犹如虚空，返观自性，了无一物可见，是名正见；了无一物可知，是名真知。无有青黄长短，但见本源清净，觉体圆明，即名见性成佛，亦名如来知见。”

陈茂卿《夙兴夜寐箴》为吾人一日修行矩度，当熟读之。《箴》曰：“鸡鸣而寤，思虑渐驰，盍于其间，澹以整之。或省旧愆，或䌷新得，次第条理，了然默识。本既立矣，昧爽乃兴，盥栉衣冠，端坐敛形。提掇此心，皎如出日，严肃整齐，虚明静一。乃启方策，对越圣贤，夫子在坐，颜曾后先。圣师所言，亲切敬听，弟子问辩，反复参订。事至斯应，则验于为，明命赫然，常目在之。事去既已，我则如故，方寸湛然，凝神息虑。动静循环，惟心是监，静存动察，勿贰勿叁。读书之余，间以游咏，发舒精神，休养情性。日暮人倦，昏气易乘，斋庄恭敬，振拔精明。夜久斯寝，齐手敛足，不作思惟，心神归宿。养以夜气，贞则复元。念兹在兹，日夕乾乾。”

《崔子玉座右铭》曰：“毋道人之短，毋说己之长。施人慎勿念，受施慎勿忘。世誉不足慕，惟仁为纪纲。隐心而后动，谤议庸何伤？毋使名过实，守愚圣所臧。在涅贵不缁，暧暧内含光。柔弱生之徒，老氏戒刚强。行行鄙夫志，悠悠故难量。慎言节饮食，知足胜不祥。行之苟有恒，久久自芬芳。”

范尧夫《布衾铭》曰：“藜藿之甘，绨布之温，名教之乐，德义之尊，求之孔易，享之常安。锦绣之奢，膏粱之珍，权宠之盛，利欲之繁，苦难其得，危辱旋臻。舍难取易，去危就安，至愚且知，士宁不然？颜乐箪瓢，百世师模。纣居琼台，死为独夫。君子以俭为德，小人以奢丧躯。然则斯衾之陋，其可忽诸？”

东坡云：“释如白璧，道如黄金，儒如五谷。”则近之矣。盖圣不徒生，生则必有所为，释迦孔老易地则皆然也。

龙舒居士云：“佛以杀生、偷盗、邪淫为身三业，而孔子言胜残、去杀，诗人言文王德及鸟兽昆虫，是岂不戒杀哉？盗固不在所言矣。孔子言：‘吾未见好德如好色者’，诗人多贪淫乱，是岂不戒邪淫哉？佛以妄言，绮语，两舌，恶口为口业。孔子谓‘人而无信，不知其可’，岂不戒妄言也？谓‘巧言令色，鲜矣仁’，岂不戒绮语也？《书》称'尔无面从，退有后言'，岂不戒两舌也？荀子谓'伤人之言，深于矛戟'，是未尝不戒恶口也。佛以贪、嗔、痴为意三业，孔子言'见得思义'，则戒贪矣；言'不念旧恶'，则戒嗔矣；言'困而不学，民斯为下'，则戒痴矣。由此言之，儒释未尝不同也，其不同者，惟儒止于世间法，释氏又有出世间法，此其不同耳。"

客有问曰："有生即有死，若能无生，即能无死。然则主于治生与长生者，得无死乎？"答曰："明德者，心之神明，虚灵不昧，能明此而止于至善，与炼神还虚者，同一圆觉之性，皆不囿于形矣。夫有形则有生死，不囿于形，何生死之有？"问曰："然则三教圣人皆不得死乎？"答曰："儒云：'生，寄也；死、归也。'道曰：'劳我以生，逸我以死。'释曰：'生如着衫，死如脱袴，'皆离形而超脱耳，非真死也。"问曰："三教学人亦能超脱乎？"答曰："止至善，与炼神禅定功夫，极难下手，惟上智利根，可由顿渐而入，若下愚钝根，则未易至也。"

龙舒居士曰："人生时，父母妻子，屋宅田园牛羊车马，以至微细等物，不问大小，或祖传于己，或自己营为，或子孙或他人为己积累而得，色色无非己物。且如窗纸虽微，被人扯破，犹有怒心，一针虽小，被人将去，犹有吝意。仓库既盈，心犹不足，举眼动步，无非着爱。一宿在外，已念其家，一仆未归，已忧其失。种种事物，无不挂怀。一日大限到来，尽皆抛去，虽我此身亦弃物也，况身外者乎？静言思之，恍如一梦。庄子云：'有大觉者，然后知此其大梦也。'"

了明长老曰："身为死物，其内活泼泼地者为活物。莫于死物上作活计，宜于活物上作活计。"予深爱此语。

《梵网戒》云："常须自知我是未成之佛，诸佛是已成之佛。汝心佛者，未成佛也；弥陀佛者，已成佛也。未成佛者，久沉欲海，具足烦恼，杳无出期；已成佛者，久证菩提，具足威神，能为物护。故诸佛劝令众生念佛，是以我未成之佛，求他已成之佛为救护耳。是故众生若不念佛，圣凡永离，父子乖离，长处轮回，去佛远矣。"

朱陶父曰："欲脱轮回，立德为本；凡修净业，济物为先。忠君孝亲，固臣子之大节；恭兄友弟，实长幼之当然。夫妇别，朋友信，人伦乃正；道德亲，善良近，学行斯全。勿以善小而不为，莫以欲微而不窒。骨肉贫贱，虽有过而不疏；他人富显，纵无嫌而莫厚。婚丧冻馁，知不给而量力阴周；病老艰危，见有难而推诚急助。施恩于不报之地，防患于未然之前。毒害勿兴于心，谗言莫出诸口。瞒心者，自坏其心；昧己者，自残乎己。当爱物不可害物，宁誉人无宁毁人。谦受益，满则必损；惠迪吉，从逆必凶。经乘妙理，依宿德以参求；观念净因，访高人而精进。往生一念，莫更贪生；持念一心，休萌杂念。直下打并，勿令缠绵；奴仆卑幼，切戒欺凌；鹅鸭猪羊，慎毋畜养。埋暴露之枯骨，祭无主之孤魂。桥梁井道，随心修补；钱财饮食，量力惠施。怜饥寒之乞子，悯残废之苍生。常存利济，曲尽慈悲。或禽兽之罹于槛阱，系足倒悬；或鱼鸟之挂于网罗，穿腮反翼。虽知万死，尚冀一生。彼顾盼而哀鸣以求救，我施财而赎命以放生。既随物而广施利益，更逢人而普劝净因。谨三归，持五戒，悉庄严乎净土；扫六尘，修十善，皆回向于阿弥。凡若此，不止于下生；信如斯，必生于上品。"

"尘生便扫，莫论是否，百年偶聚，何苦烦恼。太虚之内，无物不有，万事从宽，其福自厚。"右除忿怒

"染性触物，黏于饴胶；淫爱贼人，毒于戈矛。片时意适，永劫灵消；一丝未断，尘网难超。"右断嗜欲

"不扣自鸣，钟鼓为妖，宁口之羞，斯气之浮。恂恂呐呐，立诚寡尤。如瓶是守，括囊无咎。"右戒多言

"夜结于梦，昼驰于想，起灭万端，尽属虚妄。要拔前根，须除后障，一剑当空，群魔消丧。"右澄妄想

弇州山人《养心歌》：

"得岁月，延岁月，得欢悦，且欢悦。万事乘除总在天，何必愁肠千万结？放心宽，莫胆窄，古今兴废言可彻。金谷繁华眼里尘，淮阴事业锋头血。陶潜篱畔菊花黄，范蠡湖边芦花白。临潼会上

胆气雄，丹阳县里箫声绝。时来顽铁有光辉，运去良金无艳色。逍遥且学圣贤心，到此方知滋味别。粗衣淡饭足家常，养得一生一世拙。”

闽陈山人《逍遥说》：

“夫性有定分，理有至极。力不能与命斗，才不能与天争。而贪羡之流，躁进之士，乃谓富贵可以力掇，功名可以智取，神仙可以学致，长生可以术得，抱憾老死而终不悟。悲夫！使天下之富必尽如陶朱倚顿邪？则原宪黔娄不复为贤人矣；使天下之寿必尽如王乔彭祖耶？则颜氏之子、闵氏之孙不复为善人矣；使天下之仕必尽如稷契伊管耶？则乘田委吏不复为孔子矣；使天下之色必尽如毛嫱西施邪？则嫫母孟光不复嫁于人矣。盖富者自富，贫者自贫，寿者自寿，夭者自夭，达者自达，穷者自穷，妍者自妍，丑者自丑，天地不能盈缩其分寸，鬼神不能损益其锱铢。是以达观君子，立性乐分，含真抱朴，心无城府，行无町畦。天下有道，则皎皎与世相清；天下无道，则混混与世相浊。压之泰山，不以为重，付之秋毫，不以为轻；升之青云，不以为荣，坠之深渊，不以为辱。震之雷霆，不以为恐，劫之白刃，不以为惧。视死生为旦暮，以盈虚为消息，仰观宇宙之廓落，俯视身世之卑戚，如一浮萍之泛大海，一稊米之寄太仓，又何足议轻重于其间哉？故所至皆乐，所处皆适，出于天为民，入于道为邻。若是则何往而不逍遥哉？”

呜呼！治乱，运也；贤否，道也；寿夭，数也；遇不遇，时也。世有才智不相上下，而所遇顿殊，览此足以自慰矣。

《洗心说》：福生于清俭，德生于卑退，道生于安静，命生于和畅；患生于多欲，祸生于多贪，过生于轻慢，罪生于不仁。戒眼莫视他非，戒口莫谈他短，戒念莫入贪淫，戒身莫随恶伴。无益之言莫妄说，不干己事莫妄为。默，默，默，无限神仙从此得；饶，饶，饶，千灾万祸一齐消；忍，忍，忍，债主冤家从此隐；休，休，休，盖世功名不自由。尊君王，孝父母，礼贤能，奉有德，别贤愚，恕无识。物顺来而勿拒，物既去而不追，身未遇而勿望，事已过而勿思。聪明多暗昧，算计失便宜，损人终有失，倚势祸相随。戒之在心，守之在志。为不节而亡家，因不廉而失位。劝君自警于生平，可叹可警而可畏。上临之以天神，下察之以地祇，明有王法相继，暗有鬼神相随，惟正可守，心不可欺。

《戒杀牛文》：我劝世人，勿食牛肉，服耕效劳，反遭杀戮。尔食何来，忍为烹鬻？吁嗟此牛，莫云是畜，六道轮回，互相报复，焉知前世，非尔眷属。岂为无知，临死觳觫，口不能言，垂泪若哭。皮解体分，犹张两目，目眶徒张，看尔反覆。能保他年，不变为犊？念我同胞，贪馋纵欲，只爱口爽，不思中毒。牛生恶疮，瘟黄臌胀，杀而食之，顷刻命促。狱字犬言，牢字牛足，不食牛犬，可免牢狱。有饭充饥，得蔬是福，何必食牛，以快尔欲。食之三日，神嗔鬼逐，戒之三日，名书金箓。鉴戒分明，再三是嘱。

四时调摄笺 春卷

高子曰：时之义大矣，天下之事未有外时以成者也，故圣人与四时合其序，而《月令》一书尤养生家之不可少者。余录四时阴阳运用之机，而配以五脏寒温顺逆之义，因时系以方药导引之功，该日载以合宜合忌之事。不务博而信怪诞不经之条，若服商陆见地藏之宝，掘富家土而禳，贫者得富，此类悉删去而不存。不尚简而弃御灾防患之术，如《玉经八方》、祛瘟符录、坐功图像，类此并增入而不置。随时叙以逸事幽赏之条，和其性灵，悦其心志。人能顺时调摄，神药频餐。勤以导引之功，慎以宜忌之要，无竞无营，与时消息，则疾病可远，寿命可延，诚日用不可去身，岂曰小补云耳？录成笺曰《四时调摄》。

春三月调摄总类

《尚书大传》曰："东方为春，春者，出也，万物之所出也。"《淮南子》曰："春为规，规者，所以圜万物也。规度不失，万物乃理。"《汉律志》曰："少阳，东也，东者，动也。阳气动物，于时为春。"故君子当审时气，节宣调摄，以卫其生。

正月立春，木相；春分，木旺；立夏，木休；夏至，木废；立秋，木死；立冬，木殁；冬至，木胎，言木孕于水之中矣。

岁时变常，灾害之萌也，余特录其变应于疾病者，分列于四时，使遵生者惧害，预防者慎自保，毋困时变。其他水旱凶荒，兵革流移，余未之信也，不敢录。

正月朔，忌北风，主人民多病；忌大雾，主多瘟灾；忌雨雹，主多疮疥之疾。忌月内发电，主人民多殃。七日，忌风雨，主民灾。忌行秋令，令主多疫。

二月，忌东北雷，主病，西北多疫。春分忌晴，主病。

三月朔，忌风雨，主多病。忌行夏令，主多疫。

脏腑配经络图

一脏一腑为表里，一经一络应阴阳。

肺手太阴　大肠手阳明　小肠手太阳

心手少阴　三焦手少阳　包络手厥阴

脾足太阴　胃足阳明　肾足少阴

肝足厥阴　膀胱足太阳　胆足少阳

人身脉运于中，血气周流不已。三阳三阴之中，有阳明者，为两阳合明；厥阴者，为两阴交尽也。

经络配四时图

天时十二月，人身十二经，地支十二位。手经络应天，足经络应地。

春	主生	寅手少阳三焦 卯手阳明大肠 辰手太阳小肠	夏	主长	巳手厥阴心 午手少阴心 未手太阴肺
秋	主杀	申足少阳胆 酉足阳明胃 戌足太阳膀胱	冬	主藏	亥足厥阴肝 子足少阴肾 丑足太阴脾

肝脏春旺论胆附肝下

肝属木，为青帝，卦属震，神形青龙，象如悬匏。肝者，干也，状如枝干，居在下，少近心，左三叶，右四叶，色如缟映绀。肝为心母，为肾子。肝有三神，名曰爽灵、胎光、幽精也。夜卧及平旦，叩齿三十六通，呼肝神名，使神清气爽。目为之宫，左目为甲，右目为乙。男子至六十，肝气衰，肝叶薄，胆渐减，目即昏昏然。在形为筋，肝脉合于木，魂之藏也。于液为泪，肾邪入肝，故多泪。六府，胆为肝之府，胆与肝合也。故肝气通，则分五色，肝实则目黄赤。肝合于脉，其荣爪也，肝之合也。筋缓脉而不自持者，肝先死也。日为甲乙，辰为寅卯，音属角，味酸，其臭臊膻，心邪入肝则恶膻。肝之外应东岳，上通岁星之精，春三月常存岁星，青气入于肝。故肝虚者，筋急也；皮枯者，肝热也；肌肉斑点者，肝风也；人之色青者，肝盛也；人好食酸味者；肝不足也；人之发枯者，肝伤也；人之手足多汗者，肝方无病。肺邪入肝则多笑。治肝病当用嘘为泻，吸为补。其气仁，好行仁惠伤悯之情，故闻悲则泪出也。故春三月木旺，天地气生，欲安其神者，当泽及群刍，恩沾庶类。无竭川泽，毋漉陂塘，毋伤萌芽，好生勿杀，以合太清，以合天地生育之气。夜卧早起，以合乎道。若逆之，则毛骨不荣，金木相尅，而诸病生矣。

春月气数主属图

春曰青阳、芳春、青春、阳春、九春。天曰苍天。风曰阳风、暄风、柔风、惠风。景曰媚景、和景、韶景。时曰良时、佳时、芳时。节曰华节、芳节、良节、韶节、淑节。辰曰良辰、嘉辰、芳辰。草曰弱草、芳草、芳卉。木曰华木、华树、芳树、阳树。鸟曰阳鸟、时鸟、好鸟、候鸟。禽曰阳禽、时禽、好禽。

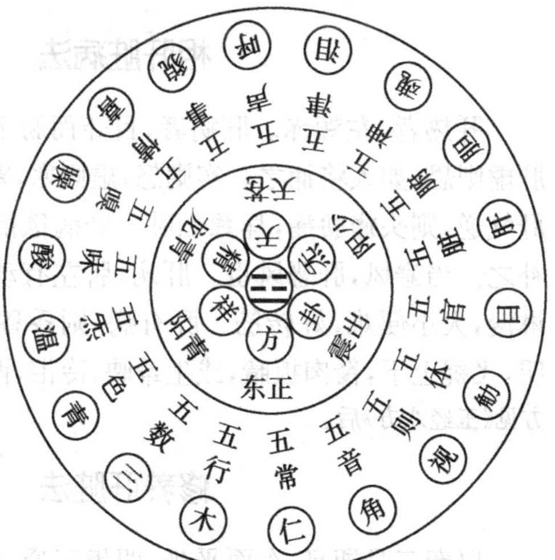

肝神图

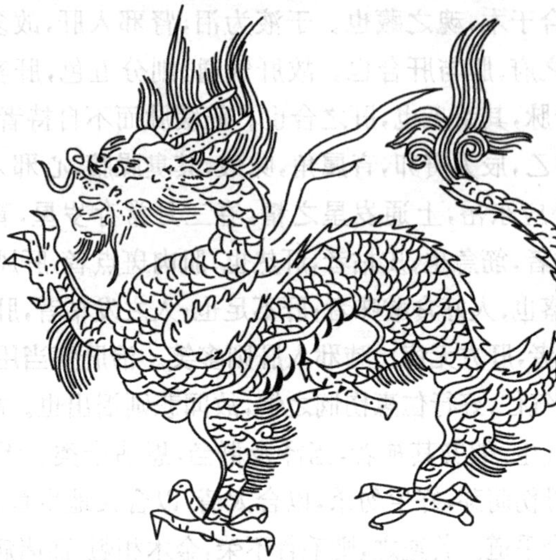

神名龙烟，字含明。肝之状为龙，主藏魂。象如悬匏，色如缟映绀。生心下，少近后。右四叶，左三叶。脉出于大敦。

大敦，左大指端三毛之中也。

相肝脏病法

肝热者，左颊赤。肝病者，目夺而胁下痛引小腹，令人喜怒。肝虚则恐，如人将捕之。实则怒，虚则寒，寒则阴气壮，梦见山林。肝气逆，则头痛胁痛，耳聋颊肿。肝病欲散，急食辛以散，用酸以补之。当避风，肝恶风也。肝病，脐左有动气，按之牢若痛，支满淋溲，大小便难，好转筋。肝有病，则昏昏好睡，眼生膜，视物不明，飞蝇上下，胬肉扳睛，或生晕映，冷泪，两角赤痒，当服升麻散。方见《玉经八方》后。

修养肝脏法

以春三月朔旦，东面平坐，叩齿三通，闭气九息，吸震宫青气入口，九吞之，以补肝虚受损，以享青龙之荣。

六气治肝法

《秘诀》曰："嘘以治肝，要两目睁开为之，口吐鼻取，不使耳闻。"

治肝脏用嘘法，以鼻渐渐引长气，以口嘘之。肝病用大嘘三十遍，以目睁起，以出肝邪气，去肝家邪热，亦去四肢壮热、眼昏胬肉、赤红风痒等症。数嘘之，绵绵相次不绝为妙。疾平即止，不可过多为之，则损肝气。病止又恐肝虚，当以嘘字作吸气之声以补之，使肝不虚，而他脏之邪不得以入也。大凡六字之诀不可太重，恐损真气。人能常令心志内守，不为怒动，而生喜悦，则肝病不生。故春三月木旺，天地气生，万物荣茂，欲安其神者，当止杀伤，则合乎太清，以顺天地发生之气。夜卧早起，以合养生之道。

黄帝制春季所服奇方

黄帝曰："春三月服何药？"岐伯曰："男子有患五劳七伤，阴囊消缩，囊下生疮，腰背疼痛，不得俯仰，筋脉痹冷，或时热痒，或时浮肿，难以步行，因风泪出，远视茫然，咳逆上冲，身体痿黄，气胀脐痛，膀胱挛急，小便出血，茎管阴子疼痛，或淋漓赤黄污衣，或梦寐多惊，口干舌强，皆犯七伤，此药主之。"

茯苓五钱，食不消加一钱　菖蒲五钱，患耳加一钱　栝蒌四钱，热渴加五钱　牛膝五钱，腰疼加一钱　山茱萸五钱，身痒加一钱　菟丝子五钱，阴痿加一钱　巴戟天四钱，阴痿加五分　细辛四钱，视茫加五分　续断五钱，有疮加一钱　防风五钱，风邪加一钱　山药五钱，阴湿痒加一钱　天雄三钱，风痒加五分　蛇床子四钱，气促加五分　柏子仁五钱，气力不足加一钱　远志五钱，惊悸加一钱　石斛五钱，身皮痛加一钱　杜仲五钱，腰痛加一钱　苁蓉四钱，阴痿加一钱

上一十八味，各依法制度，捣为细末，炼蜜为丸，如蚕豆大。每服三丸，加至五、七丸，三餐食前服之。服至一月，百病消灭，体气平复，神妙无比。

肝脏导引法正二月三月行之

治肝以两手相重，按肩上，徐徐缓捩身，左右各三遍。又可正坐，两手相叉，翻覆向胸三五遍。此能去肝家积聚风邪毒气，不令病作。一春早暮，须念念为之，不可懈惰，使一曝十寒，方有成效。

春季摄生消息论

春三月，此谓发陈，天地俱生，万物以荣。夜卧早起，广步于庭，披发缓行，以使志生。生而勿杀，与而勿夺，赏而勿罚，此春气之应，养生之道也。逆之则伤肝。肝木味酸，木能胜土，土属脾主甘，当春之时，食味宜减酸益甘，以养脾气。春阳初生，万物发萌，正二月间，乍寒乍热，高年之人，多有宿疾，春气所攻，则精神昏倦，宿病发动。又兼去冬以来，拥炉薰衣，啖炙炊煿，成积至春，因而发泄，致体热头昏，壅隔涎嗽，四肢倦怠，腰脚无力，皆冬所蓄之疾。常当体候，若稍觉发动，不可便行疏利之药，恐伤脏腑，别生余疾。惟用消风和气，凉膈化痰之剂，或选食治方中性稍凉利，饮食调停以治，自然通畅。若无疾状，不可吃药。春日融和，当眺园林亭阁虚敞之处，用摅滞怀，以畅生气，不可兀坐以生他郁。饮酒不可过多，人家自造米面团饼，多伤脾胃，最难消化，老人切不可以饥腹多食，以快一时之口，致生不测。天气寒暄不一，不可顿去绵衣。老人气弱，骨疏体怯，风冷易伤腠理，时备夹衣，遇暖易之。一重渐减一重，不可暴去。

刘处士云："春来之病，多自冬至后夜半一阳生。阳气吐，阴气纳，心膈宿热，与阳气相冲，两虎相逢，狭道必斗矣。至于春夏之交，遂使伤寒虚热时行之患，良由冬月焙火食炙，心膈宿痰流入四肢之故也。当服祛痰之药以导之，使不为疾。不可令背寒，寒即伤肺，令鼻塞咳嗽。身觉热甚，少去上衣，稍冷莫强忍，即便加服。肺俞五脏之表，胃俞经络之长，二处不可失寒热之节。谚云：'避风如避箭，避色如避乱。加减逐时衣，少餐申后饭'是也。"

春三月，六气十八候皆正发生之令，毋覆巢杀母破卵，毋伐林木。

《千金方》云："春七十二日，省酸增甘，以养脾气。"

《金匮要略》云："春不可食肝。"为肝旺时，以死气入肝伤魂也。

《养生论》曰："春三月，每朝梳头一二百下。至夜卧时，用热汤下盐一撮，洗膝下至足，方卧，以泄风毒脚气，勿令壅塞。"

《云笈七签》曰："春正二月，宜夜卧早起，三月宜早卧早起。"

又曰："春三月，卧宜头向东方，乘生气也。"

"春气温，宜食麦以凉之，不可一于温也。禁吃热物，并焙衣服。"

《参赞书》曰："春伤于风，夏必飧泄。"

《千金翼方》曰："春甲乙日，忌夫妇容止。"

又曰："春夏之交，阴雨卑湿，或饮汤水过多，令患风湿，自汗体重，转侧不能，小便不利。作他治必不救，惟服五苓散效甚。"

"春三二月，勿食小蒜、百草心芽。肝病宜食麻子"。

三春合用药方

细辛散 老人春时多昏倦，当服。明目和脾，除风气，去痰涎。男女通用。

细辛一钱，去土 川芎一钱 甘草炙，五分

作一服，水煎六分，热呷。可常服。

菊花散 老人春时，热毒风气上攻，颈项头痛，面肿及风热眼涩宜服。

甘菊花 前胡 旋覆花 芍药 玄参 防风各一两

共为末，临睡酒调二三钱送下。不能酒，以米汤饮下。

惺惺散 春时，头目不利，昏昏如醉，壮热，头疼，腰痛，有似伤寒，宜服惺惺散。

桔梗一两 细辛五钱 人参五钱 茯苓一两 瓜蒌仁五钱

白术土炒，一两

共为末，炼蜜为丸，如弹子大。每服一丸，温汤化下。

神效散 老人春时，多偏正头风。

旋覆花一两，焙 白僵蚕微炒去丝，六钱 石膏五分

用葱捣，同药末杵为丸，桐子大。每用葱茶汤下二丸即效。

坠痰饮子 治老人春时胸膈不利，或时烦闷。

半夏山东出者，用白汤洗淋十余次为末 生姜一大块如指二节 枣子七枚

用半夏末二钱，入姜、枣，用水二盅，煎至七分，临卧，去姜、枣服。

延年散 老人春时宜服，进食顺气。

广陈皮四两，浸洗去里白衣 甘草二两，为末 盐二两半，炒燥

上三味，先用热汤洗去苦水五六遍，微焙。次将甘草末并盐蘸上，两面焙干，细嚼三二片，以通滞气。

黄芪散 治老人春时诸般眼疾发动，兼治口鼻生疮。

黄芪一两 川芎一两 防风一两 甘草五钱 白蒺藜一钱，去刺尖 甘菊花五分

共为末，每服二钱，空心早服，米汤饮下，日午临睡三时服之。暴赤风毒，昏涩痛痒，并皆治之。外障久服方退。忌房室火毒之物。患眼切忌针烙出血，大损眼目。

黍粘汤 治老人春时胸膈不快，痰涌气噎，咽喉诸疾。

黍粘子三两，炒香为末 甘草半两，炙

共为细末，每服一钱，食后、临卧服。

太上肘后玉经八方

《云笈七签》曰："昔巢居士事东海青童君，苦心屈节奉师，溽暑沍寒，无懈无怠，仅二十年，乃口授八方，使八节制服，以应八卦。若人未能跨鹤腾霄，优游于乾坤之内，守浩然之气，容色不改，寿满百年，须服此药。神仙秘妙，不可轻泄。能久服，必登

上仙。”

☶ 艮卦东北　王君河车方

紫河车一具首生并壮盛胞衣是也。挑血筋洗数十遍，仍以酒洗，阴干，煮和各药　生地八两补髓血　牛膝四两主腰膝　五味三两主五脏　覆盆子四两主阴不足　巴戟二两欲多世事加一两，女人不用　诃黎勒三两主胸中气　鼓子花二两腻筋骨　苦耽二两治诸毒药　泽泻三两补男女人虚　甘菊花三两去筋风　菖蒲三两益精神　干漆三两去肌肉五脏风，炒黄用　柏子仁三两添精，用仁　白茯苓三两安神　黄精二两补脾胃　苁蓉二两助下元，女人不用　石斛二两壮筋骨　远志二两益心力不忘　杏仁四两炒黄去皮尖，去恶血气　巨胜子四两延年驻形　一方有云英石三两缩肠。余曰：不必如此。

上二十二味，共捣为末，炼蜜如桐子大。酒下或盐汤下。服三料，颜如处子。昔王仙君传与苏林子，立盟歃血，不尔违太上之科。

☳ 震卦正东　青精先生䭀米饭方

白粱米一石，南烛汁浸，九蒸九曝，干可有三斗以上。每日服一匙饭，过一月后，服半匙，两月后，服三分之一。尽一剂则风寒不能侵，须发如青丝，颜如冰玉。若人服之，役使六丁天兵侍卫。

摄生图方

肝有病，即目赤，眼中生胬肉晕膜，视物不明，宜服升麻子散。

升麻　黄芪各八分　山栀七分　黄连七分　决明子　车前子各一钱　干姜七分　龙胆草　充蔚子各五分

共为末，空心服二三钱，白汤下。

一方加苦瓠五分，去黄连、龙胆草。

正月事宜

《周天七衡六间》曰：“大寒后十五日，斗指艮，为立春。立，始建也，春气始至，故为之立也。后又十五日，斗指寅，为雨水。雨水，中气也，言雪散为水矣。律太簇，簇者，凑也，言万物凑地而出，随阳而生也。"《晋乐志》曰："正月建寅，寅者，津也，谓生物之津途也。"《玉烛宝典》："以正月为端月，曰孟阳，曰献岁。"

岁朝一日为鸡，二日为犬，三日为豕，四日为羊，五日为牛，六日为马，七日为人，八日为谷。是日日色晴明温暖，则本事蕃息安泰。若值风雨阴寒，气象惨烈，则疾病衰灭。以各日验之，若人值否，思预防以摄生。

《灵宝》曰："是月天道南行，作事出行俱向南，吉。是月一日，修续命斋，勿杀生。初七日是三会日，宜修延神斋，吉。"

"元日五更，以红枣祭五瘟毕，合家食之，吉。"

《山海经》曰："画桃符以厌鬼。"

《荆楚岁时记》曰："元日服桃仁汤，为五行之精，可以伏百邪。"

《月令图经》曰："元日日未出时，朱书百病符悬户上。"符在五月中。

《荆楚记》："元日挂鸡于门庭，百神畏之。"

《墨子秘要》曰："元日收鹊巢烧灰着于厕以避兵，撒门里以避盗。"

《四时纂要》曰："是月四日寅日，宜拔白。甲子日，拔白。三十日，服井花水，令须发不白。"

《时后方》曰："正月上寅日，取女青草末三合，绛囊盛挂帐中，能辟瘟疫，"女青即雀瓢也。

《玉烛宝典》曰："元日，作膏粥以祀门户。"

《琐碎录》："打春牛时，拾牛身上土泥撒檐下，不生蜒蚰。"

《荆楚记》曰："正月未日，以芦苣火照井中、厕中，百鬼皆走。"

"正月元旦，迎祀灶神，钉桃符，上书一'聻'字，挂钟馗以辟一年之祟。家长率长幼拜天地万神，诣本境土地五谷之神，以祈一年之福。或经咒完毕方礼拜。新年寅时，饮屠苏酒、马齿苋，以祛一年不正之气。

屠苏酒方

大黄(一钱) 桔梗 川椒(各一钱五分) 桂心(一钱五分) 乌头(六分，炮) 白术(一钱八分) 茱萸(一钱二分) 防风(一两)

以绛囊盛之，悬井中，至元日寅时取起，以酒煎四五沸，饮二三杯。自幼小饮起。"

"洛阳人家，正月元日造丝鸡腊燕粉荔枝。十五日造火鹅儿，食玉粱糕。"

"长安风俗，元日以后，递以酒食相邀，为之传坐。"

"立春后庚子日，宜温蔓菁汁合家并服，不拘多少，可除瘟疫。"

"元日五更时，点火把照果木树，则无虫生，以斧敲打各树身则结实。"

《居家必用》曰："是月，将三年桃树身上，尖刀划破树皮，直长五七条，比他树结子更多。恐皮紧不长。"

"是月上辰日，塞鼠穴，可绝鼠。"

《五行书》曰："元日用麻子七粒，赤豆七粒，撒井中，避瘟疫。"又云："吞赤小豆七粒，服椒酒一杯，吉。"

《岁时杂记》曰："元日烧苍术，服苍术汤，吉。"

《崔寔月令》曰："元日进柏酒，是玉衡星之精，服之令人身轻。"

《家塾事亲》曰："元日取小便洗液气大效。"

《珠囊隐诀》曰："元日煎五香汤沐浴，令人至老须黑。"注曰："乃青木香也，因其一株五根，一茎五花，一枝五叶，一茎五节，故云。"又以五香煎之，方具于后。

"元日四更时，取葫芦藤煎汤浴小儿，终身不出痘疮。其藤须在八九月收藏，又云在除夕。葫芦煎汤亦可。"

"其月宜加绵袜以暖足，则无病。"

"元日，天仓开日，宜学道坐圜。戊辰日，宜炼丹药。"

又一方云："五香汤法，用兰香、荆芥头、苓苓香、白檀、木香，等分，㕮咀，煮汤沐浴，辟除不祥，可降神灵，并治头风。如无兰香，以甘松代之。"此又一说也。

《云笈七签》曰："以立春日清晨，煮白芷、桃皮、青木香三汤沐浴，吉。"

《千金月令》曰："是月宜食粥，有三方：一曰地黄粥，以补虚。取地黄捣汁，候粥半熟以下汁。复用绵包花椒五十粒，生姜一片同煮，粥熟，去绵包，再下熟羊肾一具，碎切成条，如韭叶大，少加盐食之。二曰防风粥，以去四肢风。取防风一大分，煎汤煮粥。三曰紫苏粥，取紫苏炒微黄香，煎取汁作粥。"

《云笈七签》曰："正月十日沐浴，令人齿坚。寅日烧白发，吉。"

《述见》曰："是月每早梳头一二百梳，甚益。"

《玄枢经》曰："春冰未泮，衣欲上薄下厚，养阳收阴，长生之术也。太薄则伤寒。"

《道藏经》曰："欲灭尸虫，春正上甲乙日，视岁星所在，焚香朝朝礼拜，诚心祝曰：臣愿东方明星君扶我魂、接我魄，使我寿命绵长如松柏。愿臣身中三尸九虫尽消灭。频频行之，吉。"

《四时纂要》曰："初七日，为上会日，可设斋醮，大吉。"

《清异录》云："咸通俗，元日佩红绢囊，内装人参豆大，嵌木香一二厘，时服，日高方止，号迎年佩。"

正月事忌

"正月，日时不宜用寅，犯月建，百事不利。"

"是月初七日、二十一日，不可交易裁衣。"

"是月初，婚，忌空床，招不祥。不得已者，以熏笼置床以厌之。"

《梅师方》曰："元日，勿食梨，以避离字之义。勿食鲫鱼，头中有虫。”

《千金方》曰:“是月食虎豹狸肉,令人伤神损寿。”

又曰:“不得食生葱、蓼子,令人面上起游风。勿食蛰藏不时之物。”

《本草》:“是月勿食鼠残伤物,令人生瘘。”

《心镜》曰:“是月节五辛以避厉气。五辛:蒜、葱、韭、薤、姜是也。勿食狸豹等肉。”

《摄生论》曰:“八日,宜沐浴。其日不宜远行。”

《杨公忌》曰:“十三日,不宜问疾。”

“正月元日,天腊日,十五日为上元,二日戒夫妇入房。”

正月修养法

孟春之月,天地俱生,谓之发阳。天地资始,万物化生,生而勿杀,与而勿夺。君子固密,毋泄真气。卦值泰,生气在子,坐卧当向北方。

孙真人《摄生论》曰:“正月肾气受病,肺脏气微,宜减咸酸,增辛辣味,助肾补肺,安养胃气。勿冒冰冻,勿太温暖。早起夜卧,以缓形神。”

《内丹秘要》曰:“阳出于地,喻身中三阳上升,当急驾河车,搬回鼎内。”

《活人心书》曰:“肝主龙兮位号心,病来自觉好酸辛。眼中赤色时多泪,嘘之病去效如神。”

《灵剑子》导引法

孟春月一势:以两手掩口,取热气津润摩面,上下三五十遍,令极热。食后为之,令人华彩光泽不皱。行之三年,色如少艾,兼明目,散诸故疾。从肝脏中肩背行后,须引吸震方生气,以补肝脏,行入下元。凡行导引之法,皆闭气为之,勿得开口,以招外邪,入于肝脏。

陈希夷孟春二气导引坐功图势

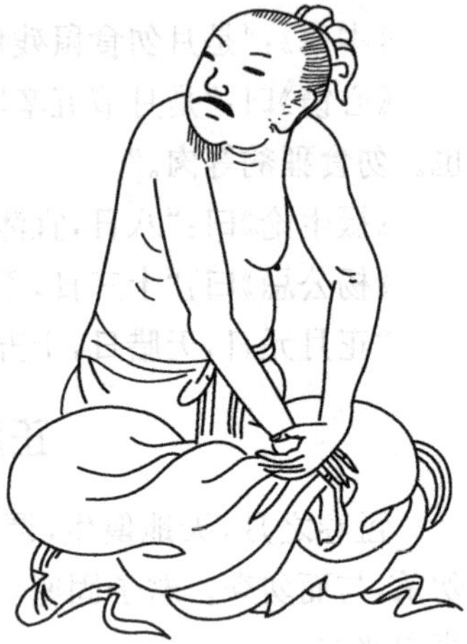

立春正月节坐功图

运主厥阴初气。

时配手太阳三焦相火。

坐功：宜每日子丑时叠手按髀，转身拗颈，左右耸引各三五度，叩齿，吐纳漱咽三次。

治病：风气积滞、顶痛、耳后痛、肩臑痛、背痛、肘臂痛，诸痛悉治。

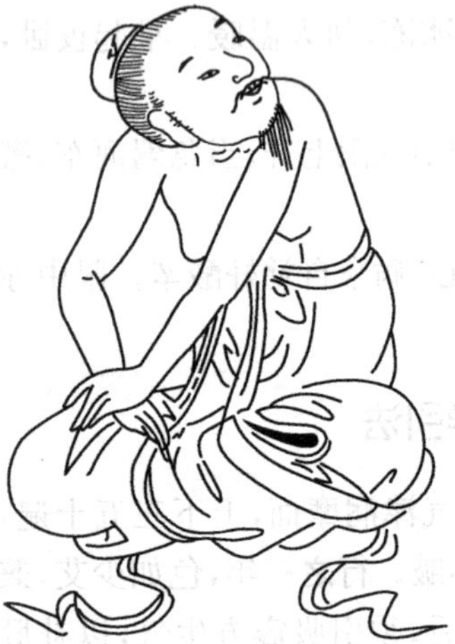

雨水正月中坐功图

运主厥阴初气。

时配三焦子少阳相火。

坐功：每日子丑时叠手按髀，拗颈转身，左右偏引各三五度，叩齿，吐纳漱咽。

治病：三焦经络留滞邪毒，嗌干及肿，哕，喉痹，耳聋，汗出，目锐眥痛，颊痛，诸疾悉治。

二月事宜

《孝经纬》曰："雨水后十五日，斗指甲，为惊蛰。蛰者，蛰虫震起而出也。后十五日，斗指卯，为春分。分者，半也，当九十日之半也，故谓之分。夏冬不言分者，天地间二气而已矣，阳生子，极于午，即其中分也。春为阳中，律夹钟，言万物孚甲，钟类而出也。"《晋乐志》曰："二月建卯，卯者，茂也，言阳生而滋茂也。"《要纂》曰："二月为仲阳，曰令月，此正女夷司和，春皞驭节之时也。"

《玄枢经》曰："天道西南行，作事出行宜向西南，吉。不宜用卯日，犯月建，不吉。"

"是月取道中土泥门户，辟官符。上壬日取土泥屋四角，宜蚕事。"

《吕公忌》曰："是月令幼小儿女早起，避社神，免至小儿面黄。"

"是月采升麻，治头疼热风诸毒。采独活，治贼风百节痛，风无久新俱治。"

《四时纂要》曰："是月初八日、十四日、二十八日，拔白须发良。"

《千金方》曰："是月宜食韭，大益人心。"

《纂要》曰："是月丁亥日，收桃花阴干为末，戊子和井花水服方寸匕，日三服。疗妇人无子，兼美容颜。"

《千金月令》曰："惊蛰日取石灰糁门限外，可绝虫蚁。"

《吕公忌》曰："社日，令男女辍业一日，否则令人不聪。"

《千金月令》曰："二月二日取枸杞煎汤晚沐，令人光泽，不病不老。"

《云笈七签》曰："社日饮酒一杯，能治聋疾。杜诗：为寄治聋酒一杯。"

《月令》曰："春分后宜服神明散。其方用苍术、桔梗各二两，附子一两，乌头二两炮，细辛一两，捣筛为散，红绢囊盛之，一人佩带，一家无病。若染时疫者，取囊中之药一钱，新汲水调服，取汗即愈。”

“二月以后，当多服祛痰之药。风劳之疾每起于痰，人能先令痰有疏导，则病可庶几。”

“是月上丙日，宜洗头发愈疾，效。上卯沐浴，去百病。”

“是月二十五日，天仓开日，宜坐圜，入山修道。”

《云笈七签》曰：“二月八日沐浴，令人轻健，初六日亦同。”

《玄枢经》曰：“是月上卯日洗发愈疾。”

《玄枢经》曰：“是月初八日，乃佛生日也。”周建子，以子月为岁首，是以十一月为正月也。庄王九年四月初八日，释迦生，以子至卯月，是今二月也，二月八日为佛生辰无疑。今不知者不考岁首建支，犹以四月为成规，何其谬欤！

《灵宝》曰：“是月八日，宜修芳春斋。五日，修太上庆生斋。”

《洛阳记》：“寒食日，妆万花舆，煮杨花粥。”

二月事忌

《千金月令》曰：“二月三日，不可昼眠。”

《白云忌》曰：“二月九日，不可食鱼鳖，仙家大忌。”

《云笈七签》曰：“二月十四日，忌水陆远行。”

又曰：“是月勿食黄花菜、交陈菹，发痼痰，动宿气。勿食大蒜，令人气壅，关膈不通。勿食鸡子，滞气。勿食小蒜，伤人志。勿食兔肉、狐貉肉，令人神魂不安。兔死眼合者勿食，伤人。兔子勿与生姜同食，成霍乱。”

《养生论》曰：“是月行途，勿食阴地流泉，令人发疟瘴，又令脚软。”

“是月勿食生冷，可衣夹衣。”

“是月雷发声，戒夫妇容止。”

“是月初四、十六日，不宜交易裁衣。”

《玄枢经》曰："毋竭川泽，毋焚山林。勿任刑，勿杀生。"

《杨公忌》："十一日，不宜问疾。"

二月修养法

仲春之月，号厌于日，当和其志，平其心，勿极寒，勿太热，安静神气，以法生成。卦大壮，言阳壮过中也。生气在丑，卧养宜向东北。

孙真人《摄养论》曰："二月肾气微，肝正旺，宜戒酸增辛，助肾补肝。宜静膈去痰水，小泄皮肤，微汗以散玄冬蕴伏之气。"

《内丹秘要》曰："仲春之月，阴佐阳气，聚物而出，喻身中阳火方半，气候匀停。"

《法天生意》云："二月初时，宜灸脚三里、绝骨，对穴各七壮，以泄毒气，夏来无脚气冲心之病。"

"春分宜采云母石炼之，用矾石或百草上露水，或五月茅屋滴下檐水，俱可炼，久服延年。"

《济世仁术》云："庚子、辛丑日，采石胆，治风痰最快。"

《灵剑子》导引法

二月坐功一势：正坐，两手相叉，争力为之，治肝中风。以叉手掩项后，使面仰视，使项与手争力，去热毒肩痛，目视不明，积风不散。元和心气，焚之令出散，调冲和之气，补肝，下气海添内珠尔。

又一势：以两手相重，按胜拔去，左右极力，去腰肾风毒之气及胸膈，兼能明目。

陈希夷仲春二气导引坐功图势

惊蛰二月节坐功图

运主厥阴初气。

时配手阳明大肠燥金。

坐功：每日丑寅时握固转颈，反肘后向头掣五六度，叩齿六六，吐纳漱咽三三。

治病：腰膂肺胃蕴积邪毒，目黄口干，鼽衄，喉痹，面肿，暴哑，头风，牙宣，目暗羞明，鼻不闻臭，遍身疙瘩悉治。

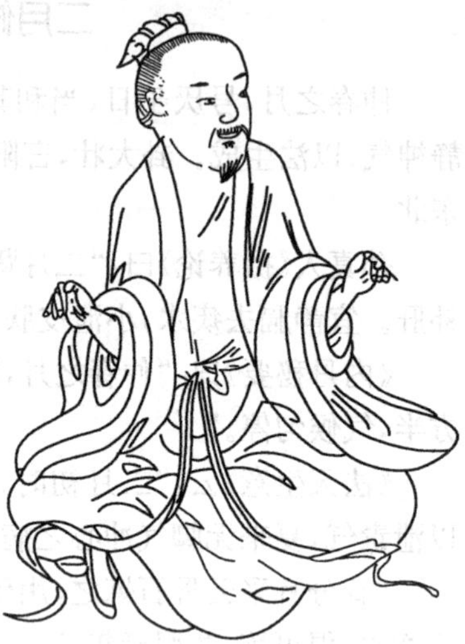

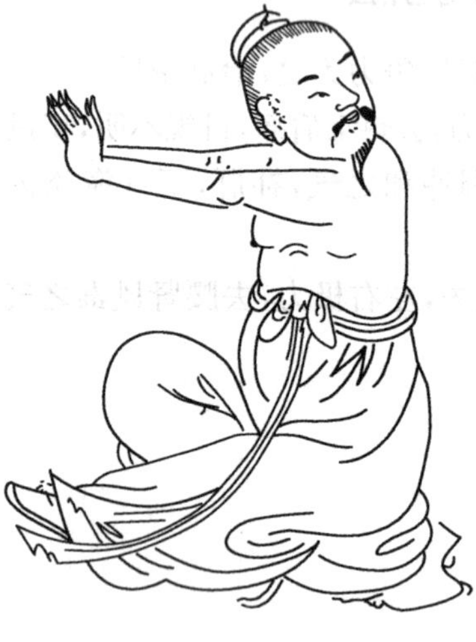

春分二月中坐功图

运主少阴二气。

时配手阳明大肠燥金。

坐功：每日丑寅时伸手回头，左右挠引各六七度，叩齿六六，吐纳漱咽三三。

治病：胸臆肩背经络虚劳邪毒，齿痛，头肿，寒栗，热肿，耳聋耳鸣，耳后肩臑肘臂外背痛，气满，皮肤彀彀然坚而不痛，瘙痒。

三月事宜

《孝经纬》曰："春分后十五日，斗指乙，为清明，万物至此皆洁齐而清明矣。后十五日，斗指辰，为谷雨，言雨生百谷，物生清净明洁也。律姑洗，姑者，故也；洗者，先也，言万物去故而从新，莫不鲜明之谓也。"《乐志》曰"三月建辰，辰者，震也，言时物动长也，"《纂要》曰："三月为蚕月，为末春。"

《玄枢经》曰："是月天道北行，作事出行宜向北方，吉。"

《千金月令》曰："三月采艾为人，以挂户上，备一岁之灸。"

《四时纂要》曰："是月三日，取桃花片收之，至七月七日，取乌鸡血和，涂面及身，光白如玉。"

"是月二日，收桃叶晒干，捣末，井花水服一钱，治心痛。"

《岁时记》曰："上巳日取黍面和菜作羹，以压时气。"

《月令图经》："上巳日可采艾并蔓菁花，以疗黄病。"

《琐碎录》曰："三月三日，取荠菜花铺灶上及坐卧处，可辟虫蚁。"

又曰："是日取苦楝花，无花即叶，于卧席下，可辟蚤虱。"

"是月采桃花未开蕊，阴干，与桑椹子和腊月猪油，涂秃疮神效。"

《琐碎录》曰："是月羊粪烧灰存性，和轻粉、麻油，可搽恶疮。"

"清明日日未出时，采荠菜花，候干作灯杖，可辟蚊蛾。"

"清明日三更，以稻草缚花树上，不生刺毛虫。"

"是月初三日或戊辰日，收荠菜花、桐花、芥菜，藏毛羽衣服内，不蛀。"

《济世仁术》曰："三月三日鸡鸣时，以隔宿炊冷汤洗浇瓶口及锅灶饭箩一应厨物，则无百虫游走为害。"

《山居四要》曰："清明前二日，收螺蛳浸水，至清明日，以螺水洒墙壁等处，可绝蜒蚰。"

《济世仁术》曰："三月辰日，以绢袋盛面，挂当风处，中暑者，以水调服。"

《法天生意》曰："三月三日，采桃花浸酒饮之，除百病，益颜色。”

又曰：“清明前一日，采大蓼晒干，能治气痢，用米饮调服一钱，效。”

《济世仁术》曰：“寒食日水浸糯米一二升，逐日换水，至小满，漉起晒干，炒黄，水调涂，治跌打损伤及恶疮，神效。”

“三月三日，采夏枯草，煎汁熬膏，每日热酒调吃三服。治远年损伤，手足瘀血，遇天阴作痛，七日可痊，更治产妇诸血病症。”

“三月三日，取羊齿烧炭，治小儿羊痫寒热。”

《万花谷》曰：“初三日，取枸杞煎汤沐浴，令人光泽不老。”

“是月二十日，天仓开日，宜入山修道。”

“二十七日沐浴，令人神气清爽。”

《本草》曰：“是月上寅，采甘菊苗，名玉英。六月上寅，采梗，名容成。九月上寅，采花，名金精。十二月上寅，采根，名长生。收四味为末，用成日炼蜜丸如桐子大。每服一钱，一日三服。百日身轻润泽，一年发白再黑，二年齿落更生，三年返老还童。”

《齐人月令》曰：“采何首乌，赤白各半，米泔水浸一宿，同黑豆饭锅上蒸熟，晒干，去豆为末，或加茯苓三分之一，炼蜜为丸，酒下一二钱。百日后，百疾皆除，长年益寿、多子。忌食猪肉、鱼鳖、萝卜。何首乌内，有生如鸟兽并山石形象，极大者，乃珍品也，服之成仙。”

《居家必用》曰：“三月三日取鼠耳草汁，蜜和为粉，谓之龙舌拌，以压时气。即茅香草，俗呼为鼠耳草，可染褐色。”

“三月四月中，采山谷内新长柏叶、松针、或花蕊，长三四寸枝，阴干，细捣为末，炼蜜为丸，如小豆大。常于月之朔望清晨，烧香东向持药人十一丸，咒曰：神仙真药，体全自然，服药入腹，益寿延年。盐汤或酒下。服讫，忌食五辛。若要长肌肉，加大麻、巨胜。要心力健壮，加人参、茯苓。用七月七日露水和丸，尤佳。”

《齐人月令》曰：“是月上辰日，采枸杞，四月上巳日服之。松花酒：取糯米淘极净，每米一斗，以神曲五两和匀，取松花一升，细碎蒸之，绢袋盛，以酒一升，浸五日，即堪服。任意服之。”

《千金方》：“是月入大山，背阴不见日月松脂，采炼而饵之。百日，耐寒暑，补益五脏。”

《云笈七签》曰：“商陆如人形者，杀伏尸，去面黯黑，益智不忘，男女五劳七伤，妇女产中诸病。右用面十二斤，米三斗，加天门冬末酿酒，浸商陆六日，斋戒服之。颜色充满，尸虫俱杀，耳目聪明，令人不老通神。”

“三月上巳，宜往水边饮酒燕乐，以辟不祥，修禊事也。清明一日，取榆柳作薪煮食，名曰换新火，以取一年之利。”

《真诰》曰：“是月十一日拔白，十三日拔白，永不生出。初一初十日，拔白生黑。”

“是月取百合根晒干，捣为面服，能益人。取山药去黑皮，焙干，作面食，大补虚弱，健脾开胃。”

《灵宝经》曰：“是月三日，修荡邪斋。”

“是月初六初七日沐浴，令人神爽无厄。”

《荆楚记》曰：“三月三日，四民踏百草。时有斗百草之戏，亦祖此耳。”

“洛阳上巳日，妇人以荠花点油祝之，洒入水中，若成龙凤花卉状者则吉，谓之油花卜。”

《酉阳杂俎》曰：“三月心星见辰，出火，禁烟插柳谓厌此耳。寒食有内伤之虞，故令人作秋千蹴踘之戏以动荡之。”

《养生仁术》曰：“谷雨日采茶炒藏，能治痰嗽及疗百病。”

《家塾事亲》曰：“是月采桃花未开者，阴干，百日，与赤桑椹等分，捣和腊月猪脂，涂秃疮，神效。”

《万花谷》云：“春尽，采松花和白糖或蜜作饼，不惟香味清甘，自有所益于人。”

三月事忌

“季春之月，不宜用卯日卯时作事，犯月建，不吉。”

《云笈七签》曰："是月勿久处湿地，必招邪毒。勿大汗，勿裸露三光下，以招不祥。勿发汗以养脏气。勿食陈菹，令人发疮毒热病。勿食驴马肉，勿食獐鹿肉，令人神魂不安。勿食韭。"

《月令忌》曰："勿食血并脾，季月土旺在脾，恐死气投入故耳。"

《百一歌》曰："勿食鱼鳖，令人饮食不化，神魂恍惚，发宿疾。"

《本草》曰："勿食生葵，勿食羊脯。三月以后有虫如马尾，毒能杀人。"

《风土记》："是月十六日，廿七日，忌远行，水陆不吉。初一、十六日，忌裁衣交易。"

《千金方》："三月辰寅日，勿食鱼，凶。"

《云笈七签》曰："是月五日，忌见一切生血，宜斋戒。"

孙真人曰："是月勿杀生以顺天道。勿食百草心、黄花菜。"

《千金方》曰："勿食鸟兽五脏，勿食小蒜，勿饮深泉。"

《云笈七签》曰："三月八日，勿食芹菜，恐病蛟龙瘕，面青黄，肚胀大如妊。服糖水吐出愈。"

《杨公忌》："初九日，不宜问疾。"

《法天生意》云："勿食鸡子，终身昏乱。"

又云："勿食大蒜，亦不可常食，夺气力，损心力。"

三月修养法

季春之月，万物发陈，天地俱生，阳炽阴伏，宜卧早起早，以养脏气。时肝脏气伏，心当向旺，宜益肝补肾，以顺其时。卦值夬，夬者，阳决阴也，决而能和之意。生气在寅，坐卧宜向东北方。

孙真人曰："肾气以息，心气渐临，木气正旺，宜减甘增辛，补精益气。慎避西风，宜懒散形骸，便宜安泰，以顺天时。"

《灵剑子》导引法

补脾坐功一势：左右作开弓势，去胸胁膈结聚风气、脾脏诸气，去来用力为之，凡一十四遍，闭口，使心随气到以散之。

陈希夷季春二气导引坐功图势

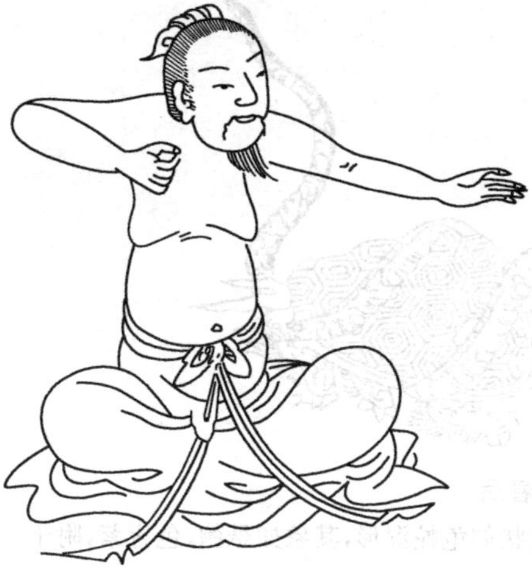

清明三月节坐功图

运主少阴一气。

时配手太阳小肠寒水。

坐功：每日丑寅时正坐定，换手左右，如引硬弓各七八度，叩齿，纳清吐浊咽液各三。

治病：腰肾肠胃虚邪积滞，耳前热，苦寒，耳聋，嗌痛，颈痛不可回头，肩拔臑折，腰软及肘臂诸痛。

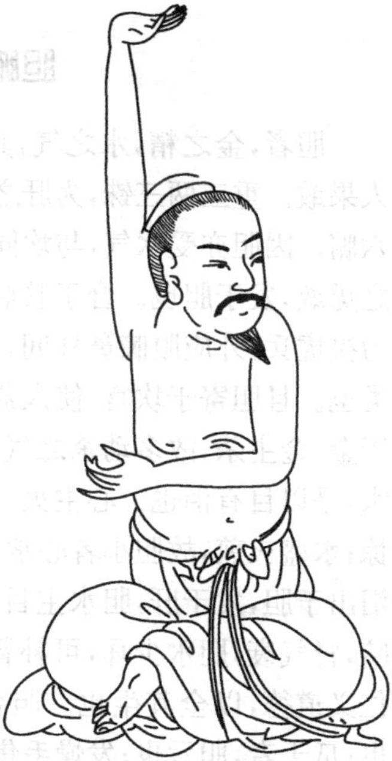

谷雨三月中坐功图

运主少阴二气。

时配手太阳小肠寒水。

坐功：每日丑寅时平坐，换手左右举托，移臂左右掩乳各五七度，叩齿吐纳漱咽。

治病：脾胃结瘕瘀血，目黄，鼻鼽衄，颊肿，颔肿，肘臂外后廉肿痛，臂外痛，掌中热。

胆神图

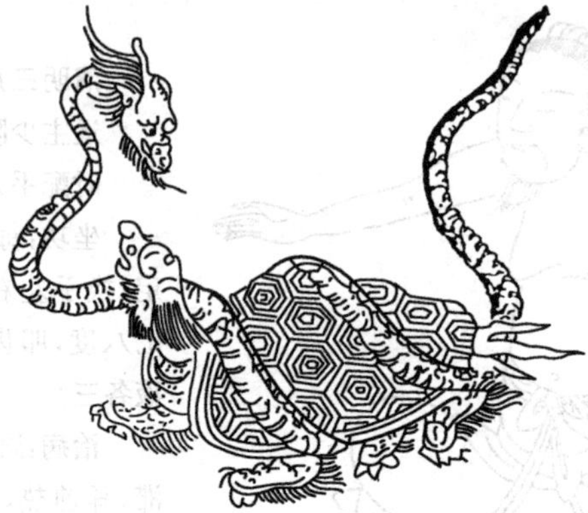

经曰胆附于肝故图列于春后

神名龙耀，字威明。胆之状如龟蛇混形，其象如悬匏，色青紫，附于肝中。

胆腑附肝总论

胆者，金之精，水之气，其色青，附肝短叶下。胆者，敢也，言人果敢。重三两三铢，为肝之腑。若据胆，当不在五脏之数，归于六腑。因胆亦受水气，与坎同道，又不可同六腑，故别立胆脏。人之勇敢，发于胆也。合于膀胱，亦主毛发。《黄庭经》曰："主诸气力摄虎兵，外应眼瞳鼻柱间，脑发相扶与俱鲜。"故胆部与五脏相类也。且胆寄于坎宫，使人慕善知邪，绝奸止佞，敢行直道。胆主于金，金主杀，故多动杀之气。然而见杀则悲，故人悲者，金生于水，是以目有泪也。心主火，胆主水，火得水而灭，故胆大者心不惊；水盛火煎，故胆小者心常惧。阴阳交争，水胜于火，目有泪也。泪出于胆，发于肝，胆水主目瞳，受肝木之精二合。男子五十，目暗，肾气衰，胆水少耳，可补肾，长于肝。欲安其神，当息纷争，行仁义道德，以全其生也。胆合于膀胱，主于毛发。发枯者，胆竭也；爪干者，胆亏也；发燥毛焦者，有风也；好食苦味者，胆不足也；

颜色光白者兼青色者，胆无病也。

修养胆腑法

当以冬三月，端居静思，北吸玄宫之黑气入口，三吞之，以补嘻之损，用益胆之津。

相 胆 病 法

胆之有病，大率口苦，吐酸涎，心中惊恐，若人捕之者。胆实，精神不守，卧起无定。虚则伤寒，寒则畏恐，头眩虚弱，爪发皆枯，目中出泪，膀胱连腰小腹作痛。胆与肝合道，胆有药，治与肝脏同方。

胆腑导引法

可正坐，合两脚掌，昂头，以两手挽脚腕起，摇动，为之三五度。亦可大坐，以两手拓地，举身努力腰脊三五度，能出胆家风毒邪气。

六气治胆法

胆病以嘻出、以吸补之法：当侧卧，以鼻渐引长气嘻之，即以嘻字作微声，同气出之也。去胆病，除阴脏一切阴干盗汗，面无颜色，小肠膨胀，脐下冷痛，口干舌涩，数嘻之，乃愈。

春 时 逸 事

探 春 斗 花

天宝中，长安士女春时斗花，以奇多者为胜，皆以千金市花，植于中庭，为探春之燕。

移 春 槛

开元人家，春时移名花植槛中，下设轮脚，挽以彩絙，所至牵以自随。

系煎饼

江东风俗，于正月二十日为天穿日，以红丝缕系煎饼置屋上，谓之补天漏，故李诗："一枚煎饼补天穿。"

食生菜

晋于立春日，以萝菔、芹芽为菜盘相馈。唐立春日，春饼生菜号春盘，故苏诗："青蒿黄韭试春盘。"

戴春燕

荆楚立春日，剪彩为燕以戴之，故欧阳诗："共喜钗头燕已来。"又王沂公帖云："彩燕迎春入鬓飞。"

贴宜春字

立春日，门庭楣上写宜春二字贴之，王诗云："宝字贴宜春。"

五辛盘

立春日作五辛盘，以黄柑酿酒，谓之洞庭春色，故苏诗云："辛盘盛青韭，腊酒是黄柑。"

爆竹惊鬼

西方深山中，有人长尺余，喜犯人，犯则病寒热，名曰山臊。以竹着火作毕朴声，山臊惊遁。

饮椒柏酒

《月令》云："元日进椒柏酒。"椒是玉衡星精，柏是仙药，二物酿酒。是早自幼起进长。

桃符画神

黄帝时有神荼郁垒二神，于朔山东鬼门桃树下，执无道之鬼，缚以苇索，以饲虎。故肖其形于桃板上，置之门户间也。

画鸡贴户

元日，画鸡贴门户上，系苇索插于桃符两旁，百鬼畏之。

画钟馗

唐有虚耗小鬼，空中窃取人物。终南山进士钟馗能捉之，以刳其目，劈而啖之。故当正月图之以厌鬼。

除穷鬼

文公云："正月乙丑晦，主人使奴结柳作车，缚草为舡，载糗与粮一二，揖穷鬼而送之。"

造彩胜

刘臻妻陈氏，于人日作人胜，剪彩或镂金为之。

七种菜羹

荆土人日采七种菜，作羹汤以食之。

造面玺

上元日造面玺，以官位帖子置其中，熟而食之，以得高下相胜为戏笑。

天街观灯

《武林旧事》："自三月十三日起，至十七日止，满城大小人户，跨街以竹为棚，悬挂彩灯，辉煌映月，灿烂摇星，鼓吹烟火，达旦不绝。"

踏歌声调

唐观灯士人作踏歌唱之，歌调入云。歌曰："长安少女踏春阳，无处春阳不断肠。舞袖弓腰浑忘却，峨眉空带九秋霜。"之类。

送社饭

春社日，以诸肉杂调和铺饭上，谓之社饭。秋社，以社糕社酒相遗。妇女归外家，即外舅姨皆以新葫芦儿赠之，俗云宜良外甥。

孤山看梅

孤山，林逋故宅也。有梅三百六十株，有陈朝桧树，人竞赏之。

断桥踏雪

西湖十景中，有断桥残雪一景。自断桥一径至孤山下，残雪满堤，恍若万丈玉虹跨截湖面，真奇观也。高雅者策蹇行吟以赏之。

清明祭扫

《武林旧事》："清明前后十日，城中士女艳妆浓饰，金翠琛缡，接踵联肩，翻翻游赏，画舡箫鼓，终日不绝。"

苏堤观柳

花柳撩人，鹅黄鸭绿，一月二色，长行万枝，烟霭霏霏，掩映衣袂。有素心者，携壶独往。

祓除

郑俗，三月上巳，于溱洧水滨招魂续魄，秉兰草祓除不祥。汉时，季春上巳，官及百姓皆禊于东流水上。

曲水流觞

周公成洛邑，因流水以泛酒，故诗云"羽觞流波"。秦昭王置酒河曲，见金人奉水心之剑，曰："令君制有诸夏。"因立此为曲水。

踏青鞋履

三月三日，上踏青鞋履。

杏酪枣糕

寒食日，煮粳米及麦为酪，捣杏仁煮作粥，以面裹枣蒸食，谓之枣糕。

青精饭

用杨桐叶，并细叶、冬青叶，遇寒食，采其叶染饭，色青而有光，食之资阳气，道家谓之青精干食饭。今俗以夹麦青草捣汁，和糯米作青粉团，乌柏叶染乌饭作糕，是此遗意。

驻马饮

长安侠少，春时结伴，各骑矮马，饰以锦鞯金络，并辔而行，往来有花树旁，仆从执酒随之，遇好色，则驻马而饮。

取红花

北齐崔林义之女，春日以桃花贴于面，咒曰："取红花，取白雪，与儿洗面作光悦；取白雪，取红花，与儿洗面作光华；取雪白，取花红，与儿洗面作仪容。"

装花狮

曲江贵家游赏，剪百花装作狮子形，互相送遗。狮上有小连环，以蜀锦流苏牵之，唱曰："春光且莫去，留与醉人看。"

护花铃

天宝间，贵家园林，扭红丝为绳，缀金铃于上，有乌鹊至，则掣铃以惊之。

括香

唐宫中花开时，以重顶帐蒙蔽栏槛上，以闭其香，谓之括香。

吞花卧酒

《春录》曰："握月担风，且留后日；吞花卧酒，不可过时。"

红饯双

春游之家，以油脂米粉作红饯，竿上成双挂挑，杂于马前。

酿梨花

杭州俗，酿趁梨花时熟，号曰梨花春。

锦带羹

花有锦带名者，初生，叶柔脆可食，采以作羹，杜诗云："滑忆雕胡饭，香闻锦带羹。"

怜草色望杏花

《长庆集》云："谁开湖寺西南路，草绿裙腰一带斜。"《劝农诏》曰："望杏敦耕，瞻蒲劝穑。"

占草验岁

师旷曰："荠先生，岁甘；葶苈先生，岁苦；藕先生，岁雨；蒺藜先生，岁旱；蓬草先生，岁欲流；水藻先生，岁欲恶；艾叶先生，岁欲病。"皆以正月占之。

占雨雾

正月朔雨，春旱，人食一升，二日雨，人食二升，以渐而升。五日雨，大熟；五日有雾，伤谷伤民；元日雾，岁必饥。

折松索苇

岁首祝椒酒而饮之，又折松枝，男七女二，亦同此义。悬苇索于户上，插符其旁，百鬼畏之。

登山眺远

正月人日，当登山眺远，李充诗曰："命驾升西山，寓目眺原畴。"

泛粥祠膏

张成见一妇人立宅东南，谓成曰："正月十五，君宜作白粥，泛膏于上以祀我，当令君蚕宜百倍。"后果然。

花盖叶幄

夏侯湛曰："春可乐兮，缀杂花以为盖。"谢万赋云："幂丰叶而为幄。"

花褥草裀

花落为褥，翠草成裀，醉眠春日，其乐不浅。

浴沂禊洛

春服既成，童子冠者，浴乎沂，风乎舞雩。蔡伯喈禊文："洋洋暮春，厥月除巳。尊卑烟骛，惟女与士。自求百福，在洛之涘。"

三月社会

《武林旧事》："三月三日，佑圣观；三月二十八日，东岳行宫，

二圣生辰，都人游冶之盛，百戏竞集，士女骈阗，观者如堵。其社会名色，如

绯绿社杂剧　齐云社蹴毬　遏云社唱赚　同文社要词　角觝社相扑　清音社清乐　锦标社射弩　锦体社花绣　英略社拳棒　雄辩社小说　翠锦社行院　绘革社影戏　净发社剃梳　律华社吟叫　云机社撮弄

所陈金玉、珍宝、珠翠，璀璨夺目，天骥龙媒，绒鞯宝辔。行厨果局，穷极肴核之珍。一盘珠翠花朵之饰，至值数万。珍禽如红鹦、白雀，水族则玉蟹、金龟，高丽华山之奇松，交广海峤之异卉，不可缕记，无非动心骇目之观。二会皆然。"

临水观鱼

古吴茂苑，孔里园中，有世居隐士，号曰潇洒张郎。其园中有竹万竿，乔木盖屋，西有绕翠堂，东有芦轩。轩前有一大池，绿杨垂压，桃李间枝，池内有朱鱼数万，名为锦鳞池。至春日晴明，鱼游戏水，五色斑斓，名鱼万状。潇洒张郎题之曰："锦鳞伴碧草，水面做文章。"（此条据弦雪居本补入。）

高子春时幽赏十二条

高子曰：山人癖好四时幽赏，境趣颇真。即在武林，可举数事，录与同调共之。但幽赏真境，遍寰宇间不可穷尽，奈好之者不真，故每人负幽赏，非真境负人。我辈能以高朗襟期，旷达意兴，超尘脱俗，迥具天眼，揽景会心，便得妙观真趣。况幽赏事事，取之无禁，用之不竭，举足可得，终日可观，梦想神游，吾将永矢勿谖矣。果何乐可能胜哉？未尽种种，当以类见。

孤山月下看梅花

孤山旧址，逋老种梅三百六十，已废；继种者，今又寥寥尽矣。孙中贵公补植原数，春初玉树参差，冰花错落，琼台倚望，恍坐玄

圃罗浮。若非黄昏月下，携尊吟赏，则暗香浮动，疏影横斜之趣，何能真见实际！

八卦田看菜花

宋之籍田，以八卦爻画沟塍，圜布成象，迄今犹然。春时，菜花丛开，自天真高岭遥望，黄金作埒，碧玉为畴，江波摇动，恍自《河洛图》中，分布阴阳爻象。海天空阔，极目了然，更多象外意念。

虎跑泉试新茶

西湖之泉，以虎跑为最；两山之茶，以龙井为佳。谷雨前采茶旋焙，时激虎跑泉烹享，香清味洌，凉沁诗脾。每春当高卧山中，沉酣新茗一月。

保俶塔看晓山

山翠绕湖，容态百逞，独春朝最佳。或雾截山腰，或霞横树梢，或淡烟隐隐，摇荡晴晖；或峦气浮浮，掩映曙色。峰含旭日，明媚高张；风散溪云，林皋爽朗。更见遥岑迥抹柔蓝，远岫忽生湿翠，变幻天呈，顷刻万状。奈此景时值酣梦，恐市门未易知也。

西溪楼啖煨笋

西溪竹林最多，笋产极盛。但笋味之美，少得其真。每于春中笋抽正肥，就彼竹下扫叶煨笋，至熟，刀截剥食，竹林清味，鲜美莫比。人世俗肠，岂容知此真味。

登东城望桑麦

桑麦之盛，惟东郊外最阔，田畴万顷，一望无际。春时，桑林麦陇，高下竞秀，风摇碧浪层层，雨过绿云绕绕。雉雊春阳，鸠呼朝雨。竹篱茅舍，间以红桃白李，燕紫莺黄，寓目色相，自多村家闲逸之想，令人便忘艳俗。

三塔基看春草

湖中三塔寺基，去湖面浅尺。春时草长平湖，茸茸翠色，浮动波心，浴鹭狎鸥，飞舞惟适。望中深惬素心，兀对更快青眼。因思古诗“草长平湖白鹭飞”之句，其幽赏自得不浅。

初阳台望春树

西湖三面绕山，东为城市，春来树色新丰，登台四眺，浅深青碧，色态间呈，高下参差，面面回出。或冉冉浮烟，或依依带雨，或从簇山村，或掩映楼阁，或就日向荣，或临水漾碧。幽然会心，自多胸中生意；极目撩人，更驰江云春树之想。

山满楼观柳

苏堤跨虹桥下东数步，为余小筑数椽，当湖南面，颜曰“山满楼”。余每出游，巢居于上，倚栏玩堤，若与檐接。堤上柳色，自正月上旬，柔弄鹅黄，二月，娇拖鸭绿，依依一望，色最撩人，故诗有“忽见陌头杨柳”之想。又若截雾横烟，隐约万树；欹风障雨，潇洒长堤。爱其分绿影红，终为牵愁惹恨。风流意态，尽入楼中；春色萧骚，授我衣袂间矣。三眠舞足，雪滚花飞，上下随风，若絮浮万顷，缭绕歌楼，飘扑僧舍，点点共酒旆悠扬，阵阵追燕莺飞舞。沾泥逐水，岂特可入诗料，要知色身幻影，即是风里杨花。故余墅额题曰“浮生燕垒”。

苏堤看桃花

六桥桃花，人争艳赏，其幽趣数种，赏或未尽得也。若桃花妙观，其趣有六：其一，在晓烟初破，霞彩影红，微露轻匀，风姿潇洒，若美人初起，娇怯新妆。其二，明月浮花，影笼香雾，色态嫣然，夜容芳润，若美人步月，风致幽闲。其三，夕阳在山，红影花艳，酣春力倦，妩媚不胜，若美人微醉，风度羞涩。其四，细雨湿花，粉容红腻，鲜洁华滋，色更烟润，若美人浴罢，暖艳融酥。其五，高烧庭燎，把酒看花，瓣影红绡，争妍弄色，若美人晚妆，容冶波俏。其六，花事将阑，残红零落，辞条未脱，半落半留。兼之封家姨无情，高下陡作，使万点残红，纷纷飘泊，或扑面撩人，或浮樽沾席，意恍萧骚，若美人病怯，铅华销减。六者惟真赏者得之。又若芳草留春，翠裀堆锦，我当醉眠席地，放歌咏怀，使花片历乱满衣，残香隐隐扑鼻，梦与花神携手巫阳，思逐彩云飞动，幽欢流畅，此乐何极。

西泠桥玩落花

三月桃花，苏堤落瓣，因风荡漾，逐水周流，飘泊孤踪，多在西泠桥畔堆叠。粉销玉碎，香冷红残，片片似对骚人泣别，豪举离樽，当为高唱渭城朝雨。

天然阁上看雨

灵雨霏霏，乍起乍歇；山头烟合，忽掩青螺；树杪云蒸，顷迷翠黛，丝丝飞舞遥空，濯濯飘摇无际。少焉霞红照水，淡日西斜，峰峦吞吐断烟，林树零瀼宿雨。残云飞鸟，一望迷茫，水色山光，四照萧爽，长啸倚楼，腾歌浮白。信知变幻不常，阴晴难料，世态春雨，翻覆弄人哉！过眼尽是镜华，当着天眼看破。

四时调摄笺　夏卷

夏三月调摄总类

《礼记》曰："南方曰夏，夏之为言假也，养之长之，假之仁也。"《太元经》曰："夏者，物之修长也。"董仲舒曰："阳长居大夏，以生育万物。"《淮南子》曰："夏为衡，衡以平物，使之均也。"《汉律志》曰："南者，任也，阳气于时任养万物，故君子当因时节宣调摄，以卫其生。"

立夏，火相；夏至，火旺；立秋，火休；秋分，火废；立冬，火囚；冬至，火死；立春，火殁；春分，火胎，言火孕于木之中矣。

臞仙月占主疾

四月立夏日，忌北风，主疾。

五月夏至，忌东风，主病。行秋令，主多疫。

六月行秋令，主多女疾。

夏月气数主属图

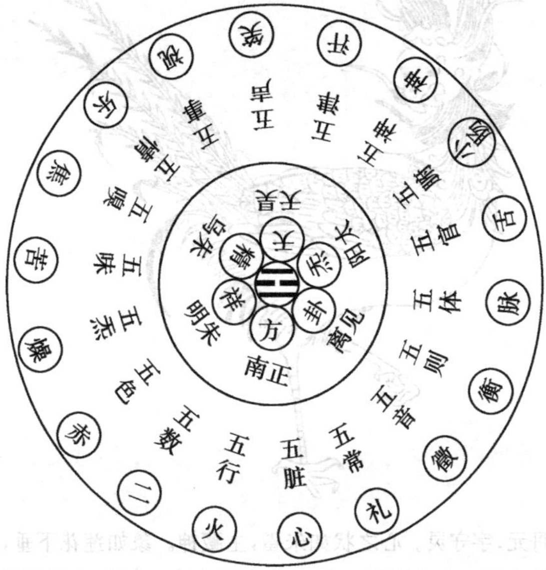

夏曰朱明、气赤而光明也。

长赢、朱夏、炎夏、三夏、九夏、缠夏。

天曰昊天。

风曰炎风。

节曰炎节。

草曰茂草、稚草。

木曰蔚林、茂林、密树、茂树。

心神图

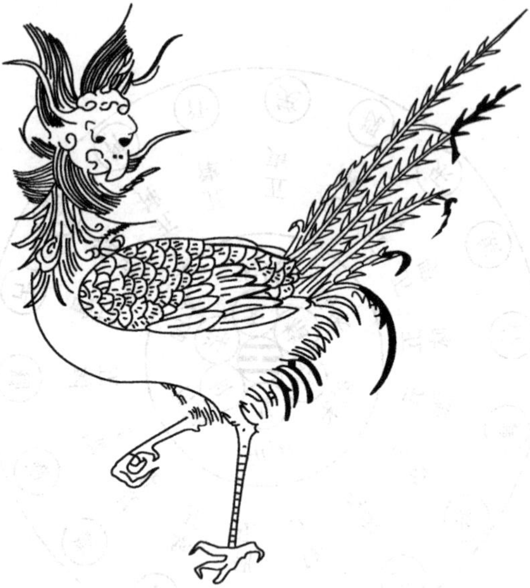

神名丹元，字守灵。心之状如朱雀，主藏神。象如莲花下垂，色如缟映绛。生居肺中肝上对鸠尾下一寸，心脉出于中冲。中冲，左手指端去甲二分许陷者之中。

心脏夏旺论

心属南方火，为赤帝神，形如朱雀，象如倒悬莲蕊。心者，纤也，所纳纤微，无不贯注，变水为血也。重十二两，居肺下肝上，对鸠尾下一寸。注曰：胸中心口掩下鸠尾也。色如缟映绛，中有七孔、三毛。上智之人，心孔通明；中智之人，五孔，心穴通气；下智无孔，气明不通，无智，狡诈。心为肝子，为脾母。舌为之宫阙，窍通耳。左耳为丙，右耳为丁。液为汗，肾邪入心则汗溢，其味苦。小肠为心之腑，与心合。《黄庭经》曰："心部之宅莲含花，下有童子丹元家，主适寒热荣卫和，丹锦绯囊披玉罗。"其声徵，其臭焦，故人有不畅事，心即焦躁。心气通则知五味，心病则舌焦卷而短，不知五味也。其性礼，其情乐。人年六十，心气衰弱，言多错忘。心脉出于中冲，生之本，神之处也，主明运用。心合于脉，其荣色也，血脉虚少，不能于脏腑者，心先死也。心合辰之巳午，外应南岳，上通荧惑之精。故心风者，舌缩不能言也。血壅者，心惊也；舌无味者，心虚也；善忘者，心神离也；重语者，心乱也；多悲者，心伤也；好食苦者，心不足也；面青黑者，心气冷也；容色鲜好，红活有光，心无病也。肺邪入心则多言。心通微，心有疾，当用呵，呵者，出心之邪气也。故夏三月，欲安其神者，则含忠履孝，辅义安仁，定息火炽，澄和心神，外绝声色，内薄滋味，可以居高朗，远眺望，早卧早起，无厌于日，顺于正阳，以消暑气。逆之则肾心相争，水火相克，火病由此而作矣。

相心脏病法

心热者，色赤而脉溢，口中生疮，腐烂作臭，胸、膈、肩、背、两胁、两臂皆痛。心虚则心腹相引而痛，或梦刀杖火焰、赤衣红色之物，炉冶之事，以怳怖人。心病欲濡，急食咸以濡之，用苦以补之，甘以泻之。禁湿衣热食，心恶热及水。心病，当脐上有动脉，按之牢若痛，更苦烦煎，手足心热，口干舌强，咽喉痛，咽不下，忘前失后，宜服五参丸。

秦艽七钱　人参七钱　丹参七钱　玄参一两　干姜三钱　沙参四钱　酸枣仁七钱

上为末，蜜丸，空心，人参汤服三四十丸，日再服。

修养心脏法

当以四月五月弦朔清旦，面南端坐，叩齿九通，漱玉泉三次，静思注想，吸离宫赤气入口，三吞之，闭气三十息，以补呵气之损。

六气治心法

治心脏用呵，以鼻渐长引气，以口呵之，皆调气如上，勿令自耳闻之。若心有病，大呵三遍。呵时，以手交叉，乘起顶上为之。去心家劳热，一切烦闷。疾愈即止，过度即损，亦须以呼字吸旺气以补之。

黄帝制夏季所服奇方

黄帝曰："夏三月服何药？"岐伯曰："以补肾茯苓丸，能治男子内虚，不能饮食，健忘，悲忧不乐，喜怒无常，四肢浮肿，小便赤黄，精浊淋漓，绞痛，膀胱冷痛，阴囊湿痒，口渴饮水腹胀，皆犯五劳七伤，宜服此方。"

茯苓五钱，食不消加一钱　杜仲五钱，腰痛加一钱　山茱萸四钱，湿痒加五分　附子二钱，有风加五分　牡丹皮四钱，腹中游风加一钱　泽泻三钱，水气加五分　桂三钱，颜色不荣加五分　山药五钱，头风加一钱　地黄四钱，秋冬加一钱　细辛二钱，目昏加一钱　石斛四钱，阴湿加一钱　苁蓉三钱，痿黄加五分　生姜二钱

上一十三味，共为末，炼蜜为丸，如桐子大。每服七丸，日再服。忌房事，生冷、猪鱼等食。

心脏导引法

可正坐，两手作拳，用力左右互筑，各五六度。又以一手向上拓空，如擎石米之重，左右更手行之。又以两手交叉，以脚踏手中，各五六度，闭气为之。去心胸风邪诸疾，行之良久，闭目，三咽津，叩齿三通而止。

夏季摄生消息论

夏三月属火，主于长养。心气火旺，味属苦。火能克金，金属肺，肺主辛，当夏饮食之味，宜减苦增辛以养肺。心气当呵以疏之，嘘以顺之。三伏内，腹中常冷，特忌下利，恐泄阴气，故不宜针灸，惟宜发汗。夏至后，夜半一阴生，宜服热物，兼服补肾汤药。夏季心旺肾衰，虽大热不宜吃冷淘冰雪蜜水、凉粉、冷粥，饱腹受寒，必起霍乱。莫食瓜茄生菜，原腹中方受阴气，食此凝滞之物，

多为癥块。若患冷气痰火之人，切宜忌之，老人尤当慎护。平居檐下、过廊、巷堂、破窗皆不可纳凉，此等所在虽凉，贼风中人最暴。惟宜虚堂净室，水亭木阴，洁净空敞之处，自然清凉。更宜调息净心，常如冰雪在心，炎热亦于吾心少减。不可以热为热，更生热矣。每日宜进温补平顺丸散。饮食温暖，不令大饱，常常进之。宜桂汤、豆蔻熟水，其于肥腻当戒。不得于星月下露卧兼便，睡着使人扇风取凉，一时虽快，风入腠里，其患最深。贪凉兼汗身当风而卧，多风痹，手足不仁，语言謇涩，四肢瘫痪。虽不人人如此，亦有当时中者，亦有不便中者，其说何也？逢年岁方壮，遇月之满，得时之和，即幸而免，至后还发。若遇年力衰迈，值月之空，失时之和，无不中者。头为诸阳之总，尤不可风，卧处宜密防小隙微孔，以伤其脑户。夏三月，每日梳头一二百下，不得梳着头皮，当在无风处梳之，自然去风明目矣。

《养生论》曰："夏谓蕃秀，天地气交，万物华实，夜卧早起，无厌于日。使志无怒，使华成实，使气得泄。此夏气之应，养长之道也。逆之则伤心，秋发痎疟，奉收者少，冬至病重。"

又曰："夏气热，当食菽以寒之，不可一于热也。禁饮温汤，禁食过饱，禁湿地卧并穿湿衣。"

"夏三月，丁巳、戊申、己巳、丑未辰日宜炼丹药。"

"夏三月，头卧宜向南，大吉。"

"夏三月，六气十八候皆正长养之令，勿起土、伐大树。"

《千金方》曰："夏七十二日，省苦增辛，以养肺气。"

《内经》曰："夏季不可枕冷石并铁物取凉，大损人目。"

陶隐居曰："冰水止可浸物，使驱日晒暑气。不可作水服，人腹内，冷热相搏，成疾。若多着饴糖拌食，以解酷暑亦可。"

《书》曰："夏至后，秋分前，忌食肥腻、饼臛、油酥之属，此等物与酒浆瓜果极为相妨，夏月多疾以此。"

又曰："夏勿露卧，令人皮肤成癣，或作面风。"

又曰："夏伤暑热，秋必痎疟。忽遇大寒，当急防避。人多率受，时病由此而生。”

《参赞书》曰：“日色晒热石上凳上，不可便坐，搐热生豚疮，冷生疝气。人自大日色中热处晒回，不可用冷水洗面，损目。伏热在身，勿得饮冷水及以冷物激身，能杀人。”

《书》云：“五六月深山涧中停水，多有鱼鳖精涎在内，饮之成瘕。”

《养生论》曰：“夏日不宜大醉。清晨吃炒葱头酒一二杯，令人血气通畅。”

又曰：“风毒脚气因肾虚而得，人生命门属肾，夏月，精化为水，肾方衰绝，故不宜房色过度，以伤元气。”

《金匮要略》曰：“夏三月不可食猪心，恐死气犯我灵台耳。宜食苦荬以益心。”

《千金翼方》曰：“夏三月丙丁日，戒夫妇容止。”

《养生论》曰：“夏月宜用五枝汤洗浴，浴讫，以香粉傅身，能驱瘴毒，疏风气，滋血脉，且免汗湿阴处，使皮肤燥痒。”

五枝汤方

桑枝　槐枝　桃枝　柳枝各一握　麻叶半斤，煎汤一桶，去渣，温洗，一日一次。

傅身香粉方

用粟米作粉一斤，无粟米，以葛粉代之。加青木香　麻黄根　香附子炒　甘松　藿香　零陵香

以上各二两，捣罗为末，和粉拌匀，作稀绢袋盛之，浴后扑身。

夏三月合用药方

豆蔻散　治夏月多冷气发动，胸膈气滞，噎塞，脾胃不和，不思饮食。

草豆蔻四两，同生姜四两炒香黄为度，去姜用　大麦芽十两，炒黄　神曲四两，炒黄　甘草四两，炙　干姜一两，炮

上为末，每服一钱，如点茶吃，不计时服。

苁蓉丸　平补下元，明目，妙甚。

苁蓉四两，酒洗去心内白汁　巴戟二两　菊花二两　枸杞二两

上炼蜜为丸，桐子大。每服二十丸，盐汤下。

诃子散　治脾胃忽生冷气，腹胀满疼闷，泄泻不止。

诃子皮五个　大腹五个，去外皮　甘草五钱，炙　白术五钱　草豆蔻十四个，面包炒黄，去面用　人参五钱

上为末，每服二钱，水一盏，入枣二个、生姜一小片，同煎至六分，温服。

棱术散　夏日因食冷物，气积膈滞，或心腹疼痛等症，宜常服之。

用京三棱三两，湿纸裹煨热透，另捣　莪术二两，同上制　乌药三两，去皮　甘草三两，炙　陈皮二两，用厚朴亦可

上为末，每服一钱，盐汤调下，不拘时服。

四顺丸　老人百疾。

神曲四两，入生姜二两去皮，一处杵作饼子焙干　甘草一两，炙黄　草豆蔻一两五钱，先炮熟去皮细剉用　大麦芽二两，炒黄

上为末，盐汤服一钱。

橘红散　夏月消食和气。

广陈皮用一斤，汤浸洗五七次，布包压干，又用生姜半斤，取自然汁，将皮拌匀一宿，焙干，称一斤　肉豆蔻一两　甘草二两

上，将甘草同白盐三四两同炒，候盐红色、草赤色为度，共橘皮为末。用茶点服，一钱一次。

太上肘后玉经八方

☴　巽卦东南　龟台王母四童散方

辰砂四两，本方原用伏火丹砂六两，一时难得，且未当轻用　胡麻四两，净，九蒸九暴，炒微黄　天门冬四两，去心　茯苓六两　白术四两　黄精六两　桃仁四两，去皮

上七味，合为末，炼蜜为丸，捣万余下。夏月丸服，余月散服。如桐子大，每二十丸。能服八年，颜如婴童，肌如凝脂。

☲ 离卦正南　彭君麋角粉方

每用麋角注曰：麋，鹿之大者，角丫叉不齐，白如象牙，出水泽中，非山兽也。大者二十斤一付，生海边取用一两，具解为寸段，去心中黑血色恶物，用米泔浸之，夏三日冬十日一换。泔浸约一月以上，似欲软即取出。入甑中蒸之，覆以桑白皮，候烂如蒸芋，晒干，粉之。入伏火硫磺一两，以酒调三钱一服。此方彭祖服之，得寿成仙。有人于鹊鸣山石洞中得石刻方，与此同也。

四月事宜

《孝经纬》曰："谷雨后十五日，斗指巽，为立夏。物至此时，皆假大也。后十五日，斗指已，为小满。小满者，言物长于此，小得盈满也。律名中吕。"《白虎通》曰："中吕何言？阳气极将，彼故复中难之也。"《晋志》曰："吕者，助也，阴助成阳之功也。四月建巳，巳者，起也，物至于此，毕尽而起也。"《西京杂记》曰："阳德用事，和气皆阳，为正阳之月。"又曰："阳虽用事，而阳不独存，纯阳凝于无阴，亦谓之曰阴月。"《文选》称为除月，又曰首夏，维夏。

"是月，每清晨吃葱头酒一二杯，令血气通畅。"

"收书，于未梅雨时，开阁厨晾燥，随即闭门，内放七里香花或樟脑，不生蠹鱼。"

"收画，未梅雨前，逐幅抹去蒸痕，日中晒晾令燥，紧卷入匣，以厚纸糊匣口四围，梅后方开。匣须杉木桫木为之，内不用纸糊，并油漆，以避霉气。"

避蚊方：用鳗鱼晒干，于室中烧之，可少解其横。

"是月伐木不蛀。"

《月令纂》曰："是月于鱼池中纳一神守，则鱼不走。养鲤善飞，尤为紧要。"神守，即今之团鱼也。

《冯氏口谈》曰："戎衣同花椒卷收，或芫花末糁之，则不蛀。一用出缸蓝布包之亦妙。风领暖耳，包藏瓮中，密封瓮口，毛决不脱。"

《月录》曰："洗葛衣，用梅叶揉碎洗之，经夏不脆。忌用木盆，否则黑，以磁器洗之。”

《内景经》曰：“是月食莼菜鲫鱼作羹，开胃。”

《灵宝经》曰：“是月八日，宜修启寿斋。”

“是月初二、十六、十八、十九日，拔白生黑。”

《云笈七签》曰：“木瓜善治转筋，病者不必服此，但口呼木瓜二字，其病即瘥。”

《月令纂》曰：“是月初四日，七日八日九日，取枸杞煎汤沐浴，令人不老，肌肤光泽。”

《云笈七签》曰：“是月望后，宜食桑椹酒，治风热之疾。亦可造膏，用桑椹取汁三斗，白蜜四两，酥油一两，生姜汁二两，以罐先盛椹汁，重汤煮汁到三升，方入蜜、酥、姜汁，再加盐三钱，又煮如膏，磁器收贮。每服一小杯，酒服。大治百种风疾。”

《千金月令》曰：“四月节内，宜服暖，宜食羊肾粥。其法：先以菟丝子一两，研煮取汁一两，滤净，和面切煮。将羊肾一具切条，葱炒作臛食之，补肾，疗眼暗赤肿。”

“此月宜晚卧早起，感受天地之精气，令人寿长。”

《月令》曰：“四月十五日取浮萍一两，麻黄去根，桂心、附子炮去脐皮，各五钱，捣为末。每用一两药末，入生姜二片，葱头二个，煎至八分，热服，盖暖取汗，治时行热病。”

四月事忌

《摄生月令》曰：“四月为乾，生气在卯，死气在酉，不宜用巳日时，犯月建，百事不吉。”

又曰：“初九、二十五，忌裁制交易。”

《白云杂忌》曰：“是月勿食雉，令人气逆。勿食鲤，能害人。”

《千金方》曰：“勿令韭菜同鸡肉食，暴死者尤不可食，作内疽，生胸臆中。勿食诸物之心，勿大醉，勿食葫，伤人神，损胆气，令人喘悸，胁肋气急。勿食生蒜，伤人。更禁男女同房，忌纯阴用事。葫即葫荽也。”

《云笈七签》曰："是月八日，不宜远行。宜清心斋沐，必得福庆。"

又曰："是月忌暴怒伤心，秋必为痎。自夏至至九月，忌食隔宿肉菜之物，忌用宿水洗面漱口。"

孙真人曰："是月初五日，忌见一切生血，勿食生菜。初八日、十六日，忌嗜欲，犯之夭寿。"

《杨公忌》曰："是月初七日不宜问疾。"

四月修养法

孟夏之月，天地始交，万物并秀，宜夜卧早起，以受清明之气。勿大怒大泄。夏者，火也，位南方，其声呼，其液汗，故怒与泄为伤元气也。卦值乾，乾者，健也，阳之性，天之象也。君子以自强不息。生气在卯，坐卧行动宜向正东方。

孙真人曰："是月肝脏已病，心脏渐壮，宜增酸减苦，以补肾助肝，调养胃气。勿受西北二方暴风，勿接阴以壮肾水，当静养以息心火。勿与淫接，以宁其神，以自强不息，天地化生之机。"

《月令》曰："君子斋戒，处必掩身，毋躁，止声色，毋进御，薄滋味，毋违和，节嗜欲，定心气。"

《内丹秘要》曰："姤月为一阴始生之月也。阴气方生，喻身中阴符起缩之地。灵丹养成入口中，当驯致其道，遂归丹田，不可慌忙急速。"

《保生心鉴》曰："五月属火，午火大旺，则金气受伤。古人于是时独宿，淡味，兢兢业业，保养生脏，正嫌火之旺耳。"

《灵剑子》导引法

补心脏坐功之法有二：一势，正坐斜身，用力偏敌如排山势，极力为之，能去腰脊风冷，宣通五脏六腑，散脚气，补心益气。左右以此一势行之。二势，以一手按胜，一手向上，极力如托石，闭气行之，左右同行。去两胁间风毒，治心脏，通和血脉。

陈希夷孟夏二气导引坐功图势

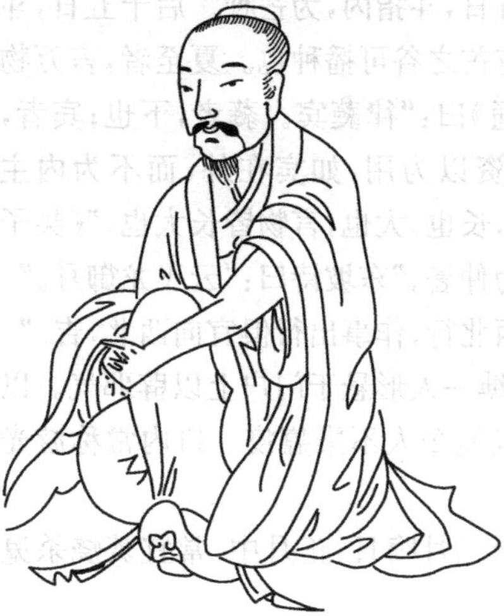

立夏四月节坐功图

运主少阴二气。

时配手厥阴心胞络风木。

坐功：每日以寅卯时闭息瞑目，反换两手抑掣两膝各五七度，叩齿，吐纳，咽液。

治病：风湿留滞，经络肿痛，臂肘挛急，腋肿，手心热，喜笑不休杂症。

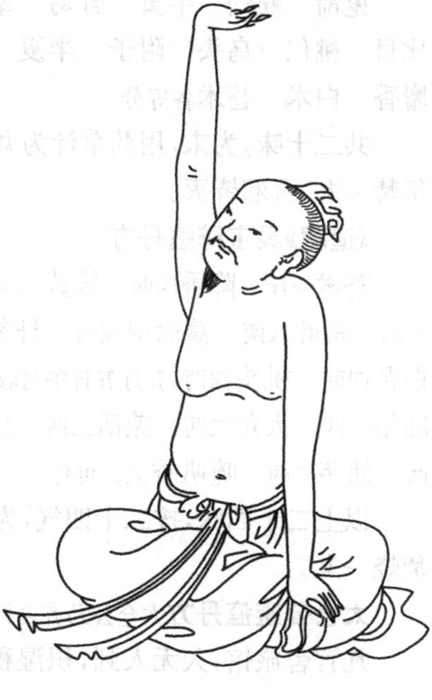

小满四月中坐功图

运主少阳三气。

时配手厥阴心胞络风木。

坐功：每日寅卯时正坐，一手举托，一手拄按，左右各三五度，叩齿，吐纳咽液。

治病：肺腑蕴滞邪毒，胸胁支满，心中澹澹大动，面赤鼻赤，目黄，心烦作痛，掌中热诸痛。

五月事宜

《孝经纬》曰："小满后十五日，斗指丙，为芒种。后十五日，斗指午，为夏至。曰芒种者，言有芒之谷可播种也。夏至者，言万物于此，假大而极至也。"《白虎通》曰："律蕤宾。蕤者，下也；宾者，敬也，言一阴始生萎靡，阳不资以为用，如宾在外，而不为内主也。"《乐志》曰："辰为午，午者，长也，大也，言物皆长大也。"《吴子夜四时歌》曰："是月为郁蒸，为仲暑。"东坡诗曰："云飞龙御月。"

《玄枢经》曰："是月天道西北行，作事出行俱宜向西北，吉。"

《荆楚记》曰："五日，以艾缚一人形悬于门户上以辟邪气。以五采丝系于臂上，辟兵厌鬼，且能令人不染瘟疫。口内常称游光厉鬼四字，知其名则鬼远辟。"

《云笈七签》曰："五月并十二月晦日，正月中，常宜焚烧杀鬼丹。方：

鬼箭　蜈蚣　牛黄　野葛　雄黄　雌黄　硃砂　黎芦　鬼比目　桃仁　乌头　附子　半夏　硫黄　巴豆　犀角　鬼臼　麝香　白术　苍术各等分

共二十味，为末，用菵草汁为丸，否用糊汁亦可，丸如鸡子大，每焚一丸，百邪皆灭。

《道藏》灵宝辟瘟丹方

苍术一斤　降香四两　雄黄二两　硃砂二两　硫黄一两　硝石一两　柏叶八两　菖蒲根四两　丹参二两　桂皮二两　藿香二两　白芷四两　桃头四两，五月五日午时收　雄狐粪二两　蕲艾四两　商陆根二两　大黄二两　羌活二两　独活二两　雌黄一两　赤小豆二两　仙茅二两　唵叭香无亦可免

以上二十四味，按二十四气，为末，米糊为丸，如弹子大，火上焚烧一丸。

太仓公避瘟丹方太仓公乃齐之神医淳于意也

凡官舍旅馆，久无人到，积湿积邪容易侵入，制此爇之，可以

远此。宜于五六月，终日焚之，可以避瘟远邪。

苍术一斤　台芎八两　黄连八两　白术八两　羌活半斤　川芎四两　草乌四两　细辛四两　柴胡四两　防风四两　独活四两　甘草四两　藁本四两　白芷四两　香附子四两　当归四两　荆芥四两　天麻四两　官桂四两　甘松四两　干姜四两　三奈四两　麻黄四两　牙皂四两　芍药四两　麝香三分

上为末，煮红枣肉为丸，如弹子大。每用一丸焚烧。

《千金月令》曰："是月取浮萍阴干，和雄黄些少，烧烟去蚊。火烧枣子安床下，辟狗蚤。"

《纂要》曰："五月五日采艾，治百病。"

《琐碎录》曰："五日，硃砂写茶字倒贴，辟蛇蝎；写白字倒贴柱上，辟蚊虫。写仪方二字倒贴亦妙。"

又曰："午时将灯草浸油内，望太阳咒曰：天上金鸡吃蚊子脑髓液。念七遍，吸太阳气吹于灯草上，夜点灯草，照蚊皆去。"

吕公曰："五日午时，韭菜地上，面东不语，取蚯蚓泥藏之。即蚯蚓粪也，圆如碎珠，粒粒成块，即此物也。遇鱼骨鲠喉，用此少许擦咽喉外皮，即消。"

《广惠方》曰："五日，取晚蚕蛾装一节竹筒内，开眼处封贮，待其干死。遇竹木刺伤者，以些少涂之，即出。更有别用，如此方可收得。"

《杂记》曰："以青蒿草捣汁，和石灰作饼子，阴干收起，遇刀斧伤者，涂之立效，愈后无痕。又一方：采百草头，捣汁，和石灰作块子，凿大桑树上一孔，纳灰饼在内，待百日后取出，曝干为末，傅金疮，神效。"

"五月五日宜合紫金锭、保生锭子，治小儿疾。方在医书录。内府此日用雄黄研末，少加朱砂，收真蟾酥作杵，阴干。凡遇恶毒初起，以唾磨搽，微痛，立消。"

《琐碎录》曰："五日，取鳖爪著衣领中，令人不忘。"

《千金方》曰，"五日日未出时，取东向桃枝刻作小人形，著衣领中，令人不忘。”

《养生杂忌》曰：“病目者以红绢盛榴花拭目，弃之，谓代其病。凡红物皆可。”

又云：“五日，取莴苣菜原窠或叶置厨柜内，不生蛀虫。置毛褐衣内亦妙。”

《千金方》云：“五日，取葵子微炒为末，患淋者食前温酒服一钱，立愈。”

又云：“取鲤鱼枕骨烧灰，治久痢如神。”

《云笈七签》：“五月一日取枸杞煎汤沐浴，令人不老不病。五日以兰汤沐浴亦可。初四初七初八日沐浴，吉。”

《玄枢经》曰：“初九日沐浴，令人长命。”

高子曰：五月五日午时，修合药饵者，以天罡此时正塞鬼户。《斗柄诀》以月月尝加戌，五月每日戌时天罡指午，亥时指未，自未轮转。五日午时，正指艮宫，为鬼户也。故用此时合药甚效，又为天中之节。

《养生论》曰：“五月五日宜合截疟鬼哭丹。用上好白砒五钱，研细入铁铫内，以寒水石一两为末围定，然后以磁碗盖定，用湿纸作条封碗合缝，炭火炙铫，烟出薰纸条黄色即止。取放纸上，置泥地出火气一时，取研为细末。入冰片一分，麝香一分，共研，蒸饼为丸，桐子大，朱砂为衣。每服一丸，临发日，神前香炉上薰过，朝北，井花水吞下。忌食鱼面生冷十日，永不再发。合时不令妇女孝服人见。妇人有病，令丈夫捻入口中吞下，立效，又不吐泻，真妙剂也。”

《简易方》曰：“用独蒲蒜同真飞丹捣和为丸，圆眼大，治疟。临发，用一丸，井花水面东吞服，即愈。”

《保生月录》：“是月十一日天仓开，宜入山修道。”

《简易方》曰：“疫气时行，用管仲置水缸内，食水不染。十二月除夕同此。”

《本草》云：“五日取露草百种，阴干，烧为灰，以井水炼成膏，再用严醋和为饼子，腋下挟之，干即换去。五遍，能治腋下臭气，又能抽出一身中疮积毒气。挟完，即以小便洗腋下干净，最效。”

《救民方》曰：“中风牙紧，不能下药，用冰片、天南星，五日午时合起。遇病以指蘸药擦大牙，左右二三十擦，口自能开，方下别药治之。”

《长生要录》曰：“五月五日有雨，急破竹一二株，内有神水沥，和獭肝为丸，治心腹积聚。”

又曰：“是日取葛根为末，疗金疮断血，除疟。取猪牙烧灰，治小儿惊痫，并涂蛇伤。”又云：“取蝙蝠倒挂晒干，和官桂、薰陆香烧之，避蚊。”

《家塾事亲》曰：“巳丑卯辰日祀灶以猪首，吉。五月朔日，不宜出钱财。”

《万氏家抄》曰：“五日，取虾蟆晒干收起，纸包红绢袋盛，疟发，早男左女右臂上挂带，勿令知之，立愈。”

《礼仪志》：“夏至浚井能改水。朱索缚柳杞桃，结印为门户饰，可止恶气。”

“十三日，竹醉日，可移竹，易活。夏至淘井，可去瘟疫。”

“五月五日取冢上泥并砖石一块回家，以小瓶盛埋门外阶下，合家不患时症。”

《抱朴子》曰：“五日，硃书赤灵着心前，辟兵去瘟，去百病。此即治百病符也。”正月元日佩即此符。

《本草》云：“五日采苋菜加马齿苋为末，等分，产妇服之易产。”

《云笈七签》曰：“五日，不可见血物。”

《博济方》云：“五日午时，或腊月三十日，收猪心血，同黄丹、乳香相和为丸，鸡豆大，以

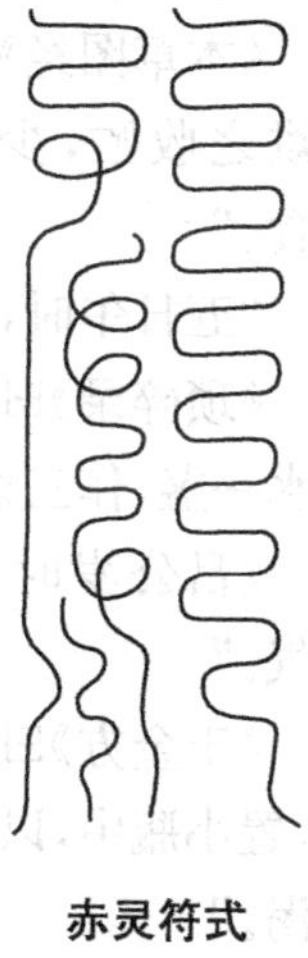

赤灵符式

红绢盛挂门上。如有产妇子死腹中者，令酒磨一丸，即下。”

“五月取桃仁一百个，去皮尖，研细，入黄丹二钱，丸如桐子大，治疟。发日，面北用温酒或井花水吞下三丸即绝。”

《琐碎录》：“五日清晨，取白矾一块，自早晒至晚，收之。百虫咬伤，以些少涂之即止，又能消毒。取独蒜，不分瓣蒜也，捣烂涂面皮手脚，一年不生恶疮，及冬月不作冻疮，神验。不可多擦。”

《卫生方》云：“五日，收百草头晒干为细末，用纸包收起。临用取一撮白纸封好，用红布绢拴定，令患疟人以眼按臂，面北，男左女右系臂上股，勿令病人知为何物，极有应验。”

又曰：“五日，采蜀葵花赤白二色，收起阴干。赤者治妇人赤带，白治白带。”

又曰：“取鸡肠草阴干，烧灰，治积年恶疮，极效。采无花果阴干，治咽喉诸疾。”

《云笈七签》曰：“五日午时，取天落水磨硃写一龙字，明年若又雨，取水磨墨写一龙字，如钱大，二字合作一小丸。妇人难产，乳香汤吞之；生出，男左女右手中握字丸即下。如次年无雨，前字无用矣。每年须写百字以济人。”

《本草图经》曰：“五月收杏去核，自朝蒸之，至午而止。以微火烘之收贮，少加糖霜可食。驻颜，故有杏金丹之说。不宜多食。”

“五日午时，饮菖蒲雄黄酒，避除百疾而禁白虫。”

《琐碎录》曰：“五日并夏至日，有患嗓臭者，于日未出时，汲井花水一盏，作三嗽，吐门阈里，如此三十日，口臭永除矣。”

《吕公岁时记》曰：“夏至一阴生，宜服饵制过硫黄，以折阴气。”

《千金方》曰：“五月二十七日宜服五味子汤。取五味子一合，捣，置小瓶中，以百滚汤入蜜少许，即封口，置火边良久乃服，生津止渴。”

"二十日采小蒜曝干,治心烦痛,解诸毒,又治小儿丹疹。"

"夏至后宜浚井改水,以去瘟病。"

"是月十六日、二十日,宜拔白。"

《洛阳记》:"午日造术羹艾酒,以花丝楼阁插鬓赠遗,造辟瘟扇。"

《文昌杂录》曰:"端午日走马,谓之藉柳。"

《保生余录》曰:"五月取萤火虫二七枚,撚白发能黑。"

《千金方》曰:"多采苍耳阴干,置大瓮中,能避恶气。若有时疫发生,即取为末,举家服之,不染。若病胀满,心闷发热,即服此。又能杀三尸九虫。"

《救民易方》曰:"五月五日、六月六日、九月九日采豨签草,即白花菜是也,去根、花并子净,用茎叶入甑,九蒸九曝,层层洒酒与蜜水,蒸完极香。为末,蜜丸皂角子大。每服五七丸,米汤下。服至百日,去周身瘫痪风疾,口眼歪斜,涎痰壅塞,久卧不起。又能明目,白发变黑,筋力强健,效不可言。"

《万氏家抄》曰:"五日午时采鸡肠草,晒干为末、齿痛热肿者,擦之立愈。"《千金月令》曰:"五日取瓦上青苔或百草霜,入盐漱口,效。或水煮羊蹄根,或醋煮川椒,俱能治齿百疾。"

《灵宝经》曰:"是月五日,可修续命斋。"

《太上净明御瘟经略》曰:"天地无私,陶铸万物,本无善恶,世人自私,故生灾祸。饮食不忌,服炼不时,善既无闻,过则可述。司罚之神,得而窥测,布此毒气,一及成疾。不悟愆尤,不能保护,反怨道咎师,其疾愈甚。大凡四时调养,务在得中,服药吐纳以生正气。我有神符,使其佩服,合免斯难。兼有秘咒,每日能斋而诵之,神将日夜护卫,瘟毒百神皆知其为太上弟子,畏而敬之。诵至百遍,百鬼头破脑裂而散。咒曰:唵旃乌可切暮秖音只混嚩音马囉音吕飦音歆。

《九天高明大使神功妙济真君驱瘟遣疫消灾真符》:书符以朱书黄素,左手五雷诀,右手举笔,咒曰:洞天赤文,丹灵曜虚,驱瘟摄毒,奉命天书,金箓玉简,嵬鬼悉驱,太上有敕,元君安居,急急如太虚紫清律令敕。”

《北极黑煞天丁五方杀瘟神符》:书符须澄心静虑,存自己精气神三者,上与北斗三台星合,一元真气入笔,默诵咒曰:魁魁魋魁魌魑魖尊帝星君律令敕。七遍,每符一道,诵咒七遍,令病家至诚贴之。

法用天罡日制白杨木板五块,长一尺五寸,阔三寸六分,小尺,朱书后符五道于上。凡人家瘟疫传染不绝,以此安镇宅中五方,或钉壁上,病除乃烧五符。出《道藏·北极驱瘟真经》。

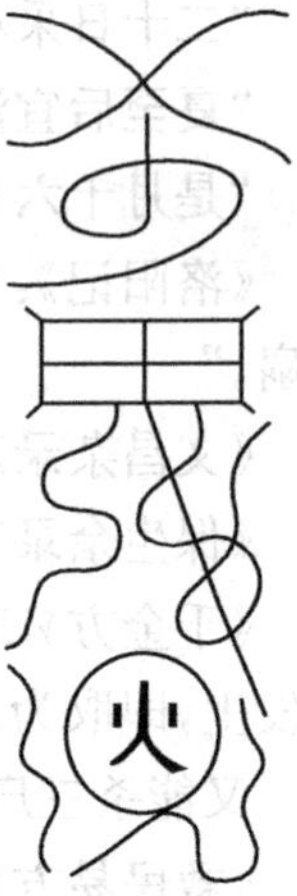

辟瘟符式

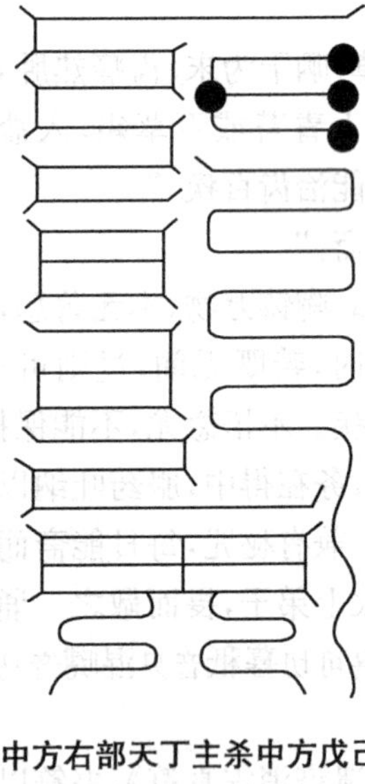

中方右部天丁主杀中方戊己黄瘟之鬼神符

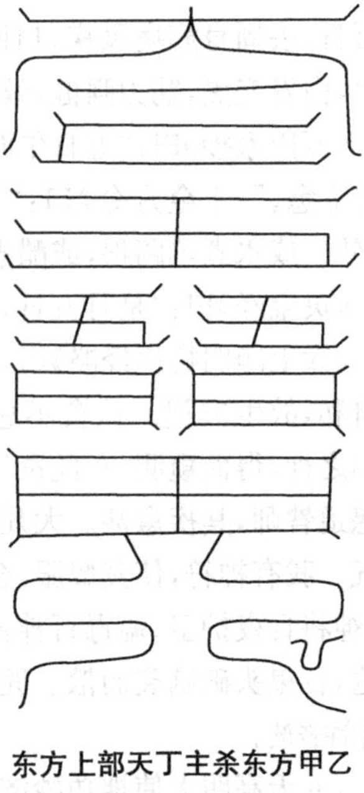

东方上部天丁主杀东方甲乙青瘟之鬼神符

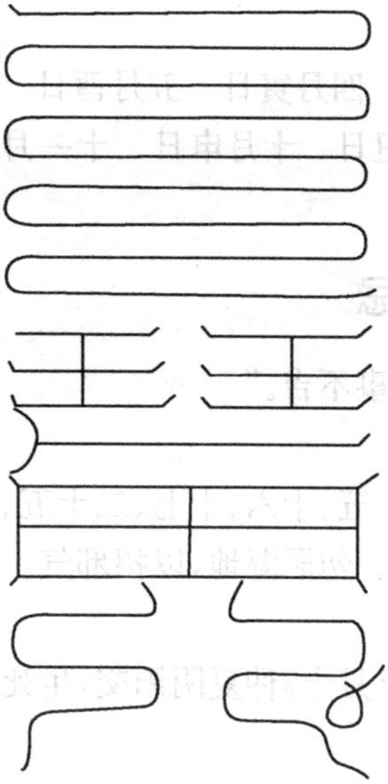

南方中部天丁主杀南方丙丁赤瘟之鬼神符

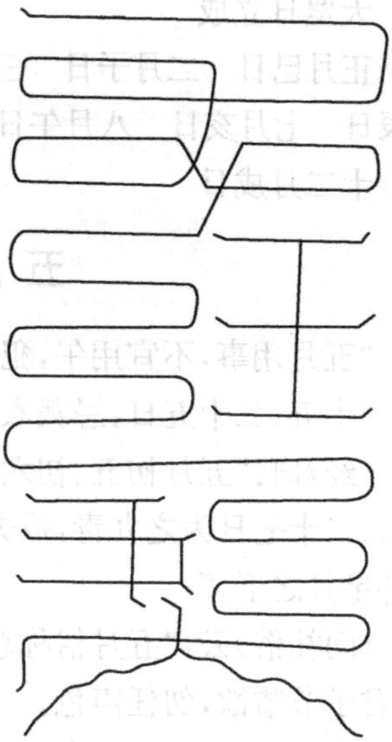

西方下部天丁主杀西方庚辛白瘟之鬼神符

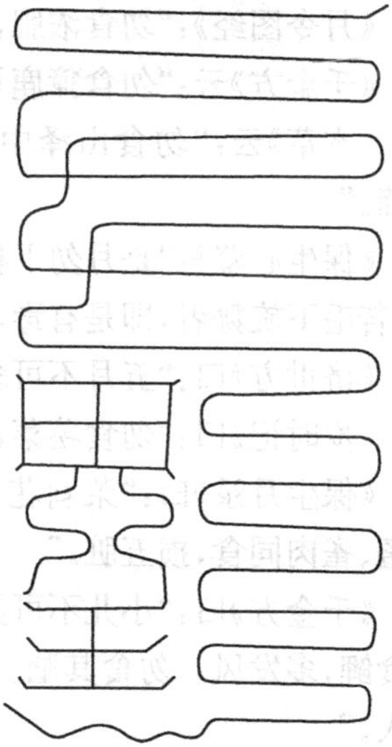

北方左部天丁主杀北方壬癸黑瘟之鬼神符

天罡日立成

正月巳日　二月子日　三月未日　四月寅日　五月酉日　六月辰日　七月亥日　八月午日　九月丑日　十月申日　十一月卯日　十二月戌日

五月事忌

“五月用事，不宜用午，犯月建，百事不吉。”

“十五、二十五日，忌裁衣交易。”

《经》曰：“五月初五、初六、初七、十五、十六、十七、二十五、二十六、二十七日为之九毒，戒夫妇容止。勿居湿地，以招邪气。勿露卧星月之下。”

《问礼俗》云：“五月俗称恶月。”按《月令》仲夏阴阳交，生死之分，君子节嗜欲，勿任声色。

《金匮要略》云：“勿食韭菜，令人乏力，损目。勿食生菜。”

《酉阳杂俎》曰：“五月蜕精神，不可上屋，令人魂魄不安。”

《太平御览》：“《异苑》曰：五月勿晒床荐席。”

《月令图经》：“勿食浓肥，勿食煮饼。可食温暖之物。”

《千金方》云：“勿食獐鹿马各兽肉，伤人神气。”

《本草》云：“勿食山泽中水，勿食木成核果，勿食蛇鳝，勿食羊蹄。”

《保生心鉴》：“是月勿下枯井及深阱中，多毒气。先以鸡毛探之，若毛下旋舞者，即是有毒，不可下也。”

《济世方》曰：“五月不可多食茄子，损人动气。茄属土耳。”

《岁时记》曰：“勿食菘菜，发皮肤风痒。”

《保生月录》曰：“茉莉花勿置床头，引蜈蚣，当忌。李子不可与蜜、雀肉同食，损五脏。”

《千金方》曰：“小儿不可弄槿花，惹病痁。槿为疟子花。五月勿食鲤，多发风。勿食其脑。鲤鲊不可同小豆藿、桂、猪肝同食，损人。”

《类摘良忌》云："江鱼即黄鱼也，不可与荞麦食，令人失音。枇杷不可同炙肉热面同食，令人患热发黄。桃子不可与鳖同食。"

《便民图纂》曰："甜瓜沉水者杀人，多食，阴下作痒生疮。患脚气，食之永不愈。双蒂者杀人，且此物不可与油饼同食。"

五月修养法

仲夏之月，万物以成，天地化生，勿以极热，勿大汗，勿曝露星宿，皆成恶疾。忌冒西北之风，邪气犯人。勿杀生命。是月，肝脏已病，神气不行，火气渐壮，水力衰弱，宜补肾助肺，调理胃气，以顺其时。卦值姤，姤者，遇也，以阴遇阳，以柔遇刚之象也。生气在辰，宜坐卧向东南方。

孙真人曰："是月肝脏气休，心正旺，宜减酸增苦，益肝补肾，固密精气。卧早起早，慎发泄，五日尤宜斋戒静养，以顺天时。"

《保生心鉴》曰："午火旺则金衰，于时当独宿，淡滋味，保养生脏。"

《养生纂》曰："此时静养毋躁，止声色，毋违天和，毋幸遇，节嗜欲，定心气。可居高明，可远眺望，可入山林，以避炎暑，可坐台榭空敞之处。"

《灵剑子》导引法

常以两手合掌，向前筑去，臂腕如此七次，淘心脏风劳，散关节滞气。

陈希夷仲夏二气导引坐功图势

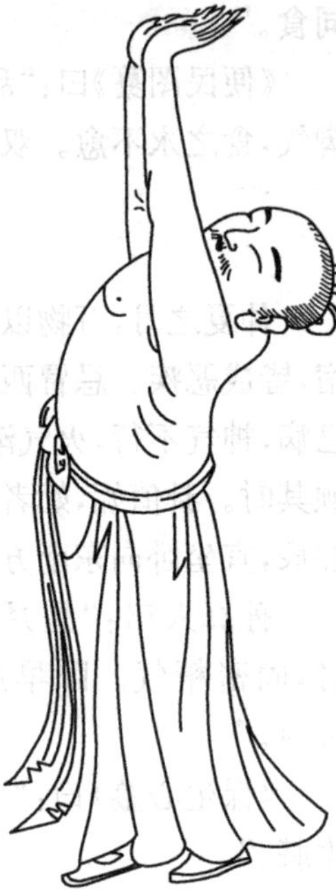

芒种五月节坐功图

运主少阳三气。

时配手少阴心君火。

坐功：每日寅卯时，正立仰身，两手上托，左右力举各五七度，定息叩齿，吐纳咽液。

治病：腰肾蕴积虚劳，嗌干心痛欲饮，目黄胁痛，消渴善笑，善惊善忘，上咳，吐下，气泄，身热而脘痛，心悲，头项痛，面赤。

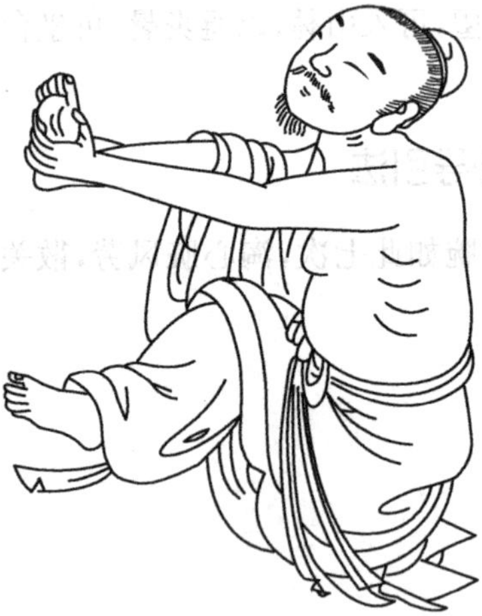

夏至五月中坐功图

运主少阳三气。

时配少阴心君火。

坐功：每日寅卯时跪坐，伸手义指屈指，脚换踏左右各五七次，叩齿，内清吐浊咽液。

治病：风湿积滞，腕膝痛，臑臂痛，后廉痛厥，掌中热痛，两肾内痛，腰背痛，身体重。

六月事宜

《孝经纬》曰:"夏至后十五日,斗指午,为小暑。后十五日斗指未,为大暑。小大者,就极热之中分为大小,初后为小,望后为大也。律林钟,林者,众也,万物成熟,种类众多。"《乐志》曰:"月辰为未,未者,味也,万物向成,咸有味也。"《要纂》曰:"六月为徂暑。"

《玄枢》曰:"是月天道东行,作事出行俱宜向东,吉。"

"其月遇土旺,戊日祭中霤之神。"

是月宜饮乌梅酱、木瓜酱、梅酱、豆蔻汤以去渴。方俱见前。

三伏日宜服肾沥汤。治男子虚羸、五劳七伤、风湿脏虚、耳聋目暗。方:

干地黄六分　黄芪六分　茯苓六分　五味子四分　羚羊角四分　桑螵蛸三两,炙　地骨皮一两　桂心一两　门冬五分,去心

磁石一钱三分打碎,水洗,令黑汁出尽为止。羊肾二个,猪肾亦可,去脂膜,切如柳叶,以水四升,先煮去水升半,即掠去水上肥沫及肾滓,取汁煎诸药,澄清去滓,分为三服。三伏日各服一料,随人加减亦可。忌食大蒜、生葱、冷陈滑物。空心平旦服之。

《养生杂纂》曰:"老人气弱,当夏之时,纳阴在内,以阴弱之腹,当肥冷之物,则多成泄泻,一伤真气,卒难补复。不宜燥热补药,惟用平补温和之剂,如八味丸之类,以助元气。"

《云笈七签》曰:"六月六日,沐浴斋戒,绝其营俗。"

《关西旧俗志》曰:"六月六日,取水收起,净瓮盛之,一年不臭。用以作醋酱腌物,一年不坏。"

《真诰》曰:"十九日、廿四日拔白,永不生。"又云:"初三、初四、十八、廿八日拔白亦可。"

《四时纂要》曰:"是月初一日、初七、初八、二十一日沐浴,去

疾禳灾。”

《七签》曰：“是月二十七日，取枸杞煎汤沐浴，至老不病。”

《荆楚记》：“六月伏日，宜作汤饼食之，名为辟恶。”

旧俗曰：“造酱用三伏黄道日浸豆，黄道日拌黄，用草乌五七个，切作四片，撒上，其蛆尽死。”

《农桑撮要》曰：“是月剩饭，用苋菜盖之，过夜不馊。”

《山居四要》曰：“养鱼池中，是月宜纳二神守以护鱼。”

“治水泻百病，用乌蔺子六月六日同面炒黄，等分为末，米饮调服二钱。”

《琐碎录》曰：“宜食苦荬，以益心气。”

《家塾事亲》曰：“西瓜性温，熟者可食，解暑，名白虎汤。”

《千金月令》云：“是月可食乌梅酱止渴。方用乌梅捣烂，加蜜适中，调汤微煮饮之。水泻渴者，以梅加砂糖、姜米饮之，不渴。”

《便民图纂》曰：“六月六日，用井花水，以白盐淘于水中作卤，新锅仍煎作白盐，以此盐擦牙毕，以水吐手心内洗眼，虽老犹能灯下读书。”

《抱朴子·养生书》云：“三伏内用甘草一钱，好明白滑石六钱，为末，和水饮之，名六一散，令人免中暑泄泻。”

三伏内服十味香薷饮方：

香薷数年陈者，一两　人参　陈皮　白术炒　白扁豆炒　茯苓　黄芪　木瓜　厚朴姜汁浸　甘草各五钱

共为饮片，水煎停冷服之。或为细末，水调一二钱服。

三伏时，用门冬、五味子、人参泡汤代茶，谓之参麦散。消渴生津。

《济世仁术》曰：“六月极热，可用扇急扇手心，则五体俱凉。”

《抱朴子》曰：“三伏中，用黄芪、茯苓煎膏，入甘草末二分，以井凉水调服。治谵狂，大消暑热毒气。”

又方：木瓜酱，用木瓜十两，去皮细切，以汤淋浸，加姜片一两，甘草二两，紫苏十两，盐一两。每用些少泡汤，沉之井中，候极冷饮之。

又方：梅酱吃水方，用黄熟梅十斤，蒸烂去核，将肉秤有几斤，每斤加盐三钱，加紫苏干者一两，干姜丝二钱，甘草三钱，搅匀，日中大晒，待红黑色收起。用时，加白豆仁、檀香些少，饴糖调匀，和水服，最解暑渴。

又，桂酱、沉香熟水，俱载《饮食笺》内。

《琐碎录》曰："暑月不可露卧，勿沐浴当风，慎贼邪之气侵人。"

又曰："其月无冰，不可以凉水阴冷作冰饮。水热生涎者勿饮，能杀人。"

《玄枢经》："是月勿斩伐草木，勿动土，勿举大事，以摇养气。"

《养生仁术》曰："勿专用冷水浸手足，防引起狂邪之风犯之，令人疯病，体重气短，四肢无力。"

《食治通说》："夏月不宜饮冷，何能全断？但勿宜过食冷水与生硬果、油腻、甜食，恐不消化，亦不宜多饮汤水。人能自慎，省食煎炒、咸腊、炙煿之物，自然津液常满，何必戒饮。"

《便民纂》曰："途中一时中暑身死者，不可用冷水灌沃，急就道上取热土，填于死者脐上成堆，中间拨开作一孔，令人撒尿浇入脐孔。次用生姜、大蒜捣烂，热汤送下，即活。"

《琐碎录》曰："暑月瓮坛大日晒热，不可即取盛装饮食，恐收暑气。"

《杨公忌》曰："初三日不宜问疾。"

《灵宝经》曰："六月六日，宜修清暑斋。"

六月事忌

《月令》曰："六月选用日时，不宜用未，犯月建，百事不利。初一日，忌经营。初十、二十日，忌交易裁衣。”

《仙志戒》曰：“六月六日，忌取土开掘。”

《四时纂要》曰：“三伏日不可嫁娶，伤夫妇，不吉。”

《云笈七签》曰：“六月二十四日，忌远行，水陆俱不可往。”

《四时纂》曰：“是月勿饮山涧泽水，令人患瘕。”

《千金方》曰：“勿食韭，令人目昏。勿食羊肉，伤人神气。勿食野鸭鹜鸟，勿食雁，勿食茱萸，勿食脾。乃是季月，土旺在脾故也，俱宜戒之。”

《云笈七签》曰：“六月勿食羊血，伤人神魂，少志健忘。勿食生葵，必成水瘕，且为犬啮，终身不瘥。”

六月修养法

季夏之月，发生重浊，主养四时，万物生荣，增咸减甘，以滋肾脏。是月肾脏气微，脾脏独旺，宜减肥浓之物，益固筋骨。卦值遁，遁者，避也，二阴浸长，阳当避也，君子庄矜自守。生气在巳，坐卧宜向南方。

孙真人曰：“是月肝气微弱，脾旺，宜节约饮食，远声色。此时阴气内伏，暑毒外蒸，纵意当风，任性食冷，故人多暴泄之患。切须饮食温软，不令太饱，时饮粟米温汤、豆蔻熟水最好。”

《内丹秘诀》曰：“建未之月，二阴之卦，是阴气渐长，喻身中阴符，离去午位，收敛而下降也。”

《灵剑子》导引法

端身正坐，舒手指，直上反拘。三举，前屈，前后同行。至六月半后用之。去腰脊脚膝痹风，散膀胱邪热。

陈希夷季夏二气导引坐功图势

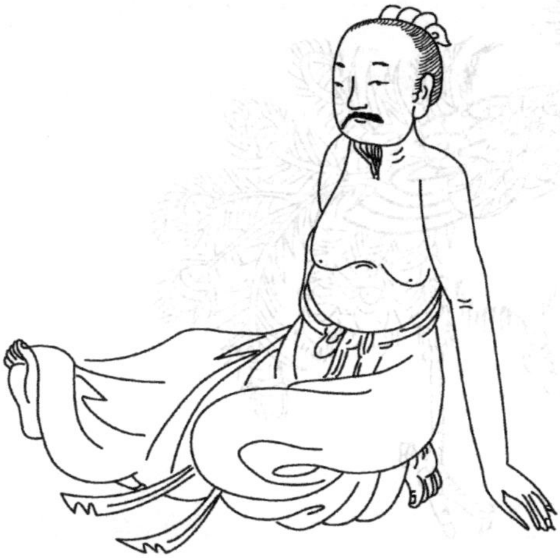

小暑六月节坐功图

运主少阳三气。

时配手太阴脾湿土。

坐功：每日丑寅时，两手踞地，屈压一足，直伸一足，用力掣三五度，叩齿，吐纳咽液。

治病：腿膝腰髀风湿，肺胀满，嗌干，喘咳，缺盆中痛，善嚏，脐右小腹胀引腹痛，手挛急，身体重，半身不遂偏风，健忘，哮喘，脱肛，腕无力，喜怒不常。

大暑六月中坐功图

运主太阴四气。

时配手太阴肺湿土。

坐功：每日丑寅时，双拳踞地，返首向肩引作虎视，左右各三五度，叩齿，吐纳咽液。

治病：头项胸背风毒，咳嗽上气，喘渴烦心，胸膈满，臑臂痛，掌中热，脐上或肩背痛，风寒汗出，中风，小便数欠，淹泄，皮肤痛及麻，悲愁欲哭，洒淅寒热。

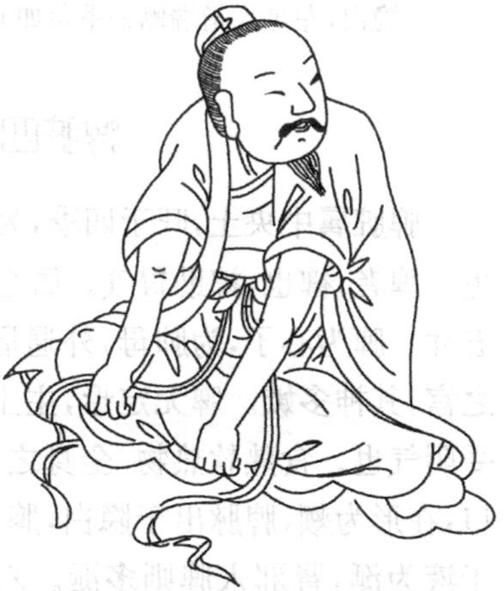

脾神图

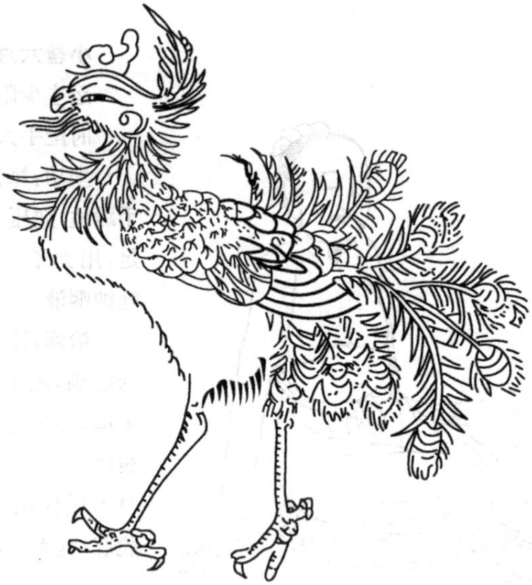

经曰脾旺于卯季附心下故图列于夏后

神名常在，字魂庭。脾之状如神凤，主藏魂，象如覆盆，色如缟映黄。正掩脐上近前，横覆于胃。脉出于隐白。

隐白，左足大指端侧去甲角如韭叶。

脾脏四季旺论

脾脏属中央土，旺于四季，为黄帝，神肖凤形，坤之气，土之精也。脾者，裨也，裨助胃气。居心下三寸，重一斤二两，阔三寸，长五寸。脾为心子，为肺母，外通眉阙，能制谋意辩，皆脾也。口为之宫，其神多嫉。脾无定形，主土阴也。妒亦无准，妇人多妒，乃受阴气也。食熟软热物，全身之道也。故脾为五脏之枢，开窍于口，在形为颊，脾脉出于隐白，脾乃肉之本意处也。谷气入于脾，于液为涎，肾邪入脾则多涎。六腑，胃为脾之腑，合为五谷之腑也。口为脾之官，气通则口知五味，脾病则口不知味。脾合于肉，其荣唇也，肌肉消瘦者，脾先死也。为中央，为季夏，日为戊己，辰为丑辰未戌，为土。其声宫，其色黄，其味甘，其嗅香，心邪入脾则恶香也。脾之外应中岳，上通镇星之精。季夏并四季各十八日，存镇星黄气入脾中，连于胃上，以安脾神。脾为消谷之腑，如转磨然，化其生而入于熟也。脾不转则食不消也，则为食患。所以脾神好乐，乐能使脾动荡也。故诸脏不调则伤脾，脾脏不调则伤质，质神俱伤，则人之病速也。人当慎食硬物，老人尤甚。不欲食者，脾中有不化食也。贪食者，脾实也；无宿食而木喜食者，脾虚也；多惑者，脾不安也，色憔悴者，脾受伤也；好食甜者，脾不足也；肌肉鲜白滑腻者，是脾无病征也。肺邪入脾则多歌，故脾有疾当用呼，呼以抽其脾之疾也。中热亦宜呼以出之。当四季月后十八日，少思屏虑，屈己济人，不为利争，不为阴贼，不与物竞，不以自强，恬和清虚，顺坤之德而后全其生也。逆之则脾肾受邪，土木相克，则病矣。

修养脾脏法

当以夏季之月朔旦，并三季后十八日，正坐中宫，禁气五息，鸣天鼓二十四通，注曰：鸣天鼓者，以两手抱脑后，用中食二指起复互换，各二十四下。吸坤宫黄气入口，十二吞之，以补呼之损也。

相脾脏病法

脾热者，鼻赤黄而肉腫；脾虚，则腹胀鸣，成溏痢，食不消化。脾风，则多汗恶风，体上游风习习，四肢无力，举动懈怠，不思饮食，足不能行，脚下胀痛。脾恶湿，食苦以燥之。又云：脾病欲缓，食甜以补之，苦以泻之。脾病，当脐下有动气，按之牢若痛，苦逆气，小肠急痛下泄，足重胫寒，两胁胀满，时作呕吐，气满充心，四肢浮肿，宜服诃梨勒丸。

干地黄一钱　牡丹皮一钱　薯蓣八分　泽泻八分　茯苓八分　川芎八分　山茱萸九分　干姜三分　诃梨勒皮十分　荜拨三分

上为末，炼蜜为丸，如桐子大。空心，地黄汤下二十丸。

六气治脾法

治脾脏吐纳用呼法，以鼻渐引长气以呼之。病脾大呼三十遍，细呼十遍。呼时须撮口出之，不可开口。能去冷气、壮热、霍乱，宿食不化，偏风麻痹，腹内结块。数数呼之，相次勿绝，疾退即止，过度则损。损则吸以补之，法具前。

脾脏四季食忌

六月勿食吴茱萸，令人患赤白痢。四季勿食脾、肝、羊血。脾病，宜食米、枣、葵，禁酸味。

脾脏导引法六月行之

可大坐，伸一脚，以两手向前反掣三五度。又跪坐，以两手据地回视，用力作虎视，各三五度，能去脾家积聚风邪毒气，又能消食。

夏 时 逸 事

洗 笔 池

三吴长洲葑溪孔里，有洗笔池，是宣圣南游遗迹，池中水尚黑，内种白荷。每年池中间黑荷一朵，是圣迹之奇也。至今在潇洒张郎旧居园中。（据弦雪居本补入。）

入 水 避 暑

葛仙翁每大醉，夏炎热，入深水底，八月乃出，以能伏气故耳。

河 朔 夏 饮

袁绍在河朔，至夏大饮，以避一时之暑，号为河朔饮。

高卧北窗

陶潜于夏日，高卧北窗之下，清风飒至，自谓羲皇上人。

避暑凉棚

长安人每至暑月，以锦结为凉棚，设坐具为避暑会。

造百索粽

唐岁时节物，五月有百索粽。

捕蝇虎蟾蜍佩

五月五日，捕蝇虎杵拌豆，豆自踊跃，可以击蝇。取万岁蟾蜍，头有角，目赤，颔下有丹书八字者，五月五日收之，阴干佩带，可以避五兵。

九子粽

粽名极多，有九子粽，王沂公诗云“争传九子粽”，章简公诗云“九子粘蒲玉粽香”是也。

射粉团

唐时都中，端午日造粉团角黍入盘中，以小弓架矢射之，中者取饮。

菖蒲酒

端午日，以菖蒲生山涧中一寸九节者，或屑或切以浸酒，章诗云：“菖华泛酒尧樽绿。”

五彩线

五月，以五色线系臂，名曰续命缕，又曰长命缕，可以辟除不祥，五兵五鬼。

蒲人艾虎

端午日，以菖蒲根刻作小人或葫芦形，佩以辟邪，王诗“旋刻菖蒲要避邪”。五日，以艾为小虎，或剪彩为小虎，贴以艾叶，内人争相戴之，故章诗云：“玉燕钗头艾虎轻。”

斗草浴兰

五日踏百草，又作斗百草之戏，章诗云：“今朝斗草得宜男。”五日蓄兰以为浴，《楚骚》曰：“浴兰汤兮沐芳华。”章诗云：“兰芽翠釜汤。”

凫车

南方竞渡，使舟轻利，谓之飞凫，又曰水车，章诗：“瑶津亭下竞凫车。”古诗云：“兰汤备浴传荆俗，水马浮江吊屈魂。”

伏闭不出

《汉官仪》曰：“伏日万鬼行，故尽日闭户，不涉他事。”

暑饮碧筒

袁绍与刘松，三伏时尽日饮酒，以避一时之暑。魏郑公暑饮，取大荷叶，以指甲去叶心，令与大柄通，屈茎轮菌如象鼻，传席间噏之，名碧筒酒。

琢冰山

杨氏子弟，每以三伏琢冰为山，置于宴席左右，酒酣各有寒色。

分龙节

池俗，以五月二十九日、三十日为分龙节，雨则多水。闽人以夏至后分为龙雨，各有方。杭俗以五月二十日为分龙。

樱 笋 厨

《岁时记》以四月十五日后，通谓之樱笋厨，陈诗云："春事无多樱笋来。"

临 水 宴

李少师与客饮宴，暑月临水，以荷为杯满酌，不尽则重饮，无日不大欢。

霹 雳 酒

《醉乡》云："暑月大雷霆时，收雨水淘米酿酒，名霹雳酒。"

寒 筵 冰

《酉阳编》云："盛夏取大水晶如拳块，置釜中，新汲水煮千沸，以小口大肚瓶盛汤，以油绵密封其口，勿令泄气。复以重汤煮瓶千沸，急沉井底，平旦出之，破瓶，冰已结矣。"

壬 癸 席

《河东备录》云："取猪毛刷净，命工织以为席，滑而且凉，号曰壬癸席。"

澄 水 帛

同昌公主一日大会，暑热特甚，命取澄水帛，以水蘸之，挂于堂中，满坐皆思挟纩。长八九尺，细明可鉴，中有龙涎，故能消暑。

冰 丝 茵

唐有老人，遇老妪持旧茵，以半千售之。有波斯国人见之，曰："此是冰蚕所织，暑月置之坐旁，满坐皆凉。"酬以千万。

招凉辟暑

《拾遗记》曰："黑蚌千年生珠，盛暑握之生凉，名招凉珠，可以辟暑。"唐延学士讲《易》，赐辟暑犀，章诗云："已持犀辟暑，更有草迎凉。"《酉阳编》曰："迎凉草碧色，而干似苦竹，叶细如杉，虽若干枯，未尝凋落，盛暑挂之门户，其凉风自至。"

白龙皮

《剧谈》："李德裕夏日邀同列饮，延入小室，开樽如坐高秋，出则火云烈日。询其私信，云：'此日以金盆水渍白龙皮，置坐右，皮自新罗僧得于海中者。'"

溜激凉风

《唐书》："拂菻之国盛暑，乃引水潜流，上通屋宇，机制巧密，惟闻屋上泉鸣，俄见四檐飞溜，悬波如瀑布，激气生凉。"

七井生凉

霍仙别墅，一室之中开七井，皆以镂雕之盘覆之。夏月坐其上，七井生凉，不知暑气。

按辔木阴

姚崇暑月衫絺，乘小驷，按辔木阴，顿忘烦溽。

读随树阴

魏伯起夏日坐板床，随逐树阴，讽读累年，床为之锐。

浮瓜沉李

魏文帝与吴质书云："浮甘瓜于清泉，沉朱李于寒水。"杜诗云："翠瓜碧李沉玉甃。"

踏草竞渡

《岁时记》："五日，士人踏百草，作斗草之戏，以拯屈三闾之溺。"

辟兵续命

五月五日，集五采缯，谓之辟兵；合五色丝系之臂，谓之续命。

劳酒荐瓜

《汉书》："田家伏腊，烹羊炮酒以自劳。"《月令》："初伏，荐麦瓜于祖祢。"

环炉交扇

《新论》："王仲都夏日环炉火，不言热而身不汗。谢公暑月虽伏，当风交扇，犹沾汗流离。"

啸风嗽雾

王粲《大暑赋》曰："仰庭熠而啸风。"王度《扇铭》："服绨嗽云雾。"

避暑感凉

魏许使刘松辈三伏之时，昼夜酣饮极醉，以为避暑饮。傅咸作《感凉赋》曰："夏日困于炎暑，旬日不过自凉，以时之凉，作感凉会。"

寺院浴佛

四月八日为佛诞辰，诸寺院各有浴佛会，僧尼竞以小盆贮铜像，浸以糖果之水，覆以花棚，铙鼓交迎，遍往邸第富室，以小杓浇灌佛身，以求施利。是日，西湖作放生会，舟楫之盛，略如春时，小舟竞卖龟鱼螺蚌，售以放生。

开煮迎新

宋时点检所，以四月开煮，每库各用匹帛书库名高品，以长竿悬之，谓之布牌。以木床、铁擎为仙佛鬼神之类，架空飞动，谓之台阁。杂剧百剧之外，又为渔父习闲，竹马出猎，效八仙故事。并命妓家女使花巾裹头，为酒家保。更有花裹五熟盘架、放生笼养等，各库争为新好。库妓之琤琤者，皆珠翠盛妆，销金红背，绣鞯宝勒，乘以骏骑，各有皂衣黄号私身数对，开导前行，后执罗扇衣笈。浮浪闲客，随逐其后。少年狎客，簇盘饤，持杯争劝。马首金钱彩缎，沾及舆从。都人习以为常，不以为怪。所经之地，高楼远阁，绣幕如云，累足骈肩，真所谓万人海也。

高子夏时幽赏十二条

苏堤看新绿

三月中旬，堤上桃柳新叶，黯黯成阴，浅翠娇青，笼烟惹湿。一望上下，碧云蔽空，寂寂撩人，绿侵衣袂。落花在地，步蹀残红，恍入香霞堆里，不知身外更有人世。知己清欢，持觞觅句，逢桥席赏，移时而前，如诗不成，罚以金谷酒数。

东郊玩蚕山

初成蚕箔，白茧团团，玉砌银铺，高下丛簇，丝联蓓蕾，俨对雪峤生寒，冰山耀日。时见田翁称庆，邻妇相邀。村村挝鼓赛神，缫车煮茧，仓庚促织，柳外鸣梭；布谷催耕，桑间唤雨。清和风日，春服初成，歌咏郊游，一饱菜羹麦饭。因思王建诗“已闻邻里催织作，去与谁人身上着”之句，罗绮遍身，可不念此辛苦。

三生石谈月

中竺后山，鼎分三石，居然可坐，传为泽公三生遗迹。山僻景幽，云深境寂，松阴树色，蔽日张空，人罕游赏。炎天月夜，煮茗烹泉，与禅僧诗友，分席相对，觅句赓歌，谈禅说偈。满空孤月，露浥清辉，四野清风，树分凉影。岂俨人在冰壶？直欲谈空玉宇，寥寥岩壑，境是仙都最胜处矣。忽听山头鹤唳，溪上云生，便欲驾我仙去，俗抱尘心，萧然冰释。恐朝来去此，是即再生五浊欲界。

飞来洞避暑

灵鹫山下，岩洞玲珑，周回虚敞，指为西域飞来一小岩也。气凉石冷，入径凛然。洞中陡处，高空若堂，窄处方斗若室，俱可人行无碍顶处。三伏熏人，燎肌燔骨，坐此披襟散发，把酒放歌，俾川鸣谷应，清泠洒然，不知人世今为何月。顾我绨绤，不胜秋尽矣。初入体凉，再入心凉，深入毛骨俱凉哉。人间抱暑焦烁，虽啖冰雪不解，而严冬犹然者，勿令知此清凉乐国。

压堤桥夜宿

桥据湖中，下种红白莲花，方广数亩，夏日清芬，隐隐袭人。霞标云彩，弄雨欹风，芳华与四围山色交映，携舟卷席，相与枕藉乎舟中。月香度酒，露影湿衣，欢对忘言，俨对净友抵足，中宵清梦，身入匡庐莲社中矣。较与红翠相偎，衾枕相狎者何如哉？更愿后期，与君常住净土。

湖心亭采莼

旧闻莼生越之湘湖，初夏思莼，每每往彼采食。今西湖三塔基旁，莼生既多且美。菱之小者，俗谓野菱，亦生基畔，夏日剖食，鲜甘异常，人少知其味者。余每采莼剥菱，作野人芹荐，此诚金波玉液，清津碧荻之味，岂与世之羔烹兔炙较椒馨哉？供以水蔌，啜以松醪，咏《思莼》之诗，歌《采菱》之曲，更得乌乌牧笛数声，渔舟欸乃相答，使我狂态陡作，两腋风生。若彼饱膏腴者，应笑我辈寒淡。

湖晴观水面流虹

湖山遇雨，残月烘云，峦霭浮浮，林铺翠湿，浴晴鸥鹭争飞，拂袂荷风荐爽。忽焉长虹亘天，五色炽焰，影落湖波，光彩浮濯。乍骇蛟腾在渊，晃荡上下，水天交映，烁电绝流，射日蒸霞，似夺颓丸晚色。睥睨静观，景趣高远，不觉胸中习气，欲共水天吞吐。此岂丰城伏剑，时为幽人一剖璞中蕴色？

山晚听轻雷断雨

山楼一枕晚凉，卧醉初足，倚栏长啸，爽豁凝眸。时听南山之阳，殷雷隐隐，树头屋角，鸠快新晴，唤妇声呼部部矣。云含剩雨，犹着数点飘摇，西壁月痕，影落湖波溶漾。四山静寂，兀坐人闲，忽送晚钟，一清俗耳。渔灯万盏，鳞次比来，更换睫间幽览，使我眼触成迷，意触冥契，顿超色境胜地。

乘露剖莲雪藕

莲实之味，美在清晨，水气夜浮，斯时正足。若日出露晞，鲜美已去过半。当夜宿岳王祠侧，湖莲最多。晓剖百房，饱啖足味。藕以出水为佳，色绿为美，旋抱西子一湾，起我中山久渴，快赏旨哉！口之于味何甘哉？况莲德中通外直，藕洁秽不可污，此正幽人素心，能不日茹佳味？

空亭坐月鸣琴

夏日山亭对月，暑气西沉，南薰习习生凉，极目遥山，盘郁冰镜，两湖隐约，何来钟磬？抱琴弹月，响遏流云。高旷抚《秋鸿出塞》，清幽鼓《石上流泉》，《风雷引》可避炎蒸，《广寒游》偏宜清冷，乐矣山居之吟，悲哉楚些之曲，泠然指上《梅花》，寒彻人间烦愦矣。噫！何能即元亮无弦之声，得尘世钟期之所哉？宜正音为之绝响。

观湖上风雨欲来

山阁五六月间，风过生寒，溪云欲起，山色忽阴忽晴，湖光乍开乍合。浓云影日，自过处段段生阴，云走若飞，故开合甚疾。此景静玩，可以忘饥。顷焉风号万壑，雨横两间，骇水腾波，湖烟泼墨，观处心飞神动，诚一异观哉！有时龙见，余曾目睹龙体，仅露数尺，背抹螺青，腹闪珠白，矫矫盘盘，滃云卷雨，湖水奔跳，奋若人立，浪花喷瀑，自下而升，望惊汩急漂疾，澎湃汹涌，移时乃平。对此水天浑合，恍坐洪濛，空中楼阁飞动，不知身在何所。因思上古太素简朴无华，是即雨中世界，要知一切生灭本空，何尔执持念根，不向无所有中解脱？

步山径野花幽鸟

山深幽境，夏趣颇多。当残春初夏之时，步入林峦，松枝交映。遐观远眺，曲径通幽。野花隐隐生香，而嗅味恬淡，非檀麝之香浓；山禽关关鼓舌，而清韵闲雅，非笙簧之声巧。此皆造化机局，娱目悦心，静赏无厌。时抱焦桐，向松阴石上，抚一二雅调，萧然景会幻身，是即画中人物。远听山村茅屋傍午鸡鸣，伐木丁丁，樵歌相答。经丘寻壑，更出世外几层。此景无竞无争，足力所到，何地非我传舍？又何必与尘俗恶界，区区较尺寸哉？

四时调摄笺　秋卷

秋三月调摄总类

《礼记》:"西方曰秋，秋者，愁也。愁之以时，察守义也。"《太元经》曰:"秋者，物皆成象而聚也。"《管子》曰:"秋者，阴气始下，故万物收。"《淮南子》曰:"秋为矩，矩者，所以方万物也。"《汉律志》曰:"少阴者，西方也。西者，迁也，阴气迁落，万物鞪子由切敛，乃成熟也。"当审时节宣，调摄以卫其生。

立秋，金相；秋分，金旺；立冬，金休；冬至，金废；立春，金囚；春分，金死；立夏，金殁；夏至，金胎，言金孕于火土之中也。

臞仙月占主疾

七月，甲子日忌雷，多暴疾；晦日忌风，主多痛。

八月，秋分后忌多霜，主病。

九月，忌行夏令，主多鼽嚏。

秋月气数主属之图

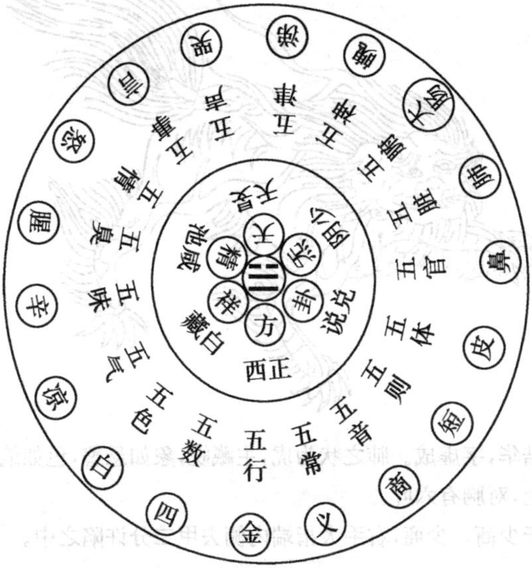

秋曰三秋、九秋、白藏气白而藏万物也、素秋、素商、高商。

天曰旻天愍物之凋零也。

风曰商风、商飔、素风、凄风、高风、凉风、悲风、清风、谢风。

景曰朗景、澄景、清景。

时曰凄辰、霜辰。

节曰素节、商节。

草曰衰草、白草。

木曰疏木、衰林、霜柯、霜林、疏林。

肺神图

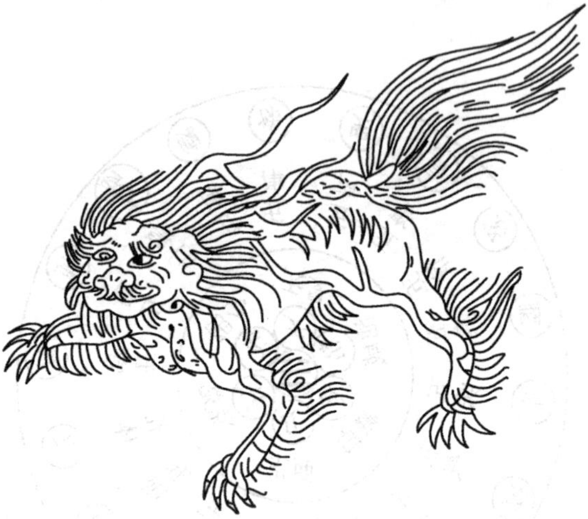

神名皓华，字虚成。肺之状为虎，主藏魄，象如悬磬，色如缟映红。生心上，对胸有六叶。

脉出于少商。少商，右手大指端内侧去甲二分许陷之中。

肺脏秋旺论

肺属西方金，为白帝神，形如白虎，象如悬磬，色如缟映红。居五脏之上，对胸，若覆盖然，故为华盖。肺者，勃也，言其气勃郁也。重三斤三两，六叶两耳，总计八叶。肺为脾子，为肾母，下有七魄，如婴儿，名尸狗、伏尸、雀阴、吞贼、非毒、阴秽、辟臭，乃七名也。夜卧及平旦时，叩齿三十六通，呼肺神及七魄名，以安五脏。鼻为之宫，左为庚，右为辛。在气为咳，在液为涕，在形为皮毛也。上通气至脑户，下通气至脾中，是以诸气属肺，故肺为呼吸之根源，为传送之宫殿也。肺之脉出于少商，又为魄门。久卧伤气，肾邪入肺则多涕，肺生于右为喘咳。大肠为肺之府，大肠与肺合，为传泻行导之府。鼻为肺之官，肺气通则鼻知香臭。肺合于皮，其荣毛也，皮枯而发落者，肺先死也。肺纳金，金受气于寅，生于巳，旺于酉，病于亥，死于午，墓于丑，为秋，日为庚辛，为申酉。其声商，其色白，其味辛，其臭腥，心邪入肺则恶腥也。其性义，其情怒。肺之外应五岳，上通太白之精，于秋之旺日，存太白之气入于肺，以助肺神。肺风者，鼻即塞也；容色枯者，肺干也；鼻痒者，肺有虫也；多恐惧者，魄离于肺也；身体黧黑者，肺气微也；多怒气者，肺盛也；不耐寒者，肺劳也，肺劳则多睡。好食辛辣者，肺不足也；肠鸣者，肺气壅也。肺邪自入者，则好哭，故人之颜色莹白者，则肺无病也。肺有疾，用呬以抽之，无故而呬，不祥也。秋三月金旺主杀，万物枯损，故安其魄而存其形者，当含仁育物，施惠敛容，藏阳分形，万物收杀，雀卧鸡起，斩伐草木，以顺杀气，长肺之刚，则邪气不侵。逆之则五脏乖而百病作矣。

相肺脏病法

肺病热，右颊赤，肺病，色白而毛槁，喘咳气逆，胸背四肢烦痛，或梦美人交合，或见花幡、衣甲、日月、云鹤、贵人相临。肺虚则气短，不能调息；肺燥则喉干；肺风则多汗畏风，咳如气喘，旦善暮甚。病气上逆，急食苦以泄之。又曰宜酸以收之，用辛以补之，苦以泻之。禁食寒，肺恶寒也。肺有病，不闻香臭，鼻生息肉，或生疮疥，皮肤燥痒，气盛咳逆，唾吐脓血，宜服排风散。

排风散 用治皮肤疮癣疥癞，气满咳嗽，涕唾稠酽。

人参三钱 丹参五分 防风三钱 天雄三钱，炮 秦艽三钱 山茱萸三钱 沙参二钱 虎骨酥炙五钱 山药五钱 天麻六钱 羌活三钱

上为末，食前米饮调服三钱。为丸亦可。

修养肺脏法

当以秋三月朔望旭旦，向西平坐，鸣天鼓七，饮玉泉三，注云：

饮玉泉者，以舌抵上腭，待其津生满口，嗽而咽之，凡三次也。然后瞑目正心，思吸兑宫白气入口，七吞之，闭气七十息。此为调补神气，安息灵魄之要诀也，当勤行之。

六气治肺法

吐纳用呬，以鼻微长引气，以口呬之，勿使耳闻。皆先须调气令和，然后呬之。肺病甚，大呬三十遍，细呬三十遍，去肺家劳热，气壅咳嗽，皮肤燥痒，疥癣恶疮，四肢劳烦，鼻塞，胸背疼痛。依法呬之，病去即止，过度则损。呬时用双手擎天为之，以导肺经。

肺脏导引法七八九月行之

可正坐，以两手据地，缩身曲脊，向上三举，去肺家风邪积劳。又当反拳捶背上，左右各三度，去胸臆闭气风毒。为之良久，闭目叩齿而起。

黄帝制护命茯苓丸

黄帝曰："秋三月治病如何？"岐伯曰："当服补肾茯苓丸，主治肾虚冷，五脏内伤，头重足浮，皮肤燥痒，腰脊疼痛，心胃咳逆，口干舌燥，痰涎流溢，恶梦遗精，尿血滴沥，小腹偏急，阴囊湿痒，喘逆上壅，转侧不得，心常惊悸，目视茫茫，饮食无味，日渐羸瘦，医不能治，此方奇效。"

茯苓一两　防风六钱　白术一两　细辛三钱　山药一两　泽泻四钱　附子炮，便制，五钱　紫菀五钱　独活五钱　芍药一两　丹参五钱　桂五钱　干姜三钱　牛膝五钱　山茱萸肉，五钱　黄芪一两　苦参三钱

上为末，蜜丸，如桐子大。先服每七丸，日再服。

秋季摄生消息论

秋三月，主肃杀。肺气旺，味属辛。金能克木，木属肝，肝主

酸。当秋之时，饮食之味宜减辛增酸以养肝气。肺盛则用呬以泄之。立秋以后，稍宜和平将摄。但凡春秋之际，故疾发动之时，切须安养，量其自性将养。秋间不宜吐并发汗，令人消烁，以致脏腑不安，惟宜针灸，下利，进汤散以助阳气。又若患积劳、五痔、消渴等病，不宜吃干饭炙煿并自死牛肉、生鲙、鸡、猪、浊酒、陈臭咸醋、粘滑难消之物，及生菜、瓜果、鲊酱之类。若风气冷病、痃癖之人，亦不宜食。若夏月好吃冷物过多，至秋患赤白痢疾兼疟疾者，宜以童子小便二升，并大腹槟榔五个细剉，同便煎取八合，下生姜汁一合，和收起腊雪水一盅，早朝空心，分为二服，泻出三两行。夏月所食冷物，或膀胱有宿水冷脓，悉为此药祛逐，不能为患。此汤名承气，虽老人亦可服之，不损元气，况秋痢又当其时。此药又理脚气诸气，悉可取效。丈夫泻后两三日，以韭白煮粥，加羊肾同煮，空心服之，殊胜补药。又当清晨睡醒，闭目叩齿二十一下，咽津，以两手搓热熨眼数多，于秋三月行此，极能明目。又曰：秋季谓之容平，天气以急，地气以明。早卧早起，与鸡俱兴，使志安宁，以缓秋刑。收敛神气，使秋气平。无外其气，使肺气清。此秋气之应，养收之道也。逆之则伤肺，冬为飧泄，奉藏者少。秋气燥，宜食麻以润其燥。禁寒饮并穿寒湿内衣。《千金方》曰："三秋服黄芪等丸一二剂，则百病不生。"

《金匮要略》曰："三秋不可食肺。"

《四时纂要》曰："立秋后，宜服张仲景八味地黄丸，治男女虚弱百疾，医所不疗者。久服身轻不老。

熟地黄八两　薯蓣四两　茯苓二两　牡丹皮二两　泽泻二两　附子童便制炮，一两　肉桂一两　山茱萸四两，汤泡五遍

上为细末，蜜丸，如桐子大。每日空心酒下二十丸，或盐汤下。稍觉过热，用凉剂一二帖以温之。"

《云笈七签》曰："秋宜冻足冻脑，卧以头向西，有所利益。"

《养生论》曰："秋初夏末，热气酷甚，不可脱衣裸体，贪取风凉。五脏俞穴皆会于背，或令人扇风，夜露手足，此中风之源也。

若觉有疾，便宜服八味地黄丸，大能补理脏腑，御邪。仍忌三白，恐冲药性。”

“秋三月卧时，头要向西，作事利益。”

《本草》曰：“入秋小腹多冷者，用古时砖煮汁热服之。又用热砖熨肚三五度，瘥。”

《书》曰：“秋气燥，宜食麻以润其燥，禁寒饮食，禁早服寒衣。”

“秋三月，六气十八候，皆正收敛之令，人当收敛身心，勿为发扬驰逞。”

《书》曰：“秋伤于湿，上逆而咳，发为痿厥。”

又曰：“立秋日勿宜沐浴，令人皮肤粗糙，因生白屑。”

又曰：“八月望后少寒，即用微火暖足，勿令下冷。”

《养生书》曰：“秋谷初成，不宜与老人食之，多发宿疾。”

秋三月合用药方

七宝丹 治久患泻痢，疗不瘥者，服之即效。老人反脾泄滑，正宜服此。

附子童便和黄泥炮，五钱 当归一两 干姜五钱 吴茱萸 厚朴姜汁炒 花椒各三钱 舶上硫黄八钱，此物最少，出倭夷海舡上，作灰涂缝者佳。人不多见，俱以市硫有油者用之。舶硫色如蜜黄，中有金红处，如七月石榴皮色，打开俨若水晶，有光，全非松脆，性如石硬者真。

上七味为末，米醋和成两团，以白面和作外衣，裹药在内，如烧饼包糖一般。文武火煅面熟，去面，捣为末，蜜丸，桐子大。诸痢泻，米汤下二十丸，空心日午服。宿食气痛不消，以姜盐汤下。

摄脾丸 治秋来脏腑虚冷，泄泻不足。

木香 诃子炮去核 厚朴生姜汁炒 五倍子微炒 白术土炒，各等分

上为末，炊粟米饭为丸，桐子大。每服十丸，米饮送下。

葳灵仙丸 治老壮肺气壅滞，涎嗽间作，胃脘痰塞，痞闷

不快。

龙脑薄荷一两　皂角一斤，不蛀肥者，用河水浸洗，去黑皮，置砂器中揉擦作稠水，去渣筋熬成膏，多少取用　葳灵仙洗去土，焙用四两

三味共搜为丸，桐子大。每三十丸，临卧生姜汤下。

保救丹　治秋后发嗽，远年冷嗽，遇秋又发，并劳嗽痰壅。

蛤蚧一个，男取雄腰上一截，女用雌腰下一截　地黄熟烂如饴，一钱　皂角不蛀的，酥炙，去黑皮，用二定　杏仁二钱，童便浸一周时，去皮尖，入蜜炒黄　半夏三钱，水煮内不见白　五味子二钱　丁香三钱

为末，蜜丸，桐子大。食前一服五丸，姜汤下。

二仁膏　治老人膈滞，肺疾痰嗽，又名生姜汤。

杏仁四两，去皮尖　桃仁五钱，去皮　生姜六两，去皮切之　甘草一钱　盐五钱

上以二仁同姜，湿纸裹包研细，入甘草与盐，瓶内收贮，用汤点服。

太上肘后玉经八方

☷　坤卦西南　风后四扇散

五灵脂三两，延年益命　仙灵皮三两，强筋骨　松脂二两，去风痫　泽泻二两，强肾　白术二两，益气力　干姜二两，益气　生地黄五两，补髓血　石菖蒲三两，益心神　肉桂二两，补不足　云母粉三两，长肌肥白

上药十物，如法捣洗一万杵，炼蜜为丸，桐子大。日三四十丸。

☱　兑卦正西　夏姬杏金丹

杏子六斗，煮水滚三四沸，放下杏子，以手或棍捶摩，令皮去。大煮半晌，漉起放盆中去核，清汁得若干。取铁锅放糠火上，以羊脂油四斤，擦入釜中，擦之不已，尽此四斤脂为止。下杏釜中熬之，糠火细细不断，三四日药成，如金光五彩色。每服一二匙，服之变老成少，颜色美好，夏姬服之上升。

七月事宜

《孝经纬》曰:“大暑后十五日,斗指坤,为立秋。秋者,揫也,物于此而揫敛也。后十五日,斗指申,为处暑,言渎暑将退,伏而潜处也。律夷则,夷者,伤也;则者,法也,言金气始肃,万物于此凋伤,犹被刑戮之法也。”《晋乐志》:“七月为申,申者,身也,言万物身体皆成就也。时为龙火西颓。”《提要》曰:“七月为兰月。”又曰:“首秋、上秋、兰秋,肇秋。”

“是月也,天道东北行,作事出行宜向东北,吉。不宜用申日,犯月建,作事不吉。”

《白云杂忌》曰:“七日取麻勃一升,并人参半升合蒸,气尽令遍,服一刀圭,令人心地聪明。”

《云笈七签》云:“七日曝皮裘,可以避蛀。”

《家塾事亲》曰:“七日取角蒿置毡褥书籍中,可以避蠹。”《法天生意》云:“又可避蛇。收芙蓉叶可以治肿,干为末,醋调一味敷肿上,可消。”

《常氏日录》曰:“七月上甲日,采枸杞花,八月上酉日治,服之。”又云:“立秋日人未起时,汲井水长幼皆少饮之,却病。”

《法天生意》云:“七日取百合根熟捣,新瓦器盛之,挂于屋内阴干百日,拔白以此掺之,可生黑发。”又云:“是日取蜂窠中蜂蛹子一窠,阴干为末,用蜜调涂,可除面鼾。”又云:“七日取萤火十四枚,撚白发自黑。”

《常氏日抄》云:“七月采蒺莉子,阴干捣末,食后服,治眼失明。”

《法天生意》曰:“秋三月戊子、己亥、庚子、辛亥,宜炼丹药,宜入山修道。”

《云笈七签》曰:“是月十六日,剪指甲烧灰服之,能灭九虫三尸。”

又曰:“十一日,取枸杞煎汤沐浴,令人不老不病。二十三日沐,令发不白。二十五日沐,令人寿长。”

《千金月令》曰："七月暑气将伏，宜食稍凉，以为调摄。法用竹叶一把，栀子二个，切碎，用水熬煎，澄清去渣，用淘粳米磨作泔粉服。

神仙饵松实法："七月，取松卵中仁，去木皮，捣如膏。每服鸡子大一团，日三服。久服身轻，三百日后可行五百里之远。即各山松卵内小子，过七月即暴出无寻矣。非常食北来大松子也。"

竹叶粥：中暑者宜用。竹叶一握，山栀一枚，煎汤去渣，下米煮粥，候熟，下盐花点之。进一二杯即愈。

立秋太阳未升，采楸叶熬膏，搽疮疡，立愈，名楸叶膏。熬法以叶多方稠。"

又曰："七月七日采莲花七分，八月八日采藕根八分，九月九日采莲实九分，阴干捣细，炼蜜为丸，服之令人不老。千叶莲服之，令人羽化。"

又曰："七日取乌鸡血，和三月三日收起之桃花片，为末，涂面，令人莹白如玉。"

又曰："取赤小豆，男女各吞七粒，令人终岁无病。"

《家塾事亲》曰："七日取蜘蛛一枚着领中，使人不忘。七日取槐角子熟捣成汁，纳铜钵中晒成膏，捏为鼠屎大，纳肛门内，每日三次，治痔及百疮，大效。"

又曰："七日取苦瓠白瓤绞汁一合，以醋一升，古钱七个，和匀，以火煎之，令稀稠得所。点入眼眦中，治眼黑暗。"

又"七日采麻花，五月五日收麻叶，捣作炷圆，灸生瘰疬疮上百壮，次烧胡桃松脂研敷即愈。"

《法天生意》曰："七日采麻花，阴干为末，乌麻油浸，每夜擦上，眉毛脱落者立生。"

"是月二十三日、二十八日拔白，永不再生。"

"七月五日是三会日，宜修迎秋斋。"

《修真指要》："中元十五日，可修斋谢罪。"

立秋日，用水吞赤小豆十四粒，一秋可免赤白痢疾。

"七夕乞巧，使蜘蛛结万字，造明星酒、同心脍。"

《本草》云："七月七日采慎火花、苗、叶五两，盐三两，同捣绞汁，治热毒，并小儿痘疹不出，在皮肤内者，以此汁手蘸摩之，日再即出。丹疮亦如此法。"

七月事忌

"七月，日时不宜用申，犯月建，百事不利。初八、二十二，忌裁衣交易。"

"初七日勿想恶事。"

《白云忌》曰："七月勿食莼，上有蠲虫，害人。勿食韭，损目。"

《千金方》曰："勿食鹿獐，动气。勿食茱萸，伤神气。"

孙真人曰："勿食雁，伤人。勿多食菱肉，动气。勿食生蜜，令人暴下霍乱。勿食猪肺，勿多食新姜。"

《法天生意》曰："立秋后十日，瓜宜少食。"

《月令》云："立秋勿食煮饼及水溲饼，勿多食猪肉，损人神气。"

《杨公忌》曰："初一日、二十九日不宜问疾。"

"是月初七为道德腊，十五日为中元，二日戒夫妇入房。"

七月修养法

秋七月，审天地之气，以急正气，早起早卧，与鸡俱起，缓逸其形，收敛神气，使志安宁。卦否，否者，塞也，天地塞，阴阳不交之时也。故君子勿妄动。生气在午，坐卧宜向正南。

孙真人《养生》曰："肝心少气，肺脏独旺，宜安静性情，增咸减辛，助气补筋，以养脾胃。毋冒极热，勿恣凉冷，毋发大汗，保全元气。"

《灵剑子》导引法

以两手抱头项，宛转回旋俯仰，去胁、肋、胸、背间风气。肺脏诸疾，宜通项脉，左右同正月法。又法：以两手相叉，头上过去，左右伸曳之，十遍。去关节中风气，治肺脏诸疾。

陈希夷孟秋二气导引坐功图势

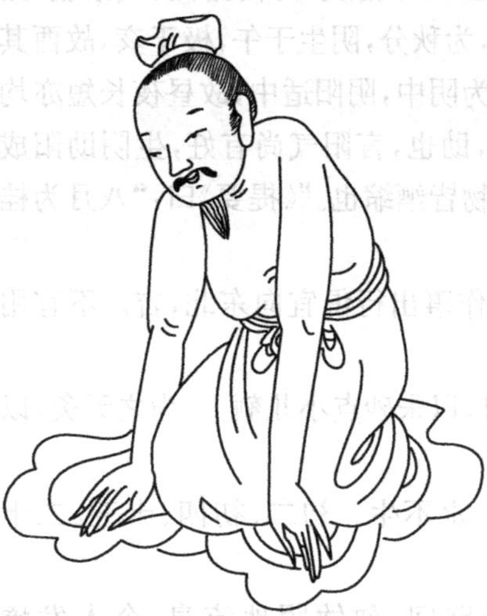

立秋七月节坐功图

运主太阴四气。

时配足少阳胆相火。

坐功：每日丑寅时正坐，两手托地，缩体闭息，耸身上踊。凡七八度，叩齿，吐纳咽液。

治病：补虚益损，去腰肾积气，口苦，善太息，心胁痛，不能反侧，面尘体无泽，足外热，头痛，颔痛，目锐眥痛，缺盆肿痛，腋下肿，汗出振寒。

处暑七月中坐功图

运主太阴四气。

时配足少阳胆相火。

坐功：每日丑寅时正坐，转头左右举引，就反两手捶背各五七度，叩齿，吐纳咽液。

治病：风湿留滞，肩背痛，胸痛，脊膂痛，胁肋髀膝经络外至胫绝骨外踝前及诸节皆痛，少气，咳嗽，喘渴上气，胸背脊膂积滞之疾。

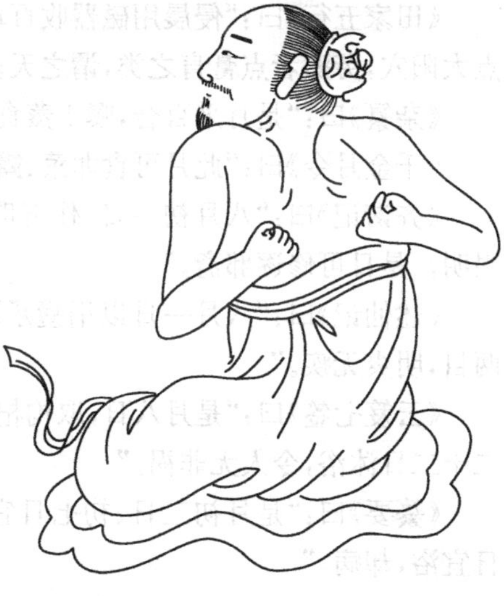

八月事宜

《孝经纬》曰:“处暑后十五日,斗指庚,为白露,阴气渐重,露凝而白也。后十五日,斗指酉,为秋分,阴生于午,极于亥,故酉其中分也。仲月之节为秋分,秋为阴中,阴阳适中,故昼夜长短亦均焉。律南吕,南者,任也,吕者,助也,言阳气尚有妊,生阴助阳成功也。辰酉,酉者,緧也,谓时物皆緧缩也。”《提要》曰:“八月为桂月,为仲商。”

《玄枢》曰:“天道东北行,作事出行俱宜向东北,吉。不宜用酉日,犯月建,不吉。”

《荆楚记》曰:“是月初十日,以朱砂点小儿额上,为之天灸,以厌疾也。”

《纂要》曰:“十九日拔白,永不生。初二、初四、十五、二十五同。”

《云笈七签》云:“是月行路间,勿饮阴地流泉,令人发瘴脚软。”

“社日,人家襁褓儿女俱令早起,恐社翁为祟。与春社同。”

《田家五行》曰:“侵晨用磁器收百草头上露,磨浓墨。头痛者点太阳穴,劳瘵者点膏肓之类,谓之天灸。”

《杂纂》曰:“是月采百合,曝干蒸食之,甚益气力。”

《千金月令》曰:“此月可食韭菜、露葵。”

《齐谐记》曰:“八月初一日,作五明囊盛取百草头露以洗眼,眼明。是日可修逐邪斋。”

《述仙记》曰:“八月一日以绢囊承取柏树下露,如珠子,取拭两目,明爽无疾。”

《云笈七签》曰:“是月八日,取枸杞煎汤沐浴,令人不老不病。二十二日沐浴,令人无非祸。”

《纂要》曰:“是月初三日、初七日宜沐浴,令人聪明。二十五日宜浴,却病。”

《图经》曰："八月楮实子红熟，甲子日采来，水浸去皮瓤。仙方单服其实，水服二钱，服久乃佳。"

又云："采柏子，晒干为末，服方寸匙，稍增至多。欲绝谷，恣意取饱，渴则饮水，久服延年。"

《云笈七签》曰："二十五日天仓开，宜入山修道。"

八月事忌

《千金方》曰："勿食萌芽，伤人神胆，喘悸，胁肋气急。勿多食新姜，勿食生蒜，勿食猪肺，及饴和食，令人发疽。勿食雉肉，勿食猪肚，冬成嗽疾。"

《本草》云："勿食獐肉，动气。勿食芹菜，恐病瘕，发则似颠，小腹胀。勿食生蜜，勿多食生果，勿食鸡子，伤神。勿食蟹，霜降后方可食。蟹盖中膏内有脑骨，当去勿食，有毒。"

《云笈七签》曰："起居勿犯贼邪之风。勿多食肥腥，令人霍乱。"

《千金月令》曰："秋分之日勿杀生，勿用刑，勿处房帷，勿吊丧问疾，勿大醉。君子当斋戒静专以自检。"

"二十九日忌远行，水陆不吉。"

《云笈七签》曰："是月初八日，勿买布买鞋履附足，大忌。"

《杨公忌》曰："二十七日不宜问疾。"

八月修养法

仲秋之月，大利平肃，安宁志性，收敛神气，增酸养肝。勿令极饱，勿令壅塞。是月宜祈谢求福。卦观，观者，观也，风在地上，万物兴昌之时也。生气在未，坐卧宜向西南方，吉。

孙真人《摄养论》曰："是月心脏气微，肺金用事，宜减苦增辛，助筋补血，以养心肝脾胃。勿犯邪风，令人生疮，以作疫痢。十八日，乃天人兴福之时，宜斋戒存想吉事。"

《云笈七签》曰："是月十五日，金精正旺，宜采铜铁，铸鼎剑。"

《内丹秘要》曰："观者，四阴之卦也。斗杓是月戌时指酉，以月建酉也。时焉阴佐阳功，以成万物，故物皆缩小，因时而成矣。喻身中阴符过半，降而入于丹田，吾人当固养保元，以筑丹基。"

《灵剑子》导引法

以两手拳脚胫下十余遍，闭气用力为之。此能开胸膊膈气，去胁中气，治肺脏诸疾。行完，叩齿三十六通以应之。

陈希夷仲秋二气导引坐功图势

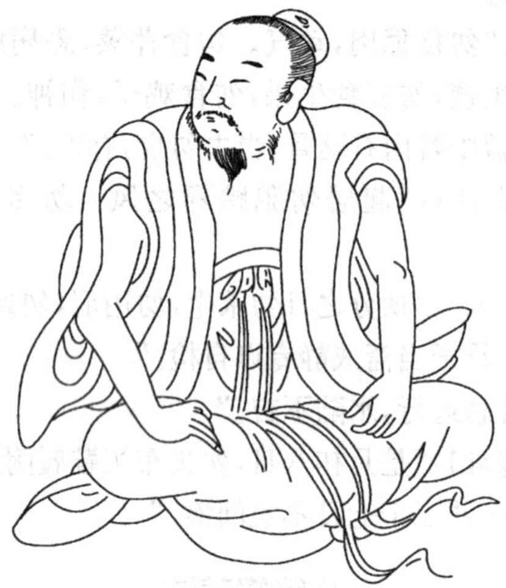

白露八月节坐功图

运主太阴四气。

时配足阳明胃燥金。

坐功：每日丑寅时正坐，两手按膝，转头推引各三五度，叩齿吐纳咽液。

治病：风气留滞腰背经络，洒洒振寒，苦伸数欠或恶人与火，闻木声则惊，狂，疟，汗出，鼽衄，口喎唇胗，颈肿喉痹，不能言，颜黑，呕，呵欠，狂歌上登，欲弃衣裸走。

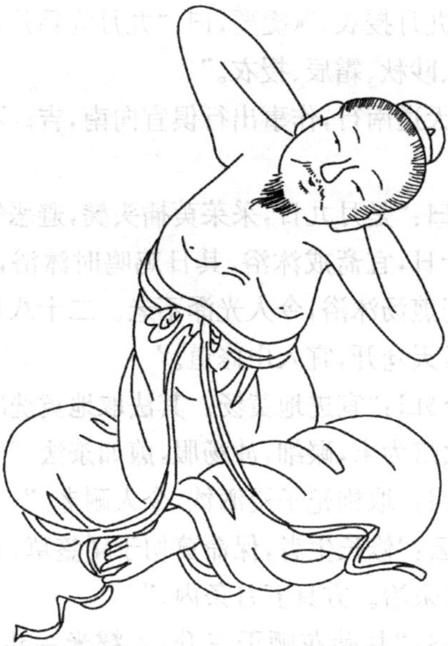

秋分八月中坐功图

运主阳明五气。

时配足阳明胃燥金。

坐功：每日丑寅时，盘足而坐，两手掩耳，左右反侧，各三五度，叩齿吐纳咽液。

治病：风湿积滞胁肋腰股，腹大水肿，膝膑肿痛，膺乳气冲，股伏兔胻外庶足跗诸痛，遗溺失气，奔响腹胀，髀不可转，腘以结，腨似裂，消谷善饮，胃寒喘满。

九月事宜

《孝经纬》曰："秋分后十五日，斗指辛，为寒露，谓露冷寒而将欲凝结矣。后十五日，斗指戌，为霜降，气肃露凝结而为霜矣。故云'驷见而陨霜'。驷，房星也。律无射，射者，出也，言阳气上升，万物收藏，无复出也。然随阳而终，当随阴而起，无终已也。辰为戌，戌者，灭也，谓时物皆衰灭也。"《夏小正》曰："九月纳火。大火，心星也，故九月授衣。"《提要》曰："九月为霜月、菊月、暮秋、末秋、暮商、季商、眇秋、霜辰、授衣。"

"是月也，天道南行，作事出行俱宜向南，吉。不宜用戌日，犯月建，不吉。"

《风土记》曰："是月九日，采茱萸插头鬓，避恶气而御初寒。"

"是月二十日，宜斋戒沐浴，其日鸡鸣时沐浴，令人辟兵。二十一日，取枸杞煎汤沐浴，令人光泽不老。二十八日宜沐浴。"

"二十一日天仓开，宜入山修道。"

《千金月令》曰："宜进地黄汤。其法取地黄洗净，以竹刀切薄晒干。用时，火焙为末，碾细，冲汤服，煎如茶法。"

《四时纂》曰："取枸杞子浸酒饮，令人耐老。"

《病仙方》云："修长生者，保命莫切于豨签草，五月五日、七月七日、九月九日采治。方具五月条内。"

《圣惠方》曰："甘菊花晒干三升，入糯米一斗，蒸熟，菊花搜拌，如常造酒法，多用细面曲，候酒熟，饮一小杯，治头风旋晕等疾。"

《云笈七签》曰："是月采白术，蒸曝九次，晒干为末，日服三次，不饥，延年益寿。"

《食疗本草》曰："此月后宜食野鸭。多年小热疮不愈，食多即瘥。"

"九日采甘菊、茯苓、松柏脂，丸服，令人不老。"

《纂要》曰："是月宜合三勒浆，过此月则不佳矣。用诃梨勒、毘梨勒、庵摩勒三味和核，捣如麻豆大。用三两，次用蜜一斗，以新汲水二斗调匀，倾瓮中，即下三勒熟搅，密封三四日后开。又搅之，以干净布拭去汗，候发定密封，共三十日方成。味甚美，饮之消食下气。"

《西京记》曰："九日佩茱萸，饵糕，饮菊花酒，令人寿长。"

《本草》曰："采太乙余粮，久服不饥，轻身，耐寒暑。"

《吕公记》曰："九日天明时，以片糕搭儿女头额，更祝曰：愿儿百事俱高。作三声。”

又曰：“九日造迎凉脯、羊肝饼，佩瓔木符。”

《千金方》曰：“是月内于戌地开坎，深二三尺，埋炭五斤，土覆。戌为火之墓地，以禳火灾。炭多可加。”

《真诰》曰：“十六日宜拔白，永不生。”

九月事忌

《千金月令》曰：“是月勿食脾，季月土旺在脾也。”

《云笈七签》曰：“季秋节约生冷以防痢疾。勿食新姜，食之成痼疾。勿食小蒜，伤神损寿，魂魄不安。勿食蓼子。勿以猪肝同饴食，冬成嗽病，经年不瘥。勿食雉肉，损人神气。勿多食鸡，令人魂魄不安。九日勿起动床席，当修延算斋。”

《月忌》曰：“勿食犬肉，伤人神气。勿食霜下瓜，冬发翻胃。勿食葵菜，令食不消化。”

《云笈七签》曰：“是月十八日忌远行。”

《杨公忌》曰：“二十七日不宜问疾。”

九月修养法

季秋之月，草木零落，众物伏蛰，气清，风暴为朗，无犯朗风，节约生冷，以防疠病。二十八日，阳气未伏，阴气既衰，宜进补养之药以生气。卦剥，剥，落也。阴道将旺，阳道衰弱，当固精敛神。生气在申，坐卧宜向西南。

孙真人曰：“是月阳气已衰，阴气大盛，暴风时起，切忌贼邪之风以伤孔隙。勿冒风邪，无恣醉饱。宜减苦增甘，补肝益肾，助脾胃，养元和。”

《灵剑子》导引法

九月十二日已后用，补脾。以两手相叉于头上，与手争力，左右同法行之。治脾脏四肢，去胁下积滞风气，使人能食。

陈希夷季秋二气导引坐功图势

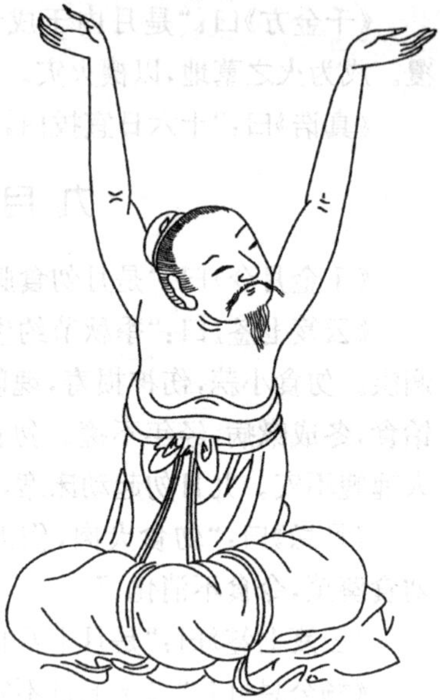

寒露九月节坐功图

运主阳明五气。

时配足太阳膀胱寒水。

坐功：每日丑寅时，正坐，举两臂踊身上托，左右各三五度，叩齿吐纳咽液。

治病：诸风寒湿邪挟胁腋经络动冲头痛，目似脱，项如拔，脊痛腰折，痔，疟，狂，颠痛，头两边痛，头囟顶痛，目黄泪出，鼽衄，霍乱诸疾。

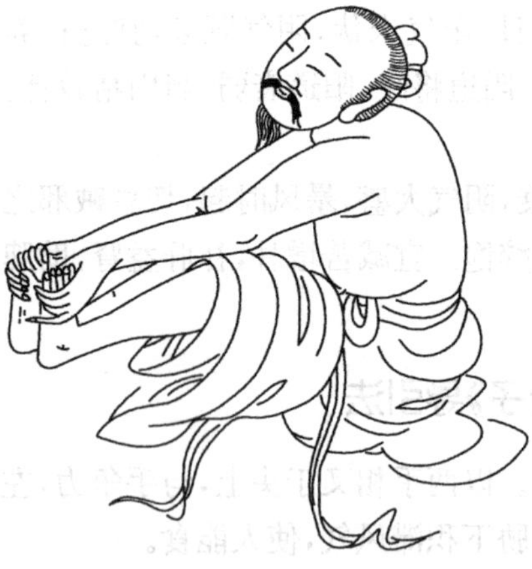

霜降九月中坐功图

运主阳明五气。

时配足太阳膀胱寒水。

坐功：每日丑寅时，平坐，舒两手，攀两足，随用足间力纵而复收五七度，叩齿吐纳咽液。

治病：风湿痹入腰脚，髀不可曲，腘结痛，腨裂痛，项背腰尻阴股膝髀痛，脐反出，肌肉痿，下肿，便脓血，小腹胀痛，欲小便不得，脏毒，筋寒脚气，久痔脱肛。

秋时逸事

风起鳜肥

《海录碎事》:“秋风起而鳜鱼肥,秋当饱鳜。”

围棋争胜

《西京记》曰:“汉宫中,八月四日出北户,竹下对局,胜者终年有福,负者多病。”

彩丝续命

八月四日以彩丝就北辰星下,祝求长命。

菊花称寿

《唐书》:“君臣秋登慈恩浮图,献菊花酒称寿。”

思莼鲈

张季鹰为齐王曹掾,见秋风起,思吴中莼羹菰米鲈鱼鲙,叹云:“人生贵适志,何能羁宦数百里外以要名爵乎?”乃歌曰:“秋风起兮木叶飞,吴江水清鲈鱼肥。”命驾而归。南人作鲙名郎官鲙,因张得名耳。

登南楼

庾亮赏月,登南楼,据胡床,与浩等谈咏竟夕,老子兴趣不浅。

怀故里

王粲观秋月,怀弟妹故里而伤神。

曝犊鼻裈

七月七日法当晒衣。诸阮所晒皆绨锦，咸乃挑犊鼻裈曝于庭，曰："未能免俗，聊复尔耳。"

晒腹中书

七月七日郝隆曝腹，云："晒腹中书。"

穿针乞巧

唐天宝中，彩结百丈高楼上，陈花果酒炙，祀牛女，穿针乞巧。

占蛛丝

七夕，妇女陈瓜果祀牛女，次早，以瓜上得蛛网为得巧。

盂兰盆供

七月十五日，目连以百味五果盛盘中，作咒愿以度母。

广陵观涛

枚乘《七发》曰："八月之望，观涛于广陵之曲江。"

梯云取月

唐太和中，周生有道术，中秋夜与客会，月色方莹，彼云："我能取月置之怀袂。"因即取箸数百条，绳而驾之，曰："我梯此取月。"少顷，以手举衣，怀中出月寸许，光色照映，寒入肌骨。

登高避厄

汝南桓景随费长房游，语云："九月九日汝家有灾，可佩萸登高，饮菊花酒以避，此祸可消。"

佩萸食饵

武帝宫中，九月九日佩萸食饵，饮菊花酒，以期永年。

孟嘉落帽

嘉为桓温参军，九月九日温游龙山，有风至，吹嘉帽落，嘉不知顾。

登戏马台

宋武帝在彭城，九月九日登项羽戏马台。齐高祖登商飙馆，谓之九日台。

摘菊盈把

渊明九日无酒，宅边菊摘盈把而坐望，有白衣送酒，大饮而醉。

赐菊延寿

魏文帝赐钟繇秋菊云："谨奉一束，以助彭祖之术。"

尚食枣糕

二社重阳，以枣为糕，或加以栗以肉。又《梦华录》曰："重九，都人以粉面为蒸糕相遗，上插剪彩小旗，糁饤果实如石榴子、栗子、银杏、松子之类。"

满城风雨

《溪堂集》云："潘邠老有'满城风雨近重阳'之句。今去重阳四日而雨大作，遂以邠老之句续为三绝，其最云：满城风雨近重阳，无奈黄花恼意香。雪浪翻天迷赤壁，令人西望忆潘郎。"

中元大献

《道经》:“七月望日作玄都大献,花果、旛幢、清馐饮食供诸圣众,欲求饿鬼满足,得还人中。”

登山坐湖

登龙山事见前,颜测作《九日北湖诗》云:“亭席敛徂蕙,澄湖泛初兰。”

月帐风帏

《白纻诗》云:“罗帐含月思心伤。”潘岳赋曰:“颈风戾而推帏。”

霜阶风隙

夏侯诗曰:“阶缟缟以受霜。”谢诗云:“秋首风绕隙。”

服黄佩赤

《太清草木方》云:“九日采黄花与茯苓服之,延年。”《西京记》曰:“佩赤茱萸,令人寿长。”

高子秋时幽赏十二条

西泠桥畔醉红树

西泠在湖之西,桥侧为唐一庵公墓,中有枫柏数株,秋来霜红雾紫,点缀成林,影醉夕阳,鲜艳夺目。时携小艇,扶尊登桥吟赏,或得一二新句,出携囊红叶笺书之,临风掷水,泛泛随流,不知飘泊何所,幽情耿耿撩人。更于月夜相对,露湿红新,朝烟凝望,明霞艳日,岂直胜于二月花也?西风起处,一叶飞向尊前,意似秋色怜人,令我腾欢豪举,兴薄云霄,翩翩然神爽哉!何红叶之得我邪?所患一朝枯朽,摧为爨桐,使西泠秋色,色即是空,重惜不住色相，终为毕竟空也。谁能为彼破却生死大劫哉？他日因果，我当作伤时命以吊。

宝石山下看塔灯

保俶为省中第一高塔，七级燃灯，周遭百盏，星丸错落，辉煌烛天，极目高空，恍自九霄中下。灯影澄湖，水面又作一种色相，霞须滉荡，摇曳长虹，夜静水寒，焰射蛟窟。更喜风清湖白，光彩俨驾鹊桥，得生羽翰，便想飞步绳河彼岸。忽闻钟磬，半空梵音，声出天上，使我欲念色尘，一时幻破，清净无碍。

满家巷赏桂花

桂花最盛处，惟两山龙井为多，而地名满家巷者，其林若墉若栉，一村以市花为业，各省取给于此。秋时策蹇入山看花，从数里外便触清馥。入径，珠英琼树，香满空山，快赏幽深，恍入灵鹫金粟世界。就龙井汲水煮茶，更得僧厨山蔬野蔌作供，对仙友大嚼，令人五内芬馥。归携数枝，作斋头伴寝，心清神逸，虽梦中之我，尚在花境。旧闻仙桂生自月中，果否？若问托根广寒，必凭云梯，天路可折，何为常被平地窃去？疑哉！

三塔基听落雁

秋风雁来，唯水草空阔处择为栖止。湖上三塔基址，草丰沙阔，雁多群呼下集，作解阵息所。携舟夜坐，时听争栖竞啄，影乱湖烟，宿水眠云，声凄夜月，基畔呖呖嘹嘹，秋声满耳，听之黯然。不觉一夜西风，使山头树冷浮红，湖岸露寒生白矣。此听不悦人耳，惟幽赏者能共之。若彼听鸡声而起舞，听鹃声而感变者，是皆世上有心人也，我则无心。

胜果寺月岩望月

胜果寺左，山有石壁削立，中穿一窦，圆若镜然。中秋月满，与隙相射，自窦中望之，光如合璧。秋时当与诗朋酒友赓和清赏，更听万壑江声，满空海色，自得一种世外玩月意味。左为故宋御教场，亲军护卫之所，大内要地，今作荒凉僻境矣。何如镜隙，阴晴常满，万古不亏，区区兴废，尽入此石目中，人世搬弄，窃为冷眼偷笑。

水乐洞雨后听泉

洞在烟霞岭下，岩石虚豁，嵚岈邃窈，山泉别流，从洞隙滴滴，声韵金石。且泉味清甘，更得雨后泉多，音之清泠，真胜乐奏矣。每到以泉沁吾脾，石漱吾齿，因思苏长公云："但向空山石壁下，受此有声无用之清流。"又云："不须写入薰风弦，纵有此声无此耳。"我辈岂无耳哉？更当不以耳听以心听。

资岩山下看石笋

资岩在灵隐西壁，山下有石状若笋形，圆削卓立，高可百尺，巑岏秀润，凌空插云。更喜四顾山峦，若层花吐萼，皱縠叠浪，巍峨曲折，穿幽透深。林木合抱，皆自岩窦拔起，不土而生。旧传此山韫玉，故腴润若此。但山石间水迹波纹，不知何为有之，亦不知有自何时，岂沧海桑田说也？更爱前后石壁，唐宋游人题名甚多。进此有枫林坞，秋色变幻，种种奇观，窈窕崎岖，不胜腾涉矣。时当把酒鲸吞，倚云长啸，使山谷骇应，增我济胜之力数倍。

北高峰顶观海云

北高峰为湖山第一高处，绝顶环眺，目及数里。左顾澄湖，匣开妆镜，金饼晶莹；右俯江波，绳引银河，玉虬屈曲。前后城郭室庐，郊原村落，渺若片纸画图，鳞次黑白点点耳。雄哉，目中之观哉！时间日晷将西，海云东起。恍见霄雾溟蒙，朝烟霏拂，泄泄萦纡，英英层叠，横截半空，澖合无际，四野晚山，浮浮冥漠矣。即此去地千尺，离俗数里，便觉足蹑天风，著眼处不知家隔何地。矧吾生过客，原无挂碍，何为受彼世缘束缚，不作尘外遐想？

策杖林园访菊

菊为花之隐者，惟隐君子山人家能艺之，故不多见，见亦难于丰美。秋来扶杖，遍访城市林园，山村篱落。更挈茗奴从事，投谒花主，相与对花谈胜，或评花品，或较栽培，或赋诗相酬，介酒相劝，擎杯坐月，烧灯醉花，宾主称欢，不忍执别。暮去朝来，不厌频过，此兴何乐？时乎东篱之下，菊可采也，千古南山，悠悠见之，何高风隐德，举世不见元亮？

乘舟风雨听芦

秋来风雨怜人，独芦中声最凄黯。余自河桥望芦，过处一碧无际，归枕故丘，每怀拍拍。武林唯独山王江泾百脚村多芦。时乎风雨连朝，能独乘舟卧听，秋声远近，瑟瑟离离，芦苇萧森，苍苍蔌蔌，或雁落哑哑，或鹭飞濯濯，风逢逢而雨沥沥，耳洒洒而心于于，寄兴幽深，放怀闲逸。舟中之人谓非第一出尘阿罗汉耶？避嚣炎而甘寥寂者，当如是降伏其心。

保俶塔顶观海日

保俶塔游人罕登其颠，能穷七级，四望神爽。初秋时，夜宿僧房，至五鼓起登绝顶，东望海日将起，紫雾氤氲，金霞漂荡，亘天光彩，状若长横匹练，圆走车轮，或肖虎豹超骧，鸾鹤飞舞，五色鲜艳，过目改观，瞬息幻化，变迁万状。顷焉阳谷吐火，千山影赤，金轮浴海，闪烁荧煌，火镜浮空，朣胧辉映，丹焰炯炯弥天，流光赫赫动地。斯时惟启明在东，晶丸灿烂，众星隐隐，不敢为颜矣。长望移时，令我目乱神骇，陡然狂呼，声振天表。忽听筹报鸣鸡，树喧宿鸟，大地云开，露华影白。回顾城市嚣尘，万籁滚滚生动，空中新凉逼人，凛乎不可留也。下塔闭息敛神，迷目尚为云霞眩彩。

六和塔夜玩风潮

浙江潮汛，人多从八月昼观，鲜有知夜观者。余昔焚修寺中，燃点塔灯，夜午月色横空，江波静寂，悠悠逝水，吞吐蟾光，自是一段奇景。顷焉风色陡寒，海门潮起，月影银涛，光摇喷雪，云移玉岸，浪卷轰雷，白练风扬，奔飞屈折，势若山岳声腾，使人毛骨欲竖。古云："十万军声半夜潮。"信哉！过眼惊心。因忆当年浪游，身共水天飘泊，随潮逐浪，不知几作泛泛中人。此际沉吟，始觉利名误我不浅。遥见浪中数点浮沤，是皆南北去来舟楫。悲夫二字，搬弄人间，千古曾无英雄打破，尽为名利之梦沉酣，风波自不容人唤醒。

四时调摄笺 冬卷

冬三月调摄总类

《礼记》曰："北方为冬，冬之为言中也。中者，藏也。"《管子》曰："阴气毕下，万物乃成。"《律志》曰："北方，阴也，伏也，阳伏于下，于时为冬。"蔡邕曰："冬者，终也，万物于是终也。日穷于次，月穷于纪，星回于天，数将几终。君子当审时节宣，调摄以卫其生。"

立冬，水相；冬至，水旺；立春，水休；春分，水废；立夏，水囚；夏至，水死；立秋，水殁；秋分，水胎，言水孕于金矣。

臞仙月占主疾

十月，立冬日忌北风，主殃六畜。

十一月，忌行夏令，主多疥疠之疾。

十二月，朔日忌西风，主六畜疫。忌行春令，主多痼疾。

冬月气数主属图

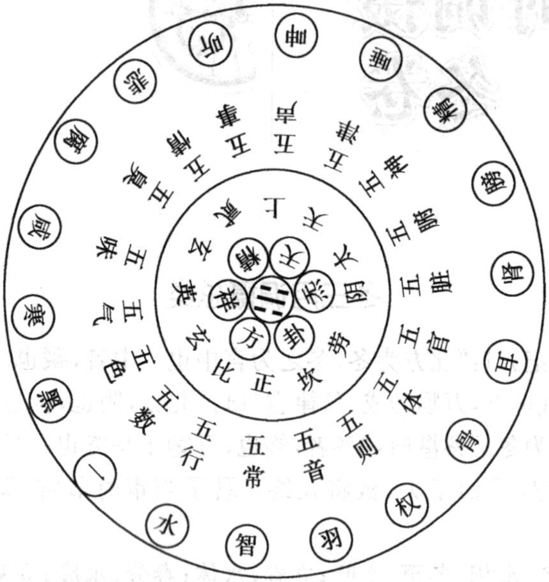

冬曰玄英、气黑而青英。玄冬、三冬、九冬、安宁。

天曰上天言时无事在上临下。

风曰寒风、劲风、严风、朔风、衰风、阴风。

景曰玄景、寒景。

时曰寒辰。

节曰严节。

鸟曰寒鸟、寒禽。

草曰寒卉、黄草。

木曰寒木、寒柯、素木、寒条。

肾 神 图

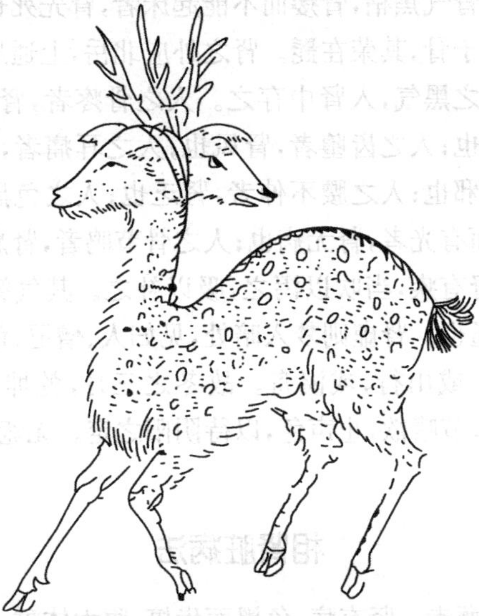

神名玄冥，字育婴。肾之状，玄鹿两头，主藏志。象如圆石子二，色如缟映紫。生对脐，搏着腰脊。左为正肾，配五脏；右为会门，男以藏精，女以系胞。肾脉出于涌泉。涌泉在足之中心。

肾脏冬旺论

《内景经》曰："肾属北方水，为黑帝。生对脐，附腰脊，重一斤一两，色如缟映紫。主分水气，灌注一身，如树之有根。左曰肾，右名命门，生气之府，死气之庐。守之则存，用之则竭。为肝母，为肺子，耳为之官。天之生我，流气而变谓之精，精气往来谓之神。神者，肾藏其情智。左属壬，右属癸，在辰为子亥，在气为吹，在液为唾，在形为骨。久立伤骨，为损肾也。应在齿，齿痛者，肾伤也。经于上焦，荣于中焦，卫于下焦。肾邪自入则多唾，膀胱为津液之府，荣其发也。"《黄庭经》曰："肾部之宫玄阙圆，中有童子名十玄，主诸脏腑九液源，外应两耳百液津。”其声羽，其味咸，其臭腐。心邪入肾则恶腐。凡丈夫六十，肾气衰，发变齿动，七十形体皆困，九十肾气焦枯，骨痿而不能起床者，肾先死也。肾病则耳聋骨痿，肾合于骨，其荣在髭。肾之外应北岳，上通辰星之精。冬三月，存辰星之黑气，入肾中存之。人之骨疼者，肾虚也；人之齿多龃者，肾衰也；人之齿堕者，肾风也；人之耳痛者，肾气壅也；人之多欠者，肾邪也；人之腰不伸者，肾乏也；人之色黑者，肾衰也；人之容色紫而有光者，肾无病也；人之骨节鸣者，肾羸也。肺邪入肾则多呻。肾有疾，当吹以泻之，吸以补之。其气智，肾气沉滞，宜重吹则渐通也。肾虚则梦入暗处，见妇人、僧尼、龟鳖、驼马、旗枪、自身兵甲，或山行，或溪舟。故冬之三月，乾坤气闭，万物伏藏，君子戒谨，节嗜欲，止声色，以待阴阳之定。无竞阴阳，以全其生，合乎太清。

相肾脏病法

肾热者，颐赤。肾有病，色黑而齿槁，腹大体重，喘咳汗出，恶风。肾虚则腰中痛。肾风之状，颈多汗，恶风，食欲下，隔塞不通，腹满胀，食寒则泄，在形黑瘦。肾燥，急食辛以润之。肾病坚，急食咸以补之，用苦以泻之。无犯热食，无着暖衣。肾病，脐下有动气，按之牢若痛，苦食不消化，体重骨疼，腰膝膀胱冷痛，脚疼或痹，小便余沥，疝瘕所缠，宜服肾气丸。

肾气丸　干地黄一两　薯蓣一两　牡丹皮六钱　泽泻七钱　山茱萸七钱　茯苓六钱　桂心五钱　附子小便炮制，四两

上捣为末，蜜丸，桐子大。空心酒下三四十丸，日再服。

修养肾脏法

当以冬三月，面北向，平坐，鸣金梁七，饮玉泉三，更北吸玄宫之黑气入口，五吞之，以补吹之损。

六气治肾法

治肾脏吐纳用吹法，以鼻渐长引气，以口吹之。肾病，用大吹三十遍，细吹十遍，能除肾家一切冷气、腰疼、膝冷沉重，久立不得，阳道衰弱，耳内虫鸣及口内生疮。更有烦热，悉能去之。数数吹去，相继勿绝，疾瘥则止，过多则损。

肾脏导引法冬三月行之

可正坐，以两手耸托，右引胁三五度，又将手返著膝挽肘，左右同捩身三五度，以足前后踏，左右各数十度。能去腰肾风邪积聚。

黄帝制护命茯苓丸

黄帝曰："冬三月宜服何药？"岐伯曰："当服茯苓丸，主男子五劳七伤，两目迎风泪出，头风项强，回转不得，心腹胀满，上连胸胁，下引腰背，表里彻痛，喘息不得，饮食咳逆，面黄痿瘦，小便淋漓，阴痿不起，临炉不举，足肿腹痛，五心烦热，身背浮肿，盗汗不绝，四肢拘挛，或缓或急，梦寐惊悸，呼吸气短，口干舌燥，状如消渴，急于喜怒，呜咽悲愁，此方治之。

茯苓　山药　肉桂　山茱萸　巴戟　白术　牛膝　菟丝子各一两　干姜　细辛　防风　柏子仁　泽泻　牡丹皮各五钱　附子童便煮三次，用一两一个的妙

上为细末，蜜丸，桐子大。空心盐汤服七丸，日再服。"

冬季摄生消息论

冬三月，天地闭藏，水冰地坼，无扰乎阳，早卧晚起，以待日光。去寒就温，勿泄及肤，逆之肾伤，春为痿厥，奉生者少。斯时伏阳在内，有疾宜吐，心膈多热，所忌发汗，恐泄阳气故也。宜服酒浸补药，或山药酒一二杯，以迎阳气。寝卧之时，稍宜虚歇，宜寒极方加绵衣，以渐加厚，不得一顿便多，惟无寒即已，不得频用

大火烘炙，尤其损人。手足应心，不可以火炙手，引火入心，使人烦躁。不可就火烘炙食物。冷药不治热极，热药不治冷极，水就湿，火就燥耳。饮食之味，宜减咸增苦，以养心气。冬月肾水味咸，恐水克火，心受病耳，故宜养心。宜居处密室，温暖衣衾，调其饮食，适其寒温。不可冒触寒风，老人尤甚，恐寒邪感冒，多为嗽逆、麻痹、昏眩等疾。冬月阳气在内，阴气在外，老人多有上热下冷之患，不宜沐浴。阳气内蕴之时，若加汤火所通，必出大汗。高年骨肉脆薄，易于感动，多生外疾，不可早出，以犯霜威。早起服醇酒一杯以御寒，晚服消痰凉膈之药，以平和心气，不令热气上涌。切忌房事，不可多食炙煿、肉面、馄饨之类。

《云笈七签》云："冬月夜卧，叩齿三十六通，呼肾神名以安肾脏，晨起亦然。"《书》云："冬时，忽大热作，不可忍受，致生时患，故曰：冬伤于汗，春必温病。神名玄真。"

又云："大雪中跣足做事，不可便以热汤浸洗。触寒而回，寒若未解，不可便吃热汤热食，须少顷方可。"

《金匮要略》曰："冬夜伸足卧，则一身俱暖。"

《七签》曰："冬夜卧，被盖太暖，睡觉即张目吐气，以出其积毒，则永无疾。"

又曰："冬卧头向北，有所利益。宜温足冻脑。"

"冬夜漏长，不可多食硬物并湿软果饼。食讫，须行百步摩腹法，摇动令消，方睡。不尔，后成脚气。"

《本草》云："惟十二月可食芋头，他月食之发病。"

《千金方》曰："冬三月宜服药酒一二杯，立春则止。终身常尔，百病不生。"

《纂要》曰："钟乳酒方，服之补骨髓，益气力，逐寒湿。其方：用地黄八两，巨胜子一升，熬捣烂。牛膝四两，五加皮四两，地骨皮四两，桂心二两，防风二两，仙灵皮三两。钟乳粉五两，甘草汤浸三日，更以牛乳一碗，将乳石入瓷瓶浸过，于饭上蒸之。乳尽倾出，暖水淘尽碎研。右诸药为中末，用绢囊盛浸好醇酒三斗坛内，五日后可取服之。十月初一日服起，至立春日止。”

“冬气寒，宜食黍，以热性治其寒，禁炙饮食并火焙衣服。”

“冬三月，六气十八候皆正养脏之令，人当闭精塞神，以厚敛藏。”

《琐碎录》曰：“冬月勿以梨搅热酒饮，令人头旋，不可支吾。”

《金匮要略》曰：“冬三月，勿食猪羊等肾。”

《七签》曰：“冬夜不宜以冷物铁石为枕，或焙暖枕之，令人目暗。”

《本草》曰：“冬月不可多食葱，令人发疾。”

冬三月合用药方

陈橘丸 治大肠风燥气秘等疾。

陈橘皮去白，一两 槟榔五钱 木香五钱 羌活五钱 青皮五钱 枳壳麸炒，五钱 不蛀皂角两挺，去皮酥炙黄 郁李仁去皮尖炒黄，一两 牵牛炒，二两

上为末，研细，蜜丸，如桐子大。每服二十丸，食前姜汤下，未利，加至三十丸，以大便通利为度。

搜风顺气牵牛丸 治热涌滞不快，大肠秘结，热毒生疮。

牵牛二两，饭蒸 木通一两 青橘一两，去穰 桑皮一两 赤芍一两，炒 木香五钱

上为末，蜜丸，桐子大。酒下十五丸，至二十丸止。妇人血气，醋汤下。

解老人热秘方

大附子一个八九钱重者烧过存性，研为末，每服一钱，热酒下。

太上肘后玉经八方

☰ 乾卦西北 天地父母七精散

竹实三两，九蒸九曝，主水气日精 地肤子四两，太阴之精，主肝明目 黄精四两，戊己之精，主脾脏 蔓菁子三两，九蒸九晒，主邪鬼，明目 松脂三两，炼令熟，主风狂脾湿 桃胶四两，五木之精，主鬼忤 巨

胜五两，五谷之精，九曝

上为末，炼蜜为丸。每服二三十丸，妙不可述。

☵ 坎卦正北　南狱真人赤松子枸杞煎丸

枸杞子根三十斤，取皮，九蒸九曝，捣为粉。取根骨清水煎之，添汤煮去渣，熬成膏，和粉为丸，桐子大。每服三五十丸，寿增无算。

十月事宜

《孝经纬》曰："霜降后十五日，斗指乾，为立冬。冬者，终也，万物皆收藏也。后十五日，斗指亥，为小雪。天地积阴，温则为雨，寒则为雪。时言小者，寒未深而雪未大也。律应钟，钟者，动也，言物应阳而动下藏也。辰亥，亥者，劾也，言时阴气劾杀万物也。"《西京杂记》曰："十月为正阴，曰阴月。"《纂要》曰："上冬"。

"是月天道南行，作事出行宜正南方，吉。不宜用亥日，犯月建，不吉。"

"十六日天仓开，宜入山修道。"

又曰："初十日、十三日宜拔白。"

《五行书》曰："是月亥日食饼，令人无病。"

是月宜进枣汤，其方取大枣去皮核，于文武火上反复焙香，然后泡作汤服。

《摄生图》曰："初一日宜修成福斋。初五日修三会斋，勿行谴责。"

《四时纂要》："逐瘟方：地黄八两，巨胜子一升，二物熬烂。牛膝、五加皮、地骨皮各四两，官桂、防风各二两，仙灵皮三两，用牛乳五两，同甘草汤浸三日，以半升同乳拌仙灵皮，磁瓶盛入炊食上蒸之，待其牛乳尽出，方以暖水淘净，碎如麻豆，同前药细剉，入布袋盛之，浸于二斗酒中。五日后取看，味重取去药渣。十月朔饮至冬至日止。忌葱蒜臭物。"

"决明子，主治青盲，目淫肤赤、白膜、痛泪，又疗唇口青色。十月十日采，阴干，百日可服。"

又云："是月取枸杞子，清水洗净，沥干研烂，以细布袋盛，榨出汁水，去渣，慢火熬膏，勿令粘底。候少稠，即以瓦器盛之，蜡纸密封，勿令透气。每朝酒调一二匙服之，夜卧再服。百日轻身壮气，耳目聪明，须发乌黑。"

"冬三月，戊寅、己卯、癸酉、辛巳、丁亥及壬丙戊癸，宜炼丹药。"

是月宜服枣汤、钟乳酒、枸杞膏、地黄煎等物，以养和中气。方俱在前。

《云笈七签》曰："十月十四日，取枸杞煎汤沐浴，令人光泽不病。初一日十八日并宜沐浴，吉。"

"冬至日阳气归内，腹宜温暖，物入胃易化。"

《修真指要》曰："十五日下元吉辰，可修谢过斋。"

《经验方》：是月上亥日，采枸杞子二升，采时面东，再捣生地黄汁三升，以好酒五升同搅匀，三味共收磁瓶内，封密三重，浸二十一日，安置。立春前三日，每早空心饮一杯，至立春后，须发皆黑，补益精气，轻身无比。忌食萝卜。

《太清草木方》云："槐子乃虚星之精，是月上巳日，采而吞之，每服二十一粒。去百病，长生通神。"

"是月宜食芋，无碍"

十月事忌

"是月初一、十四日，忌裁衣交易。"

《白云忌》："十月忌食猪肉，发宿气。且亥为猪肖，宜忌之，人能终身忌之，其有益于人自多，《本草》考之可见。"

《千金方》："十月勿食椒，伤血脉。勿食韭，令人多涕唾。勿食霜打熟菜，令人面上无光。勿食獐肉，动气。勿食猪肾，十月肾旺也，不令死气入肾。"

又曰："是月夫妇戒同寝，忌纯阴用事。"

"是月勿戴暖帽，使脑受冻则无眩晕之疾。"

《法天生意》云："十月初四，勿责罚人，故刑官是日罢刑，大忌。"

"是月二十五日，不宜问疾。"

"是月初一日为民岁腊，十五日为下元，二日戒夫妇入房。"

"二十日忌远行。"

十月修养法

孟冬之月，天地闭藏，水冻地坼。早卧晚起，必候天晓，使至温畅，无泄大汗，勿犯冰冻雪积，温养神气，无令邪气外入。卦坤，坤者，顺也，以服健为正，故君子当安于正以顺时也。生气在酉，坐卧宜向西方。

孙真人《修养法》曰："十月心肺气弱，肾气强盛，宜减辛苦以养肾气。毋伤筋骨，勿泄皮肤，勿妄针灸，以其血涩，津液不行。十五日宜静养获吉。"

《内丹秘要》曰："玄阴之月，万物至此归根复命，喻我身中阴符穷极，寂然不动，反本复静。此时塞兑垂帘，以神光下照于坎宫，当夜气未央，凝神聚气，端坐片时，少焉神气归根，自然无中生有，积成一点金精。盖一人之一身，元气亦有升降，子时生于肾中，此即天地一阳初动，感而遂通，乃复卦也。自此后，渐渐升至泥丸，午时自泥丸下降于心，戌亥归于腹中。此即天地六阴穷极，百虫闭关，草木归根，寂然不动，乃坤卦也。静极复动，循环无端，其至妙又在坤复之交，一动一静之间，即亥末子初之时。《阴符经》曰："自然之道静，故天地万物生。"养生者当顺其时而行，坤、复二卦之功，正在十月之间。

阳不生于复而生于坤，阴中生阳，实为产药根本。"

《灵剑子》导引法

以两手相叉，一脚踏之，去腰脚拘束，肾气冷痹，膝中痛诸疾。

又法：正坐，伸手指缓拘脚指五七度，治脚气诸风注气，肾脏诸毒气，远行脚痛不安，并可治之，常行最妙。

陈希夷孟冬二气导引坐功图势

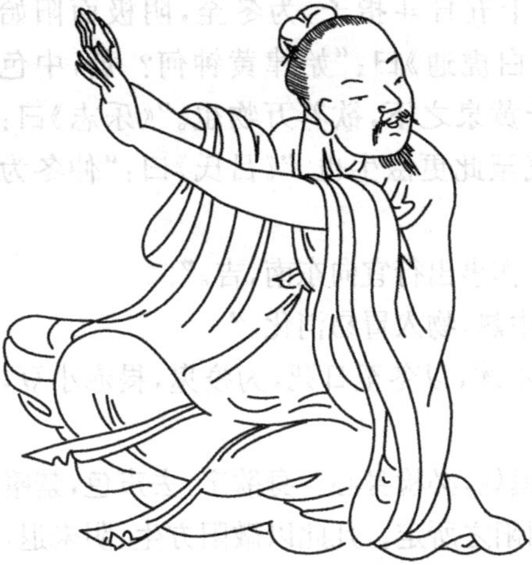

立冬十月节坐功图

运主阳明五气。

时配足厥阴肝风木。

坐功：每日丑寅时，正坐，一手按膝，一手挽肘，左右顾，两手左右托三五度，吐纳叩齿咽液。

治病：胸胁积滞虚劳邪毒，腰痛不可俛仰，嗌干，面尘脱色，胸满呕逆，飧泄，头痛，耳无闻，颊肿，肝逆面青，目赤肿痛，两胁下痛引小腹，四肢满闷，眩冒，目瞳痛。

小雪十月中坐功图

运主太阳终气。

时配足厥阴肝风木。

坐功：每日丑寅时，正坐，一手按膝，一手挽肘，左右争力各三五度，吐纳叩齿咽液。

治病：脱肘风湿热毒，妇人小腹肿，丈夫㿗疝狐疝，遗溺闭癃，血睾，肿睾，疝，足逆寒，胻善瘈，节时肿，转筋阴缩，两筋挛，洞泄，血生胁下，喘，善恐，胸中喘，五淋。

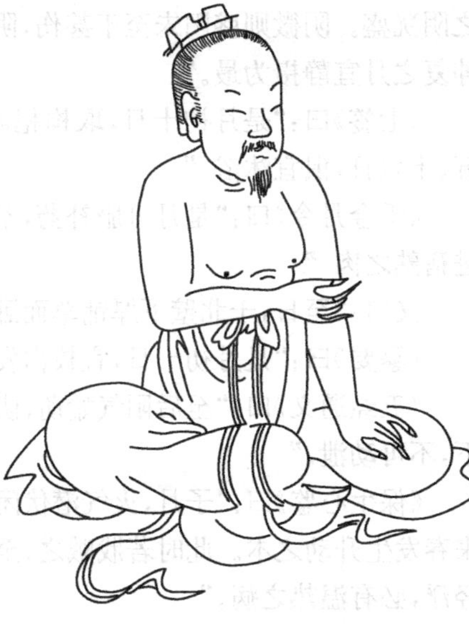

十一月事宜

《孝经纬》曰："小雪后十五日，斗指壬，为大雪，言积阴为雪，至此栗烈而大矣。后十五日斗指子，为冬至，阴极而阳始至，日南至，渐长至也。"《白虎通》曰："始律黄钟何？黄，中色也。钟，动也，言阳气动于黄泉之下，欲养万物也。"《乐志》曰："辰子，子者，孳也，言阳气至此更滋生也。"《吕氏》曰："仲冬为畅月。"

《月纂》："天道东南行，作事出行宜向东南，吉。"

"冬至日阳气归内，腹中热，物入胃易消化。"

《纂要》曰："共工氏子不才，以冬至日死，为疫鬼，畏赤小豆，是日以赤小豆煮粥厌之。"

《月令》曰："君子斋戒慎处，必检身心。身欲宁，去声色，禁嗜欲，安形性，事欲静，以待阴阳之所定。凡此以微阳方生，阴未退，听阴阳相争而未定，故君子当斋戒以待之。凡事与夏至同。此又当谨之至者，彼只止言节，此只却言禁，盖仲夏之阴犹微，而此时之阴犹盛。阴微则盛阳未至于甚伤，阴盛则微阳当在于善保。故坤复之月宜静摄为最。"

《七签》曰："是月初十日，取枸杞叶煎汤洗浴，至老光泽。十五、十六日，俱宜沐浴。"

《千金月令》曰："是月可服补药，不可饵大热之药，宜早食，宜进宿熟之肉。"

又曰："至日，于北壁下厚铺草而卧，以受元气。"

《纂要》曰："是月初十日，宜拔白发。"

《五经通义》曰："至后阳气始萌，阴阳交精，万物始成，气微在下，不可动泄。"

《保生心鉴》曰："子月，火气潜伏闭藏，以养其本然之真，而为来春发生升动之本。此时若戕贼之，至春升之际，下无根本，阳气轻浮，必有温热之病。"

《简易方》:“冬至日钻燧取火,可免瘟疫。”

《仙经》曰:“十一日天仓开,宜入山修道,修启福斋。”

《岁时杂记》:“至日,以赤小豆煮粥,合门食之,可免疫气。”

“冬至煎糖彩珠,戴一阳巾。”

十一月事忌

《纂要》曰:“是月勿食龟鳖肉,令人水病。勿食陈脯,勿食鸳鸯,令人恶心。勿食生菜,发宿疾。勿食生韭,多涕唾。勿食黄鼠,损神气。勿食虾蚌带甲之物,勿食獐肉,动气。勿食火焙食物。”

《翰墨全书》曰:“是月二十五日为掠剩大夫忌,勿犯交姤,凶。至后十日,夫妇当戒容止。”

《纂要》曰:“是月十二日、二十二日,忌裁衣交易。”

《千金翼》曰:“冬至后庚辛日,不可交合,大凶。”

又曰:“勿枕冷石铁物,令人目暗。”

又曰:“初四日勿责谴下人,大忌。”

又曰:“十一日不可沐浴,勿以火炙背。”

又曰:“勿食螺蛳螃蟹,损人志气,长尸虫。”

《云笈七签》曰:“二十日不宜远行。二十日不可问疾。不用子日,犯月建,作事不吉。”

《礼仪志》曰:“至日钻燧取火,可止瘟病。是日勿多言,当闭关静坐,以迎一阳之生,不可用作。”

《云笈七签》曰:“仲冬肾气旺,心肺衰,宜助肺安神,调理脾胃。无乖其时,勿暴温暖,勿犯东南贼邪之风,令人多汗,腰脊强痛,四肢不通。”

十一月修养法

仲冬之月,寒气方盛,勿伤冰冻,勿以炎火炙腹背,毋发蛰藏,顺天之道。卦复,复者,反也,阴动于下,以顺上行之义也。君子当静养以顺阳生。是月生气在戌，坐卧宜向西北。

孙真人《修养法》："是月肾脏正旺，心肺衰微，宜增苦味，绝咸，补理肺胃，闭关静摄，以迎初阳，使其长养，以全吾生。"

是月也，一阳来复，阳气始生，喻身中阳气初动，火力方微，要不纵不拘，温温柔柔，播施于鼎中。当拨动顶门，微微挈之，须臾火力炽盛，逼出真铅。气在箕斗东南之乡，火候造端之地。

《灵剑子》导引法

以一手托膝，反折一手抱头，前后左右为之，凡三五度，去骨节间风，宣通血脉，膀胱、肾脏之疾。

陈希夷仲冬二气导引坐功图势

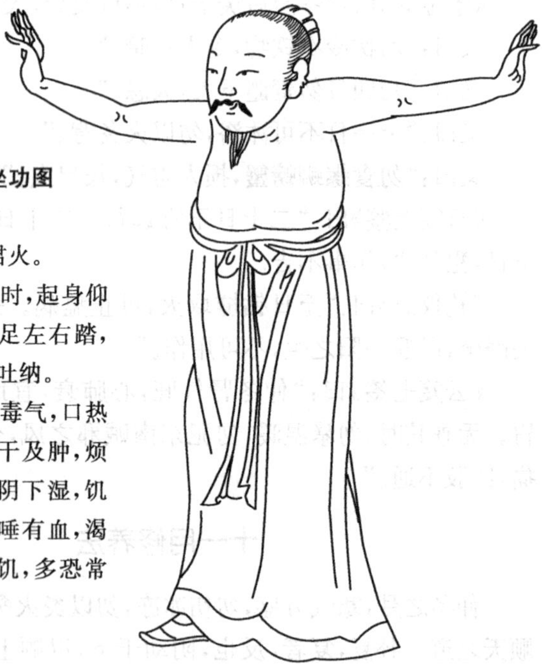

大雪十一月节坐功图

运主太阳终气。

时配足少阴肾君火。

坐功：每日子丑时，起身仰膝，两手左右托，两足左右踏，各五七次，叩齿咽液吐纳。

治病：足膝风湿毒气，口热舌干，咽肿上气，嗌干及肿，烦心心痛，黄疸肠癖，阴下湿，饥不欲食，面如漆，咳唾有血，渴喘，目无见，心悬如饥，多恐常若人捕等症。

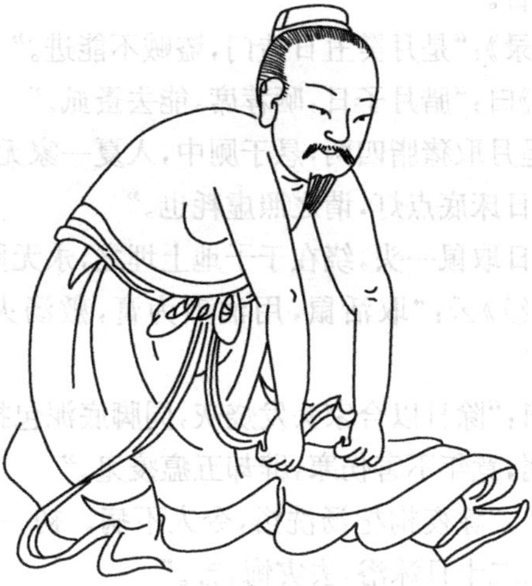

冬至十一月中坐功图

运主太阳终气。

时配足少阴肾君火。

坐功：每日子丑时，平坐，伸两足，拳两手按两膝，左右极力三五度，吐纳叩齿咽液。

治病：手足经络寒湿，脊股内后廉痛，足痿厥，嗜卧，足下热，脐痛，左胁下背肩髀间痛，胸中满，大小腹痛，大便难，腹大颈肿，咳嗽，腰冷如冰及肿，脐下气逆，小腹急痛泄，下肿，足胻寒而逆，冻疮，下痢，善思，四肢不收。

十二月事宜

《孝经纬》曰："冬至后十五日，斗指癸，为小寒。阳极阴生乃为寒，今月初寒尚少也。后十五日斗指丑，为大寒，至此栗烈极矣。律大吕，吕者，拒也，言阳气欲出，阴拒之也。"《乐志》曰："辰丑，丑者，纽也，言终始之际，以纽结为名也。"《纂要》曰："十二月曰暮冬，曰杪冬、涂月、暮节、暮岁、穷稔、穷纪。"

《月纂》曰："天道西行，作事出行俱宜向西。不宜用丑日，犯月建，作事不吉。”

《黑子秘录》：“是月癸丑日造门，盗贼不能进。”

《琐碎录》曰：“腊月子日，晒荐席，能去蚤虱。”

又曰：“是月取猪脂四两，悬于厕中，入夏一家无蝇。”

“二十四日床底点灯，谓之照虚耗也。”

“二十四日取鼠一头，绕在于子地上埋之，永无鼠耗。”

《本草图经》云：“取活鼠，用油煎为膏，敷汤火疮，灭瘢疵，极良。”

《玄枢》曰：“除日以合家头发烧灰，同脚底泥包投井中，咒曰：敕令我家眷属，竟年不害伤寒，辟却五瘟疫鬼。”

《七签》曰：“除夜枸杞汤洗浴，令人不病。初一、初二、初八、十三日、十五、二十日沐浴，去灾悔，吉。”

“除日，掘宅四角各埋一大石为镇宅，主灾异不起。”

“是日取圆石一块，杂以桃核七枚埋宅隅，绝疫鬼。”

“除夜取椒二十一粒，勿与人言，投于井中，以绝瘟疫。”

“其夜，家奉神佛前，并主人卧室燃灯达旦，主家宅光明。攒火围炉，合家共坐，以助阳气。”

“除夜宜烧辟瘟丹，并家中所余杂药焚之，可辟瘟疫。可焚苍术。”方见五月。

《农桑撮要》曰：“腊八日，收鳜鱼烧存性，研细，用酒调服。治小儿斑疹不出，即发。更安悬厕上，不生虫。”

《法天生意》云：“初七、初十、十八、二十日，拔白发。”

又云：“除夜有行瘟使者降于人间，以黄纸朱书‘天行已过’四字贴于门额，吉。”

《便民要纂》曰：“大寒早出，含酥油于口中，则耐寒。”

《食物本草》云：“雪水甘寒，收藏能解天行时疫，一切热毒。”

“是月收雄狐胆，若有人暴亡未移时者，急以温水研灌些少，入喉中即活。移时，即无及矣。当预备之。”

“是月取青鱼胆阴干，如患喉闭及骨鲠者，以此胆少入口中，咽津即解。”

《家塾事亲》曰：“是月取猪板油脂背阴挂，能治诸般疮疥，敷汤火良。”

又法：取猪脂一升，入磁瓮中，加鸡子白十枚，水银二钱，封瓮，埋亥地上一百日，取治痈疽，极良。

又曰：“是月，取皂角烧为末，留起，遇时疫，早起以井花水调一钱服之，效。”

《岁时杂记》：“腊月，宜合茵陈丸料，时疫瘟瘴、山峦瘴气等症。岭表行客，可常随带。

茵陈四两　大黄五两　豉心五合炒令香　恒山三两　桃核仁三两炒　芒硝三两　杏仁三两，去皮尖　鳖甲二两，酒醋涂炙　巴豆一两，去皮膜。去油，炒，另研

共为末，蜜丸，桐子大。初得时，三日内旦服五丸，或利或吐、汗。若否，再加一丸。久不觉，即以热汤饮促之。老小以意酌服。黄病痰癖，时气伤寒，痎疟发痫，服之无不瘥者。治瘴气如神，赤白痢亦效。春初一服，一年不病。收瓶，以腊封口，置燥处。忌食苋菜、芦笋。”

屠苏方

大黄十六铢　白术十五铢　桔梗十五铢　蜀椒十五铢去目　桂心十八铢去皮　乌头六铢去皮脐　菝葜十二铢，一方加防风一两

上七味㕮咀，红绢囊盛之，除日沉井中，至泥底。正月朔旦，取药囊置酒中，煎数沸，取起，东向饮之，从小至大，一家无疫。以药渣投井中，每岁饮之，可长年无病。

《田家五行》云：“十二月二十五日，夜煮赤豆粥合家食之，出外者留之，名曰口数粥，能祛瘟鬼。”

《负喧杂录》：“是月二十四日，取井花水，平旦初汲者，浸乳香数块，至元旦五鼓，暖令温。从小饮乳香一豆大，咽水三口，则一年不染时疫。”

《多能鄙事》曰：“是月取乌鸦一二只，入瓶泥封固，烧为末。

治一切痨瘦、骨蒸、咳嗽。米饮调下二钱,良。”

《内景经》曰:“腊八日修百福斋。二十八日修迎新斋。是月初六日天仓开,宜入山修道。”

《琐碎录》:“腊月晨起,以蒸饼卷猪脂食之,终岁不生疮疥。久服肌体光泽。”

《法天生意》云:“川乌炒黄,绢袋盛装酒浸,服少许,可疗头风。”

十二月事忌

《千金方》:“是月勿食猪,脾旺在四季故耳。”

“是月勿歌舞,犯者凶。勿食生韭,勿食霜烂果菜,勿食蚌蟹鳖虾鳞虫之物,勿食獐肉,勿食牛猪豘肉,勿食生椒,勿食葵菜,大抵与十一月忌同。勿犯大雪,勿伤筋骨,勿妄针刺。”

《月忌》:“二十一日不可问疾。初七日不宜水陆远行,凶。初九日、二十五日,忌裁衣交易。”

《琐碎录》曰:“除夜勿嗔骂奴仆,并碎器皿,仍不可大醉。八日名王侯腊,忌夫妇入房。”

十二月修养法

季冬之月,天地闭塞,阳潜阴施,万物伏藏,去冻就温,勿泄皮肤大汗,以助胃气。勿甚温暖,勿犯大雪。宜小宣,勿大全补。众阳俱息,勿犯风邪,勿伤筋骨。卦临,临者,大也,以刚居中,为大亨而利于贞也。生气在亥,坐卧宜向西北。

孙真人曰:“是月土旺,水气不行,宜减甘增苦,补心助肺,调理肾脏,勿冒霜雪,勿泄津液及汗。初三日宜斋戒静居,焚香养道,吉。”

《灵剑子》导引法

以两手耸上,极力三五遍,去脾脏诸疾不安,依春法用之。

陈希夷季冬二气导引坐功图势

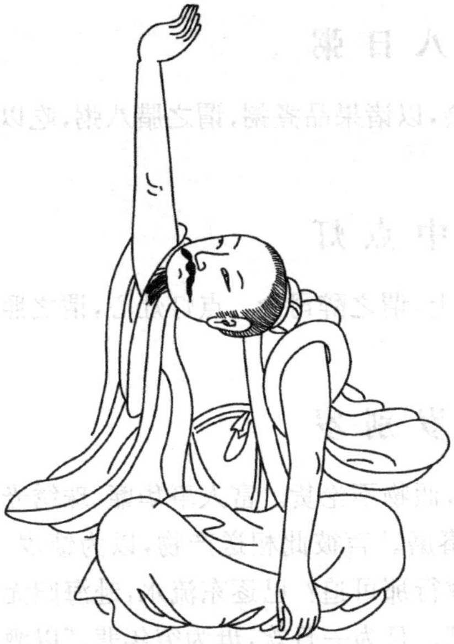

小寒十二月节坐功图

运主太阳终气。

时配足太阴脾湿土。

坐功：每日子丑时，正坐，一手按足，一手上托，挽首互换，极力三五度，吐纳叩齿嗽咽。

治病：荣卫气蕴食即呕，胃脘痛，腹胀，哕疟，食发中满，食减善噫，身体皆重，食不下，烦心，心下急痛，溏瘕泄，水闭黄疸，五泄注下五色，大小便不通，面黄口干，怠惰嗜卧，心下痞，苦善饥善味，不嗜食。

大寒十二月中坐功图

运主厥阴初气。

时配足太阴脾湿土。

坐功：每日子丑时，两手向后，踞床跪坐，一足直伸，一足用力，左右各三五度，叩齿漱咽吐纳。

治病：经络蕴积诸气，舌根强痛，体不能动摇，或不能卧，强立，股膝内肿，尻阴臑胻足皆痛，腹胀肠鸣，飧泄不化，足不收行，九窍不通，足胻肿若水胀。

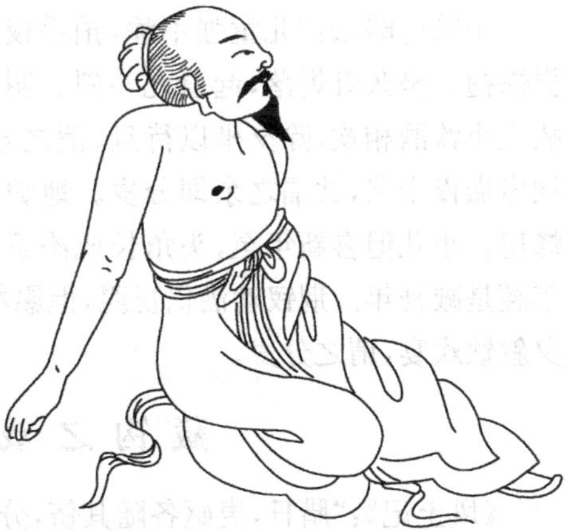

冬时逸事

腊八日粥

腊月八日，东京作浴佛会，以诸果品煮粥，谓之腊八粥，吃以增福。

灶中点灯

都人以酒糟抹于灶门之上，谓之醉司命。点灯灶心，谓之照虚耗。

馈岁别岁

苏公诗云："为欢恐无具，假物不论货。富人事华靡，珠绣光翻坐。贫者愧不能，微贽出舂磨。"言彼此相送产物，以为馈岁。又子瞻诗云："人行犹可复，岁行那可追？已逐东流水，赴海归无时。东邻酒初熟，西舍彘亦肥。且为一日欢，毋为穷年悲。"以酒相欢，谓之别岁。

守岁分岁

子瞻诗略云："儿童强不睡，拍手夜欢哗。晨鸡且莫唱，更鼓畏惨挝。坐久灯烬落，起看北斗斜。明年岂无年，心事恐蹉跎。"故大小饮酒相欢，除夕坐以待旦，谓之守岁。范至能诗略云："奉祠席撤夜未艾，饮福之余即分岁。地炉火暖苍术香，饤盘果饵如蜂房。小儿但喜新年至，头角长成添意气。老翁把杯心茫然，增年翻是减吾年。荆钗劝酒仍祝愿，但愿尊前且强健。"合室大小除夕叙饮欢宴，谓之分岁。

藏钩之戏

《风土记》："腊日，叟妪各随其侪，分为二曹，以较胜负。始于钩弋夫人事也。”

火山香焰

隋主除夕设火山数十，焚沉香数车，香闻数十里。

砚炉暖盒

天宝间有一砚炉，曲尽其巧。寒冬置砚炉上，不冻。玄天罡女授张无颇暖金盒，寒时出此，一室暄热。

辟寒香

外国进香，大寒焚之，必减衣拒热。

却寒帘

咸通年，赐公主却寒之帘。

捏凤炭

杨国忠用炭屑捏成双凤，冬日暖于炉中，以白檀铺底，香霭一室。

炷暖香

云溪僧舍，冬月客至，焚暖香一炷，满室如春。故詹克爱诗云：“暖香炷罢春生室，始信壶中别有天。”

煮建茗

逸人王休与僧道交，冬月，取冰之精莹者，烹建茗以供。

妓围肉阵

中王冬月，以妓密围坐侧以御寒。杨家选妾肥大者，行列于后，谓之遮风肉阵。

暖 寒 会

王元宝大雪时，令童仆扫雪，开具酒宴迎宾，谓之暖寒会。

三 余 足 学

冬为岁余，故冬月可就问学。《汉书》东方朔云："三冬文史足。"

寻 梅 烹 雪

孟浩然寻梅，陶縠烹雪，风致自佳。

书 物 候 风

《左传》云："凡分至启闭，必书云物为备故也。"《灸经》曰："至日风从南来，名为虚贼，伤人。"

谐 律 度 晷

冬至始致八能之士，以调律历。至日度晷景，候钟律，权土炭，效阴阳也。

爱 日 履 霜

《左传》曰："冬日可爱。"又曰："履霜坚冰，君子知戒。"

凿 冰 爨 燧

《诗》云："一之日，凿冰冲冲。"《淮南子》曰："孟冬之月，招摇指亥，爨松燧火。"

高子冬时幽赏十二条

湖冻初晴远泛

西湖之水，非严寒不冰，冰亦不坚。冰合初晴，朝阳闪烁，湖面冰澌琼珠，点点浮泛。时操小舟，敲冰浪游，观冰开水路，俨若舟引长蛇，晶莹片片堆叠。家僮善击冰爿，举手铿然，声溜百步，恍若星流，或冲激破碎，状飞玉屑，大快寒眼，幽然此兴，恐人所未同。扣舷长歌，把酒豪举，觉我阳春满抱，白雪知音，忘却冰湖雪岸之为寒也。旧闻戒涉春冰，胸中不抱惧心，又何必以涉冰为戒？

雪霁策蹇寻梅

画中春郊走马，秋溪把钓，策蹇寻梅，莫不以朱为衣色，岂果无为哉？似欲妆点景象，与时相宜，有超然出俗之趣。且衣朱而游者，亦非常客，故三冬披红毡衫，裹以毡笠，跨一黑驴，秃发童子挈尊相随。踏雪溪山，寻梅林壑，忽得梅花数株，便欲傍梅席地，浮觞剧饮，沉醉酣然，梅香扑袂，不知身为花中之我，亦忘花为目中景也。然寻梅之蹇，扣角之犊，去长安车马，何凉凉卑哉？且为众嗤，究竟幸免覆辙。

三茅山顶望江天雪霁

三茅乃郡城内山高处，襟带江湖，为胜览最欢喜地。时乎积雪初晴，疏林开爽，江空漠漠寒烟，山回重重雪色。江帆片片，风度银梭，村树几家，影寒玉瓦。山径人迹板桥，客路车翻缟带。樵歌冻壑，渔钓冰蓑。目极去鸟归云，感我远怀无际。时得僧茶烹雪，村酒浮香，坐傍几树梅花，助人清赏更剧。

西溪道中玩雪

往年因雪霁，偶入西溪，何意得见世外佳景。日虽露影，雪积未疏，竹眠低地，山白排雪，风回雪舞，扑马嘶寒，玉堕冰柯，沾衣生湿。遥想梅开万树，目乱飞花，自我人迹远来，踏破瑶街十里，生平快赏，此景无多。因念雪山苦行，妙果以忍得成，吾人片刻冲风，更想护炉醉酒，噫，恣欲甚矣！虽未能以幽冷摄心，亦当以清寒炼骨。

山头玩赏茗花

两山种茶颇蕃，仲冬花发，若月笼万树，每每入山寻茶胜处，对花默共色笑，忽生一种幽香，深可人意。且花白若剪云绡，心黄俨抱檀屑，归折数枝，插觚为供，枝梢苞萼，颗颗俱开，足可一月清玩。更喜香沁枯肠，色怜青眼，素艳寒芳，自与春风姿态迥隔。幽闲佳客，孰过于君？

登眺天目绝顶

武林万山，皆自天目分发，故《地钤》有“天目生来两乳长”偈。冬日木落，作天目看山之游。时得天气清朗，烟云净尽，扶策蹑巅，四望无际。两山东引，高下起伏，屈曲奔腾，隐隐到江始尽，真若龙翔凤舞。目极匹练横隔，知为钱塘江也。外此茫茫，是为东海。几簇松筠，山僧指云：“往宋王侯废冢。”噫！山川形胜，千古一日，曾无改移，奈何故宫黍离，陵墓丘壑，今几变迁哉？重可慨也。

山居听人说书

老人畏寒，不涉世故，时向山居曝背，茅檐看梅初放，邻友善谈，炙糍共食，令说宋江最妙回数，欢然抚掌，不觉日暮。吾观道左丰碑，人间铭颂，是亦《水浒传》耳，岂果真实不虚故说？更惜未必得同此传，世传人口。

扫雪烹茶玩画

茶以雪烹，味更清冽，所谓半天河水是也。不受尘垢，幽人啜此，足以破寒。时乎南窗日暖，喜无觱发恼人，静展古人画轴，如《风雪归人》、《江天雪棹》、《溪山雪竹》、《关心雪运》等图，即假对真，以观古人摹拟笔趣。要知世景画图，俱属造化机局，即我把图，是人玩景，对景观我，谓非我在景中？千古尘缘，孰为真假，当就图画中了悟。

雪夜煨芋谈禅

雪夜偶宿禅林，从僧拥炉，旋摘山芋，煨剥入口，味较世中美甚，欣然一饱。因问僧曰："有为是禅，无为是禅，有无所有，无非所无，是禅乎？"僧曰："子手执芋是禅，更从何问？"余曰："何芋是禅？"僧曰："芋在子手，有耶？无耶？谓有何有？谓无何无？有无相灭，是为真空非空，非非空空无所空，是名曰禅。执空认禅，又着实相，终不悟禅。此非精进力到，得慧根缘，未能顿觉。子曷观芋乎？芋不得火，口不可食，火功不到，此芋犹生。须火到芋熟，方可就齿舌消灭。是从有处归无，芋非火熟，子能生嚼芋乎？芋相终在不灭，手芋嚼尽，谓无非无，无从有来，谓有非有，有从无灭。子手执芋，今着何处？"余时稽首慈尊，禅从言下唤醒。

山窗听雪敲竹

飞雪有声，惟在竹间最雅，山窗寒夜，时听雪洒竹林，淅沥萧萧，连翩瑟瑟，声韵悠然，逸我清听。忽尔回风交急，折竹一声，使我寒毡增冷。暗想金屋人欢，玉笙声醉，恐此非尔所欢。

除夕登吴山看松盆

除夕，惟杭城居民家户架柴燔燎，火光烛天，挝鼓鸣金，放炮起火，谓之松盆。无论他处无敌，即杭之乡村，亦无此胜。斯时抱幽趣者，登吴山高旷，就南北望之，红光万道，炎焰火云，巷巷分岐，光为界隔。聒耳声喧，震腾远近，触目星丸，错落上下，此景是大奇观。幽立高空，俯眺嚣杂，觉我身在上界。

雪后镇海楼观晚炊

满城雪积，万瓦铺银，鳞次高低，尽若堆玉。时登高楼凝望，目际无痕，大地为之片白。日暮晚炊，千门青烟四起，缕缕若从玉版纸中，界以乌丝阑画，幽胜妙观，快我冷眼。恐此景亦未有人知得。

起居安乐笺 上卷

高子曰：吾生起居，祸患安乐之机也。人能安所遇而遵所生，不以得失役吾心，不以荣辱萦吾形，浮沉自如，乐天知命，休休焉无日而不自得也，是非安乐之机哉？若彼偃仰时尚，奔走要途，逸梦想于燕韩，驰神魂于吴楚，遂使当食忘味，当卧忘寝，不知养生有方，日用有忌，毒形蛊心，枕戈蹈刃，祸患之机乘之矣，可不知所戒哉？余故曰："知恬逸自足者，为得安乐本；审居室安处者，为得安乐窝；保晨昏怡养者，为得安乐法；闲溪山逸游者，为得安乐欢；识三才避忌者，为得安乐戒；严宾朋交接者，为得安乐助。加之内养得术，丹药效灵，耄耋期颐，坐跻上寿，又何难哉？"录古成说，间附已意为编，笺曰《起居安乐》。

恬逸自足条

序古名论

罗鹤林曰："唐子西诗云：'山静似太古，日长如小年。'余家深山之中，每春夏之交，苍藓盈阶，落花满径，门无剥啄，松影参差，禽声上下。午睡初足，旋汲山泉，拾松枝，煮苦茗啜之。随意读《周易》、《国风》、《左氏传》、《离骚》、《太史公书》、及陶杜诗，韩苏文数篇。从容步山径，抚松竹，与麛犊共偃息于长林丰草间，坐弄流泉，漱齿濯足。既归竹窗下，则山妻稚子作笋蕨，供麦饭，欣然一饱。弄笔窗间，随大小作数十字，展所藏法帖、笔迹、画卷纵观之，兴到则吟小诗，或草《玉露》一两段，再烹苦茗一杯。出步溪边，邂逅园翁溪友，问桑麻，说粳稻，量晴校雨，探节数时，相与剧谈一晌。归而倚杖柴门之下，则夕阳在山，紫绿万状，变幻顷刻，恍可人目。牛背笛声，两两来归，而月印前溪矣。味子西此句，可谓妙绝。然此句妙矣，识其妙者盖少。彼牵黄臂苍，驰猎于声利之场者，但见'滚滚马头尘，匆匆驹隙影'耳，乌知此句之妙哉？人能真知此妙，则东坡所谓'无事此静坐，一日是两日，若活七十年，便是百四十'，所得不已多乎？"

延叔坚曰："吾味爽栉梳，坐于客堂，朝则诵羲文之易，虞夏之书，历公旦之典礼，览仲尼之春秋。夕则逍遥内阶，咏诗南轩，百家众氏，投闲而作，洋洋乎其盈耳，焕烂乎其溢目，纷纷欣兮其独乐也。当此之时，不知天之为盖，地之为舆；不知世之为人，己之有躯。虽渐离击筑，旁若无人；高凤读书，不知暴雨，方之于吾，未足况也。"

仲长统曰："凡游帝王之门者，欲以立身扬名耳。而名不常存，人生易灭，优游偃仰，可以自娱，欲卜居清旷，以乐其志。论之曰：'使居有良田广宅，背山临流，沟池环匝，竹木周布，场圃筑前，果园树后。舟车足以代步涉之难，使令足以息四体之役。养亲有兼珍之膳，妻孥无苦身之劳。良朋萃至，则陈酒肴以娱之；嘉时吉日，则烹羔豚以奉之。踌躇畦苑，游戏平林，濯清泉，追凉风，钓游鲤，弋高鸿，风于舞雩之下，咏归高堂之上。安神闺房，思老氏之玄虚；呼吸精和，求至人之仿佛。与达者数子，论道讲书，俯仰二仪，错综人物。弹《南风》之雅操，发清商之妙曲，逍遥一世之上，睥睨天地之间，不受当时之责，永保性命之期。如是则可以凌霄汉，出宇宙之外矣。岂羡夫人帝王之门哉？"

秦子敕曰："昔尧优许由，非不弘也，洗其两耳；楚聘庄周，非不广也，执竿不顾。得曝背陇亩之中，诵颜氏之箪瓢，咏原宪之蓬户，时翱翔兮林泽，与沮溺为等俦。听玄猿之悲吟，察鹤鸣于九皋，身安为乐，无忧为福。处空虚之名，居不灵之龟，知我者希，则我贵矣。斯乃得志之秋，何困苦之戚也邪？"

王右军既去官，与东土人士营山水弋钓之娱，又与道士许迈共修服食，遍采名药，不远千里，游东土中诸郡名山，泛沧海，叹曰："我卒当以乐死。"

陶元亮曰："少学琴书，偶爱闲静，开卷有得，便欣然忘食。见树交荫，时鸟变声，亦复欢然有喜。常言五六月中，北窗下卧，遇凉风暂至，自谓羲皇上人。"

陶弘景爱山水，每经涧谷，必坐卧其间，吟咏盘桓不能自已。谓门人曰："吾见朱门广厦，虽识其华乐，而无欲往之心。望高崖，瞰大泽，虽知此难立，恒欲就之。且永明中求禄，得辄差舛，若不尔，岂得为今日之事？"岂惟身有仙相，亦缘势使之然。

萧大圜曰："留侯追踪于赤松，陶朱成术于辛文，良有况乎？智不逸群，行不高物，而欲辛苦一生，何其僻也！岂如知足知止，萧然无累，北山之北，弃绝人间，南山之南，超逾世网？面修原而带流水，倚郊甸而枕平皋，筑蜗舍于丛林，构环堵于幽薄。近瞻烟雾，远睇风云，藉纤草以荫长松，结幽兰而援芳桂，仰翻禽于百仞，俯泳鳞于千寻。果园在后，开窗以卧花卉；蔬圃居前，坐檐而看灌亩。二顷以供饘粥，十亩以给丝麻。侍儿三五，可充纴织，家僮数四，足代耕耘。沽酪牧羊，协潘生之志，畜鸡种黍，应庄叟之言。获菽寻汜氏之书，露葵征尹君之录。烹羔豚而介春酒，迎伏腊而俟岁时。披良书，探至颐，歌纂纂，唱呜呜。可以娱神，可以散虑。有朋自远，扬搉古今，田畯相过，剧谈稼穑，斯亦足矣，乐不可支。永保性命，何畏忧责？"

王摩诘雅喜奉佛，居常蔬食，不茹荤血。得宋之问蓝田别墅，在辋口，辋水周于舍下，竹洲花坞。与道友裴迪，浮舟往来，弹琴赋诗，啸咏终日。在京师，日饭数十名僧，以玄谈为乐。斋中无所有，唯茶铛酒臼，经案绳床而已。

乐天云：“洛城内外六七十里间，凡观寺丘墅，有泉石花竹者靡不游，人家有美酒鸣琴者靡不过，有图书歌舞者靡不观。自居守洛川，洎布衣家以宴游召者，亦时时往。每良辰美景，或雪朝月夕，好事者相过，必为之先拂酒罍，次开箧诗。酒酣，乃自援琴，操宫声，弄《秋思》一遍。”

乐天《庐山草堂记》云：“堂中设木榻四，素屏二，漆琴一张，儒道佛书各数卷。乐天既来为主，仰观山，俯听泉，旁睨竹树云石，自辰及酉，应接不暇。俄而物诱气随，外适内和，一宿体宁，再宿心恬，三宿后，颓然嗒然，不知其然而然矣。”

醉吟先生宦游三十载，将退居洛下，所居有池五六亩，竹数千竿，乔木数千株，台榭舟船，具体而微。与嵩山僧如满为空门友，平泉客韦楚为山水友，彭城刘梦得为诗友，皇甫朗之为酒友，每一相遇，欣然忘归。

苏子美答韩持国曰：“此伏腊稍足，居室稍宽，无应接奔走之劳，耳目清旷，不设机关以待人，心安闲而体舒放。三商而眠，高舂而起，静院明窗，罗列图史琴樽以自娱。有兴则泛小舟，出盘阊二门，吟啸览古于江山之间，渚茶野酿，足以消忧，莼鲈稻蟹，足以适口。又多高僧隐君子，佛庙绝胜，家有林园，珍花奇石，曲池高台，鱼鸟留连，不觉日暮。”

阮孝绪著《高隐传》：“言行超逸，名氏勿传，为上品；始终不耗，名姓可录，为中品；挂冠人世，栖心尘表，为下品。”

“归去来兮，田园将芜胡不归？既自以心为形役，奚惆怅而独悲？悟已往之不谏，知来者之可追，实迷途其未远，觉今是而昨非。舟摇摇以轻扬，风飘飘而吹衣。问征夫以前路，恨晨光之熹微。日欲暮也。乃瞻衡宇，载欣载奔。僮仆欢迎，稚子候门。三径就荒，松菊犹存。携幼入室，有酒盈樽。引壶觞以自酌，眄庭柯以怡颜，倚南窗以寄傲，审容膝之易安。园日涉以成趣，门虽设而常关。策扶老以流憩，时矫首而遐观。云无心以出岫，鸟倦飞而知还。景翳翳以将人，抚孤松而盘桓。归去来兮！请息交以绝游，世与我而相违，复驾言兮焉求？悦亲戚之情话，乐琴书以消忧。农人告余以春及，将有事于西畴。或命巾车，或棹孤舟，既窈窕以寻壑，亦崎岖而经丘。木欣欣以向荣，泉涓涓而始流。善万物之得时，感吾生之行休。已矣乎，寓形宇内复几时，曷不委心任去留？胡为乎，遑遑欲何之？富贵非吾愿，帝乡不可期。怀良辰以孤往，或植杖而耘耔，登东皋以舒啸，临清流而赋诗。聊乘化以归尽，乐夫天命复奚疑！"

太医孙景初，自号四休居士，山谷问其说，四休答曰："粗茶淡饭饱即休，补破遮寒暖即休，三平四满过即休，不贪不妒老即休。"山谷曰："此安乐法也。少欲者，不伐之家也；知足者，极乐之国也。四休家有三亩园，花木郁郁，客来煮茗，谈上都贵游人间可喜事，或茗寒酒冷，宾主相忘。其居与余相望，暇则步草径相寻，作小诗遗家僮歌之，以侑酒茗。诗曰：'大医诊得人间病，安乐延年万事休。'又曰：'无求不着看人面，有酒可以留人嬉。欲知四休安乐法，听取山谷老人诗。'"

山谷四印云："我提养生之四印，居家所有更赠君。百战百胜，不如一忍；万言万当，不如一默。无可拣择眼界平，不藏秋毫心地直。我肱三折得此医，自觉两踵生光辉。蒲团日静鸟吟时，炉熏一炷试观之。四休四印，老少富贫，无量无边，普同供养。"

倪正父《锄经堂》述五事："静坐第一，观书第二，看山水花木第三，与良朋讲论第四，教子弟读书第五。"

齐斋十乐云："读义理书，学法帖字，澄心静坐，益友清谈，小酌半醺，浇花种竹，听琴玩鹤，焚香煎茶，登城观山，寓意弈棋。十者之外，虽有他乐，吾不易矣。"

邵康节吟曰："年老逢春雨乍晴，雨晴况复近清明。天低宫殿初长日，风暖林园未啭莺。花似锦时高阁望，草如茵处小车行。东君见赐何多也，况复人间久太平。"又云："尧夫非是爱吟诗，诗是尧夫志喜时。明著衣冠为士子，高谈仁义作男儿。敢于世上明开眼，肯向人间浪皱眉。六十七年无事日，尧夫非是爱吟诗。"《击壤集》一编，老人怡神悦目，时可吟玩。公喜饮酒，命之曰太和汤，饮不过多，不喜太醉。其诗曰："饮未微酡，自先吟哦，吟哦不足，遂及浩歌。"所寝之室，名安乐窝，冬暖夏凉，遇有睡思则就枕。其诗曰："墙高于肩，室大如斗，布被暖余，藜藿饱后。气吐胸中，充塞宇宙。"闻人说人之善，就而和之，又从而喜之，语曰："乐见善人，乐闻善事，乐道善言，乐行善意。"晚教二子以六经，家素业儒，口未尝不道儒言，身未尝不蹈儒行。其诗曰："羲轩之书，未尝去手；尧舜之谈，未尝离口。当中和天，同乐易友。吟自在诗，饮欢喜酒。百年升平，不为不偶；七十康强，不为不寿。"老境从容，孰有如康节者乎？

陶彭泽性嗜酒，家贫不能常得。亲旧知其如此，或置酒招之，造饮辄醉而退，曾不吝情去留。环堵萧然，不蔽风日，短葛穿结，箪瓢屡空，晏如也。

陶弘景书曰："偃蹇园巷，从容郊邑，守一介之志，非敢蔑荣嗤俗，自致云霞。盖任性灵而直往，保无用以得闲。垅薪井汲，乐有余欢，切松煮术，此外何务。"

谢灵运《逸民赋》曰："有酒则舞，无酒则醒，不明不晦，不昧不类。萧条秋首，兀我春中，弄琴明月，酌酒和风。御清风以远路，拂白云而峻举，指寰中以为期，望系外而延伫。"又曰："推天地为一物，横四海于寸心。超尘埃以贞观，何落落此心胸。"

徐勉曰："冬日之阳，夏日之阴，良辰美景，负杖蹑履，逍遥自乐。临池观鱼，披林听鸟，浊酒一杯，弹琴一曲，求数刻之乐，庶几居常以待终。"

谢譓不妄交接，门无杂宾，有时独醉，曰："入吾室者，但有清风；对吾饮者，惟有浩月耳。"

歌者袁绹，尝从子瞻与客游金山。适中秋，天宇四壁，一碧无际，江流倾涌，月色如昼，遂共登金山妙高台，命绹歌其《水调歌头》曰："明月几时有？把酒问青天。"歌罢，公自起舞。

伯伦肆意放荡，以宇宙为狭，常乘鹿车，携一壶酒，使人荷锸随之。云："死便掘地以埋。"土木形骸，遨游一世。

谢几卿性通脱，遇乐游宴，不得醉而还，因诣道边酒垆，停车褰幔，与车前三驺对饮。观者如堵，几卿自若。

陈暄嗜酒沈湎，兄子秀忧之，致书讽谏。暄答云："昔周伯仁渡江惟三日醒，吾不以为少。郑康成一饮三百杯，吾不以为多。吾尝譬酒犹水也，可以济舟，亦可以覆舟。故江咨议有言：'酒犹兵也，兵可千日而不用，不可一日而不备。酒可千日而不饮，不可一饮而不醉。'美哉江公，可与共论酒矣。何水曹眼不识杯盅，吾口不离瓢杓，汝宁与何同日而醒，与吾同日而醉乎？正言其醒可及，其醉不可及也。速营糟丘，吾将老焉。尔无多言，非尔所及。"

司空图预为寿藏，故人来者，引之圹中，赋诗对酌。人或难之，图曰："达人大观，幽显一致，非止暂游此中，公何不广哉？"布衣鸠杖，出则以女家人鸾台自随。岁时村社会集，图必造之，与野老同席，曾无傲色。

韩熙载肆情坦率，不持名检，伎乐殆以百数，所得月俸，尽散诸姬。熙载敝衣芒屦，作瞽者，持独弦琴，俾舒雅执板挽之，随房乞食为乐。

子瞻在儋耳，因试笔，尝自书云："吾始至南海，环视天水无际，凄然伤之，曰：'何时得出此岛邪？'已而思之，天地在积水中，九州在大瀛海中，中国在少海中，有生孰不在岛者？覆盆水于地，芥浮于水，蚁附于芥，茫然不知所济。少焉水涸，蚁即径去，见其类，出涕曰：'几不复与子相见。'岂知俯仰之间，有方轨八达之路乎？念此可为一笑。"

潇洒张郎构一芦轩，铭曰："吾轩之中，并无长物。织芦成瓦，纸帐为屏。墙不御风，窗不掩月。相对二子，刈书是悦。勤儿课，摹古帖。有茶则饮，有香则焚。衲衣素餐，家风甚拙。闭门谢客，不知世故，吾性自别。"有漫草诗云："林畔阑珊处，泥垣浸碧濠，性歧延客寡，室陋涤尘劳。玄学扬雄辨，经翻刘向骚。食瓢家俸短，睡起日偏高。”(此条据弦雪居本补入。)

《绝交书》云:“但愿守陋巷,教养子孙,时与亲旧叙阔,陈说平生,浊酒一杯,弹琴一曲,志愿毕矣。”

又云:“闻道士遗言,饵术黄精,令人寿永,意甚信之。游山泽,观鱼鸟,心甚乐之。一行作吏,此事俱废,安能舍其所乐,而从其所惧哉?”

王逸少曰:“夫人之相与俯仰一世,或取诸怀抱,悟言一室之内;或因寄所托,放浪形骸之外。虽取舍万殊,静躁不同,当其欣于所遇,暂得于己,快然自足,不知老之将至。及其所之既倦,情随事迁,感慨系之矣。悲夫!”

《闲游赞》曰:“荫映崖流之际,偃息琴书之侧,寄心松竹,取乐鱼鸟,则澹泊之愿,于是毕矣。”

韩退之曰:“穷居而闲处,升高而望远,坐茂树以终日,濯清泉以自洁。采于山,美可茹;钓于水,鲜可食。起居无时,惟适所安。与其有誉于前,孰若无毁于后;与其有乐于身,孰若无忧于心。穷居荒凉,草树茂密,出无驴马,因与人绝,一室之内,有以自娱。”

《澄怀录》曰:“长松怪石,去墟落不下一二十里,鸟径缘崖,涉水于草莽间数四,左右两三家相望,鸡犬之声相闻。竹篱茅舍,尧处其间,兰菊艺之,临水时种梅柳,霜月春风,自有余思。儿童婢仆,皆布衣短褐,以给薪水,酿村酒而饮之。案有杂书《庄周》、《太玄》、《楚词》、《黄庭》、《阴符》、《楞严》、《圆觉》数十卷而已。杖藜蹑屐,往来穷谷大川,听流水,看激湍,鉴澄潭,步危桥,坐茂林,探幽壑,升高峰,顾无乐而死乎?”

《杂志》曰:“居闲胜于居官,其事不一,其最便者,尤于暑月见之。自早烧香食罢,便可搔首,衩袒裙靸从事,藤床竹几,高枕北窗,清风时来,反患太凉,挟策就枕,困来熟睡。晚凉浴罢,杖履逍遥,临池观月,乘高取风,采莲剥芡,剖瓜雪藕,白醪三杯,取醉而适,其为乐殆未可以一二数也。”

曾南丰曰:“宅有桑麻,田有粳稌,而渚有蒲莲。弋于高,以追凫雁之上下；缗于深，而逐鳣鲔之潜泳。吾所以衣食其力，而无愧于心也。息有乔木之繁荫，藉有丰草之幽香。登山而凌云，览天地之奇变；弄泉而乘月，遗氛埃之溷浊。此吾取其怠倦而乐于自遂也。”

东坡云：“岁行尽矣，风雨凄然，纸窗竹屋，灯火青荧，时于此有少趣。”

诚斋曰：“鸟啼花落，欣然有会于心。遣小奴，挈瘿樽，沽白酒，嚼一梨花磁盏，急取诗卷，快读一过以咽之，萧然不知在尘埃间也。”

又曰：“因葺旧庐，疏渠引泉，周以花木，日哦其间。故人过逢，瀹茗弈棋，杯酒淋浪，殆非尘中有也。”

水心曰：“上下山水，穿幽透深，弃日留夜，拾其胜会，向人铺说，无异好声美色。”

又曰：“松竹迷道，庭花合围，著山人衣，曳杖夹书行吟，宾送日月于林茜中。凡故畴新亩，廪假进退，抱膝长啸，婚嫁有无，皆落莫恍惚若梦中事。闻名胜士，欣然迎至，共食淡面，为语儒佛二氏所以离合见性命真处，如水中盐味，非有非无。”

李太白诗：“清风明月不用一钱买。”《赤壁赋》曰：“惟江上之清风，与山间之明月，耳得之而为声，目遇之而成色，取之无禁，用之不竭，是造物之无尽藏也。”东坡之意，盖自太白诗句中来。夫风月不用钱买，而取之无禁，太白、东坡之言信矣。然而能知清风明月为可乐者，世无几人。清风明月，一岁之间，亦无几日。就使人知此乐，或为俗事相夺，或为病苦障碍，欲享之有不能者。有闲居无事，遇此清风明月不用钱买，又无人禁，而不知此乐者，是自生障碍也。

陶潜性真率，贵贱造之者，有酒辄设。潜若先醉，便语客曰：“我醉欲眠，君且去。”

刘含度性虚远，有气调，风流跌宕，名高一时。尝云：“不须名位，所须衣食。不用身后之誉，惟重目前所见。”

梁忠烈世子性爱林泉，特好散逸。论曰：“吾尝梦为鱼，因化为鸟。方其梦也，何乐如之？及其觉也，何忧斯类，良由吾之不及鱼鸟远矣。故鱼鸟飞浮，任其志性，吾之进退，长在掌握。举首惧触，摇足恐堕，使吾终得与鱼鸟同游，则去世如脱屣耳。”

裴中立不信数术，每语人曰：“鸡猪鱼蒜，逢着则吃；生老病死，时至则行。”

高子漫谈

高子曰：古云：“得一日闲方是福，做千年调笑人痴。”又云：“人生无百年，长怀千岁忧。”是为碌碌于风尘，劳劳于梦寐者言耳。吾生七尺，岂不欲以所志干云霄，挟剑寒星斗耶？命之所在，造化主宰之所在也，孰与造化竞哉？既不得于造化，当安命于生成，静观物我，认取性灵，放情宇宙之外，自足怀抱之中，狎玩鱼鸟，左右琴书。外此何有于我？若彼潜形，追鹿豕，浪游乐志，共烟霞沉醉。洁身者乃负甑而逃，抱道者以图形为耻。岂果不以华彩为荣，甘以寂寞为乐哉！是皆不得于造化，意富贵之畏人，不如贫贱之肆志，故能弃众人之所取，取众人之所弃耳。味无味于虚无之渊，忘无忘于玄冥之府，身居尘俗，志横两间，居在山林而神浮八极，何能使生为我酷，形为我毒，身为我桎梏，乃踽踽凉凉，为造物哂哉？乐恬逸者，当与把臂作謦咳语。

高子自足论

高子曰：居庙堂者，当足于功名；处山林者，当足于道德。若赤松之游，五湖之泛，是以功名自足；彭泽琴书，孤山梅鹤，是以道德自足者也。知足者，虽富贵不艳于当时，芳声必振于千古；否则不辱于生前，必灾祸于没世。故足之于人，足则无日而不自足，不足则无时而能足也。又若迫于饥寒，困于利达者，谓人可以胜天，乃营营于饱暖声华。孰知此命也，非人也，命不足于人，人何能足我也？故子房之高蹈遐举，功盖千古；少伯之灭迹潜踪，名铸两间。渊明嗜酒，人未病其沉酣；和靖栽梅，世共称其闲雅。是皆取足于一身，无意于持满，能以功名道德为止足，故芳躅共宇宙周旋，高风同天地终始耳。人能受一命荣，窃升斗禄，便当谓足于功名；敝裘短褐，粝食菜羹，便当谓足于衣食；竹篱茅舍，荜窦蓬窗，便当谓足于安居；藤杖芒鞋，蹇驴短棹，便当谓足于骑乘；有山可樵，有水可渔，便当谓足于庄田；残卷盈床，图书四壁，便当谓足于珍宝；门无剥啄，心有余闲，便当谓足于荣华；布衾六尺，高枕三竿，便当谓足于安享；看花酌酒，对月高歌，便当谓足于欢娱；诗书充腹，词赋盈编，便当谓足于丰赡。是谓之知足常足，无意于求足未足者也。足果可以力致幸求哉？我故曰：能自足于穷通者，是得浮云富贵之夷犹；能自足于取舍者，是得江风山月之受用；能自足于眼界者，是得天空海阔之襟怀；能自足于贫困者，是得箪瓢陋巷之恬淡；能自足于辞受者，是得茹芝采蕨之清高；能自足于燕闲者，是得衡门泌水之静逸；能自足于行藏者，是得归云倦鸟之舒徐；能自足于唱酬者，是得一咏一觞之旷达；能自足于居处者，是得五柳三径之幽闲；能自足于嬉游者，是得浴沂舞雩之潇洒。若此数者，随在皆安，无日不足，人我无竞，身世两忘，自有无穷妙处，打破多少尘劳。奈何舍心地有余之足，而抱意外无妄之贪，果何得哉？似亦愚矣。观彼进功名于百尺，弃道德于方寸，日汲汲于未足，如金张贵逞，终蹈身灾；石邓财雄，卒罹族灭，君子可不以水月镜花为幻，好谦恶盈为戒哉？又若鄙陋者，原石火顷炎，冰山乍结，即便心思吞象，目无全牛，务快甲第云连，金珠山积，举世莫与之比，欲犹未满，此正所谓不知足者也。吾知棘林之驼，粘壁之蜗，是皆此辈耳。其与留有余不尽以还造化者何如哉？

居室安处条

序古名论

《天隐子》曰："吾谓安处者，非华堂邃宇，重裀广榻之谓也。

在乎南面而坐，东首而寝，阴阳适中，明暗相半。屋无高，高则阳盛而明多；屋无卑，卑则阴盛而暗多。故明多则伤魄，暗多则伤魂。人之魂阳而魄阴，苟伤明暗，则疾病生焉。此所谓居处之室，尚使之然，况天地之气，有亢阳之攻肌，淫阴之侵体，岂可不防慎哉？修养之渐，倘不法此，非安处之道。术曰：吾所居室，四边皆窗户，遇风即阖，风息即开。吾所居座，前帘后屏，太明即下帘以和其内映，太暗则卷帘以通其外耀。内以安心，外以安目。心目皆安，则身安矣。明暗尚然，况太多事虑，太多情欲，岂能安其内外哉？"

高太素隐商山，起六馆，曰春雪未融馆，清夏晚云馆，中秋午月馆，冬日方出馆，暑簟清风馆，夜阶急雨馆。各制一铭。

神隐曰："草堂之中，竹窗之下，必置一榻。时或困倦，偃仰自如，日间窗下一眠，甚是清爽。时梦乘白鹤游于太空，俯视尘壤，有如蚁垤。自为庄子，梦为蝴蝶，入于桃溪，当与子休相类。"又曰："草堂之中，或草亭僻室，制为琴室，地下埋一大缸，缸中悬一铜钟，上以石墁，或用板铺，上置琴砖或木几弹琴，其声空朗清亮，自有物外气度。"

东坡守汝阴，作亭以帷幕为之，世所未有。其制若亭，四围柱架穿插成之。装起则以帷幕围之，拆束则揭而他往。其铭略云："乃作新亭，檐楹栾梁，凿枘交设，合散靡常。不由仰承，清幄四张。我所欲往，十夫可将。与水升降，除地布床。"又云："岂独临水？无适不臧。春朝花郊，秋夕月场，无胫而趋，无翼而翔。敝又改为，其费易偿。榜曰择胜，名实允当。"又观子由继作四言诗，内云："视身如传，苟完不求。山盘水嬉，习气未瘳。风有翠帷，雨有赤油。匪车匪舟，亦可相攸。"则晴用布帷，雨用油幕可知。

唐子西云："有轩数间，松竹迷道，庭花合围，值堂屋之后，人事之所不及，宾游之所不至。往往独坐于此，解衣盘礴，箕踞胡床之上，含毫赋诗，曝背阅书，以释忽忽之气自妙。"

《山家清事》云："择故山滨水地，环篱植荆，间栽以竹，余丈，植芙蓉三百六十，入芙蓉二丈，环以松梅，入此余三丈。重篱外，芋栗羊枣桃李，内植梅。结屋前茅后瓦，入阁名尊经，藏古今书。左塾训子，右道院迎宾。进舍三：寝一，读书一，治药一。后舍二：其一储酒、谷，列山具农具；一安仆役庖湢。婢一，童一，园丁二。前鹤屋养鹤，后犬一二足，驴四蹄，牛四角。客至具蔬食酒核，暇则读书课农圃，毋苦吟以安天年。”

潘岳《闲居赋》曰：“太母在堂，览止足之分，庶浮云之志，筑室种树，逍遥自得。池沼足以渔钓，舂税足以代耕。灌园鬻蔬，供朝夕之膳；牧羊酤酪，俟伏腊之费。凛秋暑退，熙春寒往，微雨新晴，六合清朗。太君升轻轩，御板舆，远览王畿，近周家园。席家筵，列子孙，柳垂阴，车结轨，或宴于林，或禊于汜。昆弟斑白，儿童稚齿，称万寿以献觞，咸一惧而一喜。寿觞举，慈颜和，浮杯乐饮，丝竹骈罗，顿足起舞，抗音高歌。人生安乐，孰知其他？”

王子猷尝暂寄人空宅，便命种竹。或曰：“暂住，何烦尔主？”王啸咏良久，指竹曰：“何可一日无此君？”

柳子厚曰：“把荷锸，决溪泉，为圃以给茹。其隙则浚池沟，艺树木，行歌坐钓，望青天白云，以此为适，亦是老死亡戚戚者。”

孙公仲益曰：“新宅落成，市声不入耳，俗轨不至门。客至共坐，青山当户，流水在左，辄谈世事，便当以大白浮之。”

懿代崇佛法，迎佛骨至，起“不思议堂”以奉之。

杜祁公别墅起薝蔔馆，室形亦六，器用亦六角，以象薝花之六出焉。

陶学士曰：“余衔命渡淮，入广陵界，维舟野次，纵步至一村圃，有碧芦方数亩。中隐小室，榜曰‘秋声馆’，时甚爱之，不知谁家别墅，意主人亦雅士也。”

宜春城中有堆阜，郡人谓之袁台，地属李致。致有文驰声，众为筑室于袁台，取登东山而小鲁之义，榜为“小鲁轩”。

宣城何子华，有古橙四株，面橙建堂，榜曰“剖金”。霜降橙熟，开樽洁馔，与众共之。

陈犀罢司农少卿，省女兄于姑苏。适上元夜观灯，车马喧腾，目夺神醉，叹曰："涉冰霜，泛烟水，乍见此高明世界，遂觉神朗。"顿还旧馆。

武陵儒者苗彤，事园池以接宾客，建"野春亭"，内中杂植山野花草，五色错杂。

李愚语人曰："予夙夜在公，不曾漫游华胥国，意欲于洛阳买水竹处，作蝶庵，谢事居之。庵中当以庄周为开山第一祖，陈抟配食。若忙者，难为主籍供职。"

王震为国子博士，好观雨中浮沤疏稠出没，每雨，就四阶狭拥处，寓目而心醉焉。张麟瑞戏之曰："公宜以此亭名曰醉沤。"

居处建置

煴　阁

南方暑雨时，药物、图书、皮毛之物皆为霉溽坏尽。今造阁，去地一丈有多，阁中循壁为厨二三层，壁间以板弭之，前后开窗，梁上悬长笐，物可悬者，悬于笐中，余置格上。天日晴明，则大开窗户，令纳风日爽气。阴晦则密闭，以杜雨湿。中设小炉，长令火气温郁。又法：阁中设床二三，床下收新出窑炭实之。乃置画片床上，永不霉坏，不须设火。其炭至秋供烧，明年复换新炭。床上切不可卧，卧者病喑，屡有验也。盖火气所烁故耳。

清秘阁　云林堂

阁尤胜，客非佳流，不得入。堂前植碧梧四，令人揩拭其皮。每梧坠叶，辄令童子以针缀杖头，亟挑去之，不使点污，如亭亭绿玉。苔藓盈庭，不容人践，绿褥可爱。左右列以松桂兰竹之属，敷纡缭绕。外则高木修篁，郁然深秀。周列奇石，东设古玉器，西设古鼎尊罍，法书名画。每雨止风收，杖履自随，逍遥容与，咏歌以娱。望之者，识其为世外人也。

观雪庵

长九尺，阔八尺，高七尺，以轻木为格，纸布糊之，以障三面。上以一格覆顶面，前施帏幔，卷舒如帐。中可四坐，不妨设火食具，随处移行，背风帐之，对雪瞻眺，比之毡帐，似更清逸。施之就花，就山水，雅胜之地，无不可也。谓之行窝。

松轩

宜择苑囿中向明爽垲之地构立，不用高峻，惟贵清幽。八窗玲珑，左右植以青松数株，须择枝干苍古，屈曲如画，有马远、盛子昭、郭熙状态甚妙。中立奇石，得石形瘦削，穿透多孔，头大腰细，袅娜有态者，立之松间，下植吉祥、蒲草、鹿葱等花，更置建兰一二盆，清胜雅观。外有隙地，种竹数竿，种梅一二，以助其清，共作岁寒友想。临轩外观，恍若在画图中矣。

高子书斋说

高子曰：书斋宜明净，不可太敞。明净可爽心神，宏敞则伤目力。窗外四壁，薜萝满墙，中列松桧盆景，或建兰一二，绕砌种以翠云草令遍，茂则青葱郁然。旁置洗砚池一，更设盆池，近窗处，蓄金鲫五七头，以观天机活泼。斋中长桌一，古砚一，旧古铜水注一，旧窑笔格一，斑竹笔筒一，旧窑笔洗一，糊斗一，水中丞一，铜石镇纸一。左置榻床一，榻下滚脚凳一，床头小几一，上置古铜花尊，或哥窑定瓶一。花时则插花盈瓶，以集香气；闲时置蒲石于上，收朝露以清目。或置鼎炉一，用烧印篆清香。冬置暖砚炉一。壁间挂古琴一，中置几一，如吴中云林几式佳。壁间悬画一。书室中画惟二品，山水为上，花木次之，禽鸟人物不与也。或奉名画山水云霞中神佛像亦可。名贤字幅，以诗句清雅者可共事。上奉乌思藏鋈金佛一，或倭漆龛，或花梨木龛以居之。上用小石盆一，或灵壁应石，将乐石，昆山石，大不过五六寸，而天然奇怪，透漏瘦削，无斧凿痕者为佳。次则燕石，钟乳石，白石，土玛瑙石，亦有可观者。盆用白定官哥青东磁均州窑为上，而时窑次之。几外炉一，花瓶一，匙箸瓶一，香盒一，四者等差远甚，惟博雅者择之。然而炉制惟汝炉，鼎炉，戟耳彝炉三者为佳。大以腹横三寸极矣。瓶用胆瓶花觚为最，次用宋磁鹅颈瓶，馀不堪供。壁间当可处，悬壁瓶一，四时插花。坐列吴兴笋凳六，禅椅一，拂尘、搔背、棕帚各一，竹铁如意一。右列书架一，上置《周易古占》，《诗经旁注》，《离骚经》，《左传》，林注《自警》二编，《近思录》，《古诗纪》，《百家唐诗》，王李诗，《黄鹤补注》，《杜诗说海》，《三才广记》，《经史海篇》，《直音》，《古今韵释》等书。释则《金刚钞义》，《楞严会解》，《圆觉注疏》，《华严合论》，《法华玄解》，《楞伽注疏》，《五灯会元》，《佛氏通载》，《释氏通鉴》，《弘明集》，《六度集》，《莲宗宝鉴》，《传灯录》。道则《道德经新注指归》，《西升经句解》，《文始经外旨》，《冲虚经四解》，《南华经义海纂微》，《仙家四书》，《真仙通鉴》，《参同分章释疑》，《阴符集解》，《黄庭经解》，《金丹正理大全》，《修真十书》，《悟真》等编。医则《黄帝素问》，《六气玄珠密语》，《难经脉诀》，《华佗内照》，《巢氏病源》，《证类本草》，《食物本草》，《圣济方》，《普济方》，《外台秘要》，《甲乙经》，《朱氏集验方》，《三因方》，《永类钤方》，《玉机微义》，《医垒元戎》，《医学纲目》，《千金方》，丹溪诸书。闲散则《草堂诗余》，《正续花间集》，《历代词府》，《中兴词选》。法帖，真则《钟元常季直表》，《黄庭经》，《兰亭记》。隶则《夏丞碑》，《石本隶韵》。行则《李北海阴符经》，《云麾将军碑》，《圣教序》。草则《十七帖》，《草书要领》，《怀素绢书千文》，《孙过庭书谱》。此皆山人适志备览，书室中所当置者。画卷旧人山水、人物、花鸟，或名贤墨迹，各若干轴，用以充架。斋中永日据席，长夜篝灯，无事扰心，阅此自乐，逍遥余岁，以终天年。此真受用清福，无虚高斋者得观此妙。

茅　亭

以白茅覆之，四构为亭，或以棕片覆者更久。其下四柱，得山中带皮老棕本四条为之，不惟淳朴雅观，且亦耐久。外护阑竹一二条，结于苍松翠盖之下，修竹茂林之中，雅称清赏。

桧 柏 亭

植四老柏以为之，制用花匠竹索结束为顶成亭，惟一檐者为佳，圆制亦雅，若六角二檐者俗甚。桂树可结，罗汉松亦可。若用蔷薇结为高塔，花时可观，若以为亭，除花开后，荆刺低垂，焦叶蠡虫，撩衣刺面，殊厌经目，无论玩赏。

圜 室

臞仙曰：圜室之制，人各不同，予所志者，取法于天地范围之理，上圆下方。经一丈有二，中隔前后二间，前间开日月圆窍于东西，以通日月之光，后间于顶上孔开窗撑放，以取天门灵气。艮上塞户，令不通达，以闭鬼户之意。此余所制也。

九 径

江梅、海棠、桃、李、橘、杏、红梅、碧桃、芙蓉，九种花木，各种一径，命曰三三径。诗曰："三径初开是蒋卿，再开三径是渊明。诚斋奄有三三径，一径花开一径行。"

茶 寮

侧室一斗，相傍书斋，内设茶灶一，茶盏六，茶注二，馀一以注熟水。茶臼一，拂刷、净布各一，炭箱一，火钳一，火箸一，火扇一，火斗一，可烧香饼。茶盘一，茶橐二，当教童子专主茶役，以供长日清谈，寒宵兀坐。煎法另具。

药 室

用静屋一间，不闻鸡犬之处，中设供案一，以供先圣药王。分置大板桌一，光面坚厚，可以和药。大铁碾一，石磨一，小碾一，乳钵大小二，塹音麤筒一，用以搗珠末不飞。舂臼一，大小中稀筛各一，大小密绢筛各一，棕扫帚一，净布一，铜镬一，火扇一，火钳一，大小盘秤各一，药柜一，药箱一。葫芦瓶罐，此药家取用无算，当多蓄以备用。凡在药物所需，俱当置之。药室平时密锁，以杜不虞，此又君子所先。

高子花榭诠评

高子曰：欧阳公示谢道人种花诗云："深红浅白宜相间，先后仍须次第栽。我欲四时携酒赏，莫教一日不花开。"余意山人家得地不广，开径怡闲，若以常品花卉植居其半，何足取也。四时所植，余为诠评：牡丹谱类，数多佳本，遇目亦少。大红如山茶石榴色者，寓形于图画有之，托根于土壤未见。他如状元红、庆云红、王家红、小桃红，云容露湿，飞燕新妆。茄紫、香紫、胭脂楼、泼墨紫，国色烟笼，玉环沉醉。尺素、白剪绒，水晶帘卷，月露生香。御衣黄、舞青霓、一捻红、绿蝴蝶，玳瑁阑开，朝霞散彩。数种之外，无地多栽。芍药在广陵之谱，三十有奇，而余所见，亦惟数种。金带围、瑞莲红、冠群芳，衣紫涂朱，容闲红拂。千叶白、玉逍遥、舞霓白、玉盘盂，腻云软玉，色艳绿珠。粉绣球、紫绣球，俗名麻叶粉团。欢团霞脸，次第妆新。碧桃、单瓣白桃，潇洒霜姿，后先态雅。垂丝海棠、铁梗海棠、西府海棠、木瓜海棠、白海棠，含烟照水，风韵撩人。玉兰花、辛夷花，素艳清香，芳鲜夺目。千瓣粉桃、俗名二色桃。绯桃、俗名苏州桃花，瓣如剪绒，非绛桃也。若绛桃，恶其开久色恶。大红单瓣桃，玄都异种，未识刘郎。千瓣大红重台石榴、千瓣白榴、千瓣粉红榴、千瓣鹅黄榴、单瓣白粉二色榴，西域别枝，堪惊博望。紫薇、粉红薇、白薇，紫禁漏长，卧延凉月。金桂、月桂，四时开，生子者。广寒高冷，云外香风。照水梅、花开朵朵下垂。绿萼梅、玉蝶梅、磬口腊梅，黄色如蜜，紫心，瓣如白梅少大，曾于洪宣公山亭见之，其香扑人。今云腊梅者，皆荷花瓣也，仅免狗英。月瘦烟横，腾吟孤屿。粉红山茶、千瓣白山茶、大红滇茶、大如茶盏，种出云南。玛瑙山茶、红黄白三色伙作堆，心外大瓣，朱砂红色宝珠鹤顶山茶，中心如馒，丛簇可爱，若吐白须者，不佳。霞蒸雪酿，沉醉中山。大红槿、千瓣白槿，残秋几朵，林外孤芳。茶梅花、小朵，粉红，黄心。开在十一月各花净尽之时，得此可玩。茗花，香清，插瓶可久可玩。冷月一枝，斋头清供。我之所见，调亦可同，倘人我好恶不侔，用舍惟人自取。若彼草花百种，横占郊原，兹为品题，分为三乘。花之丰采不一，况栽成占地无多，种种剪裁，当与兼收并蓄，更开十径，醉赏四时。

高子草花三品说

高子曰：上乘高品，若幽兰、建兰、蕙兰、朱兰、白山丹、黄山丹、剪秋罗、二色鸡冠、一花中分紫白二色，同出一蒂。黄莲、千瓣茉莉、红芍、千瓣白芍、玫瑰、秋海棠、白色月季花、大红佛桑、台莲，花开落尽，莲房中每颗仍发花瓣。夹竹桃花、单瓣水仙花、黄萱花、黄蔷薇、菊之紫牡丹、白牡丹、紫芍药、银芍药、金芍药、蜜芍药，金宝相、鱼子兰、菖蒲花、夜合花。以上数种，色态幽闲，丰标雅淡，可堪盆架高斋，日共琴书清赏者也。

中乘妙品，若百合花、五色戎葵、此宜多种。余家一亩中收取花朵一二百枝。此类形色不同，共有五十多种，能作变态，无定本也。白鸡冠、矮鸡冠、洒金凤仙花、四面莲、迎春花、金雀、素馨、山矾、红山丹、白花苏、紫花苏、吉祥草花、福建小栀子花、黄蝴蝶、鹿葱、剪春罗、夏罗、番山丹、水木樨、闹阳花、石竹、五色罂粟、黄白杜鹃、黄玫瑰、黄白紫三色佛桑、金沙罗、金宝相、丽春木香、紫心白木香、黄木香、茶蘼、间间红、十姊妹、铃儿花、凌霄、虞美人、蝴蝶满园春、含笑花、紫花儿、紫白玉簪、锦被堆、双鸳菊、老少年、雁来红、十样锦、秋葵、醉芙蓉、大红芙蓉、玉芙蓉。各种菊花、甘菊花、金边丁香、紫白丁香、萱花、千瓣水仙、紫白大红各种凤仙、金钵盂、锦带花、锦茄花、拒霜花、金茎花、红豆花、火石榴、指甲花、石崖花、牵牛花、淡竹花、蓂荚花、木清花、真珠花、木瓜花、滴露花、紫罗兰、红麦、番椒、绿豆花。以上数种，香色间繁，丰采各半。要皆栏槛春风，共逞四时妆点者也。

下乘具品，如金丝桃、鼓子花、秋牡丹、缠枝牡丹、四季小白花，又名接骨草、史君子花、金豆花、金钱花、红白郁李花、缫丝花、芮苣花、扫帚鸡冠花、菊之满天星、枸杞花、虎茨花、茨菇花、金灯、银灯、羊踯躅、金莲、千瓣银莲、金灯笼、各种药花、黄花儿、散水花、槿树花、白豆花、万年青花、孩儿菊花，缠枝莲、白苹花、红蓼花、石蝉花。以上数种，铅华粗具，姿度未闲，置之篱落池头，可填花林疏缺者也。

以上种种，是皆造物化机，撩人春色，分布寰宇。吾当尽植林园，以快一时心目，无愧欧公诗教可也。

高子盆景说

高子曰：盆景之尚，天下有五地最盛：南都，苏、淞二郡，浙之杭州，福之浦城，人多爱之。论值以钱万计，则其好可知。但盆景以几桌可置者为佳，其大者列之庭榭中物，姑置勿论。如最古雅者，品以天目松为第一，惟杭城有之，高可盈尺，其本如臂，针毛短簇，结为马远之欹斜诘曲，郭熙之露顶攫拿，刘松年之偃亚层叠，盛子昭之拖拽轩翥等状，栽以佳器，槎牙可观，他树蟠结，无出此制。更有松本一根二梗三梗者，或栽三五窠，结为山林排匝，高下差参，更多幽趣。林下安置透漏窈窕昆石、应石、燕石、腊石、将乐石、灵壁石、石笋，安放得体。时对独本者，若坐冈陵之巅，与孤松盘桓；其双本者，似入松林深处，令人六月忘暑。除此五地，所产多同，惟福之种类更夥。若石梅一种，乃天生形质，如石燕石蟹之类，石本发枝，含花吐叶，历世不败，中有美者，奇怪莫状。此可与杭之天目松为匹，更以福之水竹副之，可充几上三友。水竹高五六寸许，极则盈尺，细叶老干，潇疏可人，盆上数竿，便生渭川之想，亦盆景中之高品也。次则枸杞之态多古，雪中红子扶疏，时有雪压珊瑚之号，本大如拳，不露做手。又如桧柏耐苦，且易蟠结，亦有老本苍柯，针叶青郁，束缚尽解，若天生然，不让他本，自多山林风致。他如虎茨，余见一百兵家有二盆，本状笛管，其叶十数重叠，每盆约有一二十株为林，此真元人物也。后为俗人所败。又见僧家元盆，奇古作状，宝玩令人忘餐，竟败豪右。美人蕉盈尺上盆，蕉旁立石，非他树可比。此须择异常之石，方惬心赏。他如榆椿、山冬青、山黄杨、雀梅、杨婆奶、六月雪、铁梗海棠、樱桃、西河柳、寸金罗汉松、娑罗松、剔牙松、细叶黄杨、玉蝶梅、红梅、绿萼梅、瑞香桃、绛桃、紫薇、结香、川鹃、李杏、银杏、江西细竹、素馨、小金橘、牛奶橘，冬时累累朱实，至春不凋。小茶梅、海桐、缨络柏、树海棠、老本黄杨，以上皆可上盆。但木本奇古，出自生成为难得耳。又如深山之中，天生怪树，种落崖窦年深，木本虽大，树则婆娑，曾见数本，名不可识，似更难得。又如菖蒲之种有六：金钱、牛顶、台蒲、剑脊、虎须、香苗。看蒲之法，妙在勿令见泥与肥为上，勿浇井水，使叶上有白星，坏苗。不令日曝，勿冒霜雪，勿见醉人油手，数事为最。种之昆石、水浮石中，欲其苗之苍翠蕃衍，非岁月不可。往见友人家有蒲石一圆，盛以水底，其大盈尺，俨若青璧。其背乃先时拳石种蒲，日就生意，根窠蟠结，密若罗织，石竟不露，又无延蔓，真国初物也。后为腥手摩弄，缺其一面，令人怅然。大率蒲草易看，盆古为难。若定之五色划花，白定绣花、划花，方圆盆以云板脚为美，更有八角圆盆，六角环盆，定样最多，奈无长盆。官窑哥窑圆者居多，绦环者亦有，方则不多见矣。如青东磁，均州窑，圆者居多，长盆亦少。方盆菱花葵花制佳，惟可种蒲。先年蒋石匠凿青紫石盆，有扁长者，有四方者，有长方四入角者，其凿法精妙，允为一代高手。传流亦少，人多不知。又若广中白石紫石方盆，其制不一，雅称养石种蒲，单以应石置之，殊少风致。亦有可种树者。又如旧龙泉官窑盈三二尺大盆，有底冲全者，种蒲可爱。若我朝景陵茂陵，所制青花白地官窑方圆盆底，质细青翠，又为殿中名笔图画，非窑匠描写，曾见二盆上芦雁，不下绢素。但盆惟种蒲者多，种树者少也。惟定有盈尺方盆，青东磁间或有之。均州龙泉有之，皆方而高深，可以种树。若求长样，可列树石双行者绝少。曾见宣窑粉色裂纹长盆,中分树水二漕,制甚可爱。近日烧有白色方圆长盆甚多,无俟他求矣。其北路青绿泥窑,俗恶不堪经眼。更有烧成兔子、蟾蜍、刘海、荔枝、党仙,中间一孔种蒲,此皆儿女子戏物,岂容污我仙灵?见之当破其坦腹,为菖蒲脱灾。山斋有昆石蒲草一具,载以白定划花水底,大盈一尺三四,下制川石数十子,红白交错,青绿相间,日汲清泉养之,自谓斋中一宝。

高子拟花荣辱评

高子曰:花之遭遇荣辱,即一春之间,同其天时,而所遇迥别。故余述花雅称为荣,凡二十有二:其一、轻阴蔽日,二、淡日蒸香,三、薄寒护蕊,四、细雨逞娇,五、淡烟笼罩,六、皎月筛阴,七、夕阳弄影,八、开值清明,九、傍水弄妍,十、朱栏遮护,十一、名园闲静,十二、高斋清供,十三、插以古瓶,十四、妖歌艳赏,十五、把酒倾欢,十六、晚霞映彩,十七、翠竹为邻,十八、佳客品题,十九、主人赏爱,二十、奴仆卫护,二十一、美人助妆,二十二、门无剥啄。此皆花之得意春风,及第逞艳,不惟花得主荣,主亦对花无愧,可谓人与花同春矣。其疾憎为辱,亦二十有二:一、狂风摧残,二、淫雨无度,三、烈日销烁,四、严寒闭塞,五、种落俗家,六、恶鸟翻衔,七、蓦遭春雪,八、恶诗题咏,九、内厌赏客,十、儿童扳折,十一、主人多事,十二、奴仆懒浇,十三、藤草缠搅,十四、本瘦不荣,十五、搓捻憔悴,十六、台榭荒凉,十七、醉客呕秽,十八、药坛作瓶,十九、分枝剖根,二十、虫食不治,二十一、蛛网联络,二十二、麝脐薰触。此皆花之空度青阳,芳华憔悴,不惟花之寥落主庭,主亦对花增愧矣。花之遭遇一春,是非人之所生一世同邪?

家居种树宜忌

《地理心书》曰:"人家居止种树,惟栽竹四畔青翠郁然,不惟生旺,自无俗气。东种桃柳,西种柘榆,南种梅枣,北种奈杏为吉。"又云:"宅东不宜种杏,宅南北不宜种李,宅西不宜种柳。中间种槐,三世昌盛;屋后种榆,百鬼退藏。庭前勿种桐,妨碍主人翁。屋内不可多种芭蕉,久而招祟。堂前宜种石榴,多嗣,大吉。中庭不宜种树取阴,栽花作阑,惹淫招损。"《阴阳忌》云:"庭心种树名闲困,长植庭心主祸殃。大树近轩多致疾,门庭双枣喜加祥。门前青草多愁怨,门外垂柳更有妨。宅内种桑并种槿,种桃终是不安康。"

选择黄历台历二说

高子曰:家居选择,似不可缓,然而日者成书颇烦,无俟余为撮概,惟《奇门》、《演禽》二书最为卜筮紧要,每有异验,余深知之。惜乎浩阔无容举略,今之黄历台历内有二事,人不多识,特揭以明之。

黄历每月下有某日日传娵訾之次,当用甲丙庚壬时,此为四大吉时也,百凡用之至吉。但十二时中曾无甲时丙时,其说云何?娵訾者,正月亥将也,为之月将。其十二时俱逆行,自亥始。正月虽过一二十日,其将未交,惟看历上正月下某日日传娵訾之次,方作正月论。已先之日,俱作十二月将算。交月之后,每日用时,甲取寅卯二时之中各半用之,是吉时也。丙取巳午之中,庚取申酉,壬取亥子是也。又如二月戌将降娄,当用艮巽坤乾四时,艮取丑寅二时之中各半,巽取辰巳,坤取未申,乾取戌亥是也。三月酉将大梁过传,当用癸乙丁辛四时,癸取子丑,乙取卯辰,丁取午未,辛取酉戌是也。四月申将实沉将换,而用时又以甲丙庚壬,三项实轮,无变法也。五月未将鹑首,六月午将鹑火,七月巳将鹑尾,八月辰将寿星,九月卯将大火,十月寅将析木,十一月丑将星纪,十二月子将玄枵,每月惟以黄历月建下考之。须记虽过二月,还用正月将选择,是最紧要。

又如京师台历,每日下有义字、专字、伐字、制字、宝字,其五字何也?此为奇门选日诀也。假如甲子日,子水生甲木,下生上也，为义。乙丑日，乙木克丑土，上克下也，为制。戊辰日，上下无犯，为专。庚午日，午火克庚金，下克上也，为伐。丁丑日，丁火生丑土，上生下也，为宝。故用日当以五字消息用之。大率宝、义为上吉，专为平，制、伐为凶也。特述以备参考。

居处生旺凶吉宜忌

《保生要录》曰："人之家室，土厚水深，居之不疾，故人居处随其方所，皆欲土厚水深。土欲坚润而黄，水欲甘美而清。常坐之处，极令四面周密，勿令少有细隙，致风得入，壁间风峻，人不易知，其伤人最重，初时不觉，久能中人。夫风者，天地之气也，能生成万物，亦能损人，有正有邪故耳。初入腠理，渐至肌肤，内传经脉，达于脏腑，传变既深，为患不小。故云：避风如避箭。盛暑所居两头通屋，巷堂夹道，风回凉爽，其为害尤甚，养生者当更慎之。"

《黄帝宅经》曰："阳宅即有阳气抱阴，阴宅即有阴气抱阳。阴阳之宅者，即龙也。阳宅龙头在亥，尾在巳；阴宅龙头在巳，尾在亥。其状在龙者，阳龙赤，阴龙青，各有命坐，切忌犯也。凡从巽向乾，从午向子，从坤向艮，从酉向卯，从戌向辰，移转为阳。已上移转及上官所住，不计远近，悉入阳也。从乾向巽，从子向午，从艮向坤，从卯向酉，从辰向戌，移转为阴。已上移转悉名入阴。故福德之方，动依天道、天德、月德，生气到其位，即修令清洁阔厚，即一家获安，荣华富贵。天之福德者，宅之财命也。财命既壮，何愁不荣，故须勤修。再入阴入阳，是名无气。三度重入阴阳，谓之无魂。四入谓之无魄。魂魄既无，即家破逃散，子孙绝灭也。连犯不止，即绝门灭嗣，此之谓也。若一阴阳往来，即合天道，自然吉昌之象也。"

又云："其宅乃穷，急翻故宫。宜拆刑祸方舍，却益福德方也。翻宅平墙，可以销殃。"宅之行年不利，或口舌疾病等事，即宜翻刑祸之方，添益福德。改移墙壁，即灾消祸灭，致大吉昌也。

又云："刑祸之方缺复荒，福德之方连接长，吉也。刑祸之方墙宜薄，屋宜低，荒芜无事。福德之方及墙屋宜连接，高朗壮实也。刑祸之方缩复缩，犹恐灾殃往相逐。福德之方拓复拓，子子孙孙受荣乐。刑祸之方戒侵拓也，不得太缩，缩即气不足，不足则损财禄，不吉。福德之方宜戒侵拓，亦不得太过，太过即成福会，至微不消，厚福所临也。凡事足太过，所侵拓之数过于本宅，名曰太过。”

又云：“宅中姓上吉利地，不得破损与污秽。西北天门紧要方，勿安粪土与牛厮。”又云：“宅有五虚，令人贫耗；五实，令人富昌。宅大人少，一虚；门面大，内窄小，二虚；墙院不完整，三虚；井灶不一处，四虚；宅地多屋少，庭院广阔，五虚。宅少人多，一实；宅大门小，二实；墙院周完，三实；宅地相停，四实；宅水沟东南流，五实。”又云：“勿以接木为柱，及自死树为柱，皆不祥。”

又云：“宅乃渐昌，勿弃室堂。不得因富就改造也。不衰莫移，是为受殃。舍居就广，未必有欢；计口半造，必得寿考。言宅不宜广也。”

每年逐月有生气死气之位，修生气者，福德来集，言月生气与天道月德合其吉路也。犯死气之方者，立见祸殃。

逐月生死二气所主方位

正月生气在子癸　死气在午丁　二月生气在丑艮　死气在未坤

三月生气在寅甲　死气在申庚　四月生气在卯乙　死气在酉辛

五月生气在辰巽　死气在戌乾　六月生气在巳丙　死气在亥壬

七月生气在午丁　死气在子癸　八月生气在未坤　死气在丑艮

九月生气在申庚　死气在寅甲　十月生气在酉辛　死气在卯乙

十一月生气在戌乾　死气在辰巽　十二月生气在亥壬　死气在巳丙

逐月土气所冲方位

《宅经》曰：“凡修筑垣墙，连造宅舍，土气所冲之方，人家即有灾殃，宜依法禳之，吉。”

正月土气冲丁未方，二月冲坤，三月冲壬亥，四月冲辛戌，五月冲乾，六月冲寅甲，七月冲癸丑，八月冲艮，九月冲丙巳，十月冲辰乙，十一月冲巽，十二月冲甲庚。以上当细看之，犯必有灾。

天道吉方此法人多不知，故表出于此。

子午年坤艮　丑未年甲庚　寅申年乙辛

卯酉年乾巽　辰戌年丙壬　巳亥年丁癸

人道吉方

子午年乾巽　丑未年丙壬　寅申年丁癸

卯酉年坤艮　辰戌年甲庚　已亥年乙辛

利道吉方

子午卯酉年乙卯　寅申丑未年丙壬

辰戌巳亥年甲庚

月天道方

正七月乙辛　二八月乾巽　三九月丙壬

四十月丁癸　五十一月坤艮　六十二月甲庚

月人道方

正七月丁癸　二八月坤艮　三九月丙壬

四十月丁癸　五十一月坤艮　六十二月甲庚

月生气方

正月子　二月丑　三月寅　四月卯　五月辰

六月巳　七月午　八月未　九月申　十月酉

十一月戌　十二月亥

起造工匠魇镇解法

《臞仙》曰："凡梓人造房，瓦人覆瓦，石人甃砌，五墨绘饰，皆有魇镇咒诅。其建造之初，必先祭造方隅土木之神，其祭文曰：兹者建造屋宇，其木泥石绘画之人所有魇镇咒诅，不出百日，乃使自受其殃。预先盟于群灵，则灾祸无干于我，使彼自受，而我家宅宁矣。造船者亦如此例。梓人最忌倒用木植，必取生气，根下而稍上。其魇者倒用之，使人家不能长进，作事颠倒。解法以斧头击其木曰：倒好倒好，住此宅内，世世温饱。

又若造前梁，临上乃移为后梁，魇曰：前梁调后梁，必定先死娘。卯眼内放竹楔者，魇曰：榫卯放竹，不动自哭。使人家屋内常有哭声。有刻人像书咒于身，以钉钉于屋上，钉眼令瞎，钉耳令聋，钉口令哑，钉心令有心疾，钉门使房主不得在家，令出门，钉之终不得安居屋内。如钉床以竹钉十字钉之，或画人形纸符于内，使卧床之人疾病不安。此梓人魇镇之大略。解之之法，其屋既成，用水一盆，使家人各执柳枝蘸水绕屋洒之，咒曰：木郎木郎，远去他方，作者自受，为者自当，所有魇镇，与我无妨，急急一如太上律令敕。则无患矣。

如瓦匠魇，有合脊中放土人船伞之类，或壁中置一匙一箸，曰：只许住一时，其家便破。如甃砌门限，阶基之下用荷叶包饭于下，以箸十字安在上，令有呕噎之疾。有砌灶用木刻人，以瓦刀朝其寝，或向厅堂，使其刀兵相杀。石匠凿人形置磉上，又画匠彩梁俱有魇镇咒，说破无妨。凡木匠魇人，必插木篌在首，不令插之，即不灵矣。”

起居安乐笺 下卷

晨昏怡养条

序古名论

书室修行法：心闲手懒，则观法帖，以其可作可止也。手心俱闲，则写字作诗文，以其可以兼济也。心手俱懒，则坐睡，以其不强役于神也。心不甚定，宜看诗及杂短故事，以其易于见意，不滞于久也。心闲无事，宜看长篇文字，或经注，或史传，或古人文集，此甚宜于风雨之际及寒夜也。又曰：手冗心闲则思；心冗手闲则卧；心手俱闲，则著作书字；心手俱冗，则思早毕其事，以宁吾神。

胡昭曰："目不欲视不正之色，耳不欲听污秽之声，鼻不欲向膻腥之气，口不欲尝毒辣之味，心不欲谋欺诈之事。反此辱身损寿。"

青牛道士曰："勿过乐，乐人不寿。但莫强为力所不能举物。从朝至暮，常有所为，使外体不息，觉劳即止，止复为之，此与导引无异耳。"

《枕中方》曰："怡养之道：勿久行，久坐，久卧，久言。不强饮食，亦忘忧苦愁哀。饥即食，渴乃饮，食止行百步，夜勿食多。凡食后行走，约过三里之数，乃寝。"

崔寔《箴》曰："动不肆勤，静不宴逸，有疾归天，医无能恤。太上防疾，其次萌芽，腠理不蠲，骨髓奈何？"

《搜神记》曰："天清地宁，人物营营，名利奔迫，喜怒交争。思永厥寿，弥丧其生，何不寡欲，端守尔精？"

《家语》曰："人有三死，而非其命也，乃自取也。夫寝处不时，饮食不节，劳逸过度，三者疾共杀之。"

《通天论》曰："气味辛甘发散为阳，酸苦涌泄为阴。"是以一身之中，阴阳运用，五行相生，莫不由于饮食也。若少年之人，真元气壮，失于饥饱，伤于生冷，以根本强盛，未易为患。其高年之人，真气耗竭，五脏衰弱，全在饮食以生气血。若生冷无节，饥饱失宜，调停无度，动成疾患。但人之疾病，未有不因八邪而感，八邪者，风寒暑湿饥饱劳逸也。居常之食，大抵宜在温热熟软，忌是粘硬生冷。每朝宜进平补下元药一服，女人平补血海药。无燥热者，方可以猪羊肾作米粥一杯以压之。诸品粥皆可。食后行走一二百步，令运动消散。饮食不可顿饱，频频而食，使脾胃易化，谷气长存。恐顿饱伤脾，不能消纳，遂成疾病。无疾不宜服药，只宜调停饮食，自然无患矣。

《养老新书》曰："人为万物中一物也，不能逃天地之数，若天癸数穷，则精血耗竭，神气浮弱，反同小儿，全藉将护，以助衰晚。若遇水火兵寇非横惊怖之事，必先扶持老人于安处避之，不可喧忙惊动。高年之人，一遭大惊，便致冒昧，因生余疾。凡丧葬凶祸，不可令吊；疾病危困，不可令问；悲哀忧愁之事，不可令人报知。秽污臭败，不可令食；粘硬毒物，不可令餐；弊漏卑湿，不可令居；卒风暴雨，不可令冒；烦暑燠热，不可令中；动作行步，不可令劳；暮夜之食，不可令饱；阴雾晦暝，不可令饥；假借鞍马，不可令乘；偏僻药饵，不可令服；废宅欹宇，不可令入；坟园冢墓，不可令游；危险之地，不可令行；涧渊之水，不可令渡；暗昧之室，不可令孤；凶祸远报，不可令知；轻盈女婢，不可令亲；家缘冗事，不可令营。若此事类颇多，不克备举，但人子悉意深虑，过为之防，稍不便于老人者，皆宜忌之，以保长年。常宜游息精蓝，崇尚佛教，使神识趣向，一归善道。此养老之奇术也。"

《癸辛志》曰："饱食缓行初睡觉，一瓯新茗侍儿煎。脱巾斜倚藤床坐，风送水声来耳边。"裴晋公诗也。"细书妨老读，长簟惬昏眠。取快且一息，抛书还少年。"半山翁诗也。"相对蒲团睡味长，主人与客两相忘。须臾客去主人睡，一枕西窗半夕阳。"陆放翁诗也。"读书已觉眉棱重，就枕方欢骨节和。睡去不知天早晚，西窗残日已无多。"僧有规诗也。"老读文书兴易阑，须知尘冗不如闲。竹床瓦枕虚堂上，卧看江南雨后山。"吕荥阳诗也。"纸屏石枕竹方床，手倦抛书午梦长。睡起莞然成独笑，数声渔笛在沧浪。"蔡持正诗也。余习懒成癖，每遇暑昼，必须偃息。客有嘲孝先者，即哦此以自解。但苦枕热，展转数四，后见前辈言荆公嗜睡，夏月当用方枕，睡久气蒸枕热，则转一方冷处。此非真知睡味，未易语此也。

孝先曰："花竹幽窗午梦长，此中与世暂相忘。华山处士如容见，不觅仙方觅睡方。"睡亦有方。希夷意谓息魂离神不动也。《遗教经》云"乃有烦恼毒蛇睡在汝心，毒蛇既出，乃可安眠"之谓。近世西山蔡季通有《睡诀》云："睡侧而屈，睡觉而伸，早晚以时，先睡心，后睡眼。"晦翁以为此古今未发之妙。

高子怡养立成

高子曰：恬养一日之法：鸡鸣后睡醒，即以两手呵气一二口，以出夜间积毒。合掌承之，搓热，擦摩两鼻旁，及拂熨两目五七遍。更将两耳揉捏扯拽，卷向前后五七遍。以两手抱脑后，用中食二指弹击脑后各二十四。左右耸身舒臂，作开弓势，递互五七遍后，以两股伸缩五七遍。叩齿，漱津满口，作三咽，少息。因四时气候寒温，酌量衣服，起服白滚汤三五口，名太和汤。次服平和补脾健胃药数十丸。少顷进薄粥一二瓯，以蔬菜压之。勿过食辛辣及生硬之物。起步房中，以手鼓腹行五六十步。或往理佛，焚香诵经，念佛作西方功德。或课儿童学业，或理家政。就事欢然，勿以小过动气，不得嗔叫用力。杖入园林，令园丁种植蔬菜，开垦沟畦，芟草灌花，结缚延蔓，斫伐横枝，毋滋冗杂。时即采花插瓶，以供书斋清玩。归室宁息闭目，兀坐定神。顷就午餐，量腹而入，毋以食爽过多，毋求厚味香燥之物以烁五内。食毕，饮清茶一二杯，即以茶漱齿，凡三吐之，去牙缝积食。作气起，复鼓腹行百余步而止。或就书室，作书室中修行事。或接客谈玄，说闲散话。毋论是非，毋谈权势，毋涉公门，毋贪货利。或共客享粉糕面食一二物，啜清茗一杯，忌食水团粽子油炸坚滞腻滑等食。起送客行，或共步三二百步归，或昼眠起，或行吟古诗，以宣畅胸次幽情，能琴者抚琴一二操。时自酌量身服，寒暖即为加减，毋得忍寒不就增服。于焉杖履门庭林薄，使血脉流通。时乎晚餐，量腹饥饱，或饮酒十数杯，勿令大醉，以和百脉。篝灯冬月看诗，或说家。一二鼓始就寝，主人晏卧，可理家庭火盗生发。睡时当服消痰导滞利膈和中药一剂。心头勿想过去未来，人我恶事，惟以一善为念，令人不生恶梦。时或心神不宁，常多梦魇，当以硃砂三钱，作红绢袋盛之，置发顶内，或以麝脐毛壳置枕内厌之。或临卧时口诵婆删婆演帝二十一遍，绝梦魇更验。想此为主夜之神讳也。房中暗灯上置茶汤令暖，以供不时之需。榻前时焚苍术诸香，勿令秽污，以辟不祥。夏月不可用水展席，冬月不可以火焙衣，二事甚快一时，后日疾作不浅。老人衰迈，冬月畏寒，可以锡造汤婆注热水，用布囊包以避湿，先时拥被团簇，临睡甚暖，又可温足，且远火气。此吾人一日安乐之法，无事外求之道，况无难为，人能行之，其为受福，实无尽藏也。是非养寿延年之近者欤？毋以近而忽之，道不在远，此之谓耳。

怡养动用事具

二宜床

式如常制凉床，少阔一尺，长五寸，方柱四立，覆顶当做成一扇阔板，不令有缝。三面矮屏，高一尺二寸作栏。以布漆画梅，或葱粉洒金亦可。下用密穿棕簟。夏月内张无漏帐，四通凉风，使屏少护汗体，且蚊蚋虫蚁无隙可入。冬月，三面并前两头作木格七扇，糊以布骨纸面，先分格数凿孔，俟装纸格以御寒气。更以冬帐闭之，帐中悬一钻空葫芦，口上用木车顶盖，钻眼插香入葫芦中，俾香气四出。床内后柱上钉铜钩二，用挂壁瓶。四时插花，人作花伴，清芬满床，卧之神爽意快。冬夏两可，名曰二宜。较彼雕銮蚼嵌，金碧辉映者，觉此可久。

无漏帐

帐制幔天罩床，此通式也。孰知夏月蚊蚋缘下而上，虽闭如无。余所制帐有底，罩帐之下，如缀顶式，以粗布为之，纫其三面，前余半幅下垂，张于床内，上下四方，无隙可漏，何物得侵？夏月以青苎为之，吴中撬纱甚妙。冬月以白厚布，或厚绢为之。上写蝴蝶飞舞，种种意态，俨存蝶梦余趣。或用纸帐作梅花，似更清雅。

竹榻

以斑竹为之，三面有屏，无柱，置之高斋，可足午睡倦息。榻上宜置靠几，或布作扶手协坐靠墩。夏月上铺竹簟，冬用蒲席。榻前置一竹踏，以便上床安履。或以花梨、花楠、柏木、大理石镶，种种俱雅，在主人所好用之。

石枕

枕制不一，即石枕，虽宋磁白定居多。有尸枕，亦旧窑者，长可一尺，古墓中得之，甚不可用。有特烧为枕者，长可二尺五寸，阔六七寸者。有东青磁锦上花者，有划花定者，有孩儿捧荷偃卧，用花卷叶为枕者。此制精绝，皆余所目击，南方一时不可得也。有用磁石为枕，如无大块，以碎者琢成枕面，下以木镶成枕，最能明目益睛，至老可读细书。有菊枕，以甘菊作囊盛之，置皮枕、凉枕之上，覆以枕席，睡者妙甚。

女廉药枕神方

用五月五日，七月七日取山林柏木，锯板作枕，长一尺三寸，高四寸，以柏心赤者为之。盖厚四五分，工制精密，勿令走气，又可启闭。盖上钻如粟米大孔三行，行四十孔，凡一百二十孔，内实药物二十四品，以按二十四气。计用飞廉、薏苡仁、款冬花、肉苁蓉、川芎、当归、白芷、辛夷、白术、藁本、木兰、蜀椒、官桂、杜蘅、柏实、秦椒、干姜、防风、人参、桔梗、白薇、荆实、蘪芜、白蘅、各五钱，外加毒者八味以应八风，乌头、附子、藜芦、皂角、茵草、矾石、半夏、细辛，上总三十二物，各五钱，㕮咀为末，和入枕匣装实，外用布囊缝好。枕过百日，面有光泽；一年，体中风疾一切皆愈，而且身香；四年，发白变黑，齿落更生，耳目聪明，神方秘验。此方乃女廉以传玉青，玉青传于广成子，圣圣相传，不可轻忽。常以密袱包盖，勿令出气。

蒲　花　褥

九月采蒲略蒸，不然生虫，晒燥，取花如柳絮者，为卧褥或坐褥。皆用粗布作囊盛之，装满，以杖鞭击令匀，厚五六寸许，外以褥面套囊，虚软温燠，他物无比。春时后，去褥面出囊，炕燥收起，岁岁可用。

隐　　囊

榻上置二墩，以布青白斗花为之，高一尺许，内以棉花装实，缝完，旁系二带以作提手。榻上睡起，以两肘倚墩小坐，似觉安逸，古之制也。

靠　　背

以杂木为框，中穿细藤如镜架然，高可二尺，阔一尺八寸，下作机局，以准高低。置之榻上，坐起靠背，偃仰适情，甚可人意。

靠 几

以水磨为之，高六寸，长二尺，阔一尺有多。置之榻上，侧坐靠肘，或置熏炉、香盒、书卷，最便三物。吴中之式雅甚，又且适中。

芦 花 被

深秋采芦花装入布被中，以玉色或蓝花布为之。仍以蝴蝶画被覆盖，当与庄生同梦。且八九月初寒覆之，不甚伤暖。北方无用，不过取其轻耳。

纸 帐

用藤皮茧纸缠于木上，以索缠紧，勒作皱纹，不用糊，以线折缝缝之。顶不用纸，以稀布为顶，取其透气。或画以梅花，或画以蝴蝶，自是分外清致。

倚 床

高尺二寸，长六尺五寸，用藤竹编之，勿用板，轻则童子易抬。上置倚圈靠背如镜架，后有撑放活动，以适高低。如醉卧、偃仰观书并花下卧赏俱妙。

短 榻

高九寸，方圆四尺六寸，三面靠背，后背少高。如傍置之佛堂、书斋闲处，可以坐禅习静，共僧道谈玄，甚便斜倚，又曰弥勒榻。

藤 墩

蒲墩止宜于冬月，三时当置藤墩，如画上者，甚有雅趣。否则近日吴兴所制板面竹凳，坚实可坐。又如八角水磨小凳，三角凳，俱入清斋。吴中漆嵌花蚼圆凳，当置之金屋，为阿娇持觞介主之用。

书　枕

臞仙制，用纸三大卷，状如碗，品字相叠，束缚成枕，头枕上卷，每卷缀以朱签牙牌，下垂，一曰太清天箓，一曰南极寿书，一曰蓬莱仙籍。用以枕于书窗之下，便作一梦清雅。

袖　炉

焚香携炉，当制有盖透香，如倭人所制漏空罩盖漆鼓熏炉，似便清斋焚香，炙手熏衣，作烹茶对客常谈之具。今有新铸紫铜有罩盖方圆炉，式甚佳，以之为袖炉，雅称清赏。

蒲石盆

书斋蒲石之供，夜则可收灯烟，晓取垂露润眼，此为至清具也。须择美石上种蒲草，得有旧石，种蒲年远，青葱郁然者妙绝。盛以官哥均州定窑方圆盆中，养以河水。天落水时，令出见天日，夜受风露，则草石长青。若置之书斋，尘积蒲叶山石，则憔悴弊矣，须常念之。

仙　椅

臞仙云：默坐凝神运用，须要坐椅宽舒，可以盘足后靠。椅制：后高扣坐身作荷叶状者为靠脑，前作伏手，上作托颏，亦状莲叶。坐久思倦，前向则以手伏伏手之上，颏托托颏之中，向后则以脑枕靠脑，使筋骨舒畅，血气流行。

隐　几

以怪树天生屈曲若环带之半者为之，有横生三丫作足为奇，否则装足作几，置之榻上，倚手顿颡可卧。《书》云“隐几而卧”者，此也。余见友人吴破瓢一几，树形皱皮，花细屈曲奇怪，三足天然，摩弄莹滑，宛若黄玉。此老携以遨游，珍惜若宝，此诚稀有物也。今以美木取曲为之，水摩光莹，亦可据隐。此式知者甚少，庙中三清圣像，环身有若围带，即此几也，似得古制。近日塑像，去其半矣。

梅花纸帐

即榻床外立四柱，各柱挂以铜瓶，插梅数枝。后设木板约二尺，自地及顶，欲靠以清坐。左右设横木，可以挂衣。角安斑竹书贮一，藏画三四，挂白麈拂尘一。上作一顶，用白楮作帐罩之，前安踏床，左设小香几，置香鼎燃紫藤香。榻用布衾，菊枕，蒲褥，乃相称"道人还了鸳鸯债，纸帐梅花醉梦间"之意。古云："千朝服药，不如一夜独宿。"倘未能了雨云业，能不愧此铁石心。当亟移去寒枝，毋令冷眼偷笑。

滚凳

涌泉二穴，人之精气所生之地，养生家时常欲令人摩擦。今置木凳，长二尺，阔六寸，高如常，四桯镶成。中分一档，内二空，中车圆木二根，两头留轴转动，凳中凿窍活装。以脚踹轴滚动，往来脚底，令涌泉穴受擦，无烦童子，终日为之便甚。

蒲墩

以蒲草为之，高一尺二寸，四面编束细密，且甚坚实。内用木车坐板，以柱托顶，久坐不坏。蒲团大经三尺者，席地快甚。吴中置者，精妙可用。

如意

古人以铁为之，防不测也，时或用以指画向往，后有雕竹为之。近得天生树枝，摩作如意，精巧入神。复得竹鞭树枝，屈结如意，肖生而柄亦天成，不事琢磨，无一毫斧凿痕，执之光莹如玉，其坚比铁，惜不多得。

竹　钵

钵盂持以饮食，道家方物。旧有瘿木为瓢，内则灰漆。近制取深山巨竹，车旋为钵，光洁照人。上刻铭字，填以大青，真物外高品。

禅　椅

禅椅较之长椅，高大过半，惟水摩者为佳。斑竹亦可。其制惟背上枕首横木阔厚，始有受用。

禅　衣

琐哈喇绒为之，外红里黄，其形似胡羊毛片，缕缕下垂，用布织为体。其用耐久，来自西域，价亦甚高，惟都中有之，似不易得。今以红褐为外，黄细为里，中絮茧绵，坐以围身，亦甚温暖不俗。

佛　堂

内供释伽三身，或一佛二菩萨像，或供观音乌思藏镠金之佛。价虽高大，其金镠甚厚，且慈容端整，结束得真，印结趺跏，妙相具足，宛如现身。人能供理，亦增善念。案头以旧磁净瓶献花，净碗酌水，列此清供。昼爇印香，夜燃石灯，稽首焚修，当得无量庄严功德。

禅　灯

高丽石者为佳，角者绝不可用。有日月二石，惟月灯在在有之，日灯百无一二。月灯灼以油火，其光白莹，真如初月出海。其日灯得火内照，一室皆红，晓日东升，不是过也。有小者尤更可爱，价亦倍高。

钟　　磬

得古铜汉钟，声清韵远，旧灵壁石磬，色黑性坚者各一，悬之佛堂，焚香敲击，以清俗耳。故诗有云："数声钟磬是非外，一个闲人天地间。"是真有得于闲者。老人身闲，当以此声为快心悦耳。

念　　珠

以菩提子为上。近有检匀细子，琢磨如玉，持念轻便，甚可人意。有玉制者，有龙充造者，云是龙鼻骨磨成，色黑，嗅之微有腥香。有以檀香车入菩提子中孔，著眼引绳，谓之灌香子。世庙初，惟京师一人能之，价定一分一子为格，余曾得之，果绝技也。又见宋人以玉碾骷髅，钻通六窍，贯线作记。有红色玛瑙者，亦如此制。又见西方细腻红者，内作铜管，外作佛字，管外用朱砂调塑为珠，绳引铜心，往来若珊瑚然。又西番硝子烧珠，质青，每粒四面白菊黄心花朵，其精巧独擅。取天然者，有大金刚子，小金刚子，小者贵甚。草子用久如漆，玛瑙、琥珀、金珀、水晶、人顶骨，以傍宗眼血实色红者为佳，枯黑为下，珊瑚恶甚。车琚椰子珠，作扁样，紫檀乌木棕竹车者，亦雅。珠上记念，有宋做玉降魔杵五供养，天生小葫芦一寸长者为奇。鹅眼钱，海巴五台灵光石，白定窑烧豆大葫芦，玉制界刀斧子，鳌鱼转轮子，皆挂吊珠上，作记念千万数也。宣德成化时，有番僧入贡，进献小轮子如榧状，外塑花巧，色具红黄，中藏小经一卷制成，用作念珠记总，此最相宜。先年极多，今不可得矣。又见番僧携至佩经，或皮袋、或漆匣上，有番篆花样文字，四方三寸，厚寸许，匣外两旁为耳，系绳佩服。余曾开匣视之，经文朱书，其细密精巧，中华不及。此真梵王物也，当佩服持珠，作人间有发僧，坐卧西风黄叶中，捧念西方大圣，较之奔逐利名，哀哀寒暑者，自觉我辈闲静。

圣腊烛方

槐角子二斤，八月收　白胶香一斤　硫黄四两　先将角子捣烂，将胶香化开，入角子一同熬烂。次下硫黄，用槐条搅，用小指大竹筒，长七八寸，将三物灌入，阴干，去其竹筒，每条可点一二十日。

圣灯方

浮萍六月收　瓦松六月收　远志　黄丹　蛤粉各一两　为细末，每油一两，入药一钱，点灯可照一月。

印香供佛方并图

斋室中烧香，不可一日无者。其法另具。若印香供佛，其为印模，有焚一日者，有焚六时者，其香料随造，但料重则香。余所制方如左，亦内府旧方，少损益耳。

梦觉庵妙高香方共二十四味，按二十四气，用以供佛。

沉速四两　黄檀四两　降香四两　木香四两　丁香六两　乳香四两　检芸香六两　官桂八两　甘松八两　三赖八两　姜黄六两　玄参六两　丹皮六两　丁皮六两　辛夷花六两　大黄八两　藁本八两　独活八两　藿香八两　茅香八两　白芷六两　荔枝壳八两　马蹄香八两　铁面马牙香一斤　淮产末香一斤　入炒硝一钱　有此二物引火，且焚无断灭之患。大小香印四具，图附如后。

四印如式，印旁铸有边阑提耳，随炉大小取用。先将炉灰筑实，平正光整，将印置于灰上，以香末锹入印面，随以香锹筑实空处。多余香末细细锹起。无少零落。用手提起香印，香字以落炉中，若稍欠缺，以香末补之。焚烧可以永日，小者亦一二时方灭。伴经史，供佛坐，不可少也。

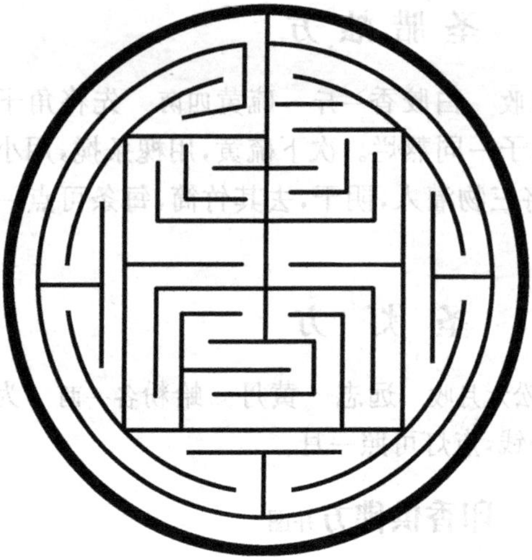

长春永寿香印图

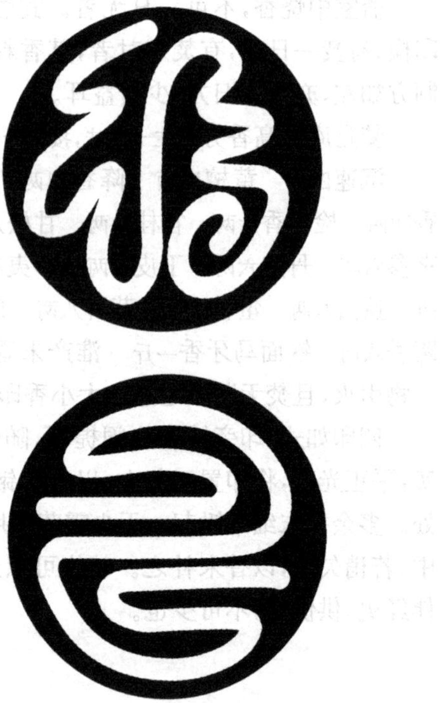

福寿香印图

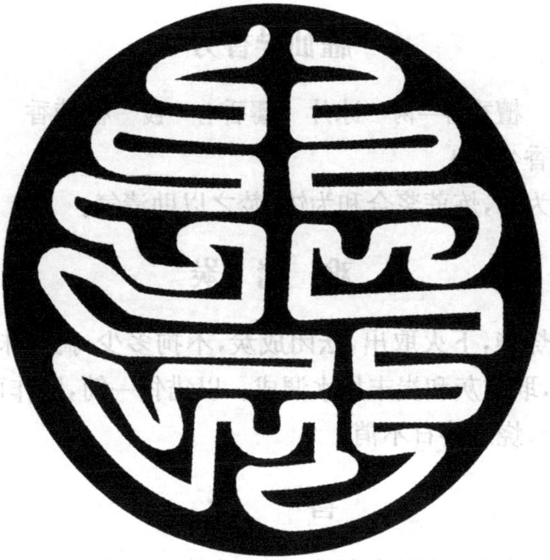

寿算绵长香印图

焚供天地三神香方

昔有真人燕济，居三公山石窑中，苦毒蛇猛兽邪魔干犯，遂下山改居华阴县庵栖息。三年，忽有三道者投庵借宿，至夜，谈三公山石窑之胜。内一人云："吾有奇香，能救世人苦难，焚之道得自然玄妙，可升天界。"真人得香，复入山中，坐烧此香，毒蛇猛兽悉皆遁默。忽一日，道者散发背琴，虚空而来，将此香方凿于石壁，乘风而去。题名三神香，能开天门地户，通灵达圣，入山可驱猛兽，可免刀兵，可免瘟疫，久旱可降甘雨，渡江可免风波。有火，焚烧；无火，口嚼从空喷于起处，龙神护助。静心修合，无不灵验。

沉香　乳香　丁香　白檀　香附　藿香各二钱　甘松二钱　远志一钱　藁本三钱　白芷三钱　玄参二钱　零陵香　大黄　降真　木香　茅香　白及　柏香　川芎　三赖各二钱五分

用甲子日攒和，丙子捣末，戊子和合，庚子印饼，壬子入合收起，炼蜜为丸，或刻印作饼，寒水石为衣。出入带入葫芦为妙。

臞仙异香方

沉香　檀香各一两　冰片　麝香各一钱　棋楠香　罗合　榄子　滴乳香各五钱

九味为末，炼蔗浆合和为饼，焚之以助清气。

难　消　炭

灶中烧柴，下火取出，坛闭成炭，不拘多少，捣为末。用块子石灰化开，取浓灰和炭末加水调成。以猫竹一筒，劈作两半，合脱成锭，晒干，烧用终日不消。

兽　　炭

细骨炭十斤，铁屎块十斤，用生芙蓉叶三斤，合捣为末。糯米粥和成剂，塑作麒麟狮子之形，晒干，每燃一枚，三日不灭。如不用以灰掩之。

留 宿 火 法

好胡桃一枚，烧半红埋热灰中，三五日不灭。

香 橼 盘 橐

香橼出时，山斋最要一事。得官哥二窑大盘，或青东磁龙泉盘，古铜青绿旧盘，宣德暗花白盘，苏麻尼青盘，朱砂红盘，青花盘，白盘，数种以大为妙，每盘置橼廿四头，或十二三者，方足香味，满室清芬。其佛前小几上，置香橼一头之橐，旧有青东磁架，龙泉磁架最多，以之架玩，可堪清供。否则以旧人珠雕茶橐亦可，惟小样者为佳。

插 瓶 花 法

插梅瓶中，置硫一钱，以热汤插之。芙蓉、牡丹、芍药、蜀葵、萱草，俱用大滚汤插之，紧塞瓶口，则不焦能开。插莲以泥塞摘断孔内，先入瓶底，后方加水养之。插栀子将剪断处敲碎，加盐些少于瓶，加水养之则开。兹录草草，后有备细条目。

溪山逸游条

序古名论

陶弘景曰："山川之美，自古共谈。高峰入云，清流见底，两岸石壁，五色交辉，青林翠竹，四时备美。晓雾将歇，猿鸟乱鸣，夕日欲颓，沉鲤竞跃。实为欲界之仙都，自康乐以来，未有语其奇者。"

羊祜乐山水，每风景佳日，必登岘山，言咏终日。常语从事曰："自有宇宙，便有此山，由来贤达胜士，登此远望，如我与卿者多矣，皆湮没无闻，使人悲伤。如百岁后有知，魂魄犹应登此。"

刘歊隐居求志，尤爱山水，登危履险，必尽幽遐，人莫能及。人皆叹其有济胜之具。

李白登华山落雁峰，曰："此山最高，呼吸之气，想通帝座，恨不携谢朓惊人诗来，搔首问青天耳。"

象耳山有李白留题，曰："夜来月下卧醒，花影零乱，满人襟袖，疑如濯魄于冰壶中也。"

柳子厚曰："上高山，入深林，穷回溪，幽泉怪石，无远不到。到则披草而坐，倾壶而醉。醉则更相枕以卧，意有所极，梦亦同趣。"

张衡赋曰："仲春令月，时和气清，原隰郁茂，百草滋荣。王雎鼓翼，仓庚哀鸣，交颈颉颃，关关嘤嘤。于焉逍遥，聊以娱情。于时曜灵俄景，继以望舒，极盘游之至乐，虽日夕以亡劬。"

简文入华林园曰："会心处不必在远，翳然林泉，便自有濠濮间想也。不觉鸟兽禽鱼，自来亲人。”

东坡曰：“江山风月，本无常主，闲者便是主人。”

王摩诘夜登华子冈，辋水涟漪，与月上下，他山远火明灭。林外深巷，寒犬吠声如啸。村墟夜舂，复与疏钟相间。此时独坐，童仆静默。每思曩昔，携手赋诗，当待春仲，卉木蔓发，轻鯈出水，白鸥矫翼，露湿青皋，麦雉朝雊，倘能从我游乎？

韩持国为守，每春到，常日设十客之具于西湖，事委僚吏，即造湖上，有士大夫过即邀之，坐满九客而止，即与乐饮终日。曾存之问曰：“无乃有不得已者乎？”公曰：“汝少年安知，吾老矣，未知复有几春？若待可与饮者而后从之，吾之为乐无几，而春亦不吾待矣。”

臞仙曰：“江上一蓑，钓为乐事，钓用轮竿，竿用紫竹，轮不欲大，竿不宜长，但丝长则可钓耳。豫章有丛竹，其节长又直，为竿最佳。竿长七八尺，敲针作钩，所谓‘一勾掣动沧浪月，钓出千秋万古心’，是乐志也，意不在鱼。或于红蓼滩头，或在青林古岸，或值西风扑面，或教飞雪打头，于是披蓑顶笠，执竿烟水，俨在米芾《寒江独钓图》中。比之严陵渭水，不亦高哉！”

又曰：“河内置一小舟，系于柳根阴处。时乎闲暇，执竿把钓，放乎中流，可谓乐志于水。或于雪霁月明，桃红柳媚之时，放舟当溜，吹箫笛以动天籁，使孤鹤乘风唳空。或扣舷而歌，饱餐风月，回舟返棹，归卧松窗，逍遥一世之情，何其乐也！”

许椽好游山水，体便登陟。人云许非徒有胜情，实有济胜之具。

王子敬云：“从山阴道上行，山川自相映发，使人应接不暇。若秋冬之际，尤难为怀。”

《澄怀录》云：“每遇胜日，有好怀抱，袖手吟古人诗足矣。青山秀水，眼到即可舒啸，何必居篱落下，后为己物。”

又曰：“每登高冈，步邃谷，延留宴坐，见悬崖瀑流，古木垂萝，閟闲岑寂之处，终日忘返。”

《锄经堂志》曰："登高山，下观城市如蚁垤，不知其间几许人往来奔走，如蜂酿蜜，如蝇争血，从高望之，真可一笑。山之高于城市能几何？已自如此，况真仙在太虚中，下视尘土，又何翅蚁垤乎哉？"

谢皋羽曰："天地间云岚木石，崇丘绝壑，足以发奇潜老，多人迹所不到。故畸人静者，得与世相忘，而自乐其乐，恒专己而不让，至鹑衣蒙垢，土面蓬首，独甘心焉。"

越人王冕，当天大雪，赤脚上潜岳峰，四顾大呼曰："遍天地皆白玉合成，使人心胆澄彻，便当仙去。"

高子游说

高子曰：时值春阳，柔风和景，芳树鸣禽，邀朋郊外踏青，载酒湖头泛棹。问柳寻花，听鸟鸣于茂林；看山弄水，修禊事于曲水。香堤艳赏，紫陌醉眠。杖钱沽酒，陶然浴沂舞风；茵草坐花，酣矣行歌踏月。喜鸂鶒之睡沙，羡鸥凫之浴浪。夕阳在山，饮兴未足；春风满座，不醉无归。此皆春朝乐事，将谓闲学少年时乎？夏月则披襟散发，白眼长歌，坐快松楸绿阴，舟泛芰荷清馥，宾主两忘，形骸无我。碧筒致爽，雪藕生凉。喧卑避俗，水亭一枕来薰；疏懒宜人，山阁千峰送雨。白眼徜徉，幽欢绝俗，萧骚流畅，此乐何多？秋则凭高舒啸，临水赋诗，酒泛黄花，馔供紫蟹。停车枫树林中，醉卧白云堆里。登楼咏月，飘然元亮高闲；落帽吟风，不减孟嘉旷达。观涛江渚，兴奔雪浪云涛；听雁汀沙，思入芦花夜月。萧骚野趣，爽朗襟期，较之他时，似更闲雅。冬月则杖藜曝背，观禾刈于东畴；策蹇冲寒，探梅开于南陌。雪则眼惊飞玉，取醉村醪；霁则足蹑层冰，腾吟僧阁。泛舟载月，兴到郯溪，醉榻眠云，梦寒玄圃，何如湖上一蓑，可了人间万事。四时游冶，一岁韶华，毋令过眼成空，当自偷闲寻乐。已矣乎！吾生几何？胡为哉每怀不足？达者悟言，于斯有感。山人游具，聊备如左。

游具

竹冠

制惟偃月、高士二式为佳，他无取焉。间以紫檀黄杨为之亦可，近取瘿木为冠，以其形肖微似，以此束发，终少风神。若带唐巾汉巾，可以簪花。汉巾之制，去唐式不远，前摺较后两旁少窄三四分，顶角少方。二制之外，皆非山人家所取。但五岳真形图，人当佩带，入山可拒虎狼，寻壑可远魑魅。今以唐巾玉圈取作方式篆图琢成，带之甚雅，且圈非徒设。五岳图有二三篆法，惟《道藏经》所载似真，图具后幅。

披云巾

踏雪当制臞仙云巾，或缎或毡为之。扁巾方顶，后用披肩半幅，内絮以绵，或托以毡。可避风寒，不必风领暖帽作富贵态也。

道服

不必立异，以布为佳，色白为上，如中衣四边延以缁色布亦可。次用茶褐布为袍，缘以皂布，或绢亦可。如禅衣非兜罗绵，以红褐为之。月衣之制，铺地俨如月形，穿起则如披风道服。二者用以坐禅，策蹇披雪避寒，俱不可少。

文履

用白布作履，如世俗之鞋。用皂丝绦一条，约长一尺三四许，折中交屈之，以其屈处缀履头近底外取起，出履头一二分而为二。复缀其余绦，于履面上双交，如旧画图，分其两稍缀履口两边缘处，是为絇。于牙底相接处，用一细丝绦，周围缀于缝中，是为繶。又以履口纳足处，周围缘以皂绢，广一寸，是为纯。又于履后缀二皂带以系之，如世俗鞋带，是为綦。如黑履，则用皂布为之，而以白或蓝为绚缱纯綦是也。

道　扇

其扇有二：有纸糊者，有竹编者。近日新安置扇，其竹篾如纸，编织细密，制度精佳。但不宜漆，轻便可携，何扇胜此？纸糊如此式样亦佳，但得竹根紫檀妙柄为美。旧有鹅毛扇，即羽扇也。但无能者制度精致，今制似不堪执。

拂　尘

古有红拂麈尾，红拂乃富贵家用物，毋论麈尾，似不易得。近有以天生竹边如灵芝如意形者，斫为拂柄，甚雅。其拂惟以长棕为之，不必求奇，以白尾为妙。余有万岁藤一小枝，玲珑透漏，俨肖龙形，制为拂柄，可快披拂。

云　舄

以蓑草及棕为之，云头如芒鞋。或以白布为鞋，青布作高挽云头，鞋面以青布作条，左右分置，每边横过六条，以象十二月意。后用青云，口以青缘，似非尘土中着脚行用，当为山人济胜之具。

竹　杖

惟合竹为佳，有以之字竹、方竹、老竹鞭为之者，亦雅。近日以荆木如杖形者，原其上有双枝厚根处，雕为双芝，摩滑如玉，亦可人意。得有三代商嵌金银碧瑱古铜鸠鸟杖头，须用棕竹为杖。余见有全身铃金银者，形亦古甚，下有铜管，亦三代物也，制甚可爱，得此全副，老人受用无量。外此用万岁藤、藜藿为杖，形虽奇怪，此为老衲行具，恐非山人家扶老也，姑置不取。

瘿　杯

取木之瘿肖杯者，琢磨成杯式，惟三种为最：桃杯，莲杯，芝杯。

余所藏三杯，克肖真形。其外种类甚伙且奇，要之，适用无如三者。

瘿　瓢

有形如芝者，有如瓠者，山人家携带用以饮泉。大不过五六寸，而小者半之。惟以水磨其中，布擦其外，光彩如漆，明亮烛人，虽水湿不变，尘污不受，庶入精妙鉴赏。

斗　笠

其制有二：一名云笠，以细藤作笠，方广二尺四寸，以皂绢蒙之，缀檐以遮风日。一名叶笠，以竹丝为之，上以槲叶细密铺盖，甚有道气。二物贵在轻便。

葫　芦

有天生一寸小葫芦，最可人意，用以缀为衣纽，又可悬于念珠，价高不甚多见，惟京师有之。若用杖头挂带盛药者，二三寸葫芦亦妙。其长腰鹭鹚葫芦，可悬药篮左畔，似不可少。

药　篮

即水火篮也。制有佳者，惟远红漆为佳。内实应验方药、膏药，以便随处济人，山童携之，亦多物外风致。近有藤丝编者不佳，以大毛竹车旋者太重。

棋　篮

围棋罐子，近日永嘉以藤编为罐，制巧用坚，虽堕地触石，曾无损裂。外以藤编为篮，携此一罐，其轻便可爱，诚游具中一妙品也。书室中不宜有此。

诗筒葵笺

白乐天与微之常以竹筒贮诗，往来赓唱，故和靖诗云“带斑犹恐俗，和节不妨山"之句。既有诗，可无吟笺？许判司远以葵笺见惠，绿色而泽，入墨觉有精采。询其法，乃采带露蜀葵叶研汁，用布揩抹竹纸上，伺少干，用石压之。许尝有诗云："不采倾阳色，那知恋主心？"不独便于山家，且知葵藿倾阳之意。

韵　牌

余刻诗韵上下二平声为纸牌式，名曰韵牌。每韵一叶，总三十叶。山游分韵，人取一叶，吟以用韵，似甚便览。近有四韵，刻已备矣。恐山游水泛，无暇作长篇仄韵，此余始作意也。

叶　笺

余作叶笺三种，以蜡板砑肖叶纹，用剪裁成，红色者肖红叶，绿色者肖蕉叶，黄色者肖贝叶，皆取闽中罗纹长笺为之，此亦山人寄兴岑寂所为。若山游偶得绝句，书叶投空，随风飞扬，泛舟付之中流，逐水浮沉，自有许多幽趣。

坐　毡

花时席地，每用鹿皮为之，人各一张，奈何毛脱不久。以蒲团、棕团坐之甚佳。余意挟青毡一条，临水傍花处，展地共坐，更便卷舒携带耳。

衣　匣

以皮护杉木为之，高五六寸，盖底不用板幔，惟布里皮面，软而可举，长阔如毡包式，少长一二寸。携于春时，内装绵夹便服，以备风寒骤变。夏月装以夹衣。秋与春同。冬则绵服暖帽围项等件。匣中更带搔背、竹钯，并铁如意，以便取用。

便　轿

入山用之，如今市中俗云兜轿式也。但坐身凉簟两旁，用铜或铁打成桥梁，双钩下镴凉箪两头，钩上作眼待简；杠上用铜制二镴下垂，作窍以受铜钩，对眼用简钉住，如悬挂然。人坐其上，背靠杠上圈围，不惟安适，且上山下山，如履平地，以其机关常平故耳。何有前扑后仰之患？扛子得有闽产紫荆木为之，轻细而坚，愈重愈力，他木俱不胜也。

轻　舟

用以泛湖棹溪，形如划船，长可二丈有余，头阔四尺，内容宾主六人，僮仆四人。中仓四柱结顶，幔以篷簟，更用布幕走檐罩之。两旁朱栏，栏内以布绢作帐，用蔽东西日色，无日则悬钩高卷。中置桌凳。后仓以蓝布作一长幔，两边走檐，前缚中仓柱头，后缚船尾钉两圈处，以蔽僮仆风日，更着茶炉，烟起恍若图画中一孤航也。舟惟底平，用二画桨，更佳。

叠　桌

二张，一张高一尺六寸，长三尺二寸，阔二尺四寸，作二面折脚活法，展则成桌，叠则成匣，以便携带，席地用此抬合，以供酬酢。其小几一张，同上叠式，高一尺四寸，长一尺二寸，阔八寸，以水磨楠木为之，置之坐外，列炉焚香，置瓶插花，以供清赏。

提　盒

余所制也，高总一尺八寸，长一尺二寸，入深一尺，式如小厨，为外体也。下留空，方四寸二分，以板匣住，作一小仓，内装酒杯六，酒壶一，箸子六，劝杯二。上空作六格，如方盒底，每格高一寸九分。以四格，每格装碟六枚，置果肴供酒觞。又二格，每格装四大碟，置鲑菜供馔箸。外总一门，装卸即可关锁，远宜提，甚轻便，足以供六宾之需。

提　　炉

式如提盒，亦余制也。高一尺八寸，阔一尺，长一尺二寸，作三撞。下层一格，如方匣，内用铜造水火炉，身如匣方，坐嵌匣内。中分二孔，左孔炷火，置茶壶以供茶。右孔注汤，置一桶子小镬有盖，顿汤中煮酒。长日午余，此镬可煮粥供客。傍凿一小孔，出灰进风。其壶镬迥出炉格上太露不雅，外作如下格方匣一格，但不用底以罩之，便壶镬不外见也。一虚一实共二格，上加一格，置底盖以装炭，总三格成一架，上可箾关，与提盒作一副也。

备　具　匣

余制以轻木为之，外加皮包厚漆如拜匣，高七寸，阔八寸，长一尺四寸。中作一替，上浅下深，置小梳匣一，茶盏四，骰盆一，香炉一，香盒一，茶盒一，匙箸瓶一。上替内小砚一，墨一，笔二，小水注一，水洗一，图书小匣一，骨牌匣一，骰子枚马盒一，香炭饼盒一，途利文具匣一，内藏裁刀、锥子、挖耳、挑牙、消息肉叉、修指甲刀锉、发刡等件，酒牌一，诗韵牌一，诗筒一，内藏红叶各笺以录诗，下藏梳具匣者，以便山宿。外用关锁以启闭，携之山游，似亦甚备。

酒　　尊

注酒远游，古有窑器甚佳，铜提次之，近以锡造者恶甚。余意磁者负重，铜者有腥，不若蒲芦作具，内用坚漆，挟之远游，似甚轻便。山游当与已上三物，束以二架，共作一肩，彼此助我逸兴。

提盒式　提炉式　匏樽式

五　岳　图四式具后

上五岳图二式，一出《道藏》，一出唐镜模下，不特制为唐巾玉圈用之，当以此用黄素朱书，裱作小卷，长可三四寸，饰以轴带，挂

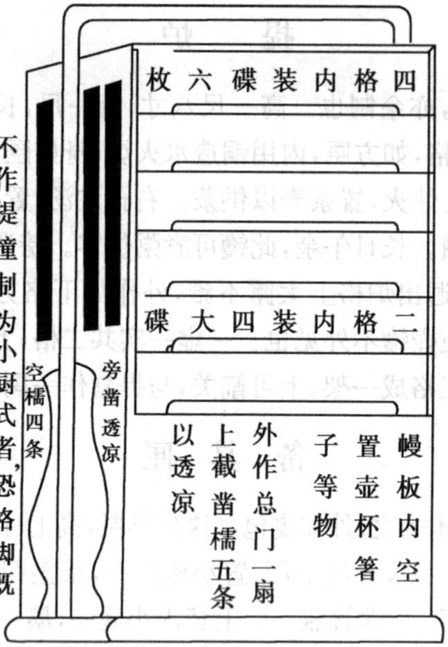

四格内装碟六枚
二格内装四大碟
幔板内空置壶杯箸子等物
外作总门一扇上截凿槅五条以透凉
旁凿透凉
空槅四条
不作提撞制为小厨式者，恐格脚既空，夏月取凉非厨不足以拘摄故耳。

山游提合图式

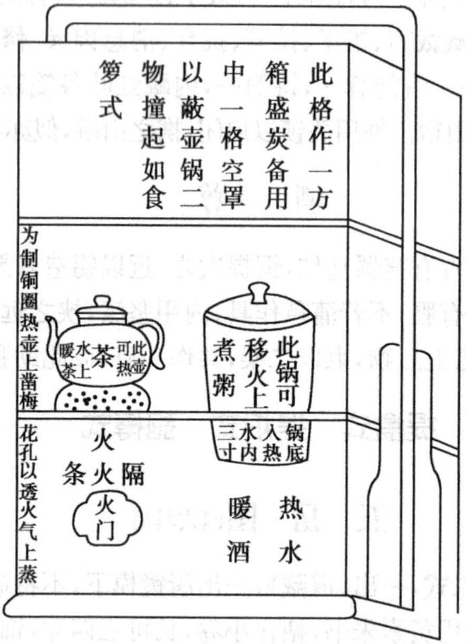

此格作一方箱盛炭备用中一格空罩以蔽壶锅二物撞起如食箩式
为制铜圈热壶上凿梅花孔以透火气上蒸
此壶可热茶
水上暖茶
此锅可移火上煮粥
锅底入热水内三寸
隔火火条
火门
热水暖酒

提炉图式

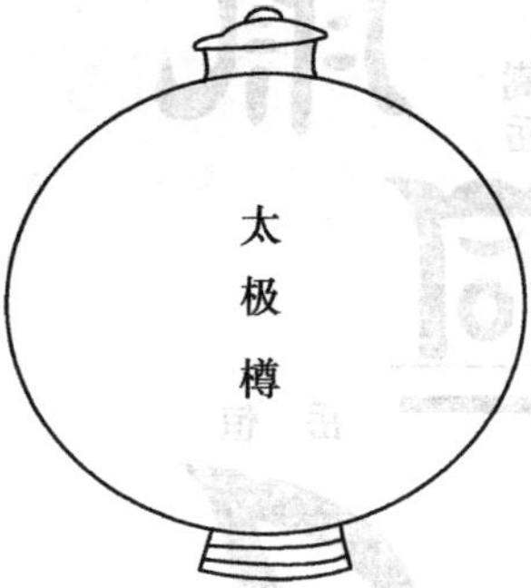

太极樽，以匾匏为之，竖起，上凿一孔，以竹木旋口，粘以木足。坚以漆布，内以生漆灌之，凡二次。酒贮不朽，且免沁湮，以络携游，便甚。

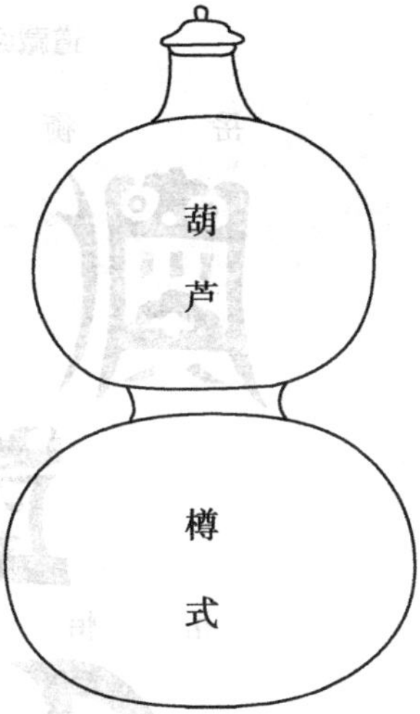

葫芦樽用大小二匏为之，中腰以竹木旋管为筍，上下相联，坚以布漆。顶开一孔如上式，但不用足。口上开一小孔，并盖子口透穿，横插铜销，用小锁闭之，以慎疏虞。上同此制。

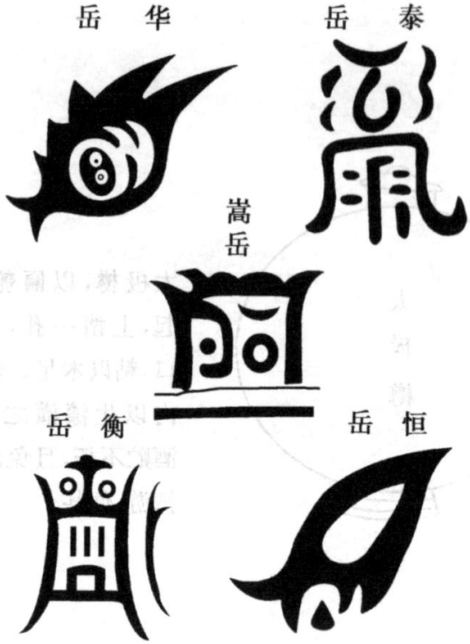

道藏经五岳真形图

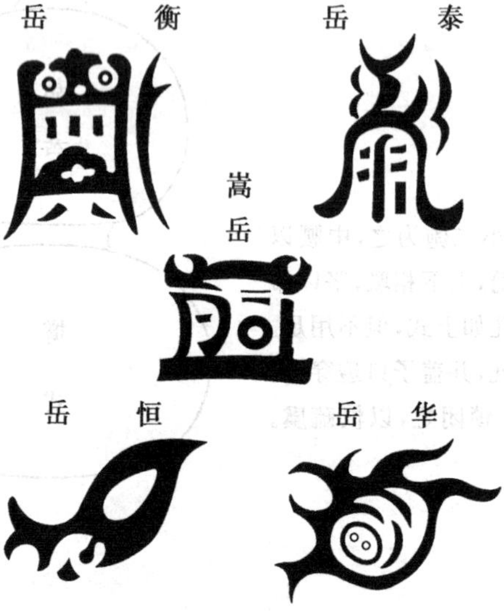

镜背五岳形图

之杖头，与葫芦作伴。山人持以逸游，谓非负图先生辈欤。其所当佩，说如《藏经》云。

《藏经》曰："五岳之神，分掌世间人物，各有攸属。如泰山乃天帝之孙，群灵之府，为五岳祖，主掌人间生死贵贱修短。衡岳主掌星象分野，水族鱼龙。嵩岳主掌土地山川，牛羊食啗。华岳主宰金银铜铁，飞走蠢动。恒岳主掌江河淮济，四足负荷等事。"《抱朴子》曰："修道之士，栖隐山谷，须得五岳真形图以佩之，则山中魑魅虎虫、一切妖毒皆莫能近。"汉武帝元封三年七月七日，受之西王母，流布人间。后太初年中，李充自称冯翊人，三百岁，荷草器负图遨游，武帝见之，封负图先生。故世人能佩此图，渡江海，入山谷，夜行郊野，偶宿凶房，一切邪魔、魑魅魍魉、水怪山精悉皆隐遁，不敢加害。家居供奉，横恶不起，祯祥永集云。故此图不独用为佩轴，家居裱成画图安奉亦可。

三才避忌条

天时诸忌

圣人曰："勿怨天。"又曰："君子敬天之威，则省其过咎而改之。"故吾人起居，不知三才避忌，必犯灾害，何以能安乐哉？故人当勿指天为证，勿怒视日月星辰。行住坐卧莫裸体，以亵三光。勿对三光濡溺，勿月下欢淫，勿唾流星，勿久视云汉。大风大雨大雷大雪大露不可出行，当静坐敬畏。勿嗔怨风雨，勿指虹霓。重雾三日必大雨，未雨不可出行。雷鸣勿仰卧，远出触寒而归，勿面向火，勿就吃热食。衣湿汗即脱，勿开口噏冷。大寒大暑勿可出入。伏热者勿骤饮水，冲寒者勿骤饮汤，勿凄寒而寝。日出则出，日入则入，朝出莫饥，暮息莫饱。朔不可泣，晦不可歌。此天时避忌之要略也。

地道诸忌

坤主厚载，万物生成，人赖以生，敢不寅畏，以亵地灵。勿以刀杖怒掷地，勿轻掘地，深三尺即有土气，伤人。勿裸卧地上。入深山当持明镜以行，使精魅不敢近。入山念仪方二字以却蛇，念仪康二字以却虎，念林兵二字以却百邪。入山至山脚，先退数十步方上山，山精无犯。入山将后衣裾摺三指挟于腰，蛇虫不敢近。渡江河朱书禹字，吉。写土字于手心，下船无恐怖。深山流出冷水不可饮，水有沙虫处不可浴。有水弩虫处不可渡，虫射人影即死。先以物击水，虫散方可渡。行热勿以河水洗面。陂湖水有小影，是鱼秧勿食。井水沸起者勿食，屋漏勿误食，冢井中有毒勿食。凡浊水要急饮，入杏仁泥，少搅十数次，即可饮。夏月冰勿多食，莫贪一时之快，久则成疾。此地忌之大略也。

人事诸忌

人为万物之灵，有生之所当重者也，岂可不以生我者为急，乃以贼我者为务也？遵生者，当知所重。五脏喜香洁，恶腥膻，食必择可。勿搔首披发覆面。肝恶风，心恶热，肺恶寒，脾恶湿，肾恶渗。发不可误入鲊食。甲寅日割指甲，甲午日割脚指甲，此为三尸游处，故以斩除之。不可向北唾，犯魁星。唾远损气，唾多损神。汗出毛孔，勿令扇风，恐为风中。凡汗之所出，本于五脏，饮食饱热，汗出于胃，饱甚胃满，故汗出于胃也。惊悸夺精，汗出于心，惊夺心精，神气浮越，阳内薄之，故汗出于心也。持重远行，汗出于肾，骨劳气越，肾复过疲，故持重远行，汗出于肾也。疾走恐惧，汗出于肝，暴役于筋，肝气疲极，故疾步恐惧，汗出于肝也。摇动劳苦，汗出于脾，动作用力，谷精四布，脾化水谷，故汗出于脾也。故劳伤汗出成病。勿令汗入饮食，食后以纸撚入鼻，引嚏数次，令人气通，明目化痰。勿强忍大小便，勿努力大小便。夜间宜开眼出溺。行走勿语，行远乘马勿回顾，伤神。行远常存魁星在头上。夜行宜数叩齿，鬼神畏齿声也。夜行及冥卧，心中惧者，当存日月光，入我明堂中，百邪自散。勿久行，伤肝；勿久立，伤骨；勿久坐，伤肉。勿跂床悬脚，勿竖膝坐。大树下不可坐，防阴气伤人。坐卧莫当风。冷石不可坐，成疝。日晒热石不可坐，生疮。鸡鸣时叩齿三十六遍，舌舐上腭，待神水满口，漱而咽之，口诵四海神名三遍，止鬼辟邪，令人无疾。东海神阿明，南海祝良，西海巨乘，北海禺强。早起食生姜以辟秽气，下床先左脚，吉。嗽齿勿用棕刷，败齿。夜半勿哭泣，勿对北詈骂，勿卒惊呼，勿恚怒，令神魂不安。勿大乐，使气飞扬；勿多笑，伤脏；多喜，令人妄错昏乱。食勿语，寝勿言。勿多念，内志恍惚。勿多思，神怠。勿思虑，伤心。勿久卧，伤气。勿头向北，春夏向东，秋冬向西。夜卧防床头有隙进风。夜眠勿以脚悬高处。卧勿开口，以泄真气。勿以手压心口，令人梦魇。勿尸卧，勿以笔画人面为戏，使魂不认尸，多致死者。勿露卧。睡醒觉热，勿饮水又睡。凡梦勿语人。勿燃烛照寝，令人神魂不安。人卧忽不醒，勿急以灯照之，杀人。就黑暗处，以指甲掐其人中，或口咬大拇指甲处，而唾其面。勿当风沐浴，勿沐发未干即寝。勿冷水洗沐，饥勿浴，饱忌沐。洗头不可用冷水，成头风。勿沐浴同日，沐者，洗头，浴者，澡身也。有眼疾不可浴。午后勿洗，头汗出勿洗，沐浴无常，不吉。当考之《月令》沐浴日，吉。旦起勿开眼洗面，勿以大热汤漱口，凡有脚汗，勿入水洗。凡夏至后丙丁日，冬至后庚辛日，不宜交合。大月十七日，小月十六日，此名毁败日，不宜交合。大喜大怒，男女热病未好，阴阳等疾未愈，并新产月经未净，俱不可交合。勿醉饱入房。勿每月二十八日交合，人神在阴。帐幕内忌燃烛行房。凡本命甲子庚申不可入房。雷电风雨不可交合。此为人事之忌大略耳，人能谨而戒之，心获安乐，无诸疾苦，再加调和饮食，餐服药饵，百年之寿，人皆可至，幸毋忽之。

宾朋交接条

序古名论

《白虎通》曰："朋友之道有四，近则正之，远则称之，乐则思之，患则死之。"

《扬子法言》曰："朋而不心，面朋也；友而不心，面友也。"

《家语》曰："夫内行不修，身之罪也；行修而名不彰，友之罪也。故君子入则笃行，出则友贤。"

《礼记》曰："君子之交淡如水，小人之交甘若醴。君子淡以成，小人甘以坏。"

《汉书》曰："李德公所交，皆舍短取长，好成人之美。时荀爽、贾彪，虽俱知名，而不相能，德公并交二子，情无适莫，世称其正。"

胡质曰："古人之交也，取多知其不贪，奔北知其不怯，闻流言而不信，故可终也。"

祢衡，字正平，少与孔文举作尔汝之交。时衡未二十，而文举已五十余矣。

荀巨伯远看友人疾，值胡贼攻郡，友人语伯曰："吾且死矣，子可去。"伯曰："远来视之，今有难而舍之去，岂伯行耶？"贼既至，谓伯曰："大军至此，一郡俱空，汝何人独止耶？"伯曰："友人有疾，不忍委之，宁以己身代友人之命。"贼闻斯言，异之，乃相谓曰："我辈无义之人，而入有义之国。"乃偃而退，一郡获全。

山涛与嵇、阮一面，契若金兰。山妻韩氏觉涛与二人异常交，问之，涛曰："当年可以为友者，惟此二人。"妻曰："负羁之妻，亦亲观赵狐，意欲窥之，可乎？"涛曰："可。"他日二人来，劝涛止之宿，具酒食，妻穿墙视之，达旦忘返。涛入曰："二人何如？"曰："君子致不如正当以识度耳。"涛曰："伊辈亦以我识度为胜。"

晋王越镇海昌，以王安期为记室参军，雅相知重。敕世子昆曰："学之所益者浅，体之所安者深。闲习礼度，不如式瞻仪形；讽味遗言，不如亲承音旨。王参军人伦之表，汝其师之！”

齐太原孙伯翳，家贫，尝映雪读书，放情物外，栖志丘壑，与王令君亮，范将军为莫逆之交。王范既相二朝，欲以吏职相处，伯翳曰：“人生百年，有如风烛，宜怡神养性，琴酒寄情，安能栖栖役曳若此？嵇康所不堪，予亦未能也。”

梁王绎博览群书，才辩冠世，不好声色，爱重名贤，与裴子野，萧子云布衣交。白居易与元相国稹友善，以诗道著名，号元白。《集》内有哭元相诗云：“相看掩泪俱无语，别有伤心事岂知？想得咸阳原上树，已抽三丈白杨枝。”

许棠久困名场。咸通末，马戴佐大同军幕，棠往谒之，一见如旧识。留连数月，但诗酒而已，未尝问所欲。忽一旦大会宾友，命使者以棠家书授之。棠惊愕，莫知其来。棠启缄密视久之，乃是言马戴已潜遣一价恤其家矣。其用情周渥，人所不及如此。

《风土记》曰：“越俗性率朴，初与人交有礼，封土坛，祭以犬鸡，祝曰：‘卿乘车，我带笠，他日相逢下车揖；我步行，卿乘马，后日相逢卿当下。’”

自昔士之闲居野处者，必有同道同志之士相与往来，故有以自乐。渊明诗曰：“昔欲居南村，非为卜其宅，闻多素心人，乐与数晨夕。”又云：“邻曲时来往，抗言谈往昔。奇文共欣赏，疑义相与析。”则南村之邻，岂庸庸之士哉？杜少陵与朱山人诗曰：“相近竹参差，相过人不知。幽花欹满径，野水细通池。归客村非远，残尊席更移。看君多道气，从此数追随。”李太白与范居士诗曰：“忽忆范野人，闲园养幽姿。”又云：“还倾三五酌，自咏猛虎词。近作十日欢，远为千载期。风流自簸荡，谑浪偏相宜。”观此则朱山人、范居士者，可为非常流矣。

周益公尝访杨诚斋于南溪之上，留诗云：“杨监全胜贺监家，赐湖岂比赐书华？回环自辟三三径，顷刻能开七七花。门外有田供伏腊，望中无处不烟霞。却惭下客非摩诘，无画无诗只漫嗟。”诚斋续贺相欢，好事者绘以为图。诚斋题曰：“平叔曾过魏秀才，何如老子致元台？苍松白石青苔径，也不传呼宰相来。"诚斋长嗣东山先生，以集英殿修撰致仕家居，年八十。曾云巢年尤高，尝携茶袖诗访伯子，其诗云："褰衣不待履霜回，到得如今也乐哉。泓颖有时供戏剧，轩裳无用任尘埃。眉头犹自怀千恨，兴到何如酒一杯？知道华山方睡觉，打门聊伴茗奴来。"伯子和诗亦佳，其风味不减前二老也。二老相访，高谊如此。

古延方士　湖州东林沈东老，能酿十八仙白酒。一日有客自号回道人，长揖于门，曰："知公白酒新熟，远来相访，愿求一醉。"公见其风骨秀伟，蹙然起迎。徐观其碧眼有光，与之语，其声清圆，于古今治乱、老庄浮图氏之理，无所不通，知其非尘埃人也。因出酒器十数于席间，曰："闻道人善饮，欲以鼎先为寿，如何？"公曰："饮器中钟鼎为大，屈卮螺杯次之，梨花蕉叶最小，请戒侍人，次第速斟，当为公自小至大以饮之。"笑曰："有如顾倩之食蔗，渐入佳境也。"又约周而复始，常易器满斟于前，笑曰："所谓杯中酒不空也。"回公兴至即举杯，命东老鼓琴，回公浩歌以和之。又欲以围棋相娱，止奕数子，辄拂去，曰："只恐棋终烂斧柯。"回公自日中至暮，已饮数斗，无酒色。东老欲有所叩，回公曰："闻公自有黄白之术，未尝妄用，且笃于孝义，又多阴功，此余今日来寻而将以发之也。"东老因叩长生轻举之术，回公曰："四大假合之身，未可离形而顿去。"东老摄衣起谢，有以喻之。回公曰："此古今所谓第一最上极则处也。"饮将达旦，瓮中所酿，止留糟粕，而无余沥。回公曰："久不游浙中，今日为公而来，当留诗以赠。然吾不学世人用笔。"乃就劈席上石榴，画字题于庵壁。其色微黄而渐加黑。其诗曰："西邻已富忧不足，东老虽贫乐有余。白酒酿来缘好客，黄金散尽为收书。"已而告别。东老启关，送至舍西，天渐明矣，握手并行，至舍西石桥，回公即先度乘风而去，莫知所终。

古延名衲　成都一僧，诵《法华经》甚专，虽经兵乱，卒不能害。忽一仙仆至，云："先生请师诵经。"引行过溪岭数重，烟岚中一山居。仆曰："先生老病起晚，请诵至《宝塔品》见报，欲一听之。"至此果出，野服杖藜，两耳垂肩。焚香听经罢，入不复出。以藤盘、竹箸，秫饭一盂，枸菊数瓯，无盐酪，美若甘露，得衬钱一环。仆送出路口，问曰："先生何姓名？"仆于僧掌中书'孙思邈'三字，僧大骇，仆遽失之。三日，山中寻求，竟迷旧路，归视衬资，乃金钱一百文也。由兹一饭，身轻无疾，天禧中僧一百五十岁，后隐不见。

李东谷曰："君子以文会友，以友辅仁。友之者，友其德也。当亲密之时，握手论心，必使君臣、父子、兄弟、夫妇之伦，粹然一出于正，此交友第一义也。夫何世变日薄，友道扫地，惟酒馔追随，有无周济，秽言相谑，术数相胜。于规圆便利，谄谀取容，此妾妇耳，非友也。啖以濡沫，甘效奔走，此奴隶耳，非友也。恐少有撄拂，而取疏远，故随事苟徇而觊亲密。乘人父子之睚眦，即导之以不慈不孝；乘人兄弟之阋墙，即导之以不悌不恭；乘人夫妇之反目，即导之以不琴不瑟。谬引古今，眩乱是非，指鹿为马，以鸟为鸾，皆此辈也。取友又当以此自鉴，毋为人欺，毋过责于此辈，远而敬之，以为友道戒。"

又曰："'故旧不遗，则民不偷，'世俗薄，故旧衰。友人平日同笔砚，同出处，同贫贱，同患难，相与相爱，不啻骨肉。一旦得志，视若路人，因而多以忘旧为憾。此特不能理遣耳。宜如何？若故人死亡而终身不相接，足矣。故友道难乎其振哉！"

林可山《山林交盟》曰："山林交与市朝异，礼贵简，言贵直，所尚贵清。善必相荐，过必相规，疾病必相救药，书启必直言事。初见用刺，不拘服色，主人肃入，序至称呼以兄及表，不以官讲。闻必实言所知所闻事。有父母，必备刺拜报谒同，自后传入，一揖，坐。诗文随所言，毋及外事、时政异端。饮馔随所具会，次坐序齿，不以贵贱僧道易。饮随量，诗随意，坐起自如，不许逃席。乏使令，则供执役。请必如期，无速客，例有干，实告。及归，不必谢。凡涉忠孝友爱事，当尽心。毋慢嫉前辈，须接引后学，以追古风。贵介公子有志于古道，必不骄人以自满。苟非其人，不在兹约。凡我同盟，愿如金石。”

高子交友论

高子曰：《毛诗序》云：“自天子以至庶人，未有不须友道以成者也。”但今之世，友道日偷，交情日薄，见则握手相亲，背则反舌相诋，何人心之不古乃尔？此辈自薄，非薄我也。不知诋我以悦他人，他人有心亦防尔诋。自己展转猜忌，智巧百出，视友道为路尘，宜管鲍陈雷之绝世也。吾意初与人交，深情厚貌，不易洞晓，何术以知其心地之善恶，情性之邪正也？但以吾心之美恶邪正以交其人，彼虽奸险，欲伺我隙，我无隙可伺，彼将奈何？彼虽贪婪，欲窥我败，我无败可窥，彼将奈何？与之谈，必先以仁义，彼之愚我邪我之言，勿听也。与之饮，必敬以酒食，彼之诱我乱我之事，勿行也。我无私，彼将何以行其私？我无好，彼将何以投吾好？自防谨密，则郛郭坚完，外操矛盾，何以祸我？但今之人自作恶业丑行，始欲人协己谋，取必与，乃厚人若骨肉，虽父母妻子不若也。苟所谋幸成，则人必挟我，求不遂，即变交好为寇仇，非金帛货殖不解也。果人祸我？抑果自祸而然耶？人心孰不乐为善？但以正感正，以邪感邪，邪正分于应感，岂果人人皆小人，而世无君子耶？道谊之在天下，亦未全灭也，但千百中一二耳，奈何移君子之道谊，而近全于市人，在在有之也。此又何说哉？近辈有与胜己者谈，不问其言之是非、嗔嗔是赞，听彼大言不惭。与不若己者谈，不论其言之可否，嘐嘐是诋，愧彼缄言似讷。逐使过无从知，善无从进，直谅之道，三益之友，淹没无闻矣。夫贵者能以直友为可重，则事功日进，而望誉日隆。富者能以直友为可宝，则家业日昌，而声名日著。奈何对贵者而言直，不惟交疏，且目为妄人；语富者而言直，不惟友薄，且名为恶客。求其德贤者而亲之，耻佞人而远之者，几人哉？非富贵之高品，不能自别也。但以直自居，以道自重者，是果为妄人？又果为恶客？乃曲誉取怜，求为富贵交耶？借得贵者一顾盼，所荣几多？富者一饫饫，所饱几日？靡靡焉以直道自委，甘心效奴隶之恭、妾媵之媚以悦人哉！古者贵择交，且交以心，匪交以面也；交不能择，友不以心，是诚面交矣，何能久且敬哉？故君子宁寡交以自全，抱德以自重，乃鄙泛交以求荣，趣附以自贱也。又若一辈，与富者交，惟欲利其利；与贵者交，惟欲利其势。使世人不以势利横胸中，不以智巧谋径路，则人人圣贤矣，又何慕富之德，贵之贤，乃委身于白日，相从于朱门哉？即其口食自足于一朝，家将何物供厨烟于三炊？人当以此心谅人之心，勿以世道求古之道，则交全而谊厚矣。他如同门同业，一贵一贫，在贵者当念其穷，勿以路人视故人，分所有以周急，厚道也。在穷者亦当安其穷，勿羡人以怨人，希所有以自足，亦厚道也。奈何贵者不古，而穷者不明？昧此二者，何得于友耶？举世皆尔尔，果何人为丈夫哉？交情乃见矣。彼山人词客，迈德弘道，贲于丘园，抱河岳之灵，而飘然浪游，欲出与寰宇为友者，此正吾人所欲交与游，愿闻其艺而甘心焉者。惜乎今之时同调者罕其人，而朱门无容辙，遂使诸君冥心物外，介然绝俗，高枕岩阿，而无意海宇，使中原意气，化作秋云，尚友之心，不得圆满如意，是一恨也。彼堪舆诸家，欲兆我先知富贵祸福之机者，皆高贤也。奈老人无意于荣枯，何能从人起朽骨而辟山灵，转灾年而为福日，汲汲乎逐高贤之脚舆力骑哉？敢谢所闻，而且从吾之僻也。余寡交，自少及老无几人，皆余社友也。况性不能附人就事成苟合，追复古道虽拳拳，奈何世之凉德往往耳。吾于友道重有感于今日，安得大执金刚如达摩西来，化度友道，使复古敦素，顿脱一切业心恶劫，共欢无我无人法界，证上菩提？此余第一大愿。

延年却病笺上卷

高子曰：生身以养寿为先，养身以却病为急。《经》曰："我命在我，不在于天，昧用者夭，善用者延。"故人之所生，神依于形，形依于气，气存则荣，气败则灭，形气相依，全在摄养。设使形无所依，神无所主，致殂谢为命尽，岂知命者哉？夫胎息为大道根源，导引乃宣畅要术。人能养气以保神，气清则神爽；运体以却病，体活则病离。规三元养寿之方，绝三尸九虫之害。内究中黄妙旨，外契大道玄言，则阴阳运用，皆在人之掌握，岂特遐龄可保？即玄元上乘，罔不由兹始矣。噫！顾人之精进如何。余录出自秘经，初非道听迂说，读者当具天眼目之，毋云泛泛然也。编成笺曰《延年却病》。

序古名论

《金匮妙录》曰："凡欲求长生却病，大法有三：一保精，二行气，三服饵。凡此三事，亦各有法，不得真传，卒难得遇也。故保精之术，列叙百数，服饵之方，略有千种，皆以勤劳不强为务。夫行气可治百病，可祛瘟疫，可禁邪魅，可止疮血，可居水中，可辟饥渴，可延年命。其大要旨，胎息而已。胎息者，不以口鼻为之，如在胞胎之中，则以成道。"

又曰："道以精为宝，施与人则生人，留于己则生身。生身求度世，名在于仙位。生人即功遂，功遂而身退。身退陷俗已为剧，何况妄施而废弃？弃损不觉多，久废老而坠。天地有阴阳，阴阳人所贵。所贵合于道，但当慎无费。”

《玄禾》曰：“志者气之神也，气者体之充也。善者遂其生，恶者丧其形。故行气之法，少食自节，心定自安，志坚自通，意专自达，久则神矣。若人服气者，日午后至子时前，为死气，不可服。惟酉时日近明净，不为死，亦可服也。冬三月子时寒，夏三月午时热，二时俱不可服气。若腹中寒，午气可服，腹热，子气亦可服也。”

真人曰：“天道盈缺，人事多屯，居处屯危，不能自慎，而鲜有成。”故养性之士，不知自慎之方，未可与论养生服气之道。故向道者，以自慎为第一事。

太清中黄胎脏论略

内养形神除嗜欲，

心不动摇，六腑如烛。常修此道，形神自足。

专修静定身如玉。

内绝所思，外绝所欲。

一者上虫居脑宫，

《洞神玄诀》曰：“上虫居上丹田，脑心也，其色白而青，名彭居。使人好嗜欲凝滞，学道之人宜禁制之。”

万端齐起摇子心。常思饮膳味无穷，想起心生若病容。

学道者，不得内行扶身，却为三虫所惑乱也。

二者中虫住明堂，

《洞神玄诀》曰：“中虫名彭质，其色白而黄，居中丹田。使人贪财，好喜怒，浊乱真气。”

遣子魂梦神飞扬。或香或美无定方，或进或退难守常。精神恍惚似猖狂，令子坐卧败谷粮，子若知之道自昌。

怡然不易，其道自成也。

三者下尸居腹胃，

下尸，其色白而黑，居下丹田，名彭矫。使人爱衣服，耽酒好色。

令子淡泊常无味。

若常守淡泊，三尸既亡，永无思虑矣。

静则心孤多感思，挠则心烦怒多起。

服气未通，被三尸虫较力，或多怒，或多悲思，或多嗜滋味。

使人邪乱失情理，子能守之三虫弃。

得见五牙九真气，

五牙为五行气，生子五脏中。

五牙咸恶辛酸味。

若五味不绝，五脏灵气不生，终不断思欲想。

为有三虫镇随子，尸鬼坐待汝身死，何得安然不惊畏。

三尸之鬼，常欲人早终，在于人身中求人罪状，每至庚申日白于司命。若不惊不惧，不早修炼形神，使年败气衰，形神枯悴，纵使志若松筠，亦复无成矣。

劝子将心舍烦事，

静持心神，止舍烦务。

超然自得烟霞志。

超然洞悟，烟霞之畅，在乎目前。

咸美辛酸五脏病，津味入牙昏心境。

但是五味入牙，皆通于两眼之穴，散沾于百脉之内。

致令六腑神气衰，百骸九窍不灵圣。

九仙真气常自灵，三虫已死复安宁。

由子运动呼吸生，

神气若足，呼吸运动，兴起云雾，自然得成，隐化无滞。

居在丹田内荧荧。

服气成者，居在丹田中，凝结若鸡子，炳焕，肌肤坚白，筋骸清劲。

地府除籍天录名，坐察阴司役神明，内合胎仙道自成。

入胎息至五百息，当入异境，地籍除名，三天录仙；至千息，魂游上境。

胎息真仙食气得，却闭真气成胎息。

服气二百日，五脏虚疏，方可学入胎息，准九天五神。《经》云："先须密室无风，厚软毡席，枕高四指，才与身平。求一志人，同心为道侣，然后捐舍心识，握固仰卧，情无所得，物无所牵，灵气渐开，心识怡然。初闭息，经十息至五十息，至百息，只觉身从一处，如在一房中。只要心不动移，凡一日一夜十二时，都一万三千五百息。"故《太微升玄经》云："气绝曰死，气闭曰仙，魄留守身，魂游上天。"至百息后，魂神当见其魄，缘是阴神常不欲人生耳。

羽服彩霞何所得，皆自五脏生云翼。

蝉为饮气乘露，故生羽翼；人服元气，而天衣不碍于体。

五脏真气芝苗英，

《太华受经》曰："元气含化，布成六根，吉凶受用，应行相从。内气为识，胎气为神，子能胎息，复还童婴。反魂五脏之始，先布于水，内有六府，外应六根。"

肝主东方其色青。

《五纬经》曰："肝主于木，生于水，克之于土，来自东方，其色苍。"当存想青气出之于左胁，但六时思之不辍，当见此气如青云。用此气可治一切人热疾，时行臃肿，疥癣急嗽。但观病人疾状，量其浅深，想此气攻之，无不愈者。如观病人肝色枯悴，不可治也。

子但闭固千息经，青气周流色自成。

胎息经千息为内养，此气青色，当自凝结。

心主南方其色赤，服之千息赤色出。

《五纬经》曰："心主于火，生之于木，克之于金，来自南方，其色赤。"每日午时，想赤气在心，大如鸡子，渐渐自顶而出自散。咒曰：南方丙丁，赤龙居停，阴神避位，阳官下迎。思之必至，用之必灵。如此三咒之。能常行此气，存想五十日不阙，当为赤气，如火光自见。用此气可治人一切冷病。当用气攻之，若病人面色带青，即不治。

肺主西方其色白，服之千息白色极。

《五纬经》曰："肺主于金，生之于土，克之于木，来自西方，其色白。"每至丑时，存想肺间有气，状如白珠，其光渐渐上注于眉间。后乃咒曰：西方庚辛，太微玄真，内应六府，化为肺神。见于无上，游于丹田，固护我命，用之成仙。急急如律令。存念一遍。如此四十九日，肺中有气如白云自见。此气照地下一切宝物，及察人善恶。如寒，用心气，缘是火气。如热，用肾气，缘是水气。不辨用气，即无效也。

脾主中央其色黄，服之千息黄色昌。

《五纬经》曰："脾主于土，生之于火，克之于水。"闭气千息，不敢伏藏，存想黄气，但一念一想，不限时节，亦无咒。其脾藏存之四十九日，自见此气。已后能用，可能自蔽形影。

肾主北方其色黑，服之千息黑色得。

《五纬经》曰："肾主于水，生之于金，克之于火。"此五牙神气，但至五更初，各存想气色都出于顶上讫，即止。亦不假一一别存想，只是较迟，满百日，方有效验也。

驱役万灵自有则，

服气，心志正，兼行内行，内外相扶，一年后应，是人间鬼怪精魅，及土地神祇并不敢藏隐。所到去处，地界神祇随卫道者，阴司六籍善恶具知。

乘服彩霞归太极。

《胎息伏阴经》曰："内息无名，唯行想成，若不行戒，行入胎息，未得合神。"《太微灵隐书》曰："凡人入胎息，游人间，行尸解术，随物所化，故有托衣衾所化者。"常以庚辛日，取庚时，于一净室内，焚名香一炉于所卧床头。又须设几案，上著香炉，下著所拄龙杖及履鞋等物，尽安置于头边。身衣不解，以衾盖之，首西而卧，自念身作死人。当阴念此咒七遍，咒曰：太一玄冥，受生白云，七思七召，三魂随迎，代余之身，掩余之形，形随物化，应化而成。此存念一食间，但依寻常睡如常，存念之起一食久，辄不得与人语。若与人语，其法不成。如此常行四十九日，渐渐成法。后要作，不问行住坐卧，阴念此咒七遍，随手捉物，身便别处去，众人只见所把之物，身以死矣。后却见物，还归本形。此法即可以下界助身，不可以便行非法之事，大须护慎。其法大须隐默，若卧在床上，但以被覆身，隐念一遍，便却出入，只见所卧衾被是身，不见被形。若于财色留心，当为神理销折矣。

九行空门至真路，大道不与人争怒。动息能持勿暂停，阴神返照神常助。

持心不息，其道易成。

诸行无心是实心，因心运得归天去。

无心之心，因心运心。虽无有心，还因心有。

除苟无心是谓真，

众事曰苟，无事曰除。除心上念，万行归余。

自随胎息入天门。

胎息以善行为要机，无念为至路。

玄元正理内藏身，无曲潜形体合真。

《洞玄经》曰："心无曲，万神足。"

三部清虚元气固，六腑翻成百万神。

三元静，六腑调，真气归于真形，二理相合。五脏六腑诸神共有百万，自然相和应也。

大肠之府主肺堂，

肺为首三焦之主。

中有元神内隐藏。

《太明经》曰："大肠主肺也，鼻柱中央为候色也，元气自足，其神当见。"

肾府当明内宫女，外应耳宅为门户。

《内神经》曰："精主肾，肾为后宫内宫列女主。耳，肾之官，承气于耳。左肾为壬，右肾为癸，循环两耳门，内有元神，守自都管，兼主志。"凡人好嗔怒，即伤肾，伤肾即失志，俱丧元神。故道者忌嗔怒。

膀胱两府合津门，气海循环为要路。

膀胱是两府气，肾合膀胱，乃受津之府，上应于舌根也，津液往来，常润肥泽。舌岸以应两膀胱气，若少不润，服气人未成，当欲少语，以养津也。语多即口干，难用气也。中有神，其神常抱无贪之行，故道者不贪，志合神理。

子当自见内神章，终身不泄神常助。

幻真先生服内元气诀

进取诀第一

凡欲服气，先须高燥净空之处。室不在宽，务在绝风隙，常令左右烧香。床须厚软，脚令稍高，衾被适寒温，冬令稍暖尤佳，枕高三寸余，令与背平。每至半夜后生气时，或五更睡醒之初，先吹出腹中浊恶之气一九口止。若要细而言之，则亦不在五更，但天气调和，腹中空则为之。先闭目叩齿三十六下，以警身神毕，以手指捏目大小眦，兼按鼻左右，旋耳及摩面目，为真人起居之法。更随时加之导引，以宣畅关节，乃以舌拄上腭，撩口中内外，津液候满口则咽之，令下入胃存，胃神承之。如此三，止。是谓漱咽灵液，灌溉五脏，面乃生光。此后去就，大体略同。便兀然放神，使心如枯木，空身若委衣，内视反听，万虑都遣，然后淘之。每事皆闭目握固，唯临散气之时则展指也。夫握固所以闭关防而却精邪，凡初服气之人，气道未通，则不可握固。待至百日，或半年，觉气通畅，掌中汗出，则可握固。《黄庭经》曰："闭塞三关握固停，漱咽金醴吞玉英。遂至不食三虫亡，久服自然得兴昌。"

转气诀第二

诀曰：凡人五脏，亦各有正气，夜卧闭息，觉后欲服气，先须转令宿食消，故气得出，然后始得调服。其法：闭目，握固，仰卧，倚两拳于乳间，竖膝举背及尻。闭气则鼓气海中气，使自内向外，轮而转之，呵而出之，一九或二九止，是曰转气。毕则调之。

调气诀第三

诀曰：鼻为天门，口为地户，则鼻宜纳之，口宜吐之，不得有误。误则气逆，气逆乃生疾也。吐纳之际，尤宜慎之。亦不使自耳闻。调之或五，或七，至九，令平和也，是曰调气。毕则咽之，夜睡则闭之，不可口吐之也。

咽气诀第四

诀曰：服内气之妙，在乎咽气。世人咽外气以为内气，不能分别，何其谬哉？吐纳之士，宜审而为之，无或错误耳。夫人皆禀天地之元气而生身，身中自分元气而理，每因咽及吐纳，则内气与外气相应，自然气海中气随吐而上，直至喉中。但候吐极之际，则辄闭口，连鼓而咽之，令郁然有声汩汩，然后男左女右而下，纳二十四节，如水沥沥分明闻之也。如此则内气与外气相顾，皎然而别也。以意送之，以手摩之，令速入气海。气海，脐下三寸是也，亦谓之下丹田。初服气人，上焦未通，以手摩之，则令速下。若流通，不摩亦得。一闭口，三连咽，止。干咽号曰云行。一漱口咽，取口中津咽，谓之雨施。初服气之人，气未流行，每一咽则旋行之，不可遽至三连咽也。候气通畅，然后渐渐加之，直至于小成也。一年后始可流通，三年功成，乃可恣服。新服气之人，既未通，咽或未下，须一咽以为候。但自郁然有声，汩汩而下，直入气海。

行气诀第五

诀曰：下丹田近后二穴，通脊脉，上达泥丸。泥丸，脑宫津名也。每三连咽，则速存下丹田，所得内元气，以意送之，令入二穴。因想见两条白气，夹脊双引，直入泥丸，熏蒸诸宫，森然遍下，毛发、面部、头项、两臂及手指，一时而下，入胸，至中丹田。中丹田，心宫神也。灌五脏，却历入下丹田，至三里，遍经髀、膝、胫、踝，下达涌泉。涌泉，足心是也。所谓分一气而理，鼓之以雷霆，润之以风雨是也。只如地有泉源，非雷霆腾鼓，无以润万物。人若不回荡浊恶之气，则令人不安。既有津液，非堪漱咽，须堪溉灌。五脏发于光彩，终不能还精补脑，非交合则不能泝而上之。咽服内气，非吐纳则不能引而用之。是知回荡之道，运用之理，所以法天则地。想身中浊恶结滞，邪气瘀血，被正气荡涤，皆从手足指端出去，谓之散气。则展手指，不须握固。如此一度，则是一通。通则无疾，则复调之。以如使手，使手复难，鼓咽如前闭气，鼓咽至三十六息，谓之小成。若未绝粒，但至此常须少食，务令腹中旷然虚静。无问坐卧，但腹空则咽之。一日通夕至十度，自然三百六十咽矣。若久服气息，顿三百六十咽，亦谓之小成。一千二百咽，谓之大成，谓之大胎息。但闭气数至一千二百息，亦是大成，然本色无精光。又有炼气、闭气、委气、布气，并诸诀要，具列于文，同志详焉。

炼气诀第六

诀曰：服气炼形，稍暇入室，脱衣散发，仰卧展手，勿握固，梳头令通，垂席上布之，则调气咽之。咽讫，便闭气候极，乃冥心绝想，任气所之通理，闷即吐之，喘息即调之，候气平，又炼之，如此十遍即止。新服气之人未通，有暇渐加一至十，候通渐加至二十至五十即令遍身汗出。如有此状，是其效也。安志和气，且卧勿起冲风，乃却老延年之良术耳。但要清爽时为之，气昏乱欲睡，慎勿为也。常能勤行，四肢烦闷不畅亦为之，不必每日，但要清爽时为也。十日五日，亦不拘也。《黄庭经》曰："千灾已消百病痊，不惮虎狼之凶残，亦以却老年永延。"

委气诀第七

诀曰：夫委气之法，体气和平，身神调畅，无问行住坐卧，皆可为之。但依门户调气，或身卧于床，或兀然而坐，无神无识，寂寂沉沉，使心同太空，因而调闭，或十气二十气，皆通。须任气，不得与意相争。良久，气当从百毛孔中出，不复吐也。纵有，十分无二也。复调复为，能至数十息以上弥佳。行住坐卧皆可为之。如此勤行，百关开通，颜色光泽，神爽气清，长如新沐浴之人。但有不和则为之，亦当清泰也。《黄庭经》云："高拱无为魂魄安，清净神见与我言。"

闭气诀第八

诀曰：忽有修养乖宜，偶生疾患，宜速于密室依服气法，布手足讫，则调气咽之。念所苦之处，闭气想注，以意攻之。气极则吐之，讫，复咽，相继依前攻之，气急则止，气调复攻之。或二十至五十攻，觉所苦处汗出通润即止。如未损，即每日夜半，或五更，昼日，频作以意攻及。若病在头面手足，但有疾之处则攻之，无不愈者。是知心之使气，甚于使手，有如神助，功力难知也。

布气诀第九

诀曰：凡欲布气与人疗病，先须依前人五脏所患之处，取方面之气布入前人身中。令病者面其本方，息心净虑，始与布气。布气讫，便令咽气，鬼贼自逃，邪气永绝。

六气诀第十

诀曰：六气者，嘘、呵、呬、吹、呼、嘻是也。五气各属一脏，余一气属三焦也。呬属肺，肺主鼻，鼻有寒热不和，及劳极，依呬吐纳。兼理皮肤疮疥，有此疾则依状理之，立愈也。呵属心，心主舌，口干舌涩气不通，及诸邪气，呵以去之。大热，大开口呵，小热，小开口呵，仍须作意，是宜理之。呼属脾，脾主中宫，如微热不和，腹胃胀满，气闷不泄，以呼气理之。吹属肾，肾主耳，腰肚冷，阳道衰，以吹气理之。嘘属肝，肝连目，论云：肝盛则目赤，有疾作，以嘘气理之。嘻属三焦，三焦不和，嘻以理之。气虽各有所理，但五脏三焦，冷热劳极，风邪不调，都属于心。心主呵，呵所理诸疾皆愈，不必六气也。

调气液诀第十一

诀曰：人食五味，五味各归一脏，每脏各有浊气，同出于口。又六气三焦之气，皆凑此门，众秽并投，合成浊气。每睡，觉熏熏气从口而出，自不堪闻，审而察之，以知其候。凡口中焦干，口苦舌涩，咽频无津，或咽唾喉中痛，不能食，是热极状也，即须大张口呵之。每咽必须闭户出之，十呵二十呵，即鸣天鼓，或七或九，以舌搅华池而咽津，复呵，复咽，令热气退，止。但候口中清水甘泉生，即是热退五脏凉也。若口中津液冷淡无味，或呵过多，心头汪汪然，饮食无味，不受水，则是冷状也，即当吹以温之，如温热法，伺候口美心调，温即止。《黄庭经》云："玉池清水灌灵根，审能行之可长存。"又云："漱咽灵液灾不干。"

食饮调护诀第十二

诀曰：服气之后，所食须有次第。可食之物有益，不可食之物必有损。损宜永断，益乃恒服。每日平旦，食少许淡水粥，或胡麻粥，甚益人，理脾气，令人足津液。日中淡面、馎饦及饼并佳。乍可馁，慎勿饱，饱则伤心，气尤难行。凡热面、萝卜、椒、姜羹切忌，咸酸辛物宜渐渐节之。每食毕，即须呵出口中食毒浊气，永无患矣。服气之人，肠胃虚净，生冷、酸滑、粘腻、陈硬、腐败难消之物不可食。若偶然食此等之物一口，所在处必即微痛，慎之。不可冲生产死亡，并六畜一切秽恶不洁之气，并不可及门，况近之耶！甚不宜正气。如不意卒逢以前诸秽恶，速闭气上风，闭目速过，便求一两杯酒荡涤之。觉气入腹不安即须调气，逼出浊气，即咽纳新气，以意送之，当以手摩之，则便吞椒及饮一两盏酒令散矣。服气一年，通气；二年，通血实；三年功成，元气凝实，纵有触犯，无能为患。日服千咽，不足为多，返老还童，渐从此矣。气化为津，津化为血，血化为精，精化为髓，髓化为筋。一年易气，二年易血，三年易脉，四年易肉，五年易髓，六年易筋，七年易骨，八年易发，九年易形，即三万六千真神，皆在身中，化为仙童，号曰真人矣。勤修不怠，则关节相连，五脏牢固。《黄庭经》云："千千百百自相连，一一十十似重山。"是内气不出，外气不入，寒暑不侵，刀兵不害，升腾变化，寿同三光也。

幻真注解胎息经

胎从伏气中结，

脐下三寸为气海，亦为下丹田，亦为玄牝。世人多以口鼻为玄牝，非也，口鼻即玄牝出入之门。盖玄者水也，牝者母也。世人以阴阳气相感，结于水母，三月胎结，十月形体具，而能生人。修道者常伏其气于脐下，守其神于身内，神气相合，而生玄胎；玄胎既结，乃自生身，即为内丹，不死之道也。

气从有胎中息。

神为气子，气为神母，神气相逐，如形与影。胎母既结，即神子自息，即元气之不散。

气入身来谓之生，神去离形谓之死。

《西升经》云："身者，神之舍；神者，身之主也。主人安静，神即居之；主人躁动，神即去之。神去气散，安可得生？是以人耳目手足，皆不能自运，必假神以御之。学道养生之人，常拘其神以为神主，主既不去，宅岂崩坏也。"

知神气可以长生，固守虚无以养神气。

《道经》云："我命在我，不在天地。天地所患，人不能知。至道能知，而不能行。知者但能虚心绝虑，保气养精，不为外境爱欲所牵，恬淡以养神气，即长生之道毕矣。"

神行即气行，神住即气住。

所谓意是气马，行止相随，欲使元气不离玄牝，即先拘守至神。神不离身，气亦不散，自然内实，不饥不渴也。

若欲长生，神气相注。

相注者，即是神气不相离。《玄纲》云："锱铢阳气不灭不为鬼，纤毫阴气不尽不为仙。"元气即阳气也，食气即阴气也。当减食节欲，使元气内运，元气若壮，即阴气自消。阳壮阴衰，则百病不作，神安体悦，可觊长生矣。

心不动念，无来无去，不出不入，自然常住。

神之与气，在母腹中本是一体之物，及生下为外境爱欲所牵，未尝一息暂归于本。人知此道，当泯绝情念，勿使神之出入去来能不忘，久而习之，神自住矣。

勤而行之，是真道路。

修真之道，备尽于斯，圣人之言，其可忘乎？凡胎息用功后，关节开通，毛发疏畅，即但鼻中微微引气，相从四肢百毛孔中出，往而不返也。后气续到，但引之而不吐也。切切于徐徐，虽云引而不吐，所引亦不入于喉中，微微而散，如此内气亦下流散矣。

胎息铭解

三十六咽，一咽为先，吐唯细细，纳唯绵绵，坐卧亦尔，行立坦然。戒于喧杂，忌以腥膻。假名胎息，实曰内丹。非只治病，决定延年。久久行之，名列上仙。

高子曰：上《胎息诀》与后《李真人十六字诀》相同。但此条每于半夜子后，或丑寅时候，冬月恐子时严寒，夏月恐午时太热，故冬以寅时，夏以酉时，亦不为败时。初起如此，习久坐下即是子午，何必因时？初起握固，以脚后跟曲转，顶住玉茎柯根，使精气固定，手趺足盘以行其气。务依此铭，一咽一吐，皆从鼻窍中出入。出声宜细，不令有声闻之于耳。三十六咽数毕，舒伸四肢，鼻引清气，亦勿咽入喉中，只昂头引向遍体四肢，以手足徐徐伸缩而导引之。凡腹中气转哕上，亦勿使之直放口中出，往亦用昂头，徐徐舒伸手足，导而引之，使气遍转四肢。凡行持间忽遇此气转动上达，皆如此以导引之。余则日得空闲，即以唐李真人十六字行之，自然不饥不渴，如常饮食一般，不可厌倦间断。久久行之，功不尽述。

胎息诗赞

气本延年药，心为使气神。能知行气诀，便可作真人。

唐李真人长生十六字妙诀

一吸便提，气气归脐。一提便咽，水火相见。

上十六字，仙家名曰十六锭金，乃至简至易之妙诀也。无分于在官不妨政事，在俗不妨家务，在士商不妨本业，只于二六时中，略得空闲，及行住坐卧，意一到处，便可行之。口中先须嗽及三五次，舌搅上下腭，仍以舌抵上腭，满口津生，连津咽下，汩然有声。随于鼻中吸清气一口，以意会及心目寂地，直送至腹脐下一寸三分丹田元海之中，略存一存，谓之一吸。随用下部轻轻如忍便状，以意力提起使归脐，连及夹脊双关肾门，一路提上，直至后顶玉枕关，透入泥丸顶内。其升而上之，亦不觉气之上出，谓之一呼。一呼一吸，谓之一息。气既上升，随又似前汩然有声咽下，鼻吸清气，送至丹田，稍存一存，又自下部如前轻轻提上，与脐相接而上。所谓气气归脐，寿与天齐矣。凡咽下，口中有液愈妙，无液亦要汩然有声咽之。如是一咽一提，或三五口，或七九，或十二，或二十四口，要行即行，要止即止。只要不忘，作为正事，不使间断，方为精进。如有风疾，见效尤速。久久行之，却病延年，形体变，百疾不作，自然不饥不渴，安健胜常。行之一年，永绝感冒痞积、逆滞不和、痈疽疮毒等疾，耳聪目明，心力强记，宿疾俱瘳，长生可望。如亲房事，欲泄未泄之时，亦能以此提呼咽吸，运而使之归于元海，把牢春汛，不放龙飞，甚有益处。所谓造化吾手，宇宙吾心，妙莫能述。

《修真至要》曰："精根根而运转，气默默而徘徊，神混混而往来，心澄澄而不动。"又曰："身外有身，未为奇特。虚空粉碎，方是全真。"可谓至言。

胎息秘要歌诀

闭气歌诀

忽然身染疾，非理有损伤。敛意归闲室，脱身卧本床。仰眠兼握固，叩齿与焚香。三十六咽足，丹田气越常。随心连引到，损处最为良。汗出以为度，省求广利方。

布气与他人攻疾歌诀

修道久专精，身中胎息成。他人凡有疾，脏腑审知名。患儿向王气，澄心意勿轻。传真气令咽，使纳数连并。作念令其损，顿能遣患情。鬼神自逃循，病得解缠萦。

六气歌诀

病瘥即止，不可过，过即败气

一曰呬。呬法最灵应须秘，外属鼻根内关肺。寒热劳闷及肤疮，以斯吐纳无不济。

二曰呵。呵属心王主其舌，口中干涩身烦热。量疾深浅以呵之，焦腑疾病自消灭。

三曰呼。呼属脾神主其土，烦热气胀腹如鼓。四肢壅闷气难通，呼而理之复如故。

四曰嘘。嘘属肝神主其目，赤翳昏昏泪如哭。都缘肝热气上冲，嘘而理病更神速。

五曰吹。吹属肾脏主其耳，腰膝冷多阳道萎。微微纵气以吹之，不用外边求药饵。

六曰嘻。嘻属三焦有疾起，三焦所有不和气。不和之气损三焦，但使嘻嘻而自理。

调理津液歌诀

人因食五味，壅滞闭三焦。热极苦涩盛，冷多淡水饶。便将元气疗，休更问壶瓢。热随呵自退，冷宜吹始消。口中频漱咽，津液自然调。若得如斯妙，冷热可无交。

服气饮食所宜歌诀

修道欲得见真的，庖馔之中堪者吃。淡粥朝餐渴自消，油麻润喉足津液。就中粳米饭偏宜，淡面馎饦也相益。好酒饮时勃气消，生椒服之百病息。食前宜咽六七咽，以食为主是准则。饭了须呵三五呵，免教毒气烦胸臆。

服气饮食杂忌歌诀

密室避风隙，高床免鬼吹。藏精身有益，保气命无亏。喜怒情须戢，利名心可灰。真神兼本属，禽兽及虫鱼。此等血肉食，皆能致食危。荤茹既败气，饥饱也如斯。生硬冷须慎，酸咸辛不宜。雨云风罢作，雷电晚休为。萝卜羹须忌，白汤面勿欺。更兼避热食，瓜果勿委随。陈臭物有损，死生秽无裨。须防咽入腹，服气勿多疑。

休粮歌诀

千日功夫如不辍，心中渐得尸虫灭。更教充实三丹田，转得坚牢百骨节。只欲思惟断食因，懒将品味加餐啜。腹虚即咽下脐轮，元气便将为休绝。饱即宁心勤守中，饥来闭咽忘言说。如斯励力久成功，方信养生在秘诀。岂并凡常服药人，终朝修炼无休歇。营营药力尽成空，矻矻忍饥守不彻。争似常服太和精，便能清净生光悦。如贪外美乱正元，百疾临身自尪劣。

慎守歌诀

精气切须坚慎守，益身保命得长久。人多嗜欲丧形躯，谁肯消除全永寿。未病忧病病难成，已灾去灾灾遣否？临终始解惜危身，不及噬脐身已朽。胎息纵然励力修，欲情不断也殃咎，阴丹体得道方全，如此之人还鲜有。

九载功变歌诀

气并血脉共肉髓，筋骨发形依次起。欲遣衰老却童华，一年一变九载矣。

先端坐澄定，闭目息气，然后鸣天鼓四八通，以舌掠上唇外九遍，次掠下唇外九遍，又掠上唇里九遍，又掠下唇里九遍。即上唇外为南方，下唇外为北方，上唇里为东方，下唇内为西方，即以舌柱为中方。待津满口，即数努两腮内气二十一遍，微从鼻出些子便咽。咽时须喉中鸣，即汩汩也。想津气入下丹田，如此三遍五遍。又咽时须俟气出便咽也。

治万病坐功法

凡治诸病，病在喉中胸中者，枕高七寸；病在心下者，枕高四寸；病在脐下者，去枕。以口出气，鼻纳气者，名曰泻。闭口温气咽之者，名曰补。欲引头病者，仰头。欲引腰脚病者，仰足十指。欲引胸中病者，俛足十指。欲引去腹中寒热诸所不快者，皆闭气。胀腹欲息者，须以鼻息，已，复为，至愈乃止矣。

——平坐伸腰、脚、两臂，展手据地，口徐吐气，以鼻纳之。除胸中肺中之痛。咽气令温，闭目行也。

——端坐伸腰，以鼻纳气闭之，自前后摇头各三十次。除头虚空花，天旋地转之疾。闭目摇之。

——将左胁侧卧，以口吐气，以鼻纳之。除积聚心下不快之证。

——端坐伸腰，徐以鼻纳气，以右手持鼻摇，目昏若泪出者，去鼻中息。亦治耳聋，亦除伤寒头痛之疾。皆当以汗出为度。

——正偃卧，以口徐出气，以鼻纳之。除里急。饱食后小咽，若咽气数至十，令温为度。若气寒者，使人干呕腹痛，可用鼻纳气咽之七，至十至百，则大填腹内，除邪气补正气也。

——右胁侧卧，以鼻纳气，以口小吐气数至十，两手相摩，热以摩腹，令其气下出之。除两胁皮肤痛闷之疾，愈即止。

——端坐伸腰，直上展两臂，仰两手掌，以鼻纳气闭之，自极七息，名曰蜀王台。除胁下积聚之疾。

——覆卧去枕，竖立两足，以鼻纳气四，复以鼻出之四。若气出之极，令微气再入鼻中，勿令鼻知。除身中热，及背痛之疾。

——端坐伸腰，举左手仰其掌，却，右手同。除两臂及背痛之疾，气结积聚之病。

——端坐，以两手相叉抱膝，闭气鼓腹二七，或三七，气满则吐，以气通畅为度。行之十年，老有少容。

——端坐伸腰，左右倾侧，闭目，以鼻纳气。除头风。自极七息，止。

——端坐伸腰，鼻纳气数十为度。除腹中饮食满饱。若快则止，未便者复为之。若腹中有寒气亦为之。

——端坐，使两手如张弓势，满射数四。可治四肢烦闷背急。每日，或时为之，佳。

——端坐伸腰，举左手仰掌，以右手承右胁，以鼻纳气，自极七息。除瘀血阻气等，并皆治之。

——端坐伸腰，举右手仰掌，以左手承左胁，以鼻纳气，自极七息。除胃寒，食不变则愈。

——两手却据，仰头，自以鼻纳息，因而咽之数十。除热，身中伤死肌肉等，治之而愈。

——正偃卧，端展足臂，以鼻纳气，自极七息，摇足三十而止。除胸足中寒，周身痹厥逆嗽。

——偃卧，屈膝，令两膝头内向相对，手翻两足，伸腰，以鼻纳气，自极七息。除痹疼热痛，两胜不遂。

——平坐，两手抱头宛转上下，名为开胁。身体昏沉不通畅者，并皆治之愈。

——踞坐，伸右脚，两手抱左膝头，伸腰，以鼻纳气，自极七息。除难屈伸，及拜起胜中痛瘀痹等病，并皆治之。

——踞坐，伸左足，两手抱右膝，伸腰，以鼻纳气，自极七息，展左足著外。除难屈伸，及拜起胜中疼。一本云：除风，并目晦耳聋。

——正偃卧，直两手捻胞所在，令如油囊裹丹。阴下湿，小便难倾，小腹重不快。若腹中热，但口出气，鼻纳之数十，止。亦不须小咽之。若腹中不热者，行七息，以温气咽之十，止。

——覆卧，傍视两踵，伸腰，以鼻纳气，自极七息。除脚中弦痛转筋及脚酸痛。

——踞坐，两手抱两膝头，以鼻纳气，自极七息。除腰痹背痛。

——偃卧，展两胜两手，令两踵相向，亦鼻纳气，自极七息。除死肌及足胜寒疼之疾。

——偃卧，展两手、两胜、左膀、两足踵，以鼻纳气，自极七息。除胃中有食不消、苦呕之疾。

——踞坐伸腰，以两手引两踵，以鼻纳气，自极七息，向两膝头者。除身痹呕逆之疾。

——偃卧，展两手两足，仰足指，以鼻纳气，自极七息。除腹中弦急切痛。

——偃卧，左足踵拘右足拇指，以鼻纳气，自极七息。除厥疾。若人脚错踵不拘蹋指，依法行之。

——偃卧，以右足踵拘左足蹋指，以鼻纳气，自极七息。除周身痹。

——病若在左，端坐伸腰，右视目，以鼻纳气，极而吐之数十，止。闭目而作。

——若病在心下积聚者，端坐伸腰，向日仰头，徐以鼻纳气，因而咽之，三十而止。开目而作。

——若病在右，端坐伸腰，左视目，以鼻徐纳气而咽之数十，止。

《元阳经》云："常以鼻纳气，含而漱之，舌撩唇齿咽之，一日夜得千咽者，大佳。当少饮食，多即气逆，逆则百脉闭，百脉闭则气不行，气不行则疾病生。"

《太上三尸中经》曰："人之生也，皆寄形于父母胞胎，饱味于五谷精气。是以人之腹中，各有三尸九虫，为人大害。常以庚申之日上告天帝，以记人之造罪，分毫奏录，欲绝人生籍，减人录命，令人速死。死后魂升于天，魄入于地，唯三尸游走，名之曰鬼，四时八节企其祭祀。祭祀不精，即为祸患，万病竞作，伐人性命。上尸名彭倨，在人头中，伐人上分，令人眼暗发落，口臭面皱齿落。中尸名彭质，在人腹中，伐人五脏，少气多忘，令人好作恶事，噉食物命，或作梦寐倒乱。下尸名彭矫，在人足中，令人下关骚扰，五情涌动，淫邪不能自禁。此尸形状似小儿，或似马形，皆有毛，长二寸，在人身中。人既死矣，遂出作鬼，如人生时形象，衣服长短无异。此三尸。九虫种类群多，蛔虫长四寸五寸，或八寸，此虫贯心人死。白虫长一寸，相生甚多，长者五寸，躁人五脏，多即杀人，兼令人贪食烦满。肺虫令人多咳嗽，胃虫令人吐呕不喜，膈虫令人多涕唾，赤虫令人肠鸣虚胀，蜣虫令人动止劳剧则生恶疮颠痴、痈痔疽瘘、癣疥痫癞，种种动作，人身中不尽有之。亦有少者，其中有十等，就中妇人最多也。其虫凶恶，好污人新衣，极患，学道欲调去之即可矣。凡至庚申日兼夜，不卧守之若晓，体倦少伏床。数觉莫令睡熟，此尸即不得上告天帝。”又《太上律科》云：“庚申日，北帝开诸罪门，通诸鬼神诉讼，群魔并集，以司天下兆人及诸异类善恶之业，随其功过多少，赏劳谪过，毫分不遗。”经曰：三守庚申，即三尸震恐。七守庚申，三尸长绝。乃精神安定，体室长存，五神恬静，不复骚扰，不迷不惑，不乱不淫，瞋怒平息，真灵卫佐，与天地相毕。每夜卧之时，叩齿三七，以左手抚心上，呼三尸名，使不敢为害耳。

符绝三尸秘法符并朱书

《太上》曰：“三尸九虫能为万病，病人夜梦战斗，皆此虫也。可用桃板为符，书三道埋于门阈下即止矣。每以庚申日书带之，庚子日吞之，三尸自去矣。常以六庚日书姓名安元命箓中，三尸不敢为患也。”

符式如后

书符之法，须闭目存想金光自空中圆焰如火，取来吹入笔中，书符无不应验。

此符消九虫，当以六庚日服符、以白纸竹纸硃书服。每庚皆如之，惟庚申书之不限多少。从庚申日早朝服止，次庚午日又服一道，值六庚勿失，虫皆不贯五脏，人身无病也。敕符咒曰：“日出东方，赫赫堂堂，某服神符，符卫四方。神符入腹，换胃荡肠，百病除愈，骨体康强。千鬼万邪，无有敢当，知符为神，知道为真。吾服此符，九虫离身，摄录万毒，上升真人。”

斩上尸三虫之符

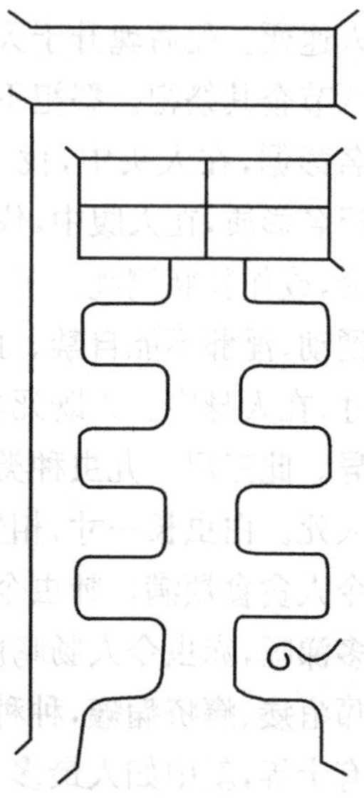

斩中尸三虫之符

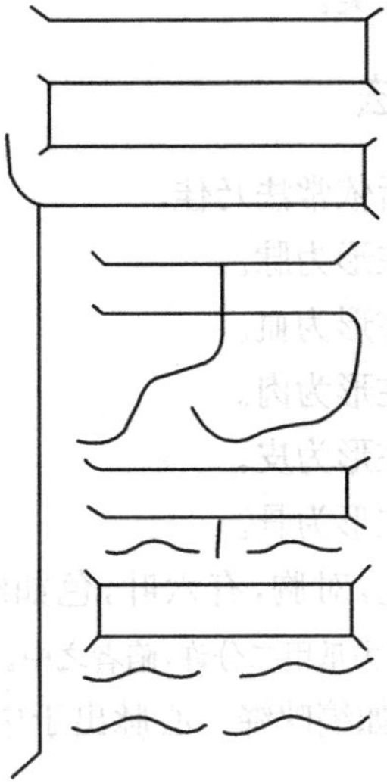

斩下尸三虫之符

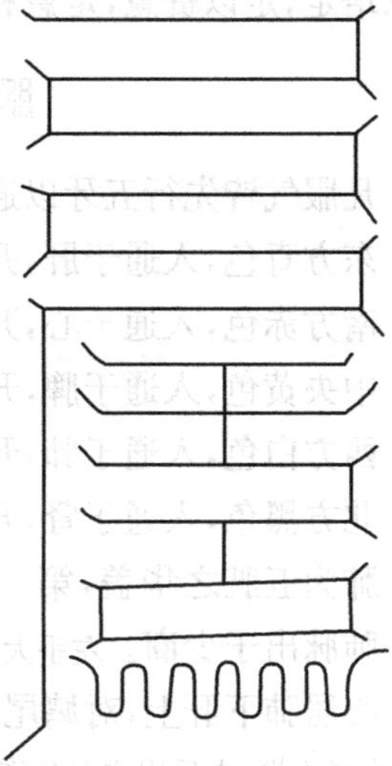

三宝归身要诀

《蕊珠洞微》曰："息之出也，天地盗我元阳之气。息之入也，我盗天地之气。若能真人潜渊，心息相依以归根，则息息盗天地之气矣。"

魏伯阳曰："耳目口三宝，闭塞勿发通。"这三件如何唤作三宝？如此郑重？盖耳乃精窍，目乃神窍，口乃气窍。若耳逐于声，精从声耗而不固；目荡于色，神从色散而不凝；口发言语，气从言走而不聚，安得打成一片，以为丹基？如此紧要，岂得不谓之三宝？修生之人，不于此三宝关键，收舍向里，无有是处。

今人精从下流，气从上散，水火各背，不得凝结，皆是此心使然。心苟爱念不生，此精必不下流；忿念不生，此气必不上炎。一念不生，万虑澄寂，即水火自然交媾矣。本来面目，虽无念虑，常常灵湛者也。若一向虚静去了，则此灵涣散，所谓顽空，亦谓之痴痴者，不灵之谓也。所以佛有贪、嗔、痴三戒也。贪即欲也，嗔即忿也。欲与忿，水火不媾之源也。无贪嗔，斯定；不痴，斯慧矣。慧以培定，定以资慧，定慧相忘，道斯成矣。

服五牙法

凡服气皆先行五牙以通五脏，然后依常法乃佳。

东方青色，入通于肝，开窍于目，在形为脉。

南方赤色，入通于心，开窍于舌，在形为血。

中央黄色，入通于脾，开窍于口，在形为肉。

西方白色，入通于肺，开窍于鼻，在形为皮。

北方黑色，入通于肾，开窍于耳，在形为骨。

肺为五脏之华盖，第一，肺居心上，对胸，有六叶，色如缟映红。肺脉出于少商。左手大指之端内侧，去爪甲二分许，陷者之中。

心居肺下肝上，对鸠尾下一寸，色如缟映绛。心脉出于中冲。左手中指之端，去爪甲之二分许，陷者之中。

肝在心下，少近后，右四叶，左三叶，色如缟映绀。肝脉出于大敦。左足大指端，乃三毛之中。

脾正掩脐上，近前，横覆于胃，色如缟映黄。脾脉出于隐白。左足大指端侧，去爪甲角如韭叶。

左肾右肾，前对脐，搏著腰脊，色如缟映紫。左为正肾，以配五脏。右为命门，男以藏精，女以系胞。肾脉出于涌泉。左足心陷之中。

凡服五牙之气者，皆宜思入其脏，使其液宣通，各依所主。既可以周流形体，亦可以治疗疾病。服青牙者，思气入肝中，见青气氤氲，青液融融分明。良久，乃见足大敦之气，循股而至，会于脉中，流散诸脉，上通于自然。次服诸方，仍宜以丑后澡漱冠服，入别室焚香，坐向其方，静虑澄心，注想而为之。四方同此服法。

养五脏五行气法

春以六丙之日时加巳，食气百二十，助于心，令心胜肺，无令肺胜肝，此养肝之义也。

夏以六戊之日时加未，食气百二十，以助脾胜肾，不伤于心也。

季月以六庚之日时加申，食气百二十，以助肺，令肺胜肝，不伤于脾也。

秋以六壬之日时加亥，食气百二十，以助肾，令肾胜心，不伤于肺也。

冬以六甲之日时加寅，食气百二十，以助肝，令肝胜脾，不伤于肾也。

此法，是五行食气之要，明时各有九，凡一千八十。食气各以养脏，周而复始，不相克，精心为之。

服气有三膈说

凡人腹中有三膈处：一、心有膈。初学服气者，觉心下胃中气满，是一膈也。但少食，惟以咽气存想，充关而下，自能通也。二、生脏下有膈。亦须以上法减食，或口咬甘草并桂些少以通之。三、下丹田有膈。须固志，如上法以通之，或服蜀椒一二百粒，自然气周通行身中矣。咽气须干咽，不得和唾，亦须用出息咽之。若用入息，恐生风入，当用心也。

凡咽气，喉中深咽，不得浅，浅即发嗽。

凡初服气，气未固，腹中作泄，勿令有此，以意运令散，或以药食治之。

凡服气，得脐、丹田常满。叫唤读书，终日对人语言，气力不少，出入行步无倦怠也。

凡服气人不可过劳，劳即损气。仍须时常行步，使气下行。

凡服气者，小便黄赤不碍，行之日久，自然如常。

凡人饮酒食肉，一时虽勇健，百病易生，瘴疠蛊毒，逢即被伤。若服元气，久而行之，诸毒不能伤，一切疫病不能染。如能坚持，自知其妙。

服日气法

平旦伺日初出，乃对日，坐立任意，叩齿九通，心呼日魂、珠景、照韬、绿映、回霞、赤童、玄炎、飙象。仍冥目握固，存日中五色流霞皆来接身，下至两足，上至头顶。又令光霞中有紫气，如目童，累数十重，与五色俱来，入口吞之，四十五咽气。又咽液九过，叩齿九通。微祝曰："赤炉丹气，圆天育精，刚以受柔，炎水阴英。日辰元景，号曰大明，九阳齐化，二烟俱生。凝魂和魄，五气之精，中生五帝，乘光御形。探飞以虚，掇根得盈。首巾龙盖，披朱带青，辔乌流玄，霞映上清。赐书玉简，金阁刻名，服食朝华，与真合灵，飞仙太微，上升紫庭。"再拜而止。

服月精法

伺月初出，对月，坐立任意，叩齿十通，心呼月魄暧萧、芬艳、翳寥、婉虚、灵兰、郁华、结翘、淳金、清莹、炅容、台标。仍冥目握固，存月中五色流精皆来接身，下至两足，上至头顶。又令光精中有黄气，如目童，累数十重，与五色俱来，入口吞之，五十咽气。又咽液十过，叩齿十通。微祝曰："黄青玄晖，元阴上气，散蔚寒飙，条灵敛胃。灵波兰颖，挺濯渟器，月精夜景，玄官上贵。五君夫人，各保母位，赤子飞入，婴儿续至。迴阴三合，光玄万方，和魂制魄，五胎流通。乘霞飞精，逸虚于东，首结灵云，景华招风。左带龙符，右腰虎章，凤羽朱帔，玉珮金珰，骞树结阿，号曰木王。神蟆控根，有亏有充，明精内映，玄水吐梁。赐书玉札，刻名灵房，服食月华，与真合同，飞仙紫薇，上朝太皇。"再拜。若天阴，可于寝室存之。山林中旦夕恒行。

拘三魂法

其日夕卧，去枕，向上伸足，交手心上，瞑目，闭气三息，叩齿三通。存心有赤气如鸡子，从内仰上，从目中出，外转大覆，身实成火，烧身周币，内外洞彻如一。觉体中小热，叩齿三通。呼爽灵、胎光、幽精三神急住。因微祝曰："太微玄宫，中黄始青，内炼三魂，胎光安宁。神宝玉室，与我俱生，不得妄动，监者太灵。若欲飞行，唯得诣太极上清；若欲饥渴，唯得饮徊水玉精。"

制七魄法

其日夕卧，向上伸足，两手掌掩两耳，当使指端接交颈中。瞑目，闭气七过，叩齿七通。上下叩数遍为一通。存鼻中，端有白气如小豆，须臾渐大，冠身九重，忽又各变成天兽。两青龙在两目中，两白虎在两鼻孔中，头皆向外。朱雀在心上，向人口。苍龟在左足下，灵蛇在右足下，头亦向上。玉女著玄锦衣，两手各把火光当耳门。如此良久，咽液七遍，叩齿七通。呼尸狗、伏矢、雀阴、吞贼、非毒、除秽、臭肺。又微祝曰：尸狗以下七神名也。"素气九迴，制魄却奸。天兽守门，娇女执关。炼魄和柔，与我相安，不得妄动，看察形源。若汝饥渴，听饮月黄日丹。"

斋见不祥之物

凡进斋入室见不祥之物者，常念北帝咒，南向叩齿三下。咒曰："二象回倾，玄一之精，七灵护命，上诣三清。双皇驱除，赫奕罗兵，三十万人，侍卫神营，巨兽百万，威摄千精，挥剑逐邪，馘落魔灵。神伯所咒，千妖灭形。"毕，又叩齿三十六通。

治急病法

凡受三五法，在存识三天贞名、三司贞名，有急灾困病，大唤三天名，密呼三师名，即灾病皆消。

上清微天贞名防中

中禹余天贞名元

下大赤天贞名德丘

（上三天贞名也。）

左天上贞名⿱天⿰天天，即天字也。

右玄老贞名众，即人字也。

中央太上贞名⿱地⿰地地，即地字也。

（上三师名。）

反舌塞喉法

凡守一者，身神常安。若体中不宁，当反舌塞喉，漱汩醴泉满口，咽之，讫。又如前咽液无数，觉宁乃止。止而未宁，重复为之。须臾之间，不宁之痾，即应廓散，自然除也。当时有效。

制三尸日

凡甲寅、庚申之日，是三尸鬼竞乱精神之日也，不可与夫妻同室寝食，可慎之。甲寅日可割指甲，甲午日可割脚甲，此是三尸游处，故以割除，以制尸魄也。

寝室卧时祝法

凡人卧，床常令高，则地气不及，鬼吹不干。鬼气侵人，常因地气而逆上耳。人卧室宇，当令洁盛，盛则受灵气，不洁则受故气。故气之乱人室宇者，所为不成，所依不立。一身亦尔，当数沐浴洁净。

《黄素四十四方经》云："夜寝欲合眼时，以手抚心三过，闭目微咒曰：'太灵九宫，太乙守房，百神参位，魂魄和同，长生不死，塞灭邪凶。'咒毕而寝。此名九宫隐祝寝魂之法。常能行之，使人魂魄安宁，永获贞吉。"

耳鸣咒

耳神娇女云耳鸣，外使入也，如钟声以闻九宫。鸣者常掩耳而咒曰："赤子在宫，九真在房，清听神命，亦察不祥。太乙流火，以灭万凶。"

合气治病真符诀法

斗印：喔吸吽。斗讳：魑⿺鬼旨⿺鬼占⿺鬼夭⿺鬼尊魋。吸南方气入笔，病在外，自中出；病在内，自外入。吸病人气搁笔放吹去。

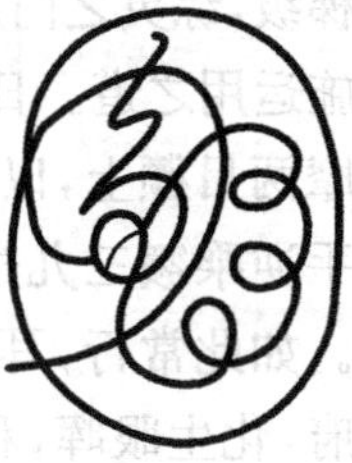

身中三宝精气神，子能炼之可长生。九窍固兮神归腹，元神一举升昆仑。要识归根复命处，下手之初须定意。以我之气合彼气，我病去兮彼病去。

服日月光芒法

凡存心中有日象，大如钱，在心中，赤色有光芒，从心中上出喉，至齿间即不出，却回还胃中。如此良久，临目存见心中胃中分明，乃吐气，讫，咽液三十九过，止。一日三为之，日出时，食时，日中时行之。一年除疾，五年身有光彩，十八年得道，日中行无影，辟百邪千灾之气。常存日在心，月在泥丸中，昼服日，夜服月。

服月法：存月光芒白色，从脑中下入喉，芒亦至齿而咽入胃。一云，常存月，一日至十五日以前服，十五日以后不服。月减光芒，损天气，故即止也。

恶梦吉梦祝

太素真人教始学者辟恶梦法，若数遇恶梦者，一曰魄妖，二曰心试，三曰尸贼，此乃厌消之方也。若梦觉以左手捻人中二七过，叩齿二七通，微祝曰："大洞真玄，长炼三魂，第一魂速守七魄，第二魂速守泥丸，第三魂受心节度，速启太素三元君。向遇不祥之梦，是七魄游尸来协邪源。急召桃康护命，上告帝君，五老九真各守体门黄阙，神师紫户将军把钺握铃，消灭恶精。返凶成吉，生死无缘。"毕，若又卧，必获吉应，而造为恶梦之气，则受闭于三关之下也。

明耳目诀

《真诰》曰："求道要先令目明耳聪，为事主也。且耳目是寻真之梯级，综灵之门户，得失系之，而立存亡之辨也。"今抄经相示，可施运用之道。日常以手按两眉后小穴中三九过，又以手心及指摩两目颧上，以手旋耳，行三十过，唯令数无时节也。毕，辄以手逆乘额三九过，从眉中始，以入发际中，仍须咽液，多少无数。如此常行，耳目清明，二年可夜书。眉后小穴为上元六合之府，化生眼晖，和莹精光，长映彻瞳，保炼目神，是真人坐起之上道也。

存日月诀

青牛道士口诀："暮卧存日在额上，月在脐下，上辟千鬼万邪，致玉童玉女来降，万祸伏走。"甚秘验也。

服食灵药忌

女仙程伟妻曰："服食灵药，勿食血物，使三尸不得去。干肉可耳。"《凤纲诀》曰："道士有疾内视心，使生火以烧身及疾处，存之要精如仿佛，疾即愈。凡痛处加其火，必验也。"以意火攻之。

思三台厌恶法

上台虚精　中台六淳。又作六停　下台曲生

上三台内讳，知者众恶悉除，诸善备至。

凡于静房端坐，思三台覆头，次思两肾气从胸中出与三台相连。久久思毕，二七叩齿，二鼻微微内气，闭口，满便咽之。咽毕乃咒曰："节荣节荣，愿乞长生，太玄三台，常覆我形。出入行来，万神携营，步之五年，仙骨自成；步之七年，令药皆精；步之十年，上升天庭。"

步台日

正月三日　二月二日　五月五日　九月九日　十月二十六日

厌恶梦咒

若人梦寤不真，魄协百气以校其心，欲伺我神之间伏也。每遇梦恶，但北向启太上大道君，具言其状，不过四五则自消绝也。

《青童君口诀》曰："夜遇恶梦非好，觉当即返枕而咒曰：'太灵玉女，侍真卫魂，六宫金童，来守玉门。化恶返善，上书三元，使我长生，乘景驾云。'毕，咽液七过，叩齿七通而更卧。如此四五，亦自都绝也。"此咒亦返恶梦而更吉祥也。

行路畏恐法

凡行来畏恐，常鸣天钟于左齿三十六通，先闭气左嘘之，叱叱五通。常行之，辟精邪恶物不祥之气。常夜寝临欲眠时，以手抚心，叩齿三通，闭目微咒曰："太灵九宫，太一守房，百神参位，魂魄和同。长生不死，塞灭邪凶。"咒毕而寝。此名为九宫隐咒寝魂之法，常能行之，使人魂魄安宁，常保吉祥。

守庚申捷法

存头中有太上老君泥丸真人，著远游冠子，服玄袍，坐于冥光帐中，下视口目耳鼻，清涤气，谓之上一，拘上部之魂。心中有太上帝绛宫真人，著九阳冠，服丹南逸景之袍，坐于朱陵帐中，下视四体情状，肝脾胆肾皆令清洁如五色玉，谓之中一，拘四肢之邪精。存脐内有太黄老君黄真人，二人戴十灵之冠，服黄罗之袍，坐于黄绵帐中，下视脾肠之孔窍，皆令分明如素，谓之下一，拘肠胃，制骸魄。于是三尸无从得动也。

太上真人除三尸七魄要诀

以春乙卯日，夏丙午日，秋庚申日，冬壬子日，冥目卧时，先捣朱砂、雄黄、雌黄三分等，细罗之，绵裹如枣大，以塞鼻中。此谓消三尸炼七魄之道，秘法勿令有知者。明日日中时，以东流水浴毕，更整饰床席，三尸服新衣，洗除鼻中绵裹，及扫洒寝席床下，通令所止一室洁净，便安枕卧，闭气握固良久，微咒曰：“天道有常，改故易新。上帝吉日，沐浴为真。三气消尸，朱黄合魂，宝炼七魄，元与我亲。”咒毕，此道是消炼尸秽之上法，改真新形之要诀，四时唯各取一日为吉。

赵先生曰：“欲除三尸九虫之法，常以月建之日夜半子时，密出庭中，正东向，平体正气，叩齿三十六通讫，举头小仰，即复下头小俯，因咽液二七过，又双前却两手二七遍，首后却，授手为之，窍咒曰：‘南昌君五人，官将百二十人，为某除三尸伏尸，将某周游天下，过度灾厄。’语讫，徐徐左回还卧。行之三尸消灭。若月中有重建者，为修之法，欲得斋戒独住，不欲人杂错，务令寂静，勿使人知之，及六畜鸟兽并无声为妙。此法易行，无恍惚之患。”

老君去尸虫方

贯众五分，杀伏虫　白雀芦十二分，杀蛔虫　蜀漆三分，杀白虫　芜荑五分，杀肉虫　雷丸五分，杀赤虫　僵蚕四分，杀鬲虫　厚朴五分，杀肺虫　狼牙子四分，杀胃虫　石蚕五分，杀蛲虫

上九件，炒微香为末，蜜丸桐子大。轻粉一分，调浆服五丸，日三服。已后，淡白汤加至十丸，三十日见效，百日病愈，众虫俱尽灭，须至诚服之，无不效也。甲子日为之。

左洞真经按摩导引诀

高子曰：人身流畅，皆一气之所周通。气流则形和，气塞则形病。故《元道经》曰：“元气难积而易散，关节易闭而难开。”人身欲得摇动，则谷气易消，血脉疏利。仙家按摩导引之术，所以行血气，利关节，辟邪外干，使恶气不得人吾身中耳。《传》曰：“户枢不蠹，流水不腐。”人之形体，亦犹是也。故延年却病，以按摩导引为先。

夜半子候

少阳之气生于阴分，修生之士于子时修炼。古人一日行持始于子，一岁功用起于复。一阳之月是也，即今之十一月。

转胁舒足

《混元经》曰："戌亥子三时，阴气生而人寐，寐则气滞于百节。养生家睡不厌缩，觉不厌伸。故阳始生则舒伸转掣，务令荣卫周流也。"

导引按跻

踊身令起，平身正坐，两手叉项后，仰视举首，左右招摇，使项与手争。次以手扳脚，稍闭气，取太冲之气。太冲穴在大指本节后二寸，骨罅间陷者。左挽如引弓状，右挽亦如之。令人精和血通，风气不入。久能行之，无病延年。

捏目四眦

《太上三关经》云："常以手按目近鼻之两眦，闭气为之，气通即止。终而复始，常行之，眼能洞见。"又云："导引毕，以手按目四眦三九遍，捏令见光明。"是检眼神之道。久为之，得见灵通也。

摩手熨目

捏目四眦毕，即用两手侧立，摩掌如火，开目熨睛数遍。

对修常居

《内景经》云："常以两手按眉后小穴中二九，一年，可夜作细书。亦可于人中密行之，勿语其状。眉后小穴为上元六合之府，主化生眼晕，和莹精光，长珠彻瞳，保炼月精，是真人坐起之道。"紫微夫人曰："仰和天真，俯按山源。天真是两眉之角，山源是鼻下人中也。两眉之角，是彻视之津梁；鼻下人中，是引灵之上房。”

俯按山源

紫微夫人云：“俯按山源，是鼻下人中之本侧，在鼻下小谷中也。”楚庄公时，市长宋来子洒扫一市，常歌曰：“手为天马，鼻为山源。”每经危险之路，庙貌之间，心中有疑忌之意者，乃先反舌内向，咽津一二遍毕，以左手第二第三指，捏两鼻孔下人中之本，鼻中隔孔之内际也。鼻中隔孔之际，一名山源，一名鬼井，一名神池，一名魂台。捏毕，因叩齿七遍，又以手掩鼻。手按山源，则鬼井闭门；手薄神池，则邪根分散；手临魂台，则玉真守关。鼻下山源，是一身之武津，真邪之通府。守真者，所以遏万邪，在我运摄云耳。

营治城郭

《消魂经》云：“耳欲得数按抑，左右令无数，使人听彻。所谓营治城郭，名书皇籍。”

击探天鼓

天鼓者，耳中声也。举两手心紧掩耳门，以指击其脑户，常欲其声壮盛，相续不散。一日三探，有益下丹田。或声散不续，无壮盛者，即元气不集也，宜整之。

拭摩神庭

《真诰》云：“面者神之庭，发者脑之华。心悲则面焦，脑火则发素。”《太素丹经》云：“一面之上，常欲得两手摩拭之使热，高下随形，皆使极匝，令人面色有光泽，皱斑不生。行之五年，色如少女。所谓山泽通气，勤而行之，手不离面，乃佳也。”《颍阳书》云：“发宜多栉，齿宜数叩，液宜常咽，气宜常炼，手宜在面。此五者，所谓子欲不死修昆仑也。”

上朝三元

《真诰》云："顺手摩发，如理栉之状，使发不白，以手乘额上，谓之手朝三元，固脑坚发之道也。头四面以手乘顺就结，唯令多也。于是头血流散，风湿不凝。"

下摩生门

《黄庭经》云："两部水王对生门。"生门者脐也。闭内气，鼓小腹令满，以手摩一周天三十六度。

栉发去风

《谷神诀》："凡梳头勿向北，梳欲得多，多则去风。多过一千，少不下数百，仍令人数之。"《太极经》云："理发欲向王地栉之，取多而不使痛，亦可令侍者栉也。于是血液不滞，发根常坚。"

运动水土

《真诰》云："食勿过多，多则生病。饱慎便卧，卧则心荡。学道者当审之。"《登真秘诀》云："食饱不可睡，睡则诸疾生。"但食毕须勉强行步，以手摩两胁上下良久，又转手摩肾堂令热，此养生家谓之运动水土。水土即脾肾也，自然饮食消化，百脉流通，五脏安和。《养生论》云："已饥方食，才饱即止。申未之间，时饮酒一杯，止饥代食。酒能淘荡阴滓，得道之人，熟谷之液皆所不废。"酒能炼人真气，灵剑子《服气经》云："酒后行气易通，然不可多及吐，反有所损。"

太上混元按摩法

两手捺胜，左右捩肩二七遍，左右扭身二七遍。两手抱头，左右扭腰二七遍。

左右摇头二七遍。一手抱头，一手托膝，三折，左右同。两手托头三举之。一手托头，一手托膝，从下向上三遍，左右同。两手攀头下向，三顿足。两手相捉头上过，左右三遍。

两手相叉，托心前，推却挽来三遍，著心三遍。

曲腕，筑肋，挽肘，左右亦三遍。左右挽，前后拔，各三遍。舒手挽项，左右三遍。

反手著膝，手挽肘，覆手著膝上，左右亦三遍。手摸眉，从上至下使遍，左右同。两手空拳筑三遍。外振手三遍，内振三遍，覆手振亦三遍。两手相叉反复搅，各七遍。摩扭指三遍。

两手反摇三遍，两手反叉，上下扭肘无数，单用十呼。两手上耸三遍，下顿三遍。

两手相叉头上过，左右伸肋十遍。两手拳，反背上掘脊，上下亦三遍。掘，指之也。

两手反捉，上下直脊三遍。覆掌搦腕，内外振三遍。

覆掌前耸三遍。覆掌两手相叉交横三遍。覆手横直即耸三遍。若有手患冷，从上打至下，得热便休。

舒左脚，右手承之，左手捺脚，耸上至下，直脚三遍。右手捺脚亦尔。前后捩足三遍。左捩足，右捩足，各三遍。前后却捩足三遍。

直脚三遍，扭胜三遍，内外振脚三遍。若有脚患冷者，打热便休。

扭胜，以意多少。顿脚三遍。却直三遍。

虎据，左右扭肩三遍。推天托地左右三遍。左右排山，负山拔木，各三遍。

舒手直前，顿伸手三遍。舒两手两膝，亦各三遍。

舒脚直反，顿伸手三遍。捩内脊各三遍。

天竺按摩法

两手相捉，扭捩如洗手法。

两手浅相叉，翻覆向胸。

两手相捉，共按胜，左右同。

两手相重，按胜，徐徐捩身，左右同。

以手如挽五石力弓，左右同。

作拳向前筑，左右同。

如托石法，左右同。

作拳却顿，此是开胸，左右同。

大坐，斜身偏欹如排山，左右同。

两手抱头，宛转胜上，此是抽胁。

两手据地，缩身曲脊，向上三举。

以手反捶背上，左右同。

大坐，伸两脚，即以一脚向前虚掣，左右同。

两手据地回顾，此是虎视法，左右同。

立地，反拗身三举。

两手急相叉，以脚踏手中，左右同。

起立，以脚前后虚踏，左右同。

大坐，伸两脚，用相当手勾所伸脚著膝中，以手按之，左右同。

上十八势，但逐日能依此三遍者，一月后，百病除，行及奔马，补益延年，能食，眼明，轻健，不复疲乏。

婆罗门导引十二法

第一，龙引。以两手上托，兼似挽弓势，左右同。又叉手相捉头上过。

第二，龟引。峻坐，两足如八字，以手托膝行摇动。又左顾右顾，各三遍。

第三，麟盘。侧卧，屈手承头，将近床脚，屈向上，傍髀展上，脚向前拗，左右同。

第四，虎视。两手据床，拔身向背后视，左右同。

第五，鹤举。起立，徐徐返拗引颈，左右挽，各五遍。

第六，鸾趋。起立，以脚徐徐前踏，又握固，以手前后策，各三遍。

第七，鸳翔。以手向背上相捉，低身，徐徐宛转，各五遍。

第八，熊迅。以两手相叉，翻覆向胸臆，抱膝头上，宛转各三遍。

第九，寒松控雪。大坐，手据膝，渐低头，左右摇动，徐徐回转，各三遍。

第十，冬柏凌风。两手据床，或低或举，左右引，细拔回旋，各三遍。

第十一，仙人排天。大坐，斜身偏倚，两手据床如排天，左右同。

第十二天，凤凰鼓翅。两手交捶膊并连臂，反捶背上连腰脚，各三。数度为之，细拔回旋，但取使快为主，不得过度，更至疲顿。

擦涌泉穴说

其穴在足心之上，湿气皆从此入。日夕之间，常以两足赤肉，更次用一手握指，一手摩擦，数目多时，觉足心热，即将脚指略略动转，倦则少歇。或令人擦之亦得，终不若自擦为佳。

擦肾腧穴说

张成之为司农丞监史同坐。时冬严寒，余一二刻间，两起便溺。问曰："何频数若此？"答曰："天寒自应如是。"张云："某不问冬夏，只早晚两次。"余谂之曰："有导引之术乎？"曰："然。"余曰："旦夕当北面。"因暇专往叩请，荷其口授。曰："某先为家婿，妻弟少年遇人有所得，遂教小诀：临卧时坐于床，垂足解衣，闭气，舌拄上腭，目视顶门，仍提缩谷道，以手摩擦两肾腧穴，各一百二十次，以多为妙。毕即卧。如是三十年，极得力。"归禀老人，老人行之旬日，云："真是奇妙。"亦与亲旧中笃信者数人言之，皆得效验。

针灸百病人神所忌考

百忌历载：人神所在，四时十干十二支十二时各有住处，不止黄历后闻一月三十日也。针灸治疾者，当慎择用之，毋为庸医所误。

春在左胁　夏在脐　秋在右胁　冬在腰间

十干日人神所忌：

甲日不治头　乙日不治喉　丙日不治肩　丁日不治心　戊日不治腹　己日不治脾　庚日不治腰　辛日不治膝　壬日不治胫　癸日不治足

十二支日人神所在：

子日在目　丑日在腰　寅日在胸　卯日在脾胃　辰日在足　巳日在手　午日在心　未日在头手　申日在头背　酉日在肩　戌日在面　亥日在头项

十二时人神所在：

子时在足　丑时在头　寅时在目　卯时在面上　辰时在项　巳时在手　午时在胸　未时在肚腹　申时在心　酉时在背　戌时在腰　亥时在两足

男子针灸忌除日，妇女针灸忌破日。

延年却病笺 下卷

高子三知延寿论

色欲当知所戒论

高子《三知论》曰：人生孰不欲倚翠偎红，沉酣曲蘗，明眸皓齿，溺快衾裯？何知快乐之悦吾心，而祸害因之接踵矣。故庄生曰："人之大可畏者，衽席之间不知戒者过也。"故养生之方，首先节欲，欲且当节，况欲其欲而不知所以壮吾欲也，宁无损哉？夫肾为命门，为坎水，水热火寒，则灵台之焰藉此以灭也。使水先枯竭，则木无以生，而肝病矣。水病则火无所制，而心困矣。火焰则土燥而脾败矣。脾败则肺金无资，五行受伤，而大本以去，欲求长生，其可得乎？嗟夫！元气有限，人欲无穷，欲念一起，炽若炎火。人能于欲念初萌，即便咬钉嚼铁，强制未然。思淫逸之所，虎豹之墟也，幽冥之径也。身投爪牙而形甘嚅啮，无云智者勿为，虽愚者亦知畏惧。故人于欲起心热之际，当思冰山在前，深渊将溺。即便他思他涉以遏其心，或行走治事以避其险，庶忍能戒心，则欲亦可免。此为达者言也。平居当熟究养生之理，守静之方，秉慧剑截断尘缘，举法眼看破幻影。无为死可以夺吾生，清静恬淡，悉屏俗好；勿令生反速就其死，定性存诚，务归正道。俾仙不悮我，而我不悮身，久住长年，不为妄诞。然余所论，人孰不曰嚼过饭也。

余亦知为熟谈，但人知为嚼过饭，而不知饭所当食；知此谈为熟，奈何熟此谈而不行？所以百日沉疴，经年枕席，芳华凋谢，早岁泉扃。皆由厌常谈而希平地可仙，薄浅近而务谈说高远，于尔身心，果何益哉？徒云自哄自己，毕竟终无一成。吾岂欲人人知予言有本耶？聊自信耳。因录诸经法言，觉彼色欲知戒，俾得天元之寿。

黄帝曰："一阴一阳之谓道，偏阴偏阳之谓疾。阴阳不和，若春无秋，若冬无夏。因而和之，是为圣度。圣人不绝和合之道，贵于闭密，以守天真。"

素女曰："人年六十，当秘精勿泄。若气力尚壮，不可强忍；久而不泄，致生痈疾。"

老君曰："情欲出于五内，魂定魄静，生也；情欲出于胸臆，精散神惑，死也。"

全元起曰："乐色不节则精耗，贪妒不止则精散。圣人爱精重施，则髓满骨坚。"

《仙经》曰："无劳尔形，无摇尔精，归心寂静，可以长生。"又曰："道以精为宝，宝持宜闭密。施人则生人，留己则生己。结婴尚未可，何况空废弃？弃损不竟多，衰老命已矣。"故人肝精不固，目眩无光；肺精不交，肌肉消瘦；肾精不固，神气减少；脾精不固，齿发衰白，疾病随生，死亡随至。"

《书》曰："服丹石以快欲，肾水枯燥，心火如焚，五脏干烈，大祸立至。勿大醉入房，勿燃烛入房，勿远行疲乏入房，勿忍小便入房，勿带疮毒疾病未瘥入房。"

孙真人曰："大寒、大热、大风、大雨、大雾、大雷，日月薄蚀，星辰之下，神佛之前，更忌元旦、三元、五腊、每月朔望，庚申本命，春秋二分、二社，五月九毒日，每月二十八日人神在阴，四月十月纯阴用事，皆不可犯，否则损神，不惟父母受伤，生子亦不仁不孝，戒之戒之。"

高子曰：寡欲者，无伺时日之戒，而自无欲；多欲者，虽律以时日，而一日不能无欲。若尽如太上五百戒中，犯者减算除年，则人寿尽夭亡矣。故立教太严，使人反不知信。然而立教之意，戒人节欲，借时日以惧之耳。余于多戒中仅取以上数条，此大不可犯者为戒。善养生者，当知所恐惧，而无犯此数者。

高子曰：色欲知戒者，延年之效有十：

阴阳好合，接御有度，可以延年。

入房有术，对景能忘，可以延年。

毋溺少艾，毋困倩童，可以延年。

妖艳莫贪，市妆莫近，可以延年。

惜精如金，惜身如宝，可以延年。

勤服药物，补益下元，可以延年。

外色莫贪，自心莫乱，可以延年。

勿作妄想，勿败梦交，可以延年。

少不贪欢，老能知戒，可以延年。

避色如仇，对欲知禁，可以延年。

身心当知所损论

高子曰：吾人一身，所藉三宝具足。足则形生，失则形死。故修养之道，保全三者，可以长年。夫人一日之中，一家之事，应接无穷，而形劳百拙，起居不知节宣，万感不令解脱，乃恣意行为，尽力动荡，不知五脏六腑之精，所当珍惜，以养吾形；六欲七情之伤，所当远避，以安吾体。恃年力之壮，乃任意不以为劳，何知衰朽之因，死亡之速，由此而致？令人发槁形枯，蚕眠蝟缩，欲求金石以起吾生，草木以活吾命，有是理哉？故当日用起居，喜怒哀乐，行住坐卧，视听笑谈，逐发戒谨，则身无所损，元气日充，精神日足，彭铿比年，嵩乔同寿，敢曰迂妄以自欺哉？当与同志者，共守此道。因录诸经法言，觉彼身心之损，俾得地元之寿。

《素问玄珠》曰："起居不节，用力过度，则脉络伤。伤阳则衄，伤阴则下。"

《庄子》曰："人有畏影恶迹，而走以避之，举足愈数而迹愈多，走愈疾而影不离，自以为尚迟，疾走不休，绝力而死。不知处阴以休影，处静以息迹，愚亦甚矣！”

《书》云：“凡人于外事，勇于敢则杀，勇于不敢则活。盖敢于有为即杀身，不敢有为则活其身也。久行伤筋劳于肝，久立伤骨损于肾。故行不疾走，立不至疲。大雾不宜远行，宜饮酒一杯以出。久坐伤肉，久卧伤气。坐勿背日，勿当疏风。卧间闭口，使真元不失，邪气不入。”

《淮南子》曰：“大喜坠阳，故喜勿极，极则伤魄，魄伤则狂，使意不存而皮革焦。忿怒则气逆，大怒破阴，悲哀动中则伤魂，魂伤则狂妄，而阴缩拘挛。”

庚桑曰：“全汝形，抱汝生，毋使汝思虑营营。故外不劳形于事，内无思想之患，则形体不弊，精神不散，可以延年。”

《灵枢经》曰：“内伤忧恐则气上逆，六输不通，血凝不散，津液渗漏，恍惚不宁，四肢不耐。恐惧不解则精伤，骨酸瘦疭。五脏失守。惊则心无所倚，神无所归。故临危冒险则魂飞，戏狂禽逸兽则神恐。”

《老子》曰：“知足不辱，知止不殆。”心有所憎勿深憎，当运心于平等；心有所爱勿溺爱，不令偏颇而改正。不然损性伤神。

《老子》曰：“五色令人目盲，五音令人耳聋。”心之神发乎目，久视则伤心。肾之精发乎耳，久听则伤肾。

《书》曰：“疑惑不已，则心无所主，正气不行，外邪来干，失寐忘寝，昏昏默默，渐成虚劳。”

《书》曰：“谈笑以惜精气为本，笑多则肾转腰疼。行走勿语，伤气。语多则住而再语。故老君曰。塞其兑，闭其门，终身不勤；开其兑，济其事，终身不救。”

真人曰：“常习不唾地，有则含以咽之，使人精气常留，面目光彩。故曰：‘远唾不如近唾，近唾不如不唾。’又曰：‘津液者，吾身之宝，宝聚则为富翁，宝散则为贫客。’”

《闲览》曰：“目疾切忌洗浴，令人目盲。饱食沐发，冷水并热泔洗头，冷水濯足，皆令人头病。炊汤隔宿洗体成癣，洗面无光，作甑哇疮。”

真人曰：“发宜多栉，手宜在面，齿宜数叩，津宜常咽，气宜常炼，五者修昆仑之法。”

《书》曰：“大小二便勿强闭忍，忍小便成淋，忍大便成痔。或涩或滑，又勿过度，皆伤气害生，为祸甚速。”

《书》曰：“罗绮成于天蚕，制造出自人力，勿轻剪裁，以为华美，以折福寿。春冰未泮，当下厚上薄，养阳收阴。大暑宜脱汗衣，勿冒风触。冬日之衣，急脱急着，棉衣不可顿加，稍暖又宜暂脱。北方语曰：若要安乐，不脱不着。南方语曰：若要安乐，频脱频着。”

高子曰：身心知损者，延年之效二十：

四时顺摄，晨昏护持，可以延年。

三光知敬，雷雨知畏，可以延年。

孝友无间，礼义自闲，可以延年。

谦光辞让，损己利人，可以延年。

物来顺应，事过心宁，可以延年。

人我两忘，勿竞炎热，可以延年。

口勿妄言，意勿妄想，可以延年。

勿为无益，常慎有损，可以延年。

行住量力，勿为形劳，可以延年。

坐卧顺时，勿令身怠，可以延年。

悲哀喜乐，勿令过情，可以延年。

爱憎得失，揆之以义，可以延年。

寒温适体，勿侈华艳，可以延年。

动止有常，言谈有节，可以延年。

呼吸精和，安神闺房，可以延年。

静习莲宗，敬礼贝训，可以延年。

诗书悦心，山林逸兴，可以延年。

儿孙孝养，僮仆顺承，可以延年。

身心安逸，四大闲散，可以延年。

积有善功，常存阴德，可以延年。

饮食当知所损论

高子曰：饮食所以养生，而贪嚼无忌，则生我亦能害我，况无补于生，而欲贪异味，以悦吾口者，往往隐祸不小。意谓一菜，一鱼，一肉，一饭，在士人则为丰具矣，然不足以充清歌举觞，金匏银席之宴。但丰五鼎而罗八珍，天厨之供亦隆矣，又何俟搜奇致远，为口腹快哉？吾意玉瓒琼苏与壶浆瓦缶，同一醉也；鸡跖熊蹯与粝饭藜蒸，同一饱也。醉饱既同，何以侈俭各别？人可不知福所当惜。况《物理论》曰："谷气胜元气，其人肥而不寿。"养性之术，当使谷气少，则病不生矣。谷气且然，矧五味餍饫，为五内害哉？吾考禽兽谷食者宜人，此世之常品是也。若远方珍品，绝壑野味，恐其所食多毒，一时尚珍，其于人之脏腑宜忌，又未可晓。悦口充肠，何贵于此？故西方圣人，使我戒杀茹素，岂果异道者哉？人能不杀则性慈而善念举，茹素则心清而肠胃厚，无嗔无贪，罔不由此。即宣尼恶衣恶食之戒，食无求饱之言，谓非同一道耶？余录诸经法言，觉彼饮食知忌，俾得人元之寿。

《内经》曰："谨和五味，骨正筋柔，气血以流，腠理以密，长有天命。酸多伤脾，肉胎而唇揭；咸多伤心，血凝而色变；甘多伤肾，骨病而齿败；苦多伤肺，皮槁而毛落；辛多伤肝，筋急而爪枯。"凡食，先欲得食热食，次食温暖食，次冷食。食热温食讫，如无冷食者，即吃冷水一两咽，甚妙。若能恒记，即是养性之要法也。凡食，欲得先微吸取气咽一两咽，乃食，主无病。真人言：热食伤骨，冷食伤脏。热勿灼唇，冷勿痛齿。食讫踟蹰，长生。饱食勿大语。大饮则血脉闭，大醉则神散。春宜食辛，夏宜食酸，秋宜食苦，冬宜食咸。此皆助五脏，益血气，辟诸病。食酸咸甜苦不得过分。春不食肝，夏不食心，秋不食肺，冬不食肾，四季不食脾，如能不食此五脏，尤顺天理。燕不可食，入水为蛟。蛇所吞亦不宜杀之。

饱食讫即卧,成病,背疼。

饮酒不宜多,多即吐,吐不佳。醉卧不可当风,亦不可用扇,皆损人。白蜜勿合李子同食,伤五内。醉不可强食,令人发痈疽,生疮。醉饱交接,小者令人面皯咳嗽,大则不幸伤绝脏脉,损命。

凡食欲得恒温暖,宜人易消,胜于习冷。

凡食皆熟胜于生,少胜于多。饱食走马,成心痴。饮水勿急咽之,成气病及水癖。人食酪勿食酢,变为血痰及尿血。食热食汗出勿洗面,令人失颜色,面如虫行。食热食讫,勿以醋浆漱口,令人口臭及血齿。马汗息及马尾毛入食中亦能害人。鸡兔犬肉不可合食。烂茅屋上水滴浸宿脯,名曰郁脯,食之损人。

孙真人曰:“久饥不得饱食,饱食成癖病。饱食夜卧失覆,多霍乱死。时病新瘥,勿食生鱼,成痢不止。食生鱼勿食乳酪,变成虫。食兔肉勿食干姜,成霍乱。人食肉,不用取上头最肥者,必众人先目之食,食者变成结气及疰疠。凡食皆然。”

《参赞书》云:“凡空腹勿食生果,令人膈上热,骨蒸作痈疖。铜器盖食,汗出落食中,食之发疮,肉疽。触寒未解,食热食亦作刺风。饮酒,热未解,勿以冷水洗面,令人面发疮。饮食勿沐发,沐发令人作头风。荞麦和猪肉食,不过三顿成热风。干脯勿置秫米瓮中,食之闭气。干脯火烧不动,出火始动,擘之筋缕相交者,食之患人或杀人。羊脾中有肉如珠子者,名羊悬筋,食之患癫痫。诸湿食不见形影者,食之成疰,腹胀。暴疾后不用饮酒,膈上变热。”

《食忌》云:“凡新病瘥,不可食生枣、羊肉、生菜,损颜色,终身不复,多致死,膈上热蒸。凡食热脂饼物,不用饮冷醋、浆水,善失声若咽。生葱白合蜜食害人,切忌。干脯得水自动,杀人。曝肉作脯不肯燥,勿食。羊肝勿合椒食,伤人心。胡菰合羊肉食之,发热。”

《延命录》曰:“饮以养阳,食以养阴。食宜常少,亦勿令虚。不饥强食则脾劳,不渴强饮则胃胀。冬则朝勿令虚,夏则夜勿令饱。饱食勿仰卧，成气痞。食后勿就寝，生百疾。凡食，色恶者勿食，味恶者勿食，失饪不食，不时不食，父母并自己生肖犯者勿食。露食勿食。藏物不密者勿食。物色异常者勿食。三厌勿食。鱼无肠胆勿食。异形勿食。菌有毛、背无文者勿食。闭口椒勿食。饮馔上有细白末子并黑细末子者勿食。炙煿承热勿食。藏物作气勿食。铜器盖物勿食。旋作生酢勿食。兽禽脑子勿食。六畜自死勿食。果实双仁勿食。肉块自动者勿食。鸡心勿食。蹄爪带毛者勿食。凡禽六指三足四距者勿食。凡卵上有八字痕者勿食。种种生物，或月令当忌，或五脏相反，或宜或忌者，座右当置《食鉴本草》，以为日用口食考证，无俟琐缀。饮酒食肉，名曰痴脂，忧狂无恒。食良药，五谷充悦者，名曰中士，犹虑疾苦。食气，保精存神，名曰上士，与天同年。”

高子曰：饮食知忌者，延年之效有十八：

蔬食菜羹，欢然一饱，可以延年。

随时随缘，无起谋念，可以延年。

毋好屠宰，冤结生灵，可以延年。

活烹生割，心惨不忍，可以延年。

闻声知苦，见杀思痛，可以延年。

禽羞兽品，毋过远求，可以延年。

勿食耕牛，勿食三义，可以延年。

勿尚生醢，勿饱宿脯，可以延年。

勿耽曲糵，致乱天性，可以延年。

惧动刀砧，痛燔鼎镬，可以延年。

椒馨五味，勿毒五官，可以延年。

鸟衔鼠盗，勿食其遗，可以延年。

为杀勿食，家杀勿食，可以延年。

闻杀勿食，见杀勿食，可以延年。

勿以口食，巧设网阱，可以延年。

勿以味失，笞责烹调，可以延年。

一粥一菜，惜所从来，可以延年。

一颗一粒，不忍狼藉，可以延年。

最上一乘妙道

最上一乘无上至真妙道，以太虚为鼎，太极为炉，清净为丹基，无为为丹母，性命为铅汞，定慧为水火。窒欲惩忿为水火交，情性合一为金木并，洗心涤虑为沐浴，存诚定意为固济。戒定慧为三要，中为玄关，明心为应险，见性为凝结。三元混一为圣胎，性命打成一片为丹成，身外有身为脱胎，打破虚空为了当。此最上一乘之妙，至士可以行之，功满德隆，直超圆顿，形神俱妙，与道合真。

八段锦导引法图

闭目冥心坐，冥心盘趺而坐。握固静思神。叩齿三十六，两手抱昆仑。叉两手向项后，数九息勿令耳闻，自此以后出入息皆不可使耳闻。左右鸣天鼓，二十四度闻。移两手心掩两耳，先以第二指压中指，弹击脑后，左右各二十四次。微摆撼天柱，摇头左右顾，肩膊随转动二十四，先须握固。赤龙搅水津。赤龙者舌也，以舌搅口齿并左右颊，待津液生而咽。漱津三十六，一云鼓嗽。神水满口匀。一口分三咽，所嗽津液分作三口，作汩汩声而咽之。龙行虎自奔。液为龙，气为虎。闭气搓手热，以鼻引清气闭之，少顷，搓手急数令热极，鼻中徐徐乃放气出。背摩后精门。精门者，腰后心摩毕，收外肾也，合手手握固。尽此一口气，再闭气也。想火烧脐轮。闭口鼻之气，想用心即用后火下烧丹田，觉热极法。左右辘轳转，俯首摆撼两肩三十六，想火自丹田透双关入脑户。鼻引精气，闭少顷间。两脚放舒伸。放直两脚。叉手双虚托，叉手相交，向上托空三次或九次。低头攀脚频，以两手向前攀脚心十二次，乃收足端坐。以候逆水上，候口中津液生，如未生再用急搅取水同前法。再漱再吞津。如此三度毕，神水九次吞。谓再漱三十六，如前口分三咽，乃为九也。咽下汩汩响，百脉自调匀。河车搬运讫，摆肩并身二十四次，再转辘轳二十四次。发火遍烧身。想丹田火自下而上遍烧少身体，想时口鼻皆闭气顷。邪魔不敢近，梦寐不能昏。寒暑不能入，灾病不能迍。子后午前作，造化合乾坤。循环次第转，八卦是良因。

诀曰：其法于甲子日，夜半子时起首，行时口中不得出气，唯鼻中微放清气。每日子后午前，各行一次，或昼夜共行三次，久而自知。蠲除疾病，渐觉身轻，能勤苦不怠，则仙道不远矣。

高子曰：以上名八段锦法，乃古圣相传，故为图有八。握固二字，人多不考，岂特闭目见自己之目，冥心见自己之心哉？趺坐时，当以左脚后跟曲顶肾茎根下动处，不令精窍漏泄云耳。行功何必拘以子午，但一日之中，得有身闲心静处，便是下手所在，多寡随行。若认定二时，忙迫当如之何？入道者，不可不知。

八段锦坐功图

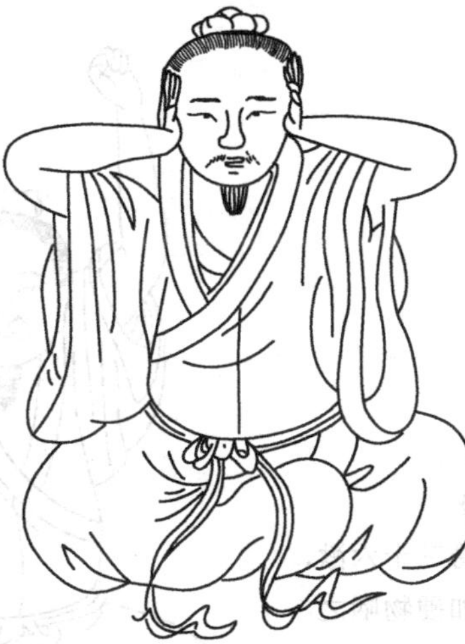

叩齿集神图势

叩齿集神三十六，两手抱昆仑，双手击天鼓二十四

上法先须闭目冥心盘坐，握固静思，然后叩齿集神，次叉两手向项后数九息，勿令耳闻，乃移手各掩耳，以第二指压中指，击弹脑后左右各二十四次。

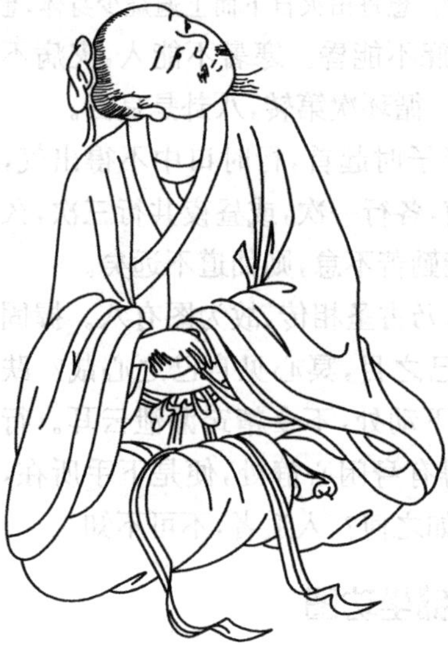

摇天柱图势

左右手摇天柱各二十四。

上法先须握固乃摇头左右颈肩膊随动二十四

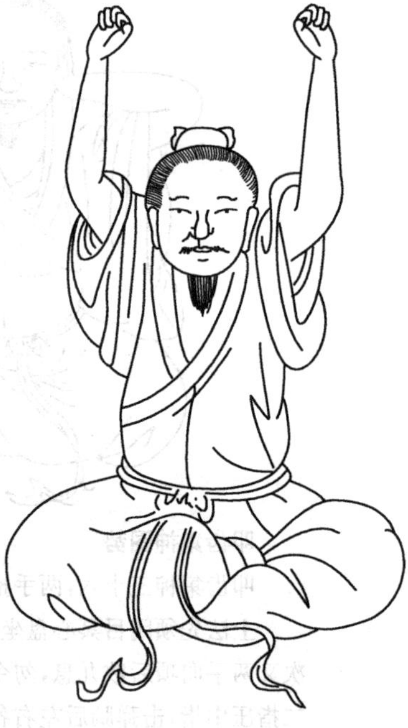

舌搅漱咽图势

左右舌搅上腭三十六漱，三十六分作三口如硬物咽之，然后方得行火。

上法以舌搅口齿并左右颊，待津液生方漱之，至满口方咽之。

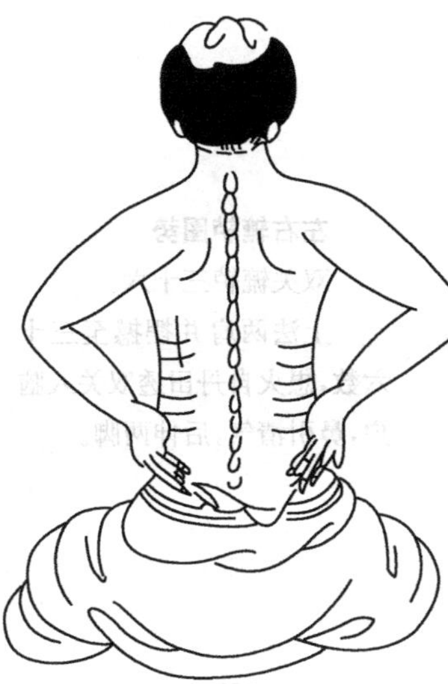

摩肾堂图势

两手摩肾堂三十六，以数多更妙。

上法闭气搓手令热后，摩肾堂如数，毕，仍收手握固，再闭气想用心火下烧丹田，觉热极即用后法。

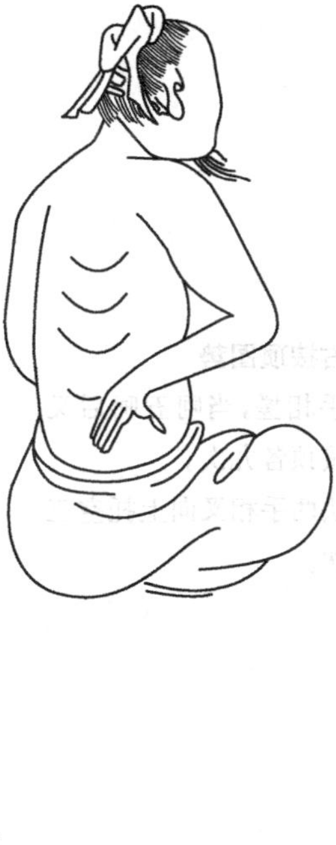

单关辘轳图势

左右单关辘轳各三十六。上法须俯首摆撼左肩三十六次，右肩亦三十六次。

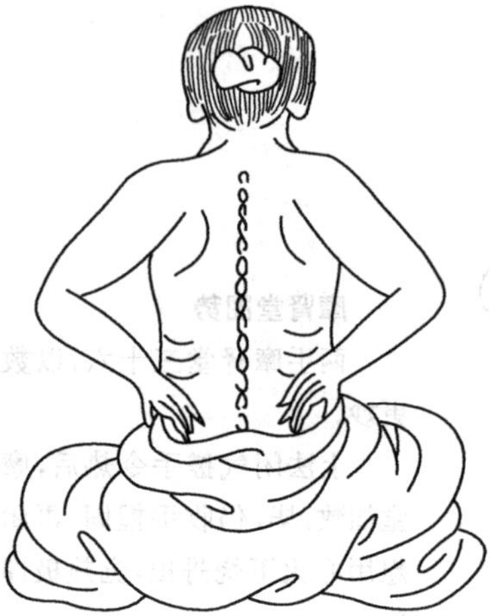

左右辘轳图势

双关辘轳三十六。

上法两肩并摆撼至三十六数，想火自丹田透双关入脑户，鼻引清气，后伸两脚。

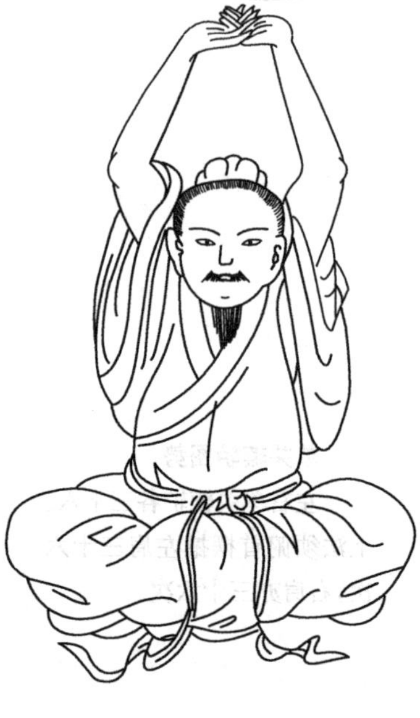

左右按顶图势

两手相搓，当呵五呵后叉手托天按顶各九次。

上法两手相叉向上托空三次或九次。

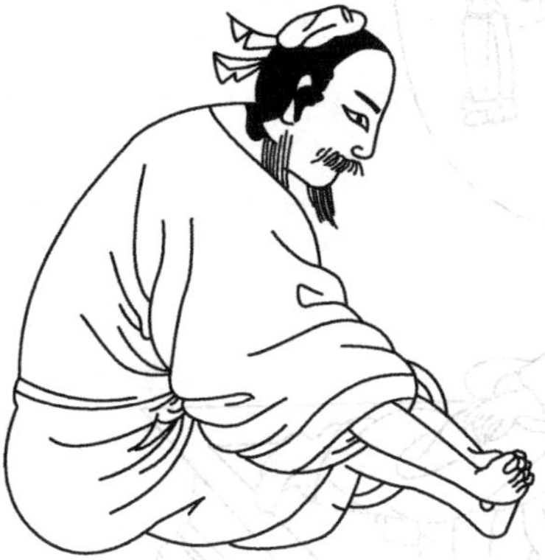

钩攀图势

以两手如钩向前攀双脚心十二次，再收足端坐。

上法以两手向前攀脚心十二次，乃收足端坐，候口中津液生，再漱再吞，一如前数，摆肩并身二十四，及再转辘轳二十四次，想丹田火自下而上遍烧身体，想时口鼻皆须闭气少顷。

陈希夷左右睡功图

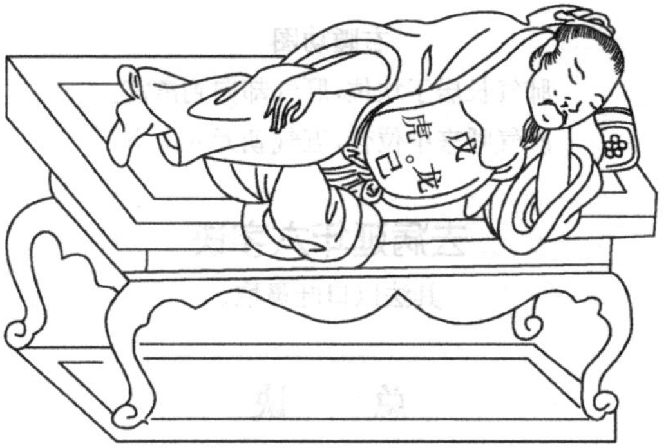

陈希夷左睡功图

调和真气五朝元，心息相依念不偏。
二物长居于戊己，虎龙蟠结大丹圆。

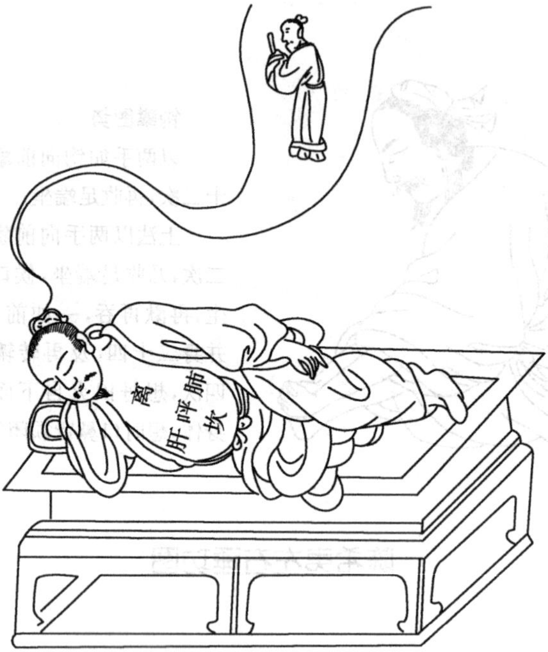

右睡功图

肺气长居于坎位，肝气却向到离宫。

脾气呼来中位合，五气朝元入太空。

去病延年六字诀

其法以口吐鼻取。

总　诀

此行六字功夫秘要诀也。非此，六气行不到于本经，以此导之，若引经耳，不可不知。

肝若嘘时目睁精，肺知呬气手双擎。

心呵顶上连叉手，肾吹抱取膝头平。

脾病呼时须撮口，三焦客热卧嘻宁。

吹肾气诀

肾为水病主生门，有疾尪羸气色昏。
眉蹙耳鸣兼黑瘦，吹之邪妄立逃奔。

呵心气诀

心源烦躁急须呵，此法通神更莫过。
喉内口疮并热痛，依之目下便安和。

嘘肝气诀

肝主龙涂位号心，病来还觉好酸辛。
眼中赤色兼多泪，嘘之立去病如神。

呬肺气诀

呬呬数多作生涎，胸膈烦满上焦痰。
若有肺病急须呬，用之目下自安然。

呼脾气诀

脾宫属土号太仓，痰病行之胜药方。
泻痢肠鸣并吐水，急调呼字免成殃。

嘻三焦诀

三焦有病急须嘻，古圣留言最上医。
若或通行去壅塞，不因此法又何知？

四季却病歌诀

春嘘明目木扶肝，夏至呵心火自闲。
秋呬定收金肺润，肾吹唯要坎中安。
三焦嘻却除烦热，四季长呼脾化餐。

切忌出声闻口耳，其功尤胜保神丹。

养心坐功法

时正坐，以两手作拳，用力左右互相虚筑，各六度，又以一手按腕上，一手向上拓空如重石。又以两手相叉，以脚踏手中各五六度。能去心胸间风邪诸疾。关气为之良久，闭目，三咽，三叩齿而止。

养肝坐功法

时正坐，以手两相重，按胜下，徐捩身，左右各三五度。又以两手拽相叉，翻覆向胸三五度。此能去肝家积聚风邪毒气，馀如上。

养胆坐功法

时平坐，合两脚掌，昂头，以两手挽脚腕起，摇动，为之三五度。以两手拓地，举身努腰脊三五度。能去胆家之风毒邪气。馀如上止。下同。

养脾坐功法

时大坐，伸一脚，屈一脚，以两手向后反掣，各三五度。又行跪坐，以两手据地，回头用力虎视，各三五度。能去脾脏积聚风邪，喜食。

养肺坐功法

时正坐，以两手据地，缩身曲脊，向上三举，去肺家风邪积劳。又行反拳捶脊上，左右各三五度。此法去胸臆间风毒。闭气为之良久，闭目咽液，三叩齿为止。

养肾坐功法

时正坐，以两手止从耳左右引胁三五度，可挽臂向空抛射，左右同，缤身三五度。更以足前后逾，左右各十数度。能去腰肾膀胱间风邪积聚。馀如上法。

凡欲修养，须静室焚香，顺温凉之宜，明燥湿之候。每夜半后生气时，或五更睡觉，先呵出腹内浊气，或一九止，或五六止，定心闭目，叩齿至十六通，以集心神。然后以拇指背拭目大小眦九过，兼按鼻左右七过。以两手摩令极热，闭口鼻气，然后摩面，不计遍数，为真人起居法。次以舌拄上腭，漱口中内外津液满口，作三咽下，令入胃中存，胃神承之。如此作为，是三度九咽，庶得灌溉五脏，光泽面目，极有效验，不可轻忽。余意六字之法，某脏有病，当以某字治之，不必俱行，恐伤无病之脏，当酌量以行可也。然呵字一法，心脏热者，秋冬睡醒，当呵出三五口，以去五脏壅气，此又不可废者。

心书九章

此至真妙道，人能熟玩精思，仙阶可步，矧延年却病云乎？此下三录，皆紫府南宫极玄妙语。

赵古蟾曰："三教之道，同一心地，法门有三，学儒者，学此而已；修仙者，修此而已；参禅者，参此而已。舍此心而他求，所谓旁蹊曲径耳，苦己劳形，终无所成。学者倘即是书，反复玩味，其理自明。其理既明，当继之以力行。力行不倦，则三教圣贤之阃域，可造进而无疑矣。然是书也，岂但为初学之士发哉？

原心章第一

八万四千法门，同归方寸。故首题原心章。

夫心，先天地而独存，历事变而不朽，先际无始，后际无终。廓彻圆通，灵明虚湛，所谓体也。不疾而速，不行而至，所谓用也。造物无方，灵变莫测，所谓神也。五常百行之所由始，万物万事之所由终，所谓道也。夫人未生之初，体用混融，万殊一致，虽不可得名状，心非无也。既生之后，如月当空，随水现形，各各禀受，无欠无余，圣智非增，凡愚非损，心非始有。心之静，性也；动，情也；

动而不止，欲也。性情欲三者，同出而异名也。性固善，情欲一萌，而有恶焉。情动欲萌，智诱物化，物化不已，心存无几。溺于染缘，移于习气，染习既深，昧其本真矣。圣智善返，则为圣智；凡愚忘返，则为凡愚。圣智凡愚之分，返与不返耳。返，固善也，不返，忘也，悲夫！

究竟章第二

既知道心，便当究竟。故次之以究竟章。

道也者，心也，日用常行之谓也。于眼曰视，于耳曰听，于鼻曰嗅，于口曰言，于手曰举，于足曰履。饥则思食，渴则思饮；冬则思裘，夏则思葛。行住坐卧，苦乐逆顺，无往而非道之所寓，特昧性而不知耳。凡是数端，日用常行之大者，当究竟体认，果何为哉？苟知其所以然，则与道思过半矣。

实证章第三

究竟此理，以悟为期。故次之以实证章。

学贵实证，道贵实悟。学非实证，口耳文字之谓也；道非实悟，情识意解之谓也。夫欲实证实悟，当坚其信心，确其素志，既坚且确，无难焉。盖大道虚无，不可名状，无声色接于耳目，可以见闻；无法度授与学者，可以造进，贵在自证自悟耳。非坚其信心，确其素志，而能坐进是道者，未之有也。所谓实证实悟者，非枯坐灰心，以待其悟，当于日用常行之间，常常体认，常常提撕，力到功深，自有所得。自得之妙，如获拱璧，如归大家，如大梦之初醒，如积冰之已泮，其乐不可云喻矣。儒家所谓寻仲尼颜子乐处者，乐此者也；禅宗所谓禅悦法喜者，悦此者也；道教所谓当此之时喜极难言者，喜此者也。学道参禅，不得其真，而自谓实证实悟者，是自诬也。自诬可乎？既得实证实悟，见得亲切，认得的当，通身手眼，全体金刚，一切处所，皆知下落，才到此地位，便得实证实悟的道理，尽情贬向无生国里。切不可执为奇特，如此方有门分相应。所以古人道："认着依前还不足。"若也认着执着依前，只在妄想情识中，未免又被识神搬弄，引入阴界中去，展转轮迴，无所休息，学者切宜慎之。

破幻章第四

既得实证实悟，当识破万幻，庶不为万事所累。故次之以破幻章。

一切世间，皆同幻化，以有形，故不能长久。草木禽兽之脆，蜎飞蠕动之微，固其宜也。至大者天地，至坚者金石，成住坏空，皆不能免，况于人乎？若不明此身是幻，以五尺有限之躯，与天地间无涯事物相酬应，加以功名利禄富贵声色，互相煎迫，精神气血，阴消阳耗而不知觉，毋怪乎渥然如丹也为枯槁，黟然如黑者星星矣。一旦亡形弃质，同于臭腐，虽亲于妻子，亦掩鼻而不敢近，睥睨而不敢视，禽兽不若也。当此之时，不审平生所好所尚，果能与生死敌乎？夫惟不敢敌，随业流转，轮于诸趣，生已复死，死已复生，生死相继，备受诸苦，如循环然，无有休息。是以至人知一切物为幻，一切物如梦，一切法如空花阳焰，一切有为如镜中像，如水中月。以是故尘视珠玉，铢视轩冕，以声色如粪壤，等生死如浮沤。其应物也，如鉴空衡平，妍媸轻重，来则应之，不来勿求。过则化之，既化勿留。能转于物，不为物所转。能应于事，不为事所应。以其生也，由太虚而来，故同太虚无滞碍。及其死也，复归太虚。噫，彼圣人者，果何为而然哉？识破万幻，不染诸缘，君子以是知其然也。

安分章第五

能识万幻，当知一切皆有数定，则不生希求之心。

故次之以安分章。

富贵贫贱寿夭，分也；生死祸福荣辱，数也。一饮一啄之微，莫不皆然。从生至死，一定而不可易也。安其分，则不为富贵贫贱寿夭之所累；知其数，则不为生死祸福荣辱之所怵。然虚无所累，静无所怵，故静极而虚，可以入道也欤？人之荣生也，以有幻体，故不得不为也。苟达，不为亦达；不达，多为亦奚以为？然则奈何？曰："无为无不为，斯可矣。"

神气章第六

论性不论气不备，论气不论性不明。故次之以神气章。

神者，性也，首章言之详矣。然性之说有二：有天地之性，有气质之性。父母未生以前，即天地之性，万殊一本者也。父母既生之后，即气质之性，一本万殊者也。天地之性善，气质之性恶，善恶混同，以其禀二五之气，有刚柔缓急之不同，所以然也。非性之咎，善反之，则天地之性焉。为气之说亦有二：有天地之气，有父母之气。天地之气，真气也；父母之气，凡气也。盖人生母腹中，受父精母血而成其朕兆，所谓凡气也。混合空洞，帝真九气，而全其体段，所谓真气也。自一气生胞，二气生胎，第三禀长灵明仙之气而生魂，性始来寄。以体段未具，而未能灵。迨乎四气生魄，五气生五脏，第六禀高真冲和之气而生灵，体段始具。具则能动，动则初生，初生性灵，至九月气足，十月胎圆，然后降生。上丹田为性根，下丹田为命蒂。白玉蟾真人曰："人生在母腹中，其脐蒂与母脐蒂相连，母呼亦呼，母吸亦吸。及乎降诞，剪去脐蒂，然后各自呼吸。而受父母一点凡气，则栖于下丹田中，而寄体于肾。下丹田者，又名玄关，前对脐，后对肾，居脐肾中间，其连如环，广一寸三分。周围有八窍，前后二窍，以应乾坤，上通泥丸，下彻涌泉；旁六窍以应坎离震巽兑艮六卦，以通六腑。一身之气，皆萃于此，如水之朝东，辐之辏毂也。故下丹田为命之基，其性即泥丸，而寄体于心。泥丸者，在人之首，明堂之间，六合之内，是谓顶门。故世称顶门为囟门也。囟即性也，囟开皆知夙世姻缘等事，合则忘之矣，故泥丸谓之性根。能知性根命蒂，始可言修炼也。天地之气亦有二：人未生之前，谓之先天，又谓之母气。其为气也，至大至刚，充塞天地，周流六虚，昼夜不息。人才受胎，便禀此气，谓之后天，又谓之子气，谓之日月发生之气。即前所谓混合空洞，帝真九气是也。其实一气耳。其气充塞人之腔子里，每日遇子时，斗柄指地，先天之气随斗柄从九地之下发生，周流六虚，造化万物。子时，非人间之子时也，二六时中，常常收视返听，顿觉身中暖气冲然，即其候也。"《丹经》云："精生有时，时至神知，百刻之中，切忌昏迷。"天地之气既生，则人身之子气，以类感类，亦由涌泉上升丹田，点化凡气，以成人身之造化。故曰："形者，神气之舍；神者，形气之主。形气非神，块然一物。"呜呼！神非形气，茫然无归。呜呼！寄神，性也，寄气，命也，二者不可偏废。修性而不修命，紫阳所谓精神属阴，宅舍难固，未免常用迁徙之法。修命而不修性，释氏所谓炼气精粹，寿可千岁。若不明正觉三昧，报尽还来，复入诸趣。所以先儒曰："论性不论气不备，论气不论性不明，要知性为主，气次之。"是书也，予故以原心章首之。混合神气，仙家谓之炼金丹。形，喻之鼎器；气，喻之药物；神，喻之火候。忘机绝念，收视返听，使精、神、魂、魄、意五者不漏，固鼎器也。昼牝夜玄，摄心一处，终日默默，如愚如痴，采药物也。惺惺不昧，了了常知，神不外驰，其气自定，调火功也。是以圣人忘形养气，忘气养神，忘神养虚，形神俱妙，与道合真。彼所谓忘者，非若槁木死灰墙壁瓦砾，懵然无知之谓也。若必口诀，动而复静，静而复动。必有事焉而勿正，心勿忘，不游于外，老氏之忘也。胸次间常灵豁豁地不忘怀，不管带，释氏之忘也。夫是谓之真忘。若夫虚化神，神化气，气化形，死矣。是谓众人。

修幻章第七

神气，真也，形气，幻也。假幻以修真，真乃坚固。故次之以修幻章。

世之学佛者，率以形同幻化而不顾，且鄙学仙者为有为，自甘一向沉滞空寂，流为顽空，世缘既尽，坐脱立亡，遂指为奇特耳。

殊不知此理乃先圣之所哂，为上祖师之所不取。如九峰虔侍者语一第座："汝若会先师意，吾一一依先师礼待之。"问答凡数反，皆不契。座曰："汝妆香来，炉烟起处，若不脱去，是不会先师意。"侍者抚其背曰："坐忘立忘，即不无，若论先师意，未梦见在。"昔有一僧，依一长者安禅入定，衣服饮食，卧具医药，悉以资给，如是数年。密遣一婢往视之，挑戏之馀，凝然不动。顾谓婢曰："枯木倚寒岩，三冬无暖气。"婢持此语，归告长者，长者乃呵其僧曰："养汝数年，犹作这般见解。"斥而去之，正坐沉空滞寂之病也。达摩只履西归，普化摇铃升天，此岂沉空滞寂者所能为耶？又如大通智胜佛，十劫坐道场，佛法不现前，不得成佛道。于是跏趺坐，身心寂不动，遍历十小劫，已得成佛道。所以释迦称赞诸佛世尊一大事，因缘甚深，难解，不可妄传与人，惟佛与佛，乃能证知。舍利佛等诸大弟子闻佛所说，深自克责，自谓空法得证，已得寂灭之乐，不复妄志，求阿耨多罗三藐三菩提。今日那知寂灭非真寂灭也。设使不闻佛法最上一乘秘密之藏，终止于空法而已。故圭堂曰："世尊末年说法华，所以再发重关之秘五千，退席者，乃重关前事，入法华者，乃重关后事也。"如如居士曰："饶伊大通大彻，担板只见一边。直须大法明了，方晓教外别传。"圭堂、如如此理，岂无深意焉？盖佛法季运世皆以存神运气，揠苗助长之说，指为教外别传，簧鼓后学。颖团不破，遂以修仙法为有为而不为，甘心于沉空滞寂之域，不知侬家自有修仙显诀，特为寻常而不究竟者耳。从上祖禅师立坐禅一法，以授徒众，至今丛林行焉，可谓暗合妙道。不然，何以使之厚铺坐褥，宽解衣带，端身直脊，唇齿相着，舌拄上腭，微开其目，常视鼻端？盖厚铺坐褥者，使形体不倦也；宽解衣带者，使气不住也；端身直脊者，使理通达，气不窒塞也；唇齿相着，舌拄上腭者，使重楼无浩浩而去之患也；微开其目者，使不坐在黑土之下也，又以去昏病也。祖师为人可为指出修仙之法，不过如是。盖佛家之说，隐而不露，使学者默而会之，忽然契合，一拨便转。所以续佛慧者常多。道家之说虽显易晓，未免以文字传之，反涉支离，适以启学者疑，所以了性命者，常不多见也。佛则谓之慧命，仙则谓之性命，其实一也，特所从言之异耳。安得圆机之士，与语仙佛之道耶？

静通章第八

功夫次第于此章，静则动，动则通，通则久，久则变化无穷焉。故次之以静通章。

天地之外曰太虚，又曰太无，总谓之虚无，又谓之虚空，以其无心故也。故虚则能容，无则变化，是以物各付物，事各付事，形各付形，气各付气，使天地自相覆载，日月自相运行，阴阳自升降，寒暑自往来，四时自推迁，五气自顺布，飞潜动植，自形自包，虚空一何容心焉，此虚空所以长且久也。天地大虚空，人身小虚空，人身不能与天地同其久者，以有心，故不能虚无。若能虚无其心，神自来归，气自来复，始可言修持之法。当先谨言语，其次节饮食，再次省睡眠。此三者，修仙修佛之关键也。何为而然哉？老子曰："玄牝之门，为天地根，绵绵若存，用之不勤。"玄牝者，神气之根蒂也；口鼻者，神气之门户也。出息入息，长收缓放，使之绵绵，归根复命，以养神气。故先之以谨言语。紫阳曰："道自虚无生一气，便从一气产阴阳。"人日用发生之气，每凭虚而生，人才虚腹，便思饮食，所以养其气也。其气既生，不能归源，则随色声香味喜怒哀乐耗散之矣。故次以节饮食。简庵德禅师曰："学道之士，如鸡抱卵，使暖气相续；才有间断，赚他性命。"人若贪睡，则神离于气，气无所主，奔溃四逸，欲望凝结，其可得乎？故次之以省睡眠。然后固鼎采药之方，坐禅修幻之法，次第而行之。则外之先天母气下降，而内之后天子气上升，俱会于中田，点化凡气，日久月深，凡气炼尽，真气充实。其气油然而生，莫之能御，自双关深入泥丸，与神交姤，所谓追二气于黄道，会三姓于玄宫。交姤之后，仍化为甘露，自玄膺而下，复入中宫。一升一降，成其造化也。但要此一动一静，然后相应，不然则药物耗散，火候差失，所谓毫发差殊不作丹也。此皆出于自然，不可以存神运气，揠苗助长之说，同日而语。以要言之，动极生静，静极生动，一动一静，互为其用而已，如天地之妙。其动也辟，其静也翕，不辟则不翕，不翕则不辟，辟兮翕焉，造化之无穷焉。若静定功夫既极，则元阳之气自生。《道德经》曰："致虚极，守静笃，万物并作，吾以观其复。"《法华经》云："身心寂不动，为求无上道。"《古德》云："直须大死一回，绝后再生。"斯言尽之矣。气之生也，乾坤震动，山岳撼摇，龙虎争驰，火风相击，往来三宫，自升自降。盖气之始升，则为冬至，一阳生于六阴之下，其卦为复䷗。阳气渐长，阴气渐消，故为丑，其卦为临䷒。于寅，其卦为泰䷊。于卯，其卦为大壮䷡。节属春分，木旺在卯，真气薰蒸，是为沐浴。于辰，其卦为夬䷪。于巳，其卦为纯乾䷀。六阳既极，一阴生于六阳之下，其卦为姤䷫。阴气渐长，阳气渐消，故为未，其卦为遁䷠。于申，其卦为否䷋。于酉，其卦为观䷓。节属秋分，金旺为酉，真气薰蒸，是为沐浴。于戌，其卦为剥䷖。于亥，其卦为坤䷁。六阴既极，复变为一阳，一升一降，无暂休息。二分二至，晦朔弦望，五行四时，二十四气，三百六十五度，攒簇于一刻之中。一刻之功夫，故有一年之节候，一年三万六千刻，刻刻要调和卯酉，外可以夺三万年之数。此与天地造化，默相符命，亦非执图泥象之比。当此之时，气脉调和，精神爽快，俨如浴之方起，睡之正酣，夫妇之欢会，子母之留恋，神抱其气，气抱其神，日积月累，打成一片，阴尽阳纯，遂成真人。逮夫脱胎神化，身外有身，聚则成形，散则成风，去来无碍，隐显莫测，造化不能留，阴阳不能拘，鬼神莫能测，蓍龟莫能知，逍遥无何有之乡，而与太虚同体矣。

以上三章专论性命。

戒行章第九

形乃宅舍，心乃主人，若戒行缺，则藩篱破矣。故次之以戒行章。

欲了向上事，须先持戒，次修功行。持戒者，目无妄视，耳无妄听，口无妄言，身无妄动。以卑自居，以谦自持，彼以恶来，我以善受，贪嗔痴爱，人我是非，一切放下。此其大略。修功行者，见人饥寒，思拯济之；见人疾病，思救疗之；见人忿争，思解释之，凡可以为人方便者，皆随力而为之。力有不及，常劝人为。此其大略。苟持戒而不修功行，是厚于待己，薄于待人，则有外魔。修功行而不持戒，是优于利人，劣于利己，则有内魔。内魔外魔，皆道之障。所以古者学道之士，初发道心，便持戒行，日用二六时中，未常枉用其心。朝炼夕磨，不记岁月，成与不成，亦无取必。及其功圆行满，神气亦壮，自然感召巨眼宗匠以点化之，一言半句，便跻寿域，非一朝一夕之故也。今之学者，不思体质凡陋，根器浅劣，且无寸功片行以及于人，又无涵养功夫，贪嗔痴爱，人我是非，勃不可遏。见古人之成，如是之易，我成如是之难，遂萌妄想，侥幸点化。欲以积年耗散之气，累岁昏乱之神，成就于片饷之间，以求出世之道，愚亦甚矣！正谓点石成金，蒸沙作饭之理也。及其无成，反生谤黩。噫，可悲也夫！紫阳曰："若非积行修阴德，动有群魔作障缘。"斯言尽矣。

《天隐子》曰："神仙，人也，在乎修我灵气，勿为世俗沉沦，遂我自然，勿为邪见凝滞，则功成矣。"旨哉言乎！

至道玄微七论要诀

丹鼎第一

丘真人曰："大包天地，小不容针，乃先天之物，性命之根蒂也。在脐肾之间，一曰前。大肠之左，有一玄谷，性命始于此，呼吸出焉，受胎之所。"

铅汞第二

精气中含灵谓之铅，元神一念；感通有情谓之汞，应物之神。

真铅真汞第三至此铅汞一矣。

气无升降息定谓之真铅，念无生灭神凝谓之真汞。息有一毫之未定，形非我有，散而归阴，非真铅也。念有一毫之散乱，神不纯阳，散入鬼趣，非真汞也。非夙有灵骨，岂能至此？

作用成丹第四

铅汞相投，合而成丹。铅汞二物，同生于一。金生水，铅生银也；水生木，银生砂也；木生火，砂生汞也。火不自生，则归之于木；木不自生，则归之于水；水不自生，则归之于金。运汞投铅之秘旨，在于忘情。情忘则性复，性复则归虚。呼吸皆在于此。呼之根，吸之蒂，是谓玄牝之门。人能虚心定息，任其自然，守固此处，久而纯熟。十月数足而成丹，即所谓婴儿也。即是我一灵真性，纯阳而不离，非是果有一婴儿，只是一灵无杂念，如婴儿之无外想，是太乙含真气也。数足之后，灵验异常。

火 候 第 五

人心之动，昼则心窍皆开，阳也，辟一户而谓之乾；人心之定，夜则心窍皆合，阴也，辟一户而谓之坤。阳动阴静，阴静阳生。阳动则精神舒畅，阴静则昏睡僵伏，此人间常情也。古人以交媾神气为进火，十二时中只一时，言一日之间，行住坐卧，自然而然，凝神入气穴，便是进火，便是子时。一坐定阳气生，即身中子时。所谓冬至不在子，夏至不在午，言下手时，便是冬至一阳生，即火候也。只如子时定息，不出不入，神凝，不生不灭，打成一片，非动非静，非阴非阳。以此功夫冶炼空气全胎，集天地之造化，亦如冬至之时，万物皆凋，外若可伤，然生意归根，而胚胎万物，无穷之生意，蕴于此矣。

造 化 第 六

忘五官之用，息内外之机，忘中不忘，自然而然。不动中间，默默守聚，杳冥之际，恍惚之中，打成一片，只在脐肾之间。十二时中，用功不断，十月功夫，夺天地之大数。古仙妙用，在乎抽添。念动而散，出乎卯门，法当抽回，使念静息定。或昏而睡，入乎酉门，法当添起，调息奋迅。太极真人有诗曰：“散时行坤道，土虚晦其光。收聚光。昏时起巽风，调息任自然。”试问：“如何见得纯阳而成丹？”曰：“念念更无念，对境自相忘。不睡安有梦？神灵觉异常。”神凝者，想梦自消。

坎离之旨第七

二灵只是一灵，魂出则魄入，魂入则魄出也。

人之道，首者，乾之体也；腹者，坤之体也。昼行乾道，内之一灵，升而为乾宫之用，一阴入乎二阳之中，离也。夜行坤道，外之一灵，降而为坤宫之用，一阳入乎二阴之中，坎也。故圣人以神气归空，合而为一，使坎离既济于中宫，为之交媾。曰：“坎离与乾坤，四象分体用。坎离既交媾，乾坤体不动。体全阴阳纯，太极气氤氲。戊己本属土，土位据中尊。至中守正位，虚无道所寄。性情复归虚，丹成仙诏至。”

䷈坤以一为乾宫，生三女，离居中，阴数六。

䷇乾以一为坤宫，生三男，坎居中，阳数九。

䷀坎宫之阳升而流戊。阳土五。

䷁离宫之阴降而就己。阴土十。

上坎离交媾之图，鹤林子受。

内丹三要论

玄　牝

《悟真篇》云：“要得谷神常不死，须凭玄牝立根基。真精既返黄金室，一颗明珠永不离。”夫身中一窍，名曰玄牝。受气以生，实为府神。三元所聚，更无分别。精神魂魄，会于此穴。乃金丹还返之根，神仙凝结圣胎之地也。古人谓之太极之蒂，先天之柄，虚无之系，造化之源，混沌之根，太虚之谷。归根窍，复命关，戊己门，庚辛室，甲乙户，西南乡，真一处，中黄宫，丹元府，守一坛，偃月炉，朱砂鼎，龙虎穴，黄婆舍，铅炉土釜，神水华池，帝乙神室，灵台绛宫，皆一处也。然在身中而求之，非心非肾，非口非鼻，非肝非肺，非脾非胃，非脐轮，非尾闾，非膀胱，非谷道，非两肾中间一穴，非脐下一寸三分，作明堂泥丸，作关元气海。然则果何处也？曰："我得妙诀，名曰规中，一意不散，结成胎仙。"《参同契》云："真人潜深渊，浮游守规中。"此其所也。《老子》曰："多言数穷，不如守中。"正在乾之下，坤之上，震之西，兑之东，坎离水火交媾之乡。人之一身，天地之正中，八脉九窍，丝络联接，虚间一穴，空悬黍米，不依形而立，惟体道而生。似有似无，若亡若存，无内无外，中有乾坤。《易》曰："黄中通理，正位居体。"《书》曰："惟精惟一，允执厥中。"《度人经》曰："中理五气，混合百神。"崔公《入药镜》曰："贯尾闾，通泥丸。"纯阳曰："穷取生身受气初。"平叔曰："劝君穷取生身处，元气之所由生，真息之所由起。"白玉蟾又谓之念头动处。修丹之士，真息一作气。不住，则神化无基矣。且此一窍，先天而生，后天相接，先后二气，总为混沌。杳杳冥冥，其中有精，非常精也；恍恍惚惚，其中有物，非常物也。天得之以清，地得之以宁，人得之以灵。

谭真人曰："开一作辟浩气之门，所以收其根；知元神之囊，所以韬其光。若蚌内守，若石内藏，所以为珠玉之房，皆直指也。然此一窍，亦无边傍，更无内外，若以形体色相求之，则又大成错谬。故曰：不可执于无为，不可形于有作，不可泥于存想，不可着于持守。圣人法象，见诸丹经。或谓之圆高中起，状如蓬壶，关闭致密，神运其中；或谓之状如鸡子，黑白相扶，纵广一寸，以为始初，弥历十月，脱出其胞；或谓之其白如绵，其连如环，中广一寸二分，包一身之精粹。此固明示玄关之要，显露造化之机。学者苟不探其玄，不顺其奥，用功之时，便守之以为蓬壶，存之以为鸡子，想之以为连环模样，若此形状，执着一作有。为有，一作无。存无入妄，岂不大可笑邪？要之玄关一窍，玄牝之门，乃神仙聊指造化之机耳。"

玉溪子曰："似是而非，除却自身安顿，着落何处去？然其中体用权衡，本自不殊。如以乾坤法天地，坎离配日月是也。"《参同契》曰："混沌相交接，权舆树根基。经营养鄞鄂，凝神以成躯。则神气有所收藏，魂魄不致散乱，回光返照便归来，造次不离常在此。"其诗曰："经营鄞鄂体虚无，便握元神里面居。息往息来无间断，圣胎成就合元初。"玄牝之旨，备于斯矣。抑又论之，杏林曰："一空玄关窍，三关要路头。忽然轻运动，神水自周流。"又云："心下肾上处，肝西肺左中，非肠非胃府，一气自流通。"今曰玄关一窍，玄牝之门，在人一身天地之中正造化，固吻合乎此。然愚常审思其说，大略初明，尤未得为直指。天下秘道，流传人间，太上慈悲，必不肯靳。愚敢漏泄天机，指出玄关一窍，的的大意，冒禁相付，使骨相合仙之士，一见豁然，心领神会，密而行之，句句相应。是书在处，神物护持，若业重福薄，于道无缘，自不邂逅斯诀。虽及见之，忽而不敬，亦不过瞽之文章，聋之钟鼓耳。玄之又玄，彼安知其然？《密语》曰："径寸之质，以混三才，在脐之上，约以三指，仿佛其内，谓之玄关，不可以有心守，不可以无心求。以有心守之，终莫之有；以无心求之，愈见其无，若何可也？盖用志不分，乃可凝神。但澄心绝虑，调息令匀，寂然常照，勿使昏散，候气安和，凝神入定于此。定中观照内景，才若意到，其兆即萌，便觉一息从规中起，混混续续，兀兀腾腾，存之以诚，听之以心，六根安定，胎息凝凝，不闭不数，任其自然。静极而嘘，如春沼鱼；动极而反，如百虫蛰，氤氲开阖，其妙无穷。如此少时，便须忘气合神，一归混沌，致虚之极，守静之笃，心不动念，无去无来，不出不入，湛然常住，是谓真人之息以踵。踵者，其息深深之义，神气交感，此其候也。前所谓元气之所由生，真息之所由起。此意到处，便见造化；此息起处，便见玄关。非高非下，非左非右，不前不后，不偏不倚。人一身天地之中，正此处也。采取在此，交媾在此，烹炼在此，沐浴在此，温养在此，结胎在此，脱体在此。今若不分明说破，学者必妄意猜度，非太过则不及矣。"紫阳曰："饶君聪慧过颜闵，不遇真师莫强猜。纵有丹经无口诀，教君何处结灵胎?"然此窍阳舒阴惨，本无正形，意到即开。开阖有时，百日立基，养成气母，虚室生白，自然见之。黄帝三月内视，盖此道也。自脐下肠胃之间，则谓之酆都地狱，九幽都司，阴境积结，真阳不居。故灵宝炼度诸法，存想此为幽关，岂修炼之所哉？学者试思之。

药　物

古歌曰："借问因何有我身？不离精气与元神。我今说破生身理，一粒玄珠是嫡亲。"夫神与气精，三品上药，炼精成气，炼气化神，炼神合道，此七返九还之要道也。红铅墨汞，木液金精，朱砂水银，白金黑锡，金公姹女，离女坎男，苍龟赤蛇，火龙水虎，白雪黄芽，交梨火枣，金乌玉兔，乾马坤牛，日精月华，天魂地魄，水乡铅，金鼎汞，水中金，火中木，阴中阳，阳中阴，黑中白，雄中雌，异名多象，皆譬喻也。然则果何谓之药物？曰："修丹之要，在乎玄牝。欲立玄牝，先固本根。"本根之本，元精是也。精即元气所化也，故精气一也。以元神居之，则三者聚为一也。杏林驿道人曰："万物生皆死，元神死复生。以神居气内，丹道自然成。"施肩吾先生曰："气是添年药，心为使气神。若知行气主，便是得仙人。"若精虚则气竭，气竭则神逝。《易》曰："精气为物，游魂为变。"欲复命归根，不亦难乎？玉溪子曰："以元精未化之元气而点化至神，则神有光明，而变化莫测矣，名曰神仙。"是皆明身中之药物，非假外物而为之也。然而产药有川源，采药有时节，制药有法度，入药有造化，炼药有火功。昔闻之师曰："西南之乡，土名黄庭，恍惚有物，杳冥有精，分明一味水中金，但向华池仔细寻。此产药之川源也。垂帘塞兑，窒欲调息，离形去智，几于坐忘，劝君终日默如愚，炼成一颗如意珠。此采药之时节也。天地之先，无根灵草，一意制度，产成至宝，大道不离方寸地，功夫细密要行持。此制药之法度也。心中无心，念中无念，注意规中，一气还祖，息息绵绵无间断，行行坐坐转分明。此入药之造化也。清净药材，密意为元，十二时中，气炼火煎，金鼎常令汤用暖，玉炉不要火教寒。此炼药之火功也。"大抵玄牝为阴阳之源，神气之宅。神气为性命之药，胎息之根。胎息为呼吸之祖，深根固蒂之道。胎者乃藏神之府，息者乃化胎之源。胎因息生，息因胎住，胎不得息胎不成，息不得胎神无主。原夫人之未生，漠然太虚，父母媾精，其兆始见，一点初凝，一念是也。纯是性命混沌，三月玄牝立焉。玄牝既立，系如瓜蒂。婴儿在胎，暗注母气，母呼亦呼，母吸亦吸。凡百动荡，内外相感，何识何知？何明何晓？天之气混之，地之气混之，人之气混之，但有一息焉。及期而育，天翻地覆，人惊胞破，如行大巅失足之状，头悬足撑而出之，大叫一声，其息即忘，故随性随情，不可拘也。况乳以沃其心，巧以玩其目，爱以牵其情，欲以化其性，浑然天真散之，物者皆是矣。胎之一息，无复再守也。神仙教人修炼，必欲返其本而复其初，重生五脏，再立形骸，无质生质，结成圣胎。其诀曰："专气致柔，能如婴儿。除垢止念，静心守一。外想不入，内想不出。终日混沌，如在母腹。"神定以会乎气，气和以合乎神，神即气而凝，气炼神而住，于寂然大休歇之场，恍惚无何有之乡，灰心冥冥，注意一窍，如鸡抱卵，似鱼在渊，呼至于根，吸至于蒂，绵绵若存，再守胎中之一息也。守无所守，其息自住。得此息住，泯然若无。离心于心，无所存注，杳冥之内，但觉虚空之中，灵为造化之主宰，时节若至，妙理自彰。药既生矣，火斯出焉。故采药之时，谓之坎离合；火出之际，谓之乾坤交。其坎离之合也，则万象内攒于丹鼎，在乎立基，百日之间见之。其乾坤之交也，则一点下降于黄庭，在乎立基，百日之后见之。当此之时，身心混融，与虚空等，亦不知神之为气，亦不知气之为神，亦不知天地何如，亦不知我为甚物。如太虚之未分，如三才之未露，浑沦凝结之未凿，动静阴阳之未形，忽然一点灵光，朗如虚空生白之状。似此奇妙，非存想，非作为，自然而然，吾亦不知其所以然而然。《经》云："一物含五采，永作仙人禄。"一作药。此金液大还丹也。岂凡朱凡汞，五金八石所可同日而语哉？还返之理至矣尽矣。若不悟信，舍玄牝而立根基，外神气而求药物，不结自然之胎息，而妄行火候，弃本趋末，逐妄迷真，天弗之鉴，吾末如之何也已。

火　候

古歌曰："圣人传药不传火，从来火候少人知。"夫所谓不传者，非秘而不传也。盖采时谓之药，药之中有火焉；炼时谓之火，火之中有药焉。能知药而收火，则定里见丹成，自有不待传而知者矣。诗曰："药物阳内阴，火候阴内阳。会得阴阳理，火药一处详。"此其义也。后人惑于丹经，不能顿悟，闻有二十四气，七十二候，二十八宿，六十四卦分野，日月合璧，海潮升降，长生三昧，阳文阴武等说，必欲穷究何者为火，何者为候，疑心一生，种种作相，虽得药物之真，懵然不敢烹炼。殊不知真火本无候，大药不计斤。玉蟾云："火本南方离卦，离属心。心者神也，神即火也，气即药也。神不乱，气归神，以火炼药而成丹者，即是以神驭气而成道也。"其说如此分明直截，夙无仙骨，诵为空言，当面错过，深可叹息。然火候口诀之要，尤当于真息中求之。盖息从心起，心静息调，息息归根，金丹之母，《玉帝心印经》所谓："回风混合，百日功灵"者此也。《入药镜》所谓"起巽风，运坤火，入黄房，成至宝"者此也。海蟾翁所谓"开阖乾坤造化枢，锻炼一炉真日月"者此也。丹阳子所谓"神火夜煮铅汞髓，老龙吞尽祝融魂"者此也。何则？真人潜深渊，浮游守规中，必以神驭气，以气定息，橐籥之开阖，阴阳之升降，呼吸出入，任其自然，专气致柔，含光默默，行住坐卧，绵绵若存。如妇人之怀孕，如小龙之养珠，渐采渐炼，渐凝渐结，功夫纯料，打成一片。动静之间，更宜消息，念不可起，念起则火炎；意不可散，意散则火冷。但使其无过不及，操舍得中，神气相抱，一意冲和，包裹混沌，斯谓之火。种种相续，丹鼎常温，无一息之间断，无毫发之差殊。如是炼之，一刻有一刻之周天也；如是炼之，百日谓之立基；如是炼之，十月谓之胎仙。以至元海阳生，水中火起，天地循环，造化反复，皆不离乎一息也。况所谓沐浴温养，进退抽添，其中皆密合天机，潜符造化，初不容吾力焉。无子午卯酉之法，无晦朔弦望之节，无冬至夏至之分，无阴火阳符之别。若言其时，则一日内十二时，意所到皆可为。若言其妙，则一刻之功夫，自有一年之节候。一年之功夫，可夺天地三万六千年之气数。要知“慢守药炉看火候，但安神息任天然”，此平叔之的言也。“昼夜屯蒙法自然，何用孜孜看火候”，此高象仙之确论也。噫！圣人传药不传火之旨，尽于斯矣。若谓之药自药，火自火，则吾不知也。

神无方，气无体。夫所谓玄关一窍者，不过使神识气，使气归根，回光返照，收拾念头之法耳。玉溪子曰“以正心诚意为中心柱子”者，是也。夫所谓药物火候者，亦皆譬喻耳。盖大道之要，自然而然，不假造作，凡属心思意为者皆非也。但要知人身中自有个主张造化底。且道只令何者为主？若能知此以静为本，以定为机，一斡旋顷，天机自动，不规中而自规中，不胎息而自胎息，药不求生而自生，火不求出而自出，莫非自然之妙用，岂待吾存想持守，若已劳形，心知之，意为之，然后为道哉？究竟到此可以忘言矣。明眼者以为何如？谨再识于篇末。

导引却病歌诀

水潮除后患

平明睡醒时，即起端坐，凝神息虑，舌舐上腭，闭口调息，津液自生，渐至满口，分作三次，以意送下。久行之，则五脏之邪火不炎，四肢之气血流畅，诸疾不生，永除后患，老而不衰。

诀曰：

津液频生在舌端，寻常漱咽下丹田。于中畅美无凝滞，百日功灵可驻颜。

起火得长安

子午二时，存想真火自涌泉穴起，先从左足行上玉枕，过泥丸，降入丹田，三遍。次从右足亦行三遍。复从属间起又行三遍。久久纯熟，则百脉流通，五脏无滞，四肢健而百骸理也。

诀曰：

阳火须知自下生，阴符上降落黄庭。周流不息精神固，此是真人大炼形。

梦失封金匮

欲动则火炽，火炽则神疲，神疲则精滑而梦失也。寤寐时调息神思，以左手搓脐二七，右手亦然，复以两手搓胁，摇摆七次，咽气纳于丹田，握固，良久乃止。屈足侧卧，永无走失。

诀曰：

精滑神疲欲火攻，梦中遗失致伤生。搓摩有诀君须记，绝欲除贪是上乘。

形衰守玉关

百虑感中，万事劳形，所以衰也。返老还童，非金丹不可。然金丹岂易得哉？善摄生者，行住坐卧，一意不散，固守丹田，默运神气，冲透三关，自然生精生气，则形可以壮，老可以耐矣。

诀曰：

却老扶衰别有方，不须身外觅阴阳。玉关谨守常渊默，气足神全寿更康。

鼓呵消积聚

有因食而积者，有因气而积者，久则脾胃受伤，医药难治。孰若节饮食，戒嗔怒，不使有积聚为妙。患者当以身闭息，鼓动胸腹，俟其气满，缓缓呵出。如此行五七次，便得通快即止。

诀曰：

气滞脾虚食不消，胸中膨闷最难调。徐徐呵鼓潜通泰，疾退身安莫久劳。

兜体治伤寒

元气亏弱，腠理不密，则风寒伤感。患者端坐盘足，以两手紧兜外肾，闭口缄息，存想真气自尾闾升过夹脊，透泥丸，逐其邪气，低头屈抑如礼拜状，不拘数，以汗出为度，其疾即愈。

诀曰：

跏趺端坐向蒲团，手握阴囊意要专。运气叩头三五遍，顿令寒疾立时安。

叩齿牙无疾

齿之有疾，乃脾胃之火薰蒸。每侵晨睡醒时，叩齿三十六遍，以舌搅牙龈之上，不论遍数，津液满口，方可咽下，每作三次乃止。及凡小解之时，闭口咬牙，解毕方开，永无齿疾。

诀曰：

热极风生齿不宁，侵晨叩嗽自惺惺。若教运用常无隔，还许他年老复钉。

升观鬓不斑

思虑太过，则神耗气虚，血败而斑矣。要以子午时握固端坐，凝神绝念，两眼令光上视泥丸，存想追摄二气，自尾闾间上升下降，返还元海，每行九遍。久则神全，气血充足，发可返黑也。

诀曰：

神气冲和精自全，存无守有养胎仙。心中念虑皆消灭，要学神仙也不难。

运气除眼翳

伤热伤气，肝虚肾虚，则眼昏生翳，日久不治，盲瞎必矣。每日睡起时，趺坐凝息，塞兑垂帘，将双目轮转十四次，紧闭少时，忽然大睁，行久不替，内障外翳自散。切忌色欲，并书细字。

诀曰：

喜怒伤神目不明，垂帘塞兑养元精，精生气化神来复，五内阴魔自失惊。

掩耳去头旋

邪风入脑，虚火上攻，则头目昏旋，偏正作痛，久则中风不语，半身不遂，亦由此致。治之须静坐升身闭息，以两手掩耳折头五七次，存想元神逆上泥丸，以逐其邪，自然风邪散去。

诀曰：

视听无闻意在心，神从髓海逐邪氛。更兼精气无虚耗，可学蓬莱境上人。

托踏应轻骨

四肢亦欲得小劳，譬如户枢终不朽。熊鸟演法，吐纳导引，皆养生之术也。平时双手上托，如举大石，两足前踏，如履平地，存想神气，依按四时嘘呵二七次，则身轻体健，足耐寒暑。

诀曰：

精气冲和五脏安，四肢完固骨强坚。虽然未得刀圭饵，且住人间作地仙。

搓涂自美颜

颜色憔悴，所由心思过度，劳碌不谨。每晨静坐闭目，凝神存养，神气充赡，自内达外，以两手搓热，拂面七次，仍以嗽津涂面，搓拂数次。行之半月，则皮肤光润，容颜悦泽，大过寻常矣。

诀曰：

寡欲心虚气血盈，自然五脏得和平。衰颜仗此增光泽，不羡人间五等荣。

闭摩通滞气

气滞则痛，血滞则肿，滞之为患，不可不慎。治之须澄心闭息，以左手摩滞七七遍，右手亦然。复以津涂之。勤行七日，则气血通畅，永无凝滞之患。修养家所谓干沐浴者，即此义也。

诀曰：

荣卫流行不暂休，一才凝滞便堪忧。谁知闭息能通畅，此外何须别讨求。

凝抱固丹田

元神一出便收来，神返身中气自回。如此朝朝并暮暮，自然赤子产真胎。此凝抱之功也。平时静坐，存想元神入于丹田，随意呼吸，旬日丹田完固，百日灵明渐通，不可或作或辍也。

诀曰：

丹田完固气归根，气聚神凝道合真。久视定须从此始，莫教虚度好光阴。

淡食能多补

五味之于五脏，各有所宜，若食之不节，必致亏损，孰若食淡谨节之为愈也。然此淡亦非弃绝五味，特言欲五味之冲淡耳。仙翁有云："断盐不是道，饮食无滋味。"可见其不绝五味。淡对浓而言，若膏粱过度之类，如吃素是也。

诀曰：

厚味伤人无所知，能甘淡薄是吾师。三千功行从此始，天鉴行藏信有之。

无心得大还

大还之道，圣道也。无心者，常清常静也。人能常清静，天地悉皆归，何圣道之不可传，大还之不可得哉？清静《经》已备言之矣，修真之士，体而行之，欲造夫清真灵妙之境，若反掌耳。

诀曰：

有作有为云至要，无声无臭语方奇。中秋午夜通消息，明月当空造化基。

饮馔服食笺 上卷

高子曰："饮食，活人之本也"。是以一身之中，阴阳运用，五行相生，莫不由于饮食。故饮食进则谷气充，谷气充则血气盛，血气盛则筋力强。脾胃者，五脏之宗，四脏之气皆禀于脾，四时以胃气为本。由饮食以资气，生气以益精，生精以养气，气足以生神，神足以全身，相须以为用者也。人于日用养生，务尚淡薄，勿令生我者害我，俾五味得为五内贼，是得养生之道矣。余集首茶水，次粥糜、蔬菜，薄叙脯馔醇醴、面粉糕饼果实之类，惟取实用，无事异常。若彼烹炙生灵，椒馨珍味，自有大官之厨，为天人之供，非我山人所宜，悉屏不录。其他仙经服饵，利益世人，历有成验诸方，制而用之有法，神而明之在人，择其可饵，录之以为却病延年之助。惟人量己阴脏阳脏之殊，乃进或寒或热之药，务令气性和平，嗜欲简默，则服食之力，种种奏功。设若六欲方炽，五官失调，虽饵仙方，终落鬼籍，服之果何益哉？识者当自商榷。编成笺曰《饮馔服食》。

序古诸论

真人曰："脾能母养余脏，养生家谓之黄婆。司马子微教人存黄气，入泥丸，能致长生。太仓公言安谷过期，不安谷不及期。以此知脾胃全固，百疾不生。江南一老人，年七十三岁，壮如少者。人问所养，无他术，平生不习饮汤水耳，常人日饮数升，吾日减数合，但只沾唇而已。脾胃恶湿，饮少胃强，气盛液行，自然不湿，或冒热远行，亦不念水。此可谓至言不烦。”

“食饮以时，饥饱得中，水谷变化，冲气融和，精血以生，荣卫以行，脏腑调平，神智安宁。正气充实于内，元真通会于外，内外邪沴，莫之能干，一切疾患，无从而作也。”

“饮食之宜，当候已饥而进食，食不厌熟嚼；仍候焦渴而引饮，饮不厌细呷。无待饥甚而食，食勿过饱；时觉渴甚而饮，饮勿太频。食不厌精细，饮不厌温热。”

太乙真人《七禁文》其六曰：“美饮食，养胃气。”彭鹤林曰：“夫脾为脏，胃为腑，脾胃二气，互相表里。胃为水谷之海，主受水谷，脾为中央，磨而消之，化为血气，以滋养一身，灌溉五脏。故修生之士，不可以不美其饮食。所谓美者，非水陆毕备，异品珍馐之谓也。要在乎生冷勿食，粗硬勿食。勿强食，勿强饮。先饥而食，食不过饱；先渴而饮，饮不过多。以至孔氏所谓‘食饐而餲，鱼馁而肉败不食’等语。凡此数端，皆损胃气，非惟致疾，亦乃伤生。欲希长年，此宜深戒。而亦养老奉亲，与观颐自养者之所当知也。”

黄山谷云：“烂蒸同州羔，灌以杏酪食之，以匕不以箸。南都拨心面，作槐芽温淘糁，以襄邑抹猪炊。共城香稻，荐以蒸子鹅。吴兴庖人，斫松江鲈鲙，继以庐山康王谷水烹，曾坑斗品。少焉，解衣仰卧，使人诵东坡赤壁前后赋，亦足以一笑也。”此虽山谷之寓言，然想象其食味之美，安得聚之以奉老人旨甘？

东坡《老饕赋》云：“庖丁鼓刀，易牙烹熬，水欲新而釜欲洁，火恶陈而薪恶劳。九蒸暴而日燥，百上下而汤鏖。尝项上之一脔，嚼霜前之两螯。烂樱珠之煎蜜，滃杏酪之蒸羔。蛤半熟以含酒，蟹微生而带糟。盖聚物之夭美，以养吾之老饕。婉彼姬姜，颜如李桃。弹湘妃之玉瑟，鼓帝子之云璈。命仙人之萼绿华，舞古曲之郁轮袍。引南海之玻璃，酌凉州之葡萄。愿先生之耆寿，分余沥于两髦。候红潮于玉颊，惊暖响于檀槽。忽累珠之妙曲，抽独茧之长缫。悯手倦而少休，疑吻燥而当膏。倒一缸之雪乳，列百柁之琼艘。各眼滟于秋水，咸骨碎于春醪。美人告去，已而云散，先生方兀然而禅逃。响松风于蟹眼，浮雪花于兔毫。先生一笑而起，渺海阔而天高。”

吴郡鲈鱼鲙。八九月霜下时，收鲈三尺以下，劈作脍，浸洗，布包沥水令尽，散置盘内。取香柔花叶相间，细切，和脍拌令匀。霜鲈肉白如雪，且不作腥，谓之金齑玉脍，东南佳味。

《杂俎》曰："名食有萧家馄饨，漉去其汤不肥，可以瀹茗。庾宗粽子，白莹如玉。韩约作樱桃饆饠，其色不变，能造冷胡突，鲙鳢鱼臆连，蒸鹿獐皮索饼。将军曲良翰能为鲈鬃驼峰炙。”

何胤侈于味，食必方丈，后稍去，犹食白鱼䱇腊糖蟹。钟岏议曰："䱇之就腊，骤于屈伸；蟹之将糖，躁扰弥甚。仁人用意，深怀恻怛。至于车螯、蚶蛎，眉目内缺，惭浑沦之奇；唇吻外缄，非金人之慎。不荣不悴，曾草木不若；无声无臭，与瓦砾何异？故宜长充庖厨，永为口实。”

后汉茅容，字季伟，郭林宗曾寓宿焉。及明旦，容杀鸡为馔，林宗意为己设，既而容独以供母，自与林宗共蔬藿同饭。林宗因起拜之，曰："卿贤乎哉！"后竟以孝成德。

《苕溪渔隐》曰："东坡于饮食，作诗赋以写之，往往皆臻其妙，如《老饕赋》、《豆粥诗》是也。"《豆粥诗》云："江头千顷雪色芦，茅檐出没晨烟孤。地碓舂粳光似玉，沙瓶煮豆软如酥。我老此身无着处，卖书来问东家住。卧听鸡鸣粥熟时，蓬头曳履君家去。"又《寒具诗》云："纤手搓来玉数寻，碧油煎出嫩黄深。夜来春睡无轻重，压扁佳人缠臂金。"寒具，乃捻头也。出《刘禹锡嘉话》。过子忽出新意，以山芋作玉糁羹，色香味皆奇绝。天酥陀则不可知，人间绝无此味也。诗云："香似龙涎仍酽白，味如牛乳更全清。莫将北海金齑鲙，轻比东坡玉糁羹。"诚斋《菜羹诗》亦云："云子香抄玉色鲜，菜羹新煮翠茸纤。人间脍炙无此味，天上酥陀恐尔甜。"

宋太宗命苏易简讲《文中子》，有杨素遗子食经"羹藜含糗"之说，上因问："食品何物最珍？"对曰："物无定味，适口者珍。臣止知齑汁为美。臣忆一夕寒甚，拥炉痛饮，夜半吻燥，中庭月明，残雪中覆一齑盂，连咀数根，臣此时自谓上界仙厨鸾脯凤胎殆恐不及。屡欲作《冰壶先生传》纪其事，因循未果也。”上笑而然之。

唐刘晏五鼓入朝，时寒，中路见卖蒸胡处，热气腾辉，使人买以袍袖包裙褐底啖，谓同列曰：“美不可言。”“此亦物无定味，适口者珍”之意也。

倪正父思云：“鲁直作《食时五观》，其言深切，可谓知惭愧者矣。余尝入一佛寺，见僧持戒者，每食先淡吃三口，第一，以知饭之正味。人食多以五味杂之，未有知正味者，若淡食，则本自甘美，初不假外味也。第二，思衣食之从来。第三，思农夫之艰苦。此则《五观》中已备其义。每食用此为法，极为简易。且先吃三口白饭，已过半矣，后所食者，虽无羹蔬，亦可自了，处贫之道也。”

王逢原《思归赋》云：“吾父八十，母发亦素，尚尔为吏，夐焉遐路。嗷嗷晨乌，其子反哺，我岂不如，郁其谁诉？惟秋之气，惨栗感人，日兴愁思，侧睇江滨。忆为童子，当此凛辰，百果始就，迭进其珍。时则有紫菱长腰，红芡圆实，牛心绿蒂之柿，独包黄肤之栗。青芋连区，乌桦五出。鸭脚受彩乎微核，木瓜镂丹而成质。青乳之梨，赪壶之橘。蜂蛹腌蹉，榠楂渍蜜。膳馐则有鸡鹊野雁，泽凫鸣鹑。清江之膏蟹，寒水之鲜鳞。冒以紫姜，杂以荾首。觞浮荚菊，俎荐菁韭。坐溪山之松篁，扫门前之桐柳。僮仆不哗，图书左右。或静默以终日，或欢颜以对友。信吾亲之所乐，安闾里其滋久。切切余怀，欲辞印绶，固非效渊明之褊心，耻折腰于五斗。”

茶 泉 类

论 茶 品

茶之产于天下多矣！若剑南有蒙顶、石花，湖州有顾渚、紫笋，峡州有碧涧、明月，邛州有火井、思安，渠江有薄片，巴东有真香，福州有柏岩，洪州有白露，常之阳羡，婺之举岩，丫山之阳坡，龙安之骑火，黔阳之都濡、高株，泸州之纳溪、梅岭。之数者，其名皆著。品第之，则石花最上，紫笋次之，又次则碧涧、明月之类是也。惜皆不可致耳。若近时虎丘山茶，亦可称奇，惜不多得。若天池茶，在谷雨前收细芽，炒得法者，青翠芳馨，嗅亦消渴。若真岕茶，其价甚重，两倍天池，惜乎难得，须用自己令人采收方妙。又如浙之六安，茶品亦精，但不善炒，不能发香而色苦，茶之本性实佳。如杭之龙泓（即龙井也），茶真香，天池不能及也。山中仅有一二家，炒法甚精。近有山僧焙者亦妙，但出龙井者方妙。而龙井之山，不过十数亩，外此有茶，似皆不及，附近假充，犹之可也。至于北山西溪，俱充龙井，即杭人识龙井茶味者亦少，以乱真多耳。意者，天开龙井美泉，山灵特生佳茗以副之耳。不得其远者，当以天池龙井为最。外此，天竺灵隐为龙井之次。临安、于潜生于天目山者，与舒州同，亦次品也。茶自浙以北皆较胜，惟闽广以南，不惟水不可轻饮，而茶亦宜慎。昔鸿渐未详岭南诸茶，乃云岭南茶味极佳，孰知岭南之地，多瘴疠之气，染着草木，北人食之，多致成疾，故当慎之。要当采时，待其日出山霁，雾瘴山岚收净，采之可也。茶团茶片皆出碾硙，大失真味。茶以日晒者佳甚，青翠香洁，更胜火炒多矣。

采　茶

团黄有一旗一枪之号，言一叶一芽也。凡早取为茶，晚取为荈。谷雨前后收者为佳，粗细皆可用。惟在采摘之时，天色晴明，炒焙适中，盛贮如法。

藏　茶

茶宜箬叶而畏香药，喜温燥而忌冷湿。故收藏之家，以箬叶封裹入焙中，两三日一次。用火当如人体温，温则去湿润，若火多，则茶焦不可食矣。

又云：以中坛盛茶，十斤一瓶，每年烧稻草灰，入大桶，茶瓶坐桶中，以灰四面填满，瓶上覆灰筑实。每用拨灰开瓶，取茶须少，仍复覆灰，再无蒸坏。次年换灰为之。

又云：空楼中悬架，将茶瓶口朝下放，不蒸原蒸，自天而下，故宜倒放。

若上二种芽茶，除以清泉烹外，花香杂果，俱不容入。人有好以花拌茶者，此用平等细茶拌之，庶茶味不减，花香盈颊，终不脱俗。如橙茶、莲花茶，于日未出时，将半含莲花拨开，放细茶一撮，纳满蕊中，以麻皮略絷，令其经宿。次早摘花倾出茶叶，用建纸包茶，焙干。再如前法，又将茶叶入别蕊中，如此者数次，取其焙干收用，不胜香美。

木樨、茉莉、玫瑰、蔷薇、兰蕙、橘花、栀子、木香、梅花皆可作茶。诸花开时，摘其半含半放蕊之香气全者，量其茶叶多少，摘花为拌。花多则太香而脱茶韵，花少则不香而不尽美，三停茶叶一停花，始称。假如木樨花，须去其枝蒂及尘垢虫蚁，用磁罐，一层花，一层茶，投间至满，纸箬絷固，入锅，重汤煮之，取出待冷，用纸封裹，置火上焙干收用。诸花仿此。

煎茶四要

一择水　凡水泉不甘，能损茶味，故古人择水最为切要。山水上，江水次，井水下。山水，乳泉漫流者为上，瀑涌湍激勿食，食久令人有颈疾。江水，取去人远者。井水，取汲多者，如蟹黄浑浊咸苦者，皆勿用。若杭湖心水，吴山第一泉，郭璞井，虎跑泉，龙井，葛仙翁井，俱佳。

二洗茶　凡烹茶，先以热汤洗茶叶，去其尘垢冷气，烹之则美。

三候汤　凡茶须缓火炙，活火煎。活火，谓炭火之有焰者。

当使汤无妄沸，庶可养茶。始则鱼目散布，微微有声；中则四边泉涌，累累连珠；终则腾波鼓浪，水气全消，谓之老汤。三沸之法，非活火不能成也。最忌柴叶烟熏煎茶，若然，即《清异录》云五贼六魔汤也。

凡茶少汤多则云脚散，汤少茶多则乳面聚。

四择品　凡瓶要小者，易候汤，又点茶注汤相应。若瓶大啜存停久，味过则不佳矣。茶铫、茶瓶，磁砂为上，铜锡次之。磁壶注茶，砂铫煮水为上。《清异录》云："富贵汤，当以银铫煮汤，佳甚，铜铫煮水，锡壶注茶次之。"

茶盏惟宣窑坛盏为最，质厚白莹，样式古雅，有等宣窑印花白瓯，式样得中，而莹然如玉。次则嘉窑心内茶字小盏为美。欲试茶色黄白，岂容青花乱之？注酒亦然。惟纯白色器皿为最上乘品，馀皆不取。

试茶三要

一涤器　茶瓶茶盏茶匙生锃（音星），至损茶味，必须先时洗洁则美。

二熁盏　凡点茶，先须熁盏令热，则茶面聚乳，冷则茶色不浮。

三择果　茶有真香，有佳味，有正色。烹点之际，不宜以珍果香草杂之。夺其香者，松子、柑橙、莲心、木瓜、梅花、茉莉、蔷薇、木樨之类是也。夺其味者，牛乳、番桃、荔枝、圆眼、枇杷之类是也。夺其色者，柿饼、胶枣、火桃、杨梅、橙橘之类是也。凡饮佳茶，去果方觉清绝，杂之则无辨矣。若欲用之，所宜核桃、榛子、瓜仁、杏仁、榄仁、栗子、鸡头、银杏之类，或可用也。

茶　效

人饮真茶，能止渴消食，除痰少睡，利水道，明目益思，出《本草拾遗》。除烦去腻。人固不可一日无茶，然或有忌而不饮。每食已，辄以浓茶漱口，烦腻既去，而脾胃不损。凡肉之在齿间者，得茶漱涤之，乃尽消缩，不觉脱去，不烦刺挑也。而齿性便苦，缘此渐坚密，蠹毒自已矣。然率用中茶。出苏文。

茶具十六器

收贮于器局供役苦节君者，故立名管之，盖欲归统于一，以其素有贞心雅操，而自能守之也。

商象古石鼎也，用以煎茶。归洁竹筅帚也，用以涤壶。分盈杓也，用以量水斤两。递火铜火斗也，用以搬火。降红铜火箸也，用以簇火。执权准茶称也，每杓水二斤，用茶一两。团风素竹扇也，用以发火。漉尘茶洗也，用以洗茶。静沸竹架，即《茶经》支腹也。注春磁瓦壶也，用以注茶。运锋劖果刀也，用以切果。甘钝木砧墩也。啜香磁瓦瓯也，用以啜茶。撩云竹茶匙也，用以取果。纳敬竹茶橐也，用以放盏。受污拭抹布也，用以洁瓯。

总贮茶器七具

苦节君煮茶作炉也，用以煎茶，更有行者收藏。建城以箬为笼，封茶以贮高阁。云屯磁瓶，用以杓泉以供煮也。乌府以竹为篮，用以盛炭，为煎茶之资。水曹即磁缸瓦缶，用以贮泉，以供火鼎。器局竹编为方箱，用以收茶具者。外有品司竹编圆橦提盒，用以收贮各品茶叶，以待烹品者也。

论泉水

田子艺曰："山下出泉，为蒙稚也。物稚则天全，水稚则味全。"故鸿渐曰山水上。其曰乳泉石池慢流者，蒙之谓也。其曰瀑涌湍激者，则非蒙矣。宜戒人勿食。

混混不舍，皆有神以主之，故天神引出万物，而《汉书》三神山岳其一也。

源泉必重，而泉之佳者尤重。余杭徐隐翁尝为余言，以凤凰山泉，较阿姥墩百花泉，便不及五泉，可见仙源之胜矣。

山厚者泉厚，山奇者泉奇，山清者泉清，山幽者泉幽，皆佳品也。不厚则薄，不奇则蠢，不清则浊，不幽则喧，必无佳泉。

山不停处，水必不停。若停，既无源者矣，旱必易涸。

石　流

石，山骨也；流，水行也。山宣气以产万物，气宣则脉长，故曰山水上。《博物志》曰："石者，金之根甲，石流精以生水。"又曰："山泉者，引地气也。"

泉非石出者必不佳。故《楚辞》云："饮石泉兮荫松柏。"皇甫曾《送陆羽》诗："幽期山寺远，野饭石泉清。"梅尧臣《碧霄峰茗》诗："烹处石泉佳。"又云："小石冷泉留早味。"诚可为赏鉴者矣。

泉往往有伏流沙土中者，挹之不竭，即可食。不然，则渗潴之潦耳，虽清勿食。

流远则味淡，须深潭停蓄以复其味，乃可食。

泉不流者，食之有害。《博物志》曰："山居之民，多瘿肿疾。"由于饮泉之不流者。

泉涌出曰渍。在在所称珍珠泉者，皆气盛而脉涌耳，切不可食。取以酿酒，或有力。

泉悬出曰沃，暴溜曰瀑，皆不可食。而庐山水帘，洪州天台瀑布，皆入水品，与陆《经》背矣。故张曲江《庐山瀑布》诗："吾闻山下蒙，今乃林峦表。物性有诡激，坤元曷纷矫？默然置此去，变化谁能了？"则识者固不食也。然瀑布实山居之珠箔锦幕也，以供耳目，谁曰不宜？

清　寒

清，朗也，静也，澂水之貌。寒，冽也，冻也，覆水之貌。泉不难于清，而难于寒。其濑峻流驶而清，岩奥阴积而寒者，亦非佳品。

石少土多，沙腻泥凝者，必不清寒。

蒙之象曰果行，井之象曰寒泉。不果则气滞而光不澄，不寒则性燥而味必啬。

冰，坚水也，穷谷阴气所聚，不泄则结而为伏阴也。在地英明者惟水，而冰则精而且冷，是固清寒之极也。谢康乐诗："凿冰煮朝餐。"《拾遗记》："蓬莱山冰水，饮者千岁。"

下有石硫黄者，发为温泉，在在有之。又有共出一壑，半温半冷者，亦在在有之，皆非食品。特新安黄山朱砂汤泉，可食。《图经》云：黄山旧名黟山，东峰下有朱砂汤泉，可点茗。春色微红，此则自然之丹液也。"《拾遗记》："蓬莱山沸水，饮者千岁。"此又仙饮。

有黄金处，水必清；有明珠处，水必媚；有子鲋处，水必腥腐；有蛟龙处，水必洞黑，美恶不可不辨也。

甘　香

甘，美也；香，芳也。《尚书》："稼穑作甘。"黍甘为香，黍惟甘香，故能养人，泉惟甘香，故亦能养人。然甘易而香难，未有香而不甘者也。

味美者曰甘泉，气芳者曰香泉，所在间有之。泉上有恶木，则叶滋根润，皆能损其甘香，甚者能酿毒液，尤宜去之。

甜水，以甘称也。《拾遗记》："员峤山北，甜水绕之，味甜如蜜。"《十洲记》："元洲玄涧，水如蜜浆，饮之与天地相毕。"又曰："生洲之水，味如饴酪。"

水中有丹者，不惟其味异常，而能延年却疾，须名山大川，诸仙翁修炼之所有之。葛玄少时为临沅令，此县廖氏家世寿，疑其井水殊赤，乃试掘井左右，得古人埋丹砂数十斛。西湖葛井，乃稚川炼丹所在。马家园后淘井，出石瓮，中有丹数枚，如芡实，啖之无味，弃之。有施渔翁者，拾一粒食之，寿一百六岁。此丹水，尤不易得。凡不净之器，切不可汲。

煮茶得宜，而饮非其人，犹汲乳泉以灌蒿莱，罪莫大焉。饮之者一吸而尽，不暇辨味，俗莫甚焉。

灵 水

灵，神也。天一生水而精明不淆，故上天自降之泽，实灵水也。古称上池之水者非欤？要之皆仙饮也。大瓮收雨水、雪水，下放鹅子石十数块，经年不坏。藏黄梅用栗炭三四寸许烧红，投淬水中，不生跳虫。灵者，阳气胜而所散也。色浓为甘露，凝如脂，美如饴，一名膏露，一名天酒是也。

雪者，天地之积寒也。《汜胜书》雪为五谷之精。《拾遗记》"穆王东至大䘵之谷，西王母来进嵰州甜雪"，是灵雪也。陶谷取雪水烹团茶，而丁谓《煎茶诗》："痛惜藏书箧，坚留待雪天。"李虚己《建茶呈学士》诗："试将梁苑雪，煎动建溪春。"是雪尤宜茶饮也。处士列诸末品，何邪？意者以其味之燥乎？若言太冷，则不然矣。

雨者，阴阳之和，天地之施，水从云下，辅时生养者也。和风顺雨，明云甘雨，《拾遗记》"香云遍润，则成香雨"，皆灵雨也，固可食。若夫龙所行者，暴而淫者，旱而冻者，腥而墨者，及檐溜者，皆不可食。潮汐近地，必无佳泉，盖斥卤诱之也。天下潮汐，惟武林最盛，故无佳泉。西湖山中则有之。

扬子，固江也，其南泠则夹石停渊，特入首品。余尝试之，诚与山东无异。若吴淞江，则水之最下者也，亦复入品，甚不可解。

井 水

井，清也，泉之清洁者也；通也，物所通用者也；法也、节也，法制居人，令节饮食，无穷竭也。其清出于阴，其通入于淆，其法节由于得已。脉暗而味滞，故鸿渐曰："井水下。"其曰"井取汲多"者，盖汲多则气通而流活耳，终非佳品。养水取白石子入瓮中，虽养其味，亦可澄水不淆。

高子曰：井水美者，天下知钟泠泉矣，然而焦山一泉，余曾味过数四，不减钟泠。惠山之水，味淡而清，允为上品。吾杭之水，山泉以虎跑为最，老龙井、真珠寺二泉亦甘。北山葛仙翁井水，食之味厚。城中之水，以吴山第一泉首称，予品不若施公井、郭婆井二水清洌可茶。若湖南近二桥中水，清晨取之烹茶，妙甚，无伺他求。

汤品类三十二种

青脆梅汤

用青翠梅三斤十二两，生甘草末四两，炒盐一斤，生姜一斤四两，青椒三两，红干椒半两，将梅去核擘开两片。大率青梅汤家家有方，其分两亦大同小异。初造之时，香味亦同，藏至经月，便烂熟如黄梅汤耳。盖有说焉：一者青梅须在小满前采，捶碎核，去仁，不得犯手，用干木匙拨去，打拌亦然。捶碎之后，摊在筛上，令水略干。二用生甘草。三用炒盐，须待冷。四用生姜，不经水浸，擂碎。五用青椒，旋摘晾干。前件一齐炒拌，仍用木匙抄入新瓶内，止可藏十余盏汤料者，乃留些盐掺面，用双重油纸紧扎瓶口。如此，方得一脆字也。梅与姜或略犯手切作丝亦可。

黄梅汤

肥大黄梅蒸熟去核净肉一斤，炒盐三钱，干姜末一钱半，紫苏二两，甘草、檀香末随意，拌匀，置磁器中晒之，收贮，加糖点服。夏月调水更妙。

凤池汤

乌梅去仁留核一斤，甘草四两，炒盐一两，水煎成膏。

一法：各等分三味，杵为末，拌匀，实按入瓶。腊月或伏中合，半年后焙干为末，点服。或用水煎成膏亦可。

橘 汤

橘一斤，去壳与中白穰膜，以皮细切，同橘肉捣碎，炒盐一两，甘草一两，生姜一两，捣汁和匀。橙子同法。曝干，密封。取以点汤服之，妙甚。

杏 汤

杏仁不拘多少，煮，去皮尖，浸水中一宿。如磨绿豆粉法，挂去水，或加姜汁少许，酥蜜点。又，杏仁三两，生姜二两，炒盐一两，甘草为末一两，同捣。

茴 香 汤

茴香、椒皮六钱，炒盐二钱，熟芝麻半升，炒面一斤，同为末，热滚汤点服。

梅 苏 汤

乌梅一斤半，炒盐四两，甘草二两，紫苏叶十两，檀香半两，炒面十二两，均和点服。

天 香 汤

白木樨盛开时，清晨带露，用杖打下花，以布被盛之，拣去蒂萼，顿在净器内，新盆捣烂如泥，榨干甚，收起。每一斤，加甘草一两，盐梅十个，捣为饼，入磁坛封固。用沸汤点服。

暗 香 汤

梅花将开时，清旦摘取半开花头连蒂，置磁瓶内，每一两重，用炒盐一两洒之，不可用手漉坏。以厚纸数重，密封置阴处。次年春夏取开，先置蜜少许于盏内，然后用花二三朵置于中，滚汤一泡，花头自开，如生可爱，冲茶香甚。一云蜡点花蕊阴干，如上加汤亦可。

须问汤

东坡居士歌括云："二钱生姜干用。一升枣，干用，去核。二两白盐炒黄。一两草，炙去皮。丁香木香各半钱，酌量陈皮一处捣。去白。煎也好，点也好，红白容颜直到老。"

杏酪汤

板杏仁用三两半，百沸汤二升浸盖，候冷即换沸汤。如是五度了，逐个掐去皮尖，入小砂盆内细研。次用好蜜一斤，于铫子内炼三沸，看滚掇起，候半冷，旋倾入杏泥，又研。如是旋添入研和匀，以之点汤服。

凤髓汤

润肺，疗咳嗽。

松子仁　胡桃肉汤浸去皮，各用一两。　蜜半两

上件研烂，次入蜜和匀。每用，沸汤点服。

醍醐汤

止渴生津。乌梅一斤，捶碎，用水两大碗同熬作一碗，澄清，不犯铁器。缩砂二两，研末　白檀末一钱　麝香一字　蜜三斤　将梅水、缩砂、蜜，三件一处，于砂石器内熬之，候赤色为度。冷定，入白檀、麝香。每用一二匙点汤服。

水芝汤

通心气，益精髓。

干莲实一斤，带皮炒极燥，捣罗为细末　粉草一两，微炒

上为细末，每二钱入盐少许，沸汤点服。莲实捣罗，至黑皮如

铁不可捣，则去之。世人用莲实去黑皮，多不知也。此汤夜坐过饥气乏，不欲饮食，则饮一盏，大能补虚助气。昔仙人务光子服此得道。

茉 莉 汤

将蜜调涂在碗中心抹匀，不令泮流。每于凌晨，采摘茉莉花三二十朵，将蜜碗盖花，取其香气熏之。午间去花，点汤甚香。

香 橙 汤

宽中，快气，消酒。

大橙子二斤，去核，切作片子，连皮用　生姜一两，切半分片子焙干　檀香末半两　甘草末一两　盐三钱

上二件，用净砂盆内碾烂如泥。次入白檀末、甘草末，并和作饼子，焙干，碾为细末。每用一钱，沸汤点服。

橄 榄 汤

止渴生津。

百药煎一两　白芷一钱　檀香五钱　甘草炙五钱

上件捣为细末，沸汤点服。

豆 蔻 汤

治一切冷气，心腹胀满，胸膈痞滞，哕逆呕吐，泄泻虚滑，水谷不消，困倦少力，不思饮食。出《局方》。

肉豆蔻仁一斤，面裹煨　甘草炒，四两　白面炒，一斤　盐炒，二两　丁香枝梗只用枝五钱

上为末，每服二钱，沸汤点服。食前服，妙。

解 酲 汤

中酒后服。

白茯苓一钱半　白豆蔻仁五钱　木香三钱　橘红一钱半　莲花青皮一分　泽泻一钱　神曲一钱，炒黄　缩砂三钱　葛花半两　猪苓去黑皮，一钱半　干姜一钱　白术二钱

上为细末和匀，每服二钱，白汤调下。但得微汗，酒疾去矣。不可多食。

木瓜汤

除湿，止渴，快气。

干木瓜去皮净，四两　白檀五钱　沉香三钱　茴香炒，五钱　白豆蔻五钱　缩砂五钱　粉草一两半　干生姜半两

上为极细末，每用半钱，加盐，沸汤点服。

无尘汤

水晶糖霜二两　梅花片脑二分

上将糖霜乳细罗过，入脑子再碾匀。每用一钱，沸汤点服。不可多，多则人厌也。

绿云汤

食鱼不可饮此汤。

荆芥穗四两　白术二两　粉草二两

上为细末，入盐，点用。

柏叶汤

采嫩柏叶，线系垂挂一大瓮中，纸糊其口，经月取用。如未甚干，更闭之，至干，取为末，如嫩草色。不用瓮，只密室中亦可，但不及瓮中者青翠。若见风则黄矣。此汤可以代茶夜话，饮之尤醒睡。饮茶多则伤人，耗精气，害脾胃，柏叶汤甚有益。又不如新采洗净，点更为上。

三 妙 汤

地黄、枸杞实，各取汁一升，蜜半升，银器中同煎，如稀饴。每服一大匙，汤调、酒调皆可。实气养血，久服益人。

干荔枝汤

白糖二斤　大乌梅肉五两，用汤蒸去涩水　桂末少许　生姜丝少许　甘草少许

上将糖与乌梅肉等捣烂，以汤调用。

清 韵 汤

缩砂末三两　石菖蒲末一两　甘草末五钱

入盐少许，白汤点用。

橙 汤

橙子五十个　干山药末一两　甘草末一两　白梅肉四两

上捣烂，焙干，捏成饼子，白汤用。

桂 花 汤

桂花焙干为末，四两　干姜少许　甘草少许

上为末，和匀，量入盐少许，贮磁罐中，莫令出气。时常用，白汤点服。

洞 庭 汤

陈皮去皮，四两　生姜四两

上将姜与橘皮同腌一宿，晒干。入甘草末六钱，白梅肉三十个，炒盐五钱，和匀，沸汤点用。

木瓜汤又方

木瓜十两　生姜末二两　炒盐二两　甘草末二两　紫苏末十两

上五味和匀，沸汤点用。手足酸，服之妙。

又一方：加缩砂二两为末，山药末三两，消食，化气，壮脾。

参麦汤

人参一钱　门冬六分　五味三分

入小罐，煎成汤服。

绿豆汤

将绿豆淘净下锅，加水，大火一滚，取汤停冷，色碧，食之解暑。如多滚则色浊，不堪食矣。

熟水类十二种

稻叶熟水

采禾苗晒干，每用，滚汤入壶中，烧稻叶带焰投入，盖密。少顷，泻服香甚。

橘叶熟水

采取晒干，如上法泡用。

桂叶熟水

采取晒干，如上法泡用。

紫苏熟水

取叶，火上隔纸烘焙，不可翻动，候香收起。每用，以滚汤洗泡一次，倾去，将泡过紫苏入壶，倾入滚水。服之能宽胸导滞。

沉香熟水

用上好沉香一二小块，炉烧烟，以壶口覆炉，不令烟气旁出。烟尽，急以滚水投入壶内，盖密。泻服。

丁香熟水

用丁香一二粒，捶碎，入壶，倾上滚水。其香郁然，但少热耳。

砂仁熟水

用砂仁三五颗，甘草一二钱，碾碎入壶中，加滚汤泡上。其香可食，甚消壅隔，去胸膈郁滞。

花香熟水

采茉莉、玫瑰，摘半开蕊头，用滚汤一碗，停冷，将花蕊浸水中，盖碗密封。次早用时，去花，先装滚汤一壶，入浸花水一二小盏，则壶汤皆香霭可服。

檀香熟水

如沉香熟水方法。

豆蔻熟水

用豆蔻一钱，甘草三钱，石菖蒲五分，为细片，入净瓦壶，浇以滚水，食之如味浓，再加热水可用。

桂浆

官桂一两，为末　白蜜二碗　先将水二斗煮作一斗多，入磁坛中，候冷，入桂、蜜二物，搅三百余遍。初用油纸一层，外加绵纸数层，密封坛口五七日，其水可服。或以木楔坛口密封，置井中三五日，冰凉可口。每服一二杯，祛暑解烦，去热生凉，百病不作。

香橼汤

用大香橼不拘多少，以二十个为规，切开，将内瓤以竹刀刮出，去囊袋并筋收起。将皮刮去白，细细切碎，笊篱热滚汤中焯一二次，榨干收起，入前瓤内。加炒盐四两，甘草末一两，檀香末三钱，沉香末一钱，不用亦可，白豆仁末二钱和匀，用瓶密封，可久藏。每用以箸挑一二匙，冲白滚汤服。胸膈胀满、膨气，醒酒化食，导痰开郁，妙不可言。不可多服，恐伤元气。

粥糜类 三十八种

芡实粥

用芡实去壳三合，新者研成膏，陈者作粉，和粳米三合，煮粥食之。益精气，强智力，聪耳目。

莲子粥

用莲肉一两，去皮煮烂细捣，入糯米三合，煮粥食之。治同上。

竹叶粥

用竹叶五十片，石膏二两，水三碗煎至二碗。澄清去渣，入米三合煮粥，入白糖一二匙食之。治膈上风热，头目赤。

蔓菁粥

用蔓菁子二合，研碎，入水二大碗，绞出清汁，入米三合煮粥。治小便不利。

牛乳粥

用真生牛乳一钟，先用粳米作粥，煮半熟，去少汤，入牛乳，待煮熟盛碗，再加酥一匙食之。

甘蔗粥

用甘蔗榨浆三碗，入米四合煮粥，空心食之。治咳嗽虚热，口燥，涕浓，舌干。

山药粥

用羊肉四两烂捣，入山药末一合，加盐少许，粳米三合，煮粥食之。治虚劳骨蒸。

枸杞粥

用甘州枸杞一合，入米三合，煮粥食之。

紫苏粥

用紫苏研末，入水取汁。煮粥将熟，量加苏子汁，搅匀食之。治老人脚气。须用家苏方妙。

地黄粥

十月内生新地黄十余斤，捣汁，每汁一斤，入白蜜四两，熬成膏，收贮封好。每煮粥三合，入地黄膏三二钱，酥油少许。食之滋阴润肺。

胡麻粥

用胡麻去皮，蒸熟，更炒令香。用米三合，淘净，入胡麻二合研汁同煮，粥熟加酥食之。

山栗粥

用栗子煮熟，揉作粉，入米煮粥食之。

菊苗粥

用甘菊新长嫩头丛生叶，摘来洗净，细切，入盐，同米煮粥食之，清目宁心。

杞叶粥

用枸杞子新嫩叶，如上煮粥，亦妙。

薏苡粥

用薏仁淘净，对配白米煮粥，入白糖一二匙食之。

沙谷米粥

用沙谷米拣净，水略淘，滚水内下，一滚即起，庶免作糊。治下痢甚验。

芜蒌粥

用砂罐先煮赤豆烂熟，候煮米粥少沸，倾赤豆同粥再煮食之。

梅粥

收落梅花瓣，净，用雪水煮粥，候粥熟，下梅瓣，一滚即起，食之。

荼蘼粥

采荼蘼花片，用甘草汤焯过，候粥熟同煮。又采木香花嫩叶，就甘草汤焯过，以油盐姜醯为菜。二味清芬，真仙供也。

河 祇 粥

用海蓥煮烂，去骨细拆，候粥熟同煮，搅匀食之。

山 药 粥

用淮山药为末，四六分配米煮粥食之，甚补下元。

羊 肾 粥

枸杞叶半斤，米三合，羊肾两个碎切，葱头五个，干者亦可。同煮粥，加些盐味食之，大治腰脚疼痛。

麋 角 粥

用煮过胶的麋角霜作细末，每粥一盏，入末一钱，盐少许食之，治人下元虚弱。

鹿 肾 粥

用鹿肾二个，去脂膜，切细，入少盐，先煮烂，入米三合煮粥，治气虚耳聋。一方，加苁蓉一两，酒洗去皮，同肾入粥煮，亦妙。

猪 肾 粥

用人参二分，葱白些少，防风一分，俱捣作末，同粳米三合，入锅煮半熟。将猪肾一对去膜，预切薄片，淡盐腌顷刻，放粥锅中，投入再莫搅动，慢火更煮良久。食之能治耳聋。

羊 肉 粥

用烂羊肉四两，细切，加人参末一钱，白茯苓末一钱，大枣二个，切细黄芪五分，入粳米三合，入好盐三二分，煮粥食之，治羸弱，壮阳。

扁豆粥

白扁豆半斤，人参二钱，作细片，用水煎汁，下米作粥食之，益精力，治小儿霍乱。

茯苓粥

茯苓为末，净一两，粳米二合，先煮粥熟，下茯苓末同煮起食，治欲睡不得睡。

苏麻粥

真紫苏子、大麻子各五钱，水洗净，微炒香，同研如泥，取汁，将二子汁化汤煮粥。治老人诸虚结久，风秘不解，壅聚膈中，腹胀恶心。

竹沥粥

如常煮粥，以竹沥下半瓯食之，能治痰火。

门冬粥

麦门冬生者洗净，绞汁一盏，白米二合，薏苡仁一合，生地黄绞汁二合，生姜汁半盏。先将苡仁、白米煮熟，后下三味汁，煮成稀粥。治翻胃呕逆。

萝卜粥

用不辣大萝卜，入盐煮熟，切碎如豆，入粥将起，一滚而食。

百合粥

生百合一升切碎，同蜜一两窨熟，煮粥将起，入百合三合同煮，食之妙甚。

仙人粥

何首乌，赤者为雄，白者为雌，大者为佳。

采大者，不可犯铁，竹刀刮去皮，切成片收起。每用五钱，砂罐煮烂，下白米三合煮粥。

山茱萸粥作面亦可。

采去皮，捣研为泥粉。每用一盏，入蜜二匙，同炒令凝，揉同粥搅食。

乳粥

用肥人乳，候煮粥半熟，去汤，下人乳汁代汤，煮熟置碗中，加酥油一二钱旋搅，甘美，大补元气。无酥亦可。

枸杞子粥

用生者研如泥，干者为末。每粥一瓯，加子末半盏，白蜜一二匙，和匀，食之大益。

肉米粥

用白米先煮成软饭。将鸡汁，或肉汁，虾汁汤调和清过。用熟肉碎切如豆，再加茭笋，香蕈，或松穰等物，细切，同饭下汤内，一滚即起，入供以咸菜为过，味甚佳。

绿豆粥

用绿豆淘净，下汤锅多水煮烂。次下米，以紧火同熬成粥，候冷食之，甚宜夏月。适可而止，不宜多吃。

口数粥

十二月二十五日夜，用赤小豆煮粥，同绿豆法。一家大小分食，若外出夜回者，亦留与吃，谓之口数粥，能除瘟疫，辟厉鬼。出《田家五行》。

果实粉面类

藕　粉

法取粗藕，不限多少，洗净切断，浸三日夜，每日换水，看灼然洁净，漉出捣如泥浆，以布绞净汁，又将藕渣捣细，又绞汁尽，滤出恶物。以清水少和搅之，然后澄去清水，下即好粉。

鸡头粉

取新者，晒干，去壳，捣之成粉。

栗子粉

取山栗切片，晒干，磨成细粉。

菱角粉

去皮，如治藕法取粉。

姜　粉

以生姜研烂绞汁澄粉，用以和羹。

葛　粉

去皮，如上法取粉。开胃，止烦渴。

茯苓粉

取苓切片，以水浸去赤汁，又换水浸一日，如上法取粉。拌米煮粥，补益最佳。

松柏粉

取叶，在带露时采之。经隔一宿，则无粉也。取嫩叶捣汁澄粉，如嫩草郁葱可爱。

百合粉

取新者，捣汁，如上法取粉。干者可磨作粉。

山药粉

取新者，如上法，干者可磨作粉。

蕨粉

作饼食之甚妙。有治成货者。

莲子粉

干者可磨作粉。

芋粉

取白芋，如前法作粉。紫者不用。

蒺藜粉

臼中捣去刺皮，如上法取粉。轻身去风。

栝蒌粉

去皮，如上法取粉。

茱萸面

取粉如上法。

山药拨鱼

白面一斤，好豆粉四两，水搅如调糊。将煮熟山药研烂，同面一并调稠。用匙逐条拨入滚汤锅内，如鱼片，候熟以肉汁食之。无汁，面内加白糖可吃。

百合面

用百合捣为粉，和面搜为饼。为面食亦可。

以上诸粉，不惟取为笼造，凡煮粥俱可配煮。凡和面，用黑豆汁和之，再无面毒之害。

脯鲊类五十种

千里脯

牛羊猪肉皆可，精者一斤，浓酒二盏，淡醋一盏，白盐四钱，冬三钱，茴香、花椒末一钱，拌一宿，文武火煮，令汁干，晒之。妙绝，可安一月。

肉鲊名柳叶鲊

精肉一斤，去筋，盐一两，入炒米粉些少，多要酸。肉皮三斤，滚水焯，切薄丝片，同精肉切细拌，用箬包，每饼四两重。冬天灰火焙三日用，盖上留一小孔。夏天一周时可吃。

捶脯

新宰圈猪带热精肉一斤，切作四五块，炒盐半两，擀入肉中，直待筋脉不收，日晒半干，量用好酒和水，并花椒、莳萝、橘皮，慢火煮干，碎捶。

火　肉

以圈猪方杀下，只取四只精腿，乘热用盐。每一斤肉盐一两，从皮擦入肉内，令如绵软。以石压竹栅上，置缸内二十日，次第三番五次用稻柴灰一重间一重叠起，用稻草烟熏一日一夜，挂有烟处。初夏，水中浸一日夜，净洗，仍前挂之。

腊　肉

肥嫩豮猪肉十斤，切作二十段，盐八两，酒二斤，调匀，猛力揉入肉中，令如绵软。大石压去水，晾十分干，以剩下所腌酒调糟涂肉上，以篾穿挂通风处。又法：肉十斤，先以盐二十两，煎汤澄清取汁，置肉汁中。二十日取出，挂通风处。一法：夏月盐肉，炒盐擦入匀，腌一宿挂起。见有水痕，便用大石压去水干，挂风中。

炙　鱼

鲞鱼新出水者，治净，炭上十分炙干收藏。一法：以鲞鱼去头尾，切作段，用油炙熟，每段用箬间，盛瓦罐内，泥封。

水腌鱼

腊中，鲤鱼切大块，拭干，一斤用炒盐四两擦过，腌一宿，洗净晾干。再用盐二两，糟一斤拌匀，入瓮，纸箬泥封涂。

蟹　生

用生蟹剁碎，以麻油先熬熟，冷，并草果，茴香，砂仁，花椒末，水姜，胡椒，俱为末，再加葱、盐、醋，共十味，入蟹内拌匀，即时可食。

鱼　鲊

鲤鱼、青鱼、鲈鱼、鲟鱼皆可造。治去鳞肠，旧筅帚缓刷去脂腻腥血，十分令净，挂当风处一二日，切作小方块。每十斤用生盐一斤，夏月一斤四两，拌匀，腌器内。冬二十日，春秋减之。布裹石压，令水十分干，不滑不韧。用川椒皮二两，莳萝、茴香、砂仁、红豆各半两，甘草少许，皆为粗末，淘净白粳米七八合炊饭，生麻油一斤半，纯白葱丝一斤，红曲一合半，捶碎。以上俱拌匀，磁器或水桶按十分实，荷叶盖竹片扦定，更以小石压在上，候其自熟。春秋最宜造，冬天预腌下作坯可留。临用时旋将料物打拌。此都中造法也。鲞鱼同法，但要干方好。

肉　鲊

生烧猪羊腿，精批作片，以刀背匀捶三两次，切作块子，沸汤随漉出，用布内扭干。每一斤入好醋一盏，盐四钱，椒油、草果、砂仁各少许。供馔亦珍美。

大　熝　肉

肥嫩在圈猪约四十斤者，只取前腿，去其脂，剔其骨，去其拖肚净。取肉一块，切成四五斤块，又切作十字，为四方块。白水煮七八分熟，捞起停冷，搭精肥切作片子，厚一指。净去其浮油，水用少许，厚汁放锅内，先下熝料，次下肉，又次淘下酱水，又次下原汁烧滚，又次下末子细熝料在肉上，又次下红曲末，以肉汁解薄，倾在肉上，文武火烧滚令沸，直至肉料上下皆红色，方下宿汁。略下盐，去酱板，次下虾汁，掠去浮油，以汁清为度。调和得所，顿热用之。其肉与汁，再不下锅。

豉汁鹅同法，但不用红曲，加些豆豉擂在汁内。

捉清汁法：以原去浮油，用生虾和酱捣在汁内，一边烧火，使锅中一边滚起泛来，掠去之。如无虾汁，以猪肝擂碎，和水倾入代之。三四次下虾汁，方无一点浮油为度。

留宿汁法：宿汁，每日煎一滚，停倾少时，定清方好。如不用，入锡器内，或瓦罐内，封盖，挂井中。

用红曲法：每曲一酒盏许，隔宿酒浸令酥，研如泥，以肉汁解

风鱼法

用青鱼、鲤鱼，破去肠胃。每斤用盐四五钱，腌七日取起，洗净拭干。鳃下切一刀，将川椒、茴香，加炒盐，擦入鳃内并腹外里，以纸包裹，外用麻皮扎成一个，挂于当风之处。腹内入料多些方妙。

肉生法

用精肉切细薄片子，酱油洗净，入火烧红锅爆炒，去血水微白即好。取出切成丝，再加酱瓜、糟萝卜、大蒜、砂仁、草果、花椒、橘丝、香油，拌炒肉丝。临食加醋和匀，食之甚美。

鱼酱法

用鱼一斤，切碎洗净后，炒盐三两，花椒一钱，茴香一钱，干姜一钱。神曲二钱，红曲五钱，加酒和匀，拌鱼肉，入磁瓶封好，十日可用。吃时，加葱花少许。

糟猪头蹄爪法

用猪头蹄爪煮烂去骨，布包摊开，大石压扁实落一宿，糟用甚佳。

酒发鱼法

用大鲫鱼破开，去鳞、眼、肠胃，不要见生水，用布抹干。每斤用神曲一两、红曲一两，为末，拌炒盐二两，胡椒、茴香、川椒、干姜各一两，拌匀，装入鱼空肚内，加料一层，共装入坛内，包好泥封。十二月内造了，至正月十五后开。又翻一转，入好酒浸满，泥封，至四月方熟取吃。可留一二年。

酒腌虾法

用大虾，不见水洗，剪去须尾。每斤用盐五钱，腌半日，沥干，入瓶中，虾一层，放椒三十粒，以椒多为妙。或用椒拌虾装入瓶中亦妙。装完，每斤用盐三两，好酒化开，浇入瓶内，封好泥头。春秋五七日即好吃，冬月十日方好。

湖广鲊法

用大鲤鱼十斤，细切丁香块子，去骨并杂物。先用老黄米炒燥碾末，约有升半，配以炒红曲升半，共为末听用。将鱼块称有十斤，用好酒二碗，盐一斤，夏月用盐一斤四两，拌鱼腌磁器内。冬腌半月，春夏十日。取起洗净，布包榨十分干。以川椒二两，砂仁一两，茴香五钱，红豆五钱，甘草少许，为末，麻油一斤八两，葱白头一斤，先合米曲末一升，拌和纳坛中，用石压实。冬月十五日可吃，夏月七八日可吃。吃时再加椒料米醋为佳。

水炸肉又名擘烧

将猪肉生切作二指大长条子，两面用刀花界如砖阶样。次将香油、甜酱、花椒、茴香拌匀。将切碎肉揉拌匀了，少顷，锅内下猪脂熬油一碗，香油一碗，水一大碗，酒一小碗，下料拌匀，以浸过为止。再加蒜榔一两，蒲盖焖。肉酥起锅食之。如无脂油，要油气故耳。

清蒸肉

用好猪肉煮一滚，取净方块，水漂过，刮净，将皮用刀界碎。将大小茴香、花椒、草果、官桂，用稀布包作一包，放荡锣内，上压肉块，先将鸡鹅清过好汁调和滋味浇在肉上，仍盖大葱、腌菜、蒜榔入汤锅内，盖住蒸之。食时，去葱蒜菜并包料食之。

炒羊肚儿

将羊肚洗净，细切条子。一边大滚汤锅，一边热熬油锅。先将肚子入汤锅，笊篱一焯，就将粗布扭干汤气，就火急落油锅内炒。将熟，加葱花、蒜片、花椒、茴香、酱油、酒、醋调匀，一烹即起，香脆可食。如迟慢,即润如皮条,难吃。

炒 腰 子

将猪腰子切开,剔去白膜筋丝,背面刀界花儿。落滚水微焯,漉起,入油锅一炒,加小料葱花、芫荽、蒜片、椒、姜、酱汁、酒、醋,一烹即起。

蛏 鲊

蛏一斤,盐一两,腌一伏时,再洗净控干,布包石压,加熟油五钱姜、橘丝五钱,盐一钱,葱丝五分,酒一大盏,饭糁一合磨米拌匀,入瓶泥封,十日可供。鱼鲊同。

又风鱼法

每鱼一斤,盐四钱,加以花椒、砂仁、葱花、香油、姜丝、橘细丝,腌压十日,挂烟熏处。

糖 炙 肉并烘肉巴

猪肉去皮骨,切作二寸大片。将砂糖少许,去气息酱、大小茴香、花椒拌肉。见日一晾即收。将香油熬熟,下肉盖定。勿烧火,以酥为度。肉巴,用精嫩切条片,盐少腌之,后用椒料拌肉,见日一晾,炭火铁床上炙之,食。

酱蟹、糟蟹、醉蟹三法

香油入酱油内,亦可久留不砂。又法:糟、醋、酒、酱各一碗,蟹多,加盐一碟。又法:用酒七碗,醋三碗,盐二碗,醉蟹亦妙。炭一块,则蟹膏不沙。以白芷一钱入醉蟹,则膏结实。恐有药气,不佳。

晒虾不变红色

虾用盐炒熟,盛箩内,用井水淋洗,去盐晒干,色红不变。

煮 鱼 法

凡煮河鱼，先放水下烧，则骨酥。江海鱼先调滚汁下锅，则骨坚也。

煮蟹青色、蛤蜊脱丁

用柿蒂三五个，同蟹煮，色青。用枇杷核内仁，同蛤蜊煮，脱丁。

造 肉 酱 法

精肉四斤，去筋骨，酱一斤八两，研细盐四两，葱白细切一碗，川椒、茴香、陈皮各五六钱，用酒拌各料并肉如稠粥，入坛封固，晒烈日中十余日。开看干，再加酒，淡，再加盐。又封以泥，晒之。

黄 雀 鲊

每只治净，用酒洗拭干，不犯水。用麦黄、红曲、盐、椒、葱丝，尝味和为止。却将雀入扁坛内，铺一层，上料一层，装实。以箬盖篾片扦定，候卤出，倾去，加酒浸，密封久用。

治食有法条例

洗猪肚用面，洗猪脏用砂糖，不气。煮笋入薄荷，少加盐，或以灰，则不敛。糟蟹坛上，加皂角半锭，可留久。洗鱼滴生油一二点，则无涎。煮鱼下末香，不腥。煮鹅下樱桃叶数片，易软。煮陈腊肉将熟，取烧红炭投数块入锅内，则不油敛气。煮诸般肉，封锅口，用楮实子一二粒同煮，易烂又香。夏月肉单用醋煮，可留十日。面不宜生水过，用滚汤停冷过之。烧肉忌桑柴火。酱蟹、糟蟹、忌灯照，照则沙。酒酸，用赤小豆一升，炒焦，袋盛入酒坛中则好。

染坊沥过淡灰，晒干，用以包藏生黄瓜、茄子，至冬月可食。

用松毛包藏橘子，三四月不干，绿豆藏橘亦可。

五月以麦面煮成粥糊，入盐少许，候冷，倾入瓮中，收新鲜红色未熟桃，纳满瓮中，封口，至冬月如生。蜜煎黄梅，时换蜜，用细辛放顶上，不生小虫。用腊水同薄荷一握，明矾少许，入瓮中，投浸枇杷、林檎、杨梅于中，颜色不变，味凉可食。

饮馔服食笺 中卷

家蔬类

皆余手制，曾经知味者笺入，非漫录也。或传有不同，悉听制度。

配盐瓜菽

老瓜嫩茄，合五十斤。每斤用净盐二两半，先用半两腌瓜茄一宿，出水。次用橘皮五斤，新紫苏连根三斤，生姜丝三斤，去皮杏仁二斤，桂花四两，甘草二两，黄豆一斗煮，酒五斤，同拌入瓮，合满捺实。箬五层，竹片捺定，箬裹泥封，晒日中。两月取出，入大椒半斤，茴香、砂仁各半斤，匀晾晒在日内，发热乃酥美。黄豆须拣大者，煮烂以麸皮罨熟，去麸皮，净用。

糖蒸茄

牛奶茄嫩而大者，不去蒂，直切成六棱。每五十斤，用盐一两拌匀，下汤焯令变色，沥干，用薄荷、茴香末夹在内，砂糖二斤，醋半钟，浸三宿，晒干，还卤直至卤尽茄干，压扁收藏之。

蒜梅

青硬梅子二斤，大蒜一斤，或囊剥净，炒盐三两，酌量水煎汤，停冷浸之。候五十日后，卤水将变色，倾出再煎其水，停冷浸之，入瓶。至七月后食，梅无酸味，蒜无荤气也。

酿　瓜

青瓜坚老而大者，切成两片，去穰，略用盐，出其水。生姜、陈皮、薄荷、紫苏，俱切作丝，茴香炒，砂仁，砂糖拌匀，入瓜内。用线扎定成个，入酱缸内。五六日取出，连瓜晒干收贮。切碎了晒。

蒜　瓜

秋间小黄瓜一斤，石灰、白矾汤焯过，控干，盐半两，腌一宿。又盐半两，剥大蒜瓣三两，捣为泥，与瓜拌匀，倾入腌下水中。熬好酒醋浸，着凉处顿放。冬瓜、茄子同法。

三煮瓜

青瓜坚老者，切作两片，每一斤用盐半两，酱一两，紫苏、甘草少许。腌伏时，连卤夜煮日晒，凡三次。煮后晒，至雨天留甑上蒸之，晒干收贮。

蒜苗干

蒜苗切寸段一斤，盐一两，腌出臭水。略晾干，拌酱糖少许，蒸熟，晒干收藏。

藏　芥

芥菜肥者，不犯水，晒至六七分干，去叶。每斤，盐四两，腌一宿。取出，每茎扎成小把，置小瓶中，倒沥尽其水，并前腌出水同煎取清汁，待冷，入瓶封固，夏月食。

绿豆芽

将绿豆冷水浸两宿，候涨换水淘两次，烘干。预扫地洁净，以水洒湿，铺纸一层，置豆于纸上，以盆盖之。一日两次洒水，候芽长。淘去壳，沸汤略焯，姜醋和之，肉炒尤宜。

芥　辣

二年陈芥子，研细水调，捺实碗内，韧纸封固。沸汤三五次泡出黄水，覆冷地上，顷后有气，入淡醋解开，布滤去渣。又法：加细辛二三分，更辣。

酱佛手香橼梨子

梨子带皮入酱缸内，久而不坏。香橼去穰酱皮，佛手全酱，新橘皮、石花、面筋，皆可酱食，其味更佳。

糟茄子法

五茄六糟盐十七，更加河水甜如蜜。茄子五斤，糟六斤，盐十七两，河水两小碗拌糟，其茄味自甜。此藏茄法也，非暴用者。又方：中样晚茄，水浸一宿，每斤用盐四两，糟一斤，亦妙。

糟　姜　方

姜一斤，糟一斤，盐五两，拣社日前可糟，不要见水，不可损了姜皮。用干布擦去泥，晒半干后，糟、盐拌之，入瓮。

糖　醋　瓜

用六月伏旋摘白生瓜，以五十斤为率，破作两片，去其练，切作寸许大，厚三分三刀块子。然后将箩盛于水，洗净，每十斤用盐五两，缸内盐之，约一个时翻转，再过半时沥起，摊在芦席上，猛日中晒令半干。先切橘皮丝、姜丝、花椒皮、炒盐筛净，将好醋下锅煎沸。每十斤用醋二十二两五钱，好砂糖十两，入盐醋内，倾于器中，候冷，将瓜干姜椒等，入醋拌匀。过宿翻转，又一宿再翻后收藏。只要泡洗器具干净，断水迹，向阴处收藏。

素 麸 鲊

用好麸六七个，扯如小指大条子，称五斤，入汤内煮三四沸，捺在筲箕内，带热榨干。先焙莳萝、茴香共半合，碾碎，不可细了。拣花椒片小半合，赤曲米大半合，以汤泡软。披葱头须半碗，杏仁一合许，去皮尖，擂碎，用酒调荡，熬油二两于锅内，候熟住火。先倾杏仁入油沸过，次下麸及料物，用铁铲频翻三四转，尝其咸淡，逐渐笊于器中。将温赤曲旋渗入捺实，以荷叶盖上，用竹片拴定，以石压之，三四个时辰可用。

又笋鲊方

春间取嫩笋，剥尽，去老头，切作四分大、一寸长块，上笼蒸熟，以布包裹，榨作极干，投于器中，下油用。制造与麸鲊同。

糟萝卜方

萝卜一斤，盐三两，以萝卜不要见水揩净，带须半根晒干。糟与盐拌过，次入萝卜又拌过，入瓮。此方非暴吃者。

做蒜苗方

苗用些少盐腌一宿，晾干，汤焯过，又晾干。以甘草汤拌过，上甑蒸之，晒干入瓮。

三 和 菜

淡醋一分，酒一分，水一分，盐、甘草调和其味得所。煎滚下菜，姜丝、橘皮丝各少许，白芷一二小片掺菜上，重汤顿，勿令开，至熟食之。

暴 齑

菘菜嫩茎，汤焯半熟，扭干，切作碎段。少加油略炒过，入器内，加醋些少，停少顷食之。

胡萝卜菜

取红细胡萝卜切片，同切芥菜，入醋略腌片时，食之甚脆。仍用盐些少，大小茴香、姜、橘皮丝同醋共拌，腌食。

胡萝卜鲊俗名红萝卜也

切作片子，滚汤略焯，控干，入少许葱花、大小茴香、姜、橘皮丝、花椒末、红曲研烂，同盐拌匀，腌一时，食之。

又方

白萝卜、茭白生切，笋煮熟，三物俱同此法作鲊，可供。

晒淡笋干

鲜笋猫儿头，不拘多少，去皮，切片条，沸汤焯过，晒干收贮。用时，米泔水浸软，色白如银。盐汤焯，即腌笋矣。

蒜菜

用嫩白冬菜切寸段。每十斤用炒盐四两，每醋一碗，水二碗，浸菜于瓮内。

做瓜法

用坚硬生瓜，切开去穰，揩干，不要犯水，切三角小块。以十斤为率，用盐半斤，放在大盆内浸一宿，明早以麻布袋之，用石压干。莳萝、茴香、花椒、橘皮、紫苏、生姜各五钱，俱切丝，和瓜拌匀。好砂糖十两，以醋三碗碾糖极烂，以磁器盛之。把在日中晒，频翻转，以汁尽为度，干则入瓶收贮。

淡茄干方

用大茄洗净，锅内煮过，不要见水擘开，用石压干，趁日色晴，先把瓦晒热，摊茄子于瓦上，以干为度。藏至正二月内，和物匀食，其味如新茄之味。

十香咸豉方

生瓜并茄子相半，每十斤为率，用盐十二两，先将内四两腌一宿，沥干。生姜丝半斤，活紫苏连梗切断半斤，甘草末半两，花椒拣去梗核碾碎二两，茴香一两，莳萝一两，砂仁二两，藿叶半两，如无亦罢。先五日，将大黄豆一升煮烂，用炒麸皮一升，拌罨做黄子，待熟过筛去麸皮，止用豆豉。用酒一瓶，醋糟大半碗，与前物共和打拌。泡干净瓮入之，捺实。用箬四五重盖之，竹片廿字扦定，再将纸箬扎瓮口，泥封，晒日中，至四十日取出，略晾干，入瓮收之。如晒可二十日，转过瓮，使口色周遍。

又造芥辣法

用芥菜子一合，入擂盆研细，用醋一小盏，以水和之。再用细绢挤出汁，置水缸凉处。临用时，再加酱油醋调匀，其辣无比，其味极妙。

芝麻酱方

熟芝麻一斗，捣烂，用六月六日水煎滚晾冷，用坛调匀，水淹一手指，封口。晒五七日后，开坛，将黑皮去后，加好酒酿糟三碗，好酱油三碗，好酒二碗，红曲末一升，炒绿豆一升，炒米一升，小茴香末一两和匀，过二七日后用。

盘酱瓜茄法

黄子一斤，瓜一斤，盐四两，将瓜擦原腌瓜水拌匀。酱黄每日盘二次，七七四十九日入坛。

干闭瓮菜

菜十斤，炒盐四十两，用缸腌菜，一皮菜，一皮盐，腌三日，取起菜，入盆内揉一次，将另过一缸，盐卤收起听用。又过三日，又将菜取起，又揉一次，将菜另过一缸，留盐汁听用。如此九遍完，入瓮内，一层菜上，洒花椒、小茴香一层，又装菜，如此紧紧实实装好，将前留起菜卤，每坛浇三碗，泥起，过年可吃。

撒拌和菜

将麻油入花椒，先时熬一二滚收起。临用时，将油倒一碗，入酱油、醋、白糖些少，调和得法，安起。凡物用油拌的，即倒上些少拌吃，绝妙。如拌白菜、豆芽，水芹，须将菜入滚水焯熟，入清水漂着。临用时，榨干拌油方吃，菜色青翠不黑，又脆可口。

水豆豉法

将黄子十斤，好盐四十两，金华甜酒十碗。先日用滚汤二十碗，充调盐作卤，留冷淀清听用。将黄子下缸，入酒、入盐水，晒四十九日，完，方下大小茴香各三两，草果五钱，官桂五钱，木香三钱，陈皮丝一两，花椒一两，干姜丝半斤，杏仁一斤，各料和入缸内，又晒又打三日，将坛装起，隔年吃方好，蘸肉吃更妙。

倒齑菜

每菜一百斤，用盐五十两腌了，入坛装实。用盐卤调毛灰如干面糊，口上摊过封好，不必草塞。

辣芥菜清烧

用芥菜，不要落水，晾干软了，用滚汤一焯就起，笊篱捞在筛子内晾冷。将焯菜汤晾冷，将筛子内菜用松盐些少撒拌入瓶，后加晾冷菜卤浇上，包好安顿冷地上。

蒸干菜

将大棵好菜择洗干净，入沸汤内焯五六分熟，晒干。用盐、酱、莳萝、花椒、砂糖、橘皮同煮极熟，又晒干，并蒸片时，以磁器收贮。用时，着香油揉，微用醋，饭上蒸食。

鹌鹑茄

拣嫩茄切作细缕，沸汤焯过，控干。用盐、酱、花椒、莳萝、茴香、甘草、陈皮、杏仁、红豆，研细末，拌匀，晒干，蒸过收之。用时，以滚汤泡软，蘸香油炸之。

食香瓜茄

不拘多少，切作棋子，每斤用盐八钱，食香同瓜拌匀，于缸内腌一二日，取出控干。日晒，晚复入卤水内，次日又取出晒。凡经三次，勿令太干，装入坛内用。

糟瓜茄

瓜茄等物，每五斤，盐十两，和糟拌匀。用铜钱五十文，逐层铺上，经十日取钱，不用别换糟，入瓶收久，翠色如新。

茭白鲊

鲜茭切作片子，焯过，控干。以细葱丝，莳萝、茴香、花椒、红曲研烂，并盐拌匀，同腌一时食。藕梢鲊同此造法。

糖醋茄

取新嫩茄切三角块，沸汤漉过，布包榨干，盐腌一宿，晒干。用姜丝、紫苏拌匀，煎滚糖醋泼浸，收入磁器内。瓜同此法。

糟　姜

社前取嫩姜，不拘多少，去芦擦净。用酒和糟盐拌匀入磁坛中，上加砂糖一块，箬叶扎口，泥封。七日可食。

腌盐菜

白菜削去根及黄老叶，洗净控干。每菜十斤，用盐十两，甘草数茎，以净瓮盛之，将盐撒入菜丫内，摆于瓮中，入莳萝少许，以手按实。至半瓮，再入甘草数茎，候满瓮，用砖石压定。腌三日后，将菜倒过，扭去卤水，于干净器内另放。忌生水。却将卤水浇菜内。候七日，依前法再倒，用新汲水淹浸，仍用砖石压之。其菜味美香脆。若至春间食不尽者，于沸汤内焯过，晒干收之。夏间将菜温水浸过，压干，入香油拌匀，以磁碗盛于饭上蒸过食之。

蒜冬瓜

拣大者去皮穰，切如一指阔。以白矾、石灰煎汤焯过，漉出控干。每斤用盐二两，蒜瓣三两，捣碎，同冬瓜装入磁器，添以熬过好醋浸之。

腌盐韭法

霜前拣肥韭无黄梢者，择净，洗，控干。于磁盆内铺韭一层，糁盐一层，候盐、韭匀铺尽为度。腌一二宿，翻数次，装入磁器内，用原卤，加香油少许尤妙。或就韭内腌小黄瓜，小茄儿，别用盐腌去水，韭内拌匀收贮。

造谷菜法

用春不老菜苔，去叶洗净，切碎如钱眼子大，晒干水气，勿令太干。以姜丝炒黄豆瓣，每菜一斤，用盐一两。入食香相停，揉回卤性，装入罐内，候熟随用。

黄芽菜

将白菜割去梗叶，只留菜心，离地二寸许，以粪土壅平，用大缸覆之。缸外以土密壅，勿令透气。半月后取食，其味最佳。黄芽韭、姜芽、萝卜芽、川芎芽，其法亦同。

酒豆豉方

黄子一斗五升，筛去面令净，茄五斤，瓜十二斤，姜筋十四两，橘丝随放，小茴香一升，炒盐四斤六两，青椒一斤，一处拌入瓮中，捺实。倾金花酒或酒娘，淹过各物两寸许，纸箬扎缚，泥封。露四十九日，坛上写东西字记号，轮晒日满，倾大盆内，晒干为度，以黄草布罩盖。

红盐豆

先将盐霜梅一个，安在锅底下，淘净大粒青豆盖梅。又在豆中作一窝，下盐在内。用苏木煎水，入白矾些少，沿锅四边浇下，平豆为度。用火烧干，豆熟，盐又不泛而红。

五美姜

嫩姜一斤，切片，用白梅半斤，打碎，去仁，入炒盐二两拌匀，晒三日。次入甘松一钱，甘草五钱，檀香末二钱又拌，晒三日收用。

腌芥菜每菜十斤，用盐八两为则。

十月内，采鲜嫩芥菜，切碎，汤焯，带水捞于盆内，与生莴苣、熟麻油、芥花、芝麻、盐，拌匀，实于瓮内。三五日吃，至春不变。

食香萝卜每萝卜十斤，用盐八两腌之。

切作骰子大，盐腌一宿，日中晒干，切姜、橘丝、大小茴香，拌匀，煎滚热醋浇上。用磁瓶盆盛，日中晒干收贮。

糟萝卜茭白笋菜瓜茄等物

用石灰、白矾煎汤，冷定，将前物浸一伏时，将酒滚热泡糟，入盐，又入铜钱一二文，量糟多少加入，腌十日取起。另换好糟，入盐酒拌入坛内收贮，箬扎泥封。

五辣醋方

酱一匙，醋一钱，白糖一钱，花椒五七粒，胡椒一二粒，生姜一分，或加大蒜一二蒲，更妙。

野蔌类

余所选者，与王西楼远甚，皆人所知可食者，方敢录存，非王所择，有所为而然也。

黄香萱

夏时采花洗净，用汤焯，拌料可食。入爊素品，如豆腐之类极佳。凡欲食此野菜品者，须要采洗洁净，仍看叶背心科小虫，不令误食。先办料头，每醋一大酒盅，入甘草末三分，白糖霜一钱，麻油半盏和起作拌菜料头。或加捣姜些少，又是一制。凡花菜采来，洗净，滚汤焯起，速入水漂一时，然后取起榨干，拌料供食，其色青翠，不变如生，且又脆嫩不烂，更多风味。家菜亦如此法。他若炙煿作齑，不在此制。

甘菊苗

甘菊花春夏旺苗，嫩头采来，汤焯如前法食之。以甘草水和山药粉拖苗油炸，其香美佳甚。

枸杞头

枸杞子嫩叶及苗头，采取如上食法，可用以煮粥更妙。四时惟冬食子。

菱科

夏秋采之，去叶去根，惟留梗上圆科，如上法熟食亦佳，糟食更美。野菜中第一品也。

莼菜

四月采之，滚水一焯，落水漂用。以姜醋食之亦可。作肉羹亦可。

野苋菜

夏采熟食，拌料炒食俱可，比家苋更美。

野白荠

四时采嫩者，生熟可食。

野萝卜

菜似萝卜，可采根苗熟食。

蒌蒿

春初采心苗，入茶最香，叶可熟食。夏秋茎可作齑。

黄连头

即药中黄连，采头，盐腌晒干，入茶最佳，或以熟食亦美。

水芹菜

春月采取，滚水焯过，姜醋麻油拌食，香甚。或汤内加盐焯过，晒干，或就入茶供亦妙。

茉莉叶

茉莉花嫩叶采洗净，同豆腐熝食，绝品。

鹅脚花

采单瓣者可食，千瓣者伤人。汤焯，加盐拌料，亦可熝食，如入瓜齑炒食俱可。春时食苗。

栀子花一名薝蔔。

采花洗净，水漂去腥，用面入糖盐作糊，花拖油炸食。

金豆儿即决明子。

采豆汤焯，可供茶料，香美甘口。

金雀花

春初采花，盐汤焯，可充茶料拌料，亦可供馔。

紫花儿

花叶皆可食。

香春芽

采头芽，汤焯，少加盐，晒干，可留年余。以芝麻拌供。新者可入茶。最宜炒面筋食，佳。熝豆腐素菜，无一不可。

蓬蒿

采嫩头，二三月中方盛，取来洗净，加盐少腌，和粉作饼，油炸，香美可食。

灰 苋 菜

采成科，熟食、煎炒俱可。比家苋更美。

桑 菌 柳 菌

俱可食，采以同素品熝食。

鹅 肠 草粗者是。

采，可焯熟拌料食之。

鸡 肠 草

同上食。

绵 絮 头

色白，生田埂上，采洗净，捣如绵，同粉面作饼食。

荞 麦 叶

八九月采初出嫩叶，熟食。

西 洋 太 紫

七八月采叶熝豆腐，妙品。

蘑 菇

采取晒干，生食作羹，美不可言。素食中之佳品也。

竹 菇

此更鲜美，熟食无不可者。

金莲花

夏采叶梗浮水面，汤焯，姜、醋、油拌食之。

天茄儿

盐焯供茶，姜醋拌供馔。

看麦娘

随麦生垅上，春采熟食。

狗脚迹

生霜降时，叶如狗脚，采以熟食。

斜蒿

三四月生，小者全科可用，大者摘嫩头，汤中焯过，晒干。食时，再用汤泡料拌食之。

眼子菜

六七月采，生水泽中，青叶紫背，茎柔滑细，长数尺，采以汤焯，熟食。

地踏叶

一名地耳，春夏中生雨中，雨后采。用姜醋熟食。日出即没而干枝。

窝螺荠

正二月采之，熟食。

马齿苋

初夏采，沸汤焯过，晒干，冬用旋食。

马兰头

二三月丛生，熟食，又可作齑。

茵陈蒿即青蒿儿。

春时采之，和面作饼炊食。

雁儿肠

二月生，如豆芽菜，熟食，生亦可食。

野茭白菜

初夏生水泽旁，即茭芽儿也，熟食。

倒灌荠

采之熟食。亦可作齑。

苦麻苔

三月采，用叶，捣和面作饼食之。

黄花儿

正二月采，熟食。

野荸荠

四时采，生熟可食。

野绿豆

叶茎似绿豆而小，生野田，多藤蔓，生熟皆可食。

油灼灼

生水边，叶光泽，生熟皆可食。又可腌作干菜蒸食。

板荠荠

正二月采之，炊食。三四月不可食矣。

碎米荠

三月采，止可作齑。

天藕儿

根如藕而小，炊熟作藕菜，拌料食之。叶不可食。

蚕豆苗

二月采为茹，麻油炒，下盐酱煮之，少加姜葱。

苍耳菜

采嫩叶，洗焯，以姜盐苦酒拌食，去风湿。子可杂米粉为糗。

芙蓉花

采花，去心蒂，滚汤泡一二次，同豆腐少加胡椒，红白可爱。

葵菜比蜀葵丛短而叶大，性温。

采叶，与作菜羹同法食。

丹桂花

采花，洒以甘草水，和米舂粉作糕。清香满颊。

莴苣菜

采梗，去叶去皮，寸切，以滚汤泡之，加姜油糖醋拌之。

牛蒡子

十月采根，洗净，煮毋太甚，取起捶碎扁压干。以盐、酱、萝、姜、椒、熟油诸料拌，浸一二日收起，焙干。如肉脯味。

槐角叶

采嫩叶细净者，捣为汁，和面作淘，以醯酱为熟齑食。

椿树根

秋前采根，捣筛，和面作小面块，清水煮服。

百合根

采根瓣，晒干，和面作汤饼蒸食。甚益气血。

栝蒌根

深掘大根，削皮至白，寸切，水浸，一日一换。至五七日后收起，捣为浆末。以绢滤其细浆粉，候干为粉，和粳米为粥，加以乳酪，食之甚补。

雕菰米

雕菰，即今胡穄也。曝干，砻洗造饭，香不可言。

锦带花

采花作羹，柔脆可食。

菖蒲

石菖蒲、白术，煮，为末，每一斤用山药三斤，炼蜜水和入面内，作饼蒸食。

李子

取大李子，剜去核，用白梅、甘草，泡滚汤焯之，以白糖和松子、榄仁研末填入，甑上蒸熟食之。

山芋头

采芋为片，用榧子煮过去苦，杏仁为末，少加酱水或盐和面，将芋片拖煎食之。

东风荠即荠菜也。

采荠一二斤，洗净，入淘米三合水三升、生姜一芽头，捶碎，同入釜中和匀，上浇麻油一蚬壳，再不可动，以火煮之。动则生油气也。不着一些盐醋。若知此味，海陆八珍皆可厌也。

玉簪花

采半开蕊，分作二片，或四片，拖面煎食。若少加盐、白糖，入面调匀拖之，味甚香美。

栀子花又一法再录。

采半开花，矾水焯过，入细葱丝、大小茴香、花椒、红曲、黄米饭研烂，同盐拌匀，腌压半日食之。用矾焯过，用蜜煎之，其味亦美。

木　　菌

用朽桑木、樟木、楠木，截成一尺长段，腊月扫烂叶，择肥阴地，和木埋于深畦，如种菜法。春月用米泔水浇灌，不时菌出，逐日灌以三次，即大如拳。采同素菜炒食，作脯俱美。木上生者，且不伤人。

藤　　花

采花洗净，盐汤洒拌匀，入甑蒸熟，晒干，可作食馅子，美甚。荤用亦佳。

江　　荠

生腊月，生熟皆可食。花时勿食，但可作齑。

商　　陆

采苗茎洗净，蒸熟，食加盐料。紫色者味佳。

牛　　膝

采苗如剪韭法，可食。

湖　　藕

采生者，截作寸块，汤焯，盐腌去水。葱油少许，姜橘丝、大小茴香、黄米饭研烂，细拌，荷叶包压，隔宿食之。

防　　风

采苗可作菜食，汤焯，料拌，极去风。

芭　　蕉

蕉有二种，根粘者为糯蕉，可食。取根，切作手大片子，灰汁煮令熟，去灰汁。又以清水煮，易以二次，令灰味尽。取压干，以盐、酱、大小茴香、花胡椒、干姜、熟油，研拌蕉根，入缸钵中腌一二日，取出少焙，略敲令软。食之，全似肥肉。

水　　菜

状似白菜，七八月间生田头水岸，丛聚色青。汤焯，酱煮可食。

莲　　房

取嫩去皮子并蒂，入灰煮，又以清水煮去灰味，同蕉脯法焙干，石压令扁，作片食之。

苦　益　菜即胡麻。

取嫩叶作羹，大甘脆滑。

松　花　蕊

采，去赤皮，取嫩白者，蜜渍之，略烧令蜜熟，勿太熟，极香脆美。

白　　芷

采嫩根，蜜渍糟藏皆可食。

防　风　芽

采嫩芽如胭脂色者，如常菜料拌食之。

天　门　冬　芽

川芎芽，水藻芽，牛膝芽，菊花芽，荇菜芽，同上拌料熟食。

水　　苔

春初采嫩者，淘择令极净，更要去沙石虫子，以石压干，入盐、油、花椒，切韭芽同拌入瓶，再加醋、姜，食之甚美。又可油炒，加盐酱亦善。

蒲芦芽

采嫩芽切断，以汤焯，布裹压干，加料如前作鲊，妙甚。

凤仙花梗

采梗肥大者，去皮，削令干净，早入糟，午间食之。

红花子

采子，淘去浮者，碓内捣碎，入汤泡汁。更捣更煎汁，锅内沸，入醋点住，绢挹之。似肥肉，入素食极精。

金雀花

春初开，形状金雀，朵朵可摘。用汤焯，作茶供。或以糖霜、油、醋拌之，可作菜，甚清。

寒豆芽

用寒豆淘净，将蒲包趁湿包裹，春冬置炕旁近火处，夏秋不必，日以水喷之，芽出，去壳洗净，汤焯，入茶供。芽长作菜食。

黄豆芽

大黄豆如上法，待其出芽些少许，取起，淘去壳，洗净煮熟，加以香荳、橙丝、木耳、佛手、柑丝拌匀，多著麻油、糖霜，入醋拌供，美甚。

酝造类

此皆山人家养生之酒，非甜即药，与常品迥异，豪饮者勿共语也。

桃源酒

白曲二十两，剉如枣核，水一斗浸之，待发。糯米一斗，淘极净，炊作烂饭，摊冷。以四时消息气候，投放曲汁中，搅如稠粥，候发。即更投二斗米饭，尝之，或不似酒，勿怪。候发，又二斗米饭，其酒即成矣。如天气稍暖，熟后三五日，瓮头有澄清者，先取饮之，纵令酣酌，亦无伤也。此本武陵桃源中得之，后被《齐民要术》中采缀编录，皆失其妙，此独真本也。今商议以空水浸米尤妙。每造，一斗水煮取一升，澄清汁浸曲，俟发。经一日，炊饭候冷，即出瓮中，以曲麦和，还入瓮中。每投皆如此。其第三第五，皆待酒发后，经一日投之。五投毕，待发定讫，一二日可压，即大半化为酒。如味硬，即每一斗蒸三升糯米，取大麦蘖曲一大匙，白曲末一大分，熟搅和，盛葛布袋中，纳入酒瓮，候甘美，即去其袋。然造酒北方地寒，即如人气投之，南方地暖，即须至冷为佳也。

香 雪 酒

用糯米一石，先取九斗，淘淋极清，无浑脚为度。以桶量米准作数，米与水对充，水宜多一斗，以补米足，浸于缸内。后用一斗米，如前淘淋，炊饭埋米上，草盖覆缸口二十余日。候浮，先沥饭壳，次沥起米，控干炊饭，乘热，用原浸米水澄去水脚。白曲作小块二十斤，拌匀米壳蒸熟，放缸底。如天气热，略出火气。打拌匀后，盖缸口，一周时打头耙，打后不用盖。半周时，打第二耙。如天气热，须再打出热气。三耙打绝，仍盖缸口候熟，如用常法。大抵米要精白，淘淋要清净，耙要打得热气透则不致败耳。

碧 香 酒

糯米一斗，淘淋清净，内将九升浸瓮内，一升炊饭。拌白曲末四两，用笤埋所浸米内，候饭浮，捞起。蒸九升米饭，拌白曲末十六两。先将净饭置瓮底，次以浸米饭置瓮内，以原淘米浆水十斤，或二十斤，以纸四五重密封瓮口。春数日，如天寒，一月熟。

腊　酒

用糯米二石，水与酵二百斤足称，白曲四十斤足称，酸饭二斗，或用米二斗起酵，其味浓而辣。正腊中造煮时，大眼篮二个，轮置酒瓶在汤内，与汤齐滚，取出。

建昌红酒

用好糯米一石，淘净，倾缸内，中留一窝，内倾下水一石二斗。另取糯米二斗煮饭，摊冷，作一团放窝内。盖讫，待二十余日饭浮，浆酸，漉去浮饭，沥干浸米。先将米五斗淘净，铺于甑底，将湿米次第上去，米熟，略摊气绝，翻在缸内中盖下，取浸米浆八斗、花椒一两，煎沸，出锅待冷。用白曲三斤，捶细，好酵母三碗，饭多少如常酒放酵法，不要厚了。天道极冷放暖处，用草围一宿。明日早，将饭分作五处，每放小缸中，用红曲一升，白曲半升取酵，亦作五分。每分和前曲饭同拌匀，踏在缸内，将余在熟尽放面上盖定。候二日打扒。如面厚，三五日打一遍，打后，面浮涨足，再打一遍，仍盖下。十一月，二十日熟；十二月，一月熟；正月，二十日熟。余月不宜造。榨取澄清，并入白檀少许，包裹泥定。头糟用熟水随意副入，多二宿便可榨。

五香烧酒

每料糯米五斗，细曲十五斤，白烧酒三大坛，檀香、木香、乳香、川芎、没药各一两五钱，丁香五钱，人参四两，各为末。白糖霜十五斤，胡桃肉二百个，红枣三升，去核。先将米蒸熟，晾冷，照常下酒法，则要落在瓮口缸内，好封口。待发，微热，入糖并烧酒、香料、桃枣等物在内，将缸口厚封，不令出气。每七日开打一次，仍封，至七七日，上榨如常。服一二杯，以腌物压之，有春风和煦之妙。

山芋酒

用山药一斤，酥油三两，莲肉三两，冰片半分，同研如弹。每酒一壶，投药一二丸，热服有益。

葡萄酒

法用葡萄子取汁一斗，用曲四两，搅匀，入瓮中封口，自然成酒，更有异香。又一法：用蜜三斤，水一斗，同煎，入瓶内，候温入曲末二两，白酵二两，湿纸封口，放净处。春秋五日，夏三日，冬七日，自然成酒，且佳。行功导引之时，饮一二杯，百脉流畅，气运无滞，助道所当不废。

黄精酒

用黄精四斤，天门冬去心三斤，松针六斤，白术四斤，枸杞五斤，俱生用，纳釜中。以水三石煮之一日，去渣，以清汁浸曲，如家酝法。酒熟，取清任意食之。主除百病，延年，变须发，生齿牙，功妙无量。

白术酒

白术二十五斤，切片，以东流水二石五斗，浸缸中二十日，去滓，倾汁大盆中，夜露天井中五夜，汁变成血，取以浸曲作酒，取清服，除病延年，变发坚齿，面有光泽，久服延年。

地黄酒

用肥大地黄切一大斗，捣碎，糯米五升作饭，曲一大升，三物于盆中揉熟，相匀倾入瓮中泥封。春夏二十一日，秋冬须二十五日。满日开看，上有一盏绿液，是其精华，先取饮之；余以生布绞汁如饴，收贮，味极甘美，功效同前。

菖蒲酒

取九节菖蒲生捣绞汁五斗。糯米五斗，炊饭。细曲五斤，相拌令匀，入磁坛密盖二十一日即开。温服，日三服之。通血脉，滋荣卫，治风痹、骨立、萎黄，医不能治。服一剂，百日后，颜色光彩，足力倍常，耳目聪明，发白变黑，齿落更生，夜有光明，延年益寿，功不尽述。

羊羔酒

糯米一石，如常法浸浆。肥羊肉七斤，曲十四两，杏仁一斤，煮去苦水。又同羊肉多汤煮烂，留汁七斗，拌前米饭，加木香一两同酝，不得犯水。十日可吃，味极甘滑。

天门冬酒

醇酒一斗，用六月六日曲末一升，好糯米五升，作饭。天门冬煎五升，米须淘讫，晒干，取天门冬汁浸。先将酒浸曲，如常法，候熟，炊饭适寒温用，煎汁和饭，令相入投之。春夏七日，勤看勿令热，秋冬十日熟。东坡诗云“天门冬熟新年喜，曲米春香并舍闻”是也。

松花酒

三月取松花如鼠尾者，细剉一升，用绢袋盛之。造白酒熟时，投袋于酒中心，井内浸三日，取出，漉酒饮之。其味清香甘美。

菊花酒

十月采甘菊花，去蒂，只取花二斤，择净入醅内搅匀，次早榨，则味香清冽。凡一切有香之花，如桂花、兰花、蔷薇，皆可仿此为之。

五加皮三骰酒

法用五加根茎、牛膝、丹参、枸杞根、金银花、松节、枳壳枝叶，各用一大斗，以水三大石，于大釜中煮取六大斗，去滓澄清水，准几水数浸曲，即用米五大斗炊饭，取生地黄一斗，捣如泥，拌下。二次用米五斗炊饭，取牛蒡子根，细切二斗，捣如泥，拌饭下。三次用米二斗炊饭，大蓖麻子一斗，熬捣令细，拌饭下之。候稍冷热，一依常法。酒味好，即去糟饮之。酒冷不发，加以曲末投之。味苦薄，再炊米二斗投之。若饭干不发，取诸药物煎汁热投。候熟去糟，时常饮之，多少常令有酒气。男女可服，亦无所忌。服之去风劳冷气，身中积滞宿疾，令人肥健，行如奔马，巧妙更多。

曲　　类

造酒美恶，全在曲精水洁。故曲为要药。若曲失其妙，酒何取焉？故录曲之妙方于后。

白　　曲

白面一担，糯米粉一斗，水拌，令干湿调匀，筛子格过，踏成饼子，纸包挂当风处，五十日取下，日晒夜露。每米一斗，下曲十两。

内府秘传曲方

白面一百斤，黄米四斗，绿豆三斗。先将豆磨去壳，将壳簸出，水浸放置一处听用。次将黄米磨末入面，并豆末和作一处，将收起豆壳浸水，倾入米面豆末内和起。如干，再加浸豆壳水，以可捻成块为准。踏作方曲，以实为佳，以粗桌晒六十日，三伏内做方好。造酒每石入曲七斤，不可多放，其酒清冽。

莲花曲

莲花三斤，白面一百五十两，绿豆三斗，糯米三斗，俱磨为末，川椒八两，如常造踏。

金茎露曲

面十五斤，绿豆三斗，糯米三斗为末踏。

襄陵曲

面一百五十斤，糯米三斗磨末，蜜五斤，川椒八两。

红白酒药

用草果五个，青皮、官桂、砂仁、良姜、茱萸、光乌，各二斤，陈皮、黄柏、香附子、苍术、干姜、甘菊花、杏仁，各一斤，姜黄、薄荷各半斤，每药料共称一斤，配糯米粉一斗，辣蓼二斤或五斤，水姜二斤捣汁，和滑石末一斤四两，如常法罨之。上料更加毕拨、丁香、细辛、三奈、益智、丁皮、砂仁各四两。

东阳酒曲

白面一百斤，桃仁三斤，杏仁三斤，草乌一斤，乌头三斤去皮，可减去其半，绿豆五升煮熟，木香四两，官桂八两，辣蓼十斤，水浸七日。沥母藤十斤，苍耳草十斤二桑叶包，同蓼草三味，入锅煎煮绿豆。每石米内，放曲十斤，多则不妙。

蓼曲

用糯米不拘多少，以蓼捣汁，浸一宿，漉出，以面拌匀，少顷，筛出浮面，用厚纸袋盛之，挂通风处。夏月制之，两月后可用。以之造酒，极醇美可佳。

饮馔服食笺 下卷

甜食类 五十八种

起糖卤法

凡做甜食，先起糖卤，此内府秘方也。

白糖十斤，或多少任意，今以十斤为率。用行灶安大锅，先用凉水二杓半，若杓小糖多，斟酌加水在锅内，用木耙搅碎，微火一滚，用牛乳另调水二杓点之。如无牛乳，鸡子清调水亦可。但滚起即点，却抽柴息火，盖锅闷一顿饭时，揭开锅，将灶内一边烧火，待一边滚，但滚即点。数滚如此点之，糖内泥泡沫滚在一边，将漏杓捞出泥泡，锅边滚的沫子又恐焦了，将刷儿蘸前调的水频刷。第二次再滚的泥泡聚在一边，将漏杓捞出。第三次用紧火将白水点滚处，沫子、牛乳滚在一边聚。一顿饭时，沫子捞得干净，黑沫去尽，白花见方好。用净绵布滤过入瓶。凡家伙俱要洁净，怕油腻不洁。故凡做甜食，若用黑沙糖，先须不拘多少，入锅煎大滚，用细夏布滤过，方好作用。白糖霜预先晒干方可。

炒面方

白面要重罗三次，将入大锅内，以木耙炒得大熟，上桌，轱轳捶碾细，再罗一次，方好作甜食。凡用酥油，须要新鲜，如陈了，不堪用矣。

松子饼方

松子饼,计一料:酥油六两,白糖卤六两,白面一斤。先将酥油化开,温入瓦盒内,倾入糖卤擦匀。次将白面和之,揉擦匀净,置桌上擀平,用铜圈印成饼子,上栽松仁,入拖盘熯燥用。

面和油法

不拘斤两,用小锅,糖卤用二杓,随意多少酥油,下小锅煎过,细布滤净,用生面随手下,不稀不稠,用小耙儿炒至面熟方好。先将糖卤熬得有丝,棍蘸起视之,可斟酌倾入油面锅内打匀,掇起锅,乘热泼在案上,擀开,切象眼块。

松子海啰噼方核桃仁,瓜仁同用。

糖卤入小锅,熬一顿饭时,搅冷,随手下炒面,后下刬碎松子仁搅匀。案上抹酥油,泼在案上擀开,切象眼块子。凡切块,要乘温切,若冷硬,难切恐碎。

白闰方

糖卤少加酥油同熬,炒面随手下,搅匀,上案擀开,切象眼块子。若用铜圈印之,即为甘露饼。

雪花酥方

油下小锅化开滤过,将炒面随手下,搅匀,不稀不稠,掇锅离火,洒白糖末下在炒面内,搅匀和成一处,上案擀开,切象眼块。

芝什麻方

糖卤下小锅熬至有丝。先将芝麻去皮晒干,或微炒干,研成末,随手下在糖内,搅匀和成一处,不稀不稠。案上先洒芝麻末使不沾，乘热泼在案面上，仍著芝麻末使不沾。轱轳捶擀开，切象眼块。

黄 闰 方

家常亦同。黑沙糖滤过，同糖卤一处熬，蜂蜜少许，熬成晾冷，随手下炒面。案上仍着酥油，擀开，切象眼块。

薄 荷 切 方

薄荷晒干，碾成细末。将糖卤下小锅熬至有丝，先下炒面少许，后下薄荷末，和成一处。案上先洒薄荷末，乘热上案，面上仍用薄荷末，擀开，切象眼块。

一 窝 丝 方

用细石板上一片，抹熟香油，又用炒面罗净，预备。

糖卤下锅熬成老丝，倾在石板上。用切刀二把，转遭掠起，待冷将稠，用手揉拔扯长，双摺一处，越拔越白。若冷硬，于火上烘之。拔至数十次，转成双圈。上案却用炒面放上，二人对扯，顺将炒面随手倾上，扯拔数十次，成细丝，却用刀切断分开，绾成小窝。其拔糖上案时，转折成圈，扯开又转折成圈，如此数十遭，即成细丝。

酥 儿 印 方

用生面搀豆粉同和，用手擀成条，如箸头大，切二分长，逐个用小梳掠印齿花收起。用酥油锅炸熟，漏杓捞起来，热洒白沙糖细末搅之。

荞 麦 花 方

先将荞麦炒成花，量多少，将糖卤加蜂蜜少许，一同下锅，不要动，熬至有丝，略大些，却将荞麦花随手下在锅内，搅匀，不要稀了。案上铺荞麦花，使不沾，将锅内糖花泼在案上擀开，切象眼块。

羊 髓 方

用羊乳子或牛乳子半瓶，搀水半盅，入白面三撮，滤过下锅，微微火熬之，待滚，随手下白沙糖，或糖霜亦可。然后用紧火，将木耙打一会，看得熟了，再滤过入壶，倾在碗内入供。

黑 闰 方

黑沙糖熬过，滤净，与糖卤对半相搀，下锅熬一顿饭时。将酥油半瓯在内共熬一回，用炒面随手加花椒末少许和成一块，上案擀开，切象眼块。

洒 孛 你 方

用熬麽古料熬成，不用核桃。舀上案，摊开，用江米末围定，铜圈印之，即是洒孛你。切象眼者，即名白糖块。

椒 盐 饼 方

白面二斤，香油半斤，盐半两，好椒皮一两，茴香半两，三分为率，以一分纯用油椒盐、茴香和面为穰，更入芝麻粗屑尤好。每一饼夹穰一块，捏薄入炉。又法：用汤与油对半，内用糖与芝麻屑并油为穰。

酥 饼 方

酥油四两，蜜一两，白面一斤，抻成剂，入印作饼上炉。或用猪油亦可，蜜二两尤妙。

风 消 饼 方

用糯米二升，捣极细为粉，作四分，一分作饽，一分和水作饼，煮熟，和见在二分。粉一小盏，蜜半盏，正发酒醅两块，白饧用炖熔开，与粉饼擀作春饼样薄皮，破不妨，熬盘上爆过，勿令焦，挂当风处。遇用，量多少入猪油中炸之，炸时用箸拨动。另用白糖炒面拌和得所，生麻布擦细，糁饼上。

又一方：只用细熟粉少许同煮，擀扯摊于筛上，晒至十分干。凡粉一斗，用芋末十二两。此法简妙。

肉油饼方

白面一斤，熟油一两，羊猪脂各一两，切如小豆大。酒二盏，与面搜和，分作十剂，擀开，裹精肉，入炉内煿熟。

素油饼方

白面一斤，真麻油一两，搜和成剂，随意加沙糖馅，印脱花样，炉内炕熟。

雪花饼方

用十分头罗雪白面，蒸熟十分白色。凡用面一斤，猪油六两，香油半斤，将猪脂切作骰子块，和少水，锅内熬烊，莫待油尽，见黄焦色，逐渐笊出。未尽再熬，再笊。如此则油白，和面为饼。底熬盘上，略放草柴灰，面铺纸一层，放饼在熯上。

芋饼方

生芋奶捣碎，和糯米粉为饼，油煎。或夹糖豆沙在内亦可，或用椒、盐、糖，拌核桃、橙丝俱可。

韭饼方

带膘猪肉作臊子，油炒半熟。韭生用，切细，羊脂剁碎，花椒、砂仁、酱拌匀。擀薄饼两个，夹馅子熯之。荠菜同法。

白酥烧饼方

面一斤，油二两，好酒醅作酵，候十分发起即用，揉令十分似芝麻糖者。如前法，每面一斤，糖二两，可做十六个，熯。

黄精饼方

用黄精蒸熟者，去衣须，和炒熟黄豆，去壳捣为末，加白糖卤揉为团，作饼食，甚清。

卷煎饼方

饼与薄饼同，馅用猪肉二斤，猪脂一斤，或鸡肉亦可，大概如馒头馅，须多用葱白或笋干之类，装在饼内，卷作一条，两头以面糊粘住，浮油煎令红焦色，或只熯熟，五辣醋供。素馅同法。

糖榧方

白面入酵，待发，滚汤搜成剂，切作榧子样。下十分滚油炸过，取出，糖面内缠之。其缠糖与面对和成剂。

肉饼方

每面一斤，用油六两。馅子与卷煎饼同，拖盘熯，用饴糖煎色刷面。

油饺儿方

面搜剂包馅作饺儿，油煎熟。馅同肉饼法。

麻腻饼子方

肥鹅一只，煮熟去骨，精肥各切作条子。用焯熟韭菜、生姜丝、茭白丝，焯过木耳丝、笋干丝，各排碗内。蒸熟麻腻并鹅汁，热滚浇饼，似春饼稍厚而小，每卷纳前味食之。

五香糕方

上白糯米，和粳米二六分，芡实干一分，人参、白术、茯苓、砂仁总一分，磨极细筛过，用白沙糖滚汤拌匀，上甑。粉一斗，加芡实四两，白术二两，茯苓二两，人参一两，砂仁一钱，共为细末，和之，白糖一升拌入。

松糕方

陈粳米一斗，砂糖三斤。米淘极净烘干，和糖，洒水入臼舂碎。于内留二分米拌舂，其粗令净。或和蜜，或纯粉，则择去黑色米。凡蒸糕须候汤沸，渐渐上粉，要使汤气直上，不可外泄，不可中阻。其布宜疏，或稻草摊甑中。

裹蒸方

糯米蒸软熟，和糖拌匀，用箬叶裹作小角儿再蒸。

凡用香头法

沙糖一斤，大蒜三囊，大者切三分，带根葱白七茎，生姜七片，麝香如豆大一粒，置各件瓶底。次置糖在上，先以花箬扎之，次以油单纸封，重汤内煮周时，经年不坏。临用，旋取少许，便香。

煮砂团方

沙糖入赤豆，或绿豆，煮成一团。外以生糯米粉裹作大团蒸，或滚汤内煮亦可。

粽子法

用糯米淘净，夹枣、栗、柿干、银杏、赤豆。以茭叶或箬叶裹之。一法：以艾叶浸水裹，谓之艾香粽子。凡煮粽子，必用稻柴灰淋汁煮，亦有用些许石灰煮者，欲其茭叶青而香也。

玉灌肺方

真粉、油饼、芝麻、松子、胡桃、茴香，六味拌和成卷，入甑蒸熟，切作块子，供食美甚。不用油，入各物粉或面同拌蒸，亦妙。

臊子肉面方

猪肉嫩者，去筋皮骨，精肥相半，切作骰子块。约量水与酒，煮半熟，用胰脂研成膏，和酱倾入。次下香椒、砂仁，调和其味得所。煮水与酒不可多。其肉先下肥，又次下葱白，不可带青叶。临锅调绿豆粉作糨。

馄饨方

白面一片，盐三钱，和如落索面。更频入水搜和为饼剂，少顷操百遍，摘为小块，擀开，绿豆粉为饽，四边要薄，入馅其皮坚。膘脂不可搭在精肉，用葱白先以油炒熟，则不荤气。花椒、姜末、杏仁、砂仁、酱，调和得所，更宜笋菜，炸过莱菔之类，或虾肉、蟹肉、藤花、诸鱼肉，尤妙。下锅煮时，先用汤搅动，置竹篠在汤内，沸，频频洒水，令汤常如鱼津样滚，则不破，其皮坚而滑。

水滑面方

用十分白面，揉搜成剂，一斤作十数块，放在水内，候其面性发得十分满足，逐块抽拽下汤煮熟。抽拽得阔薄乃好。麻腻，杏仁腻、咸笋干、酱瓜、糟茄、姜、腌韭、黄瓜丝作齑头。或加煎肉尤妙。

到口酥方

用酥油十两，白糖七两，白面一斤，将酥化开倾盆内。入白糖和匀，用手揉擦半个时辰，入面和作一处令匀。擀为长条，分为小烧饼，拖炉微微火熯熟食之。

柿霜清膈饼方

用柿霜二斤四两，橘皮半斤，桔梗四两，薄荷六两，干葛二两，防风四两，片脑一钱，共为末。甘草膏和作印饼食。一方：加川百药煎一两。

鸡酥饼方

白梅肉十两，麦门冬六两，白糖一斤，紫苏六两，百药煎四两，人参二两，乌梅二两，薄荷叶四两，共为末。甘草膏和匀，为饼或丸，上加白糖为衣。

梅苏丸方

乌梅肉二两，干葛六钱，檀香一钱，紫苏叶三钱，炒盐一钱，白糖一斤。

上为末。将乌梅肉研如泥和料，作小丸子用。

水明角儿法

白面一斤，用滚汤内逐渐撒下，不住手搅成稠糊，分作一二十块，冷水浸至雪白，放桌上拥出水。入豆粉对配，搜作薄皮，内加糖果为馅。笼蒸食之，妙甚。

造粟腐法

罂粟和水研细，先布后绢滤去壳，入汤中如豆腐浆，下锅令滚，入绿豆粉搅成腐。凡粟二分，豆粉一分。芝麻同法。

麸鲊

麸切作细条一斤，红曲末染过，杂料物一升，笋干、红萝卜、葱白，皆用丝，熟芝麻、花椒二钱，砂仁、莳萝、茴香各半钱，盐少许，香油熟者三两，拌匀供之。用各物拌之下油锅炒为齑亦可。

煎　麸

上笼麸坯，不用石压，蒸熟切作大片。料物、酒、酱，煮透晾干，油锅内浮煎用之。

神仙富贵饼

用白术一斤，菖蒲一斤，米泔水浸，刮去黑皮，切作片子。加石灰一小块同煮，去苦水曝干。加山药四斤，共为末，和面对配，作饼蒸食。或加白糖同和，擀作薄饼，蒸熯皆可。自有物外清香富贵。

造酥油法

用牛乳下锅滚一二沸，倾在盆内。候冷定，面上结成酪皮。将酪皮锅内煎油出，去粗，倾碗内，即是酥油。

光烧饼方

烧饼，每面一斤，入油两半，炒盐一钱，冷水和搜，轱辘捶研开，鏊上煿待硬，缓火内烧熟用，极脆美。

复炉烧饼法

核桃肉退去皮者一斤，剁碎，入蜜一斤。以炉烧酥油饼一斤为末，拌匀，捏作小团。仍用酥油饼剂包之，作饼，入炉内烧熟。

糖薄脆法

白糖一斤四两，清油一斤四两，水二碗，白面五斤，加酥油、椒、盐、水少许，搜和成剂，擀薄如酒盅口大。上用去皮芝麻撒匀，入炉烧熟，食之香脆。

酥黄独方

熟芋切片，用杏仁、榧子为末，和面拌，酱拖芋片，入油锅内炸食，香美可人。

高丽栗糕方

栗子不拘多少，阴干去壳，捣为粉。三分之一加糯米粉拌匀，蜜水拌润，蒸熟食之。以白糖和入，妙甚。

荆芥糖方

用荆芥细枝扎如花朵，蘸糖卤一层，蘸芝麻一层，焙干用。

花红饼方

用大花红，批去皮，晒二日，用手压扁。又晒，蒸熟收藏。硬大者方好。须用刀花作瓜棱。

豆膏饼方

大黄豆炒去皮，为末，入白糖、芝麻、香头，和匀为印饼食之。

法制药品类 二十四种

法制半夏

开胃健脾，止呕吐，去胸中痰满，兼下肺气。

半夏八两，圆白者，切二片　晋州绛矾四两　丁皮三两　草豆蔻二两　生姜五两，切成片

上件，洗半夏去滑，焙干。三药粗锉，以大口瓶盛。生姜片，前药一处用好酒三升浸，春夏三七日，秋冬一月，即取出半夏，水洗焙干，余药不用。不拘时候，细嚼一二枚，服至半月，咽喉自然香甘。

法制橘皮

《日华子》云："皮暖，消痰止嗽，破癥瘕痃癖。"

橘皮半斤，去穰　白檀一两　青盐一两　茴香一两

上件四味，用长流水二大碗同煎，水干为度。拣出橘皮，放于磁器内，以物覆之，勿令透气。每日空心，取三五片细嚼，白汤下。

法制杏仁

疗肺气咳嗽，止气喘促，腹脾不通，心腹烦闷。

板杏一斤，滚灰水焯过，晒干，麸炒熟，炼蜜，拌杏仁匀，用下药末拌　茴香炒　人参　缩砂仁各二钱　粉草三钱　陈皮三钱　白豆蔻　木香各二钱

上为细末。拌杏仁令匀，每用七枚，食后服之。

酥杏仁法

杏仁不拘多少，香油炸，焦糊色为度。用铁丝结作网兜，搭起候冷定，食极脆美。

法制缩砂

消化水谷，温暖脾胃。

缩砂十两，去皮，以朴硝水浸一宿，晾干，以麻油焙燥香熟为度　桂花　粉草各一钱半，以上共碾为末

上件，和匀为丸，遇酒食后，细嚼。

醉乡宝屑

解醒，宽中，化痰。

陈皮四两　缩砂四钱　红豆一两六钱　粉草二两四钱　生姜　丁香一钱，锉

葛根三两，以上共㕮咀　白豆蔻一两，锉　盐一两　巴豆十四粒，不去皮壳，用铁丝穿

上件，用水二碗煮，耗干为度，去巴豆，晒干。细嚼，白汤下。

木香煎

木香二两，捣罗细末，用水三升，煮至二升。入乳汁半升，蜜二两，再入银石器中，煎如稀面糊，即入罗过粳米粉半合。又煎，候米熟稠硬，擀为薄饼，切成棋子，晒干为度。

法制木瓜

取初收木瓜，于汤内焯过，令白色，取出放冷。于头上开为盖子，以尖刀取去穰了，便入盐一小匙，候水出，即入香药：官桂、白芷、藁本、细辛、藿香、川芎、胡椒、益智子、砂仁，上件药捣为细末，一个木瓜，入药一小匙。以木瓜内盐水调匀，更曝，候水干，又入熟蜜令满，曝，直候蜜干为度。

法制虾米

虾米一斤，去皮壳，用青盐、酒炒。酒干，再添再炒，香熟为度。真蛤蚧，青盐酒炙酥脆为度。茴香，青盐酒炒，四两。净椒皮四两，青盐酒炒，不可过。浊煮酒约二升，用青盐调和为制。上先用蛤蚧、椒皮、茴香三味制虾米，以酒尽为度。候香熟，取上件和前三味一并拌匀，再用南木香粗末二两同和，乘热入器，罨四围封固，候冷取用。每一两空心盐酒嚼下。益精壮阳，不可尽述。

香茶饼子

孩儿茶、芽茶四钱，檀香一钱二分，白豆蔻一钱半，麝香一分，砂仁五钱，沉香二分半，片脑四分，甘草膏和糯米糊搜饼。

法制芽茶

芽茶二两一钱作母，豆蔻一钱，麝香一分，片脑一分半，檀香一钱，细末，入甘草内缠之。

透顶香丸

孩儿茶、芽茶各四钱，白豆蔻一钱半，麝香五分，檀香一钱四分，甘草膏子丸。

硼砂丸

片脑五分，麝香四分，硼砂二钱，寒水石六两，甘草膏丸，朱砂四钱为衣。

山楂膏

山东大山楂刮去皮核，每斤入白糖霜四两，捣为膏，明亮如琥珀。再加檀屑一钱，香美可供。又可久放。

甘露丸

百药煎一两，甘松、诃子各一钱二分半，麝香半分，薄荷二两，檀香一钱六分，甘草末一两二钱五分，水拨丸，晒干，用甘草膏子入麝香为衣。

咸杏仁法

用杏仁连皮，以秋石和汤作卤，微拌，火上炒香燥，食之亦妙。

香橙饼子

用黄香橙皮四两，加木香、檀香各三钱，白豆仁一两，沉香一钱，荜澄茄一钱，冰片五分，共捣为末，甘草膏和成饼子入供。

莲子缠

用莲肉一斤，熟煮去皮心，拌以薄荷霜二两、白糖二两裹身，烘焙干入供。杏仁、榄仁、核桃，可同此制。

法制榧子

将榧子用磁瓦刮黑皮净，用薄荷霜、白糖熬汁，拌炒香燥入供。

法制瓜子

燕中大瓜子，用秋石化卤拌炒香燥入供。

橄榄丸

百药煎五钱，乌梅八钱，木瓜、干葛各一钱，檀香五分，甘草末五钱，甘草膏为丸，晒干用。

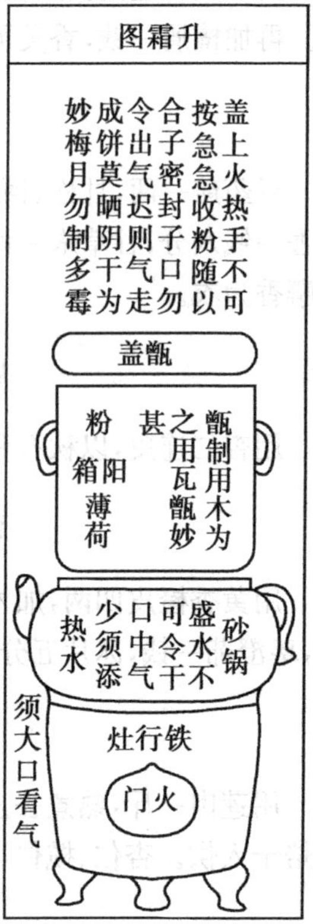

法制豆蔻

白豆蔻一两六钱，脑子一分，麝香半分，檀香七分五厘，甘草膏，豆蔻作母，脑麝为衣。

又制橘皮

塘南橘皮二十两，盐煮过。茯苓四钱，丁皮四钱，甘草末七钱，砂仁三钱，共为末，拌皮焙干入供。

煎甘草膏子法

粉草一斤，锉碎，沸汤浸一宿，尽入锅内满，用水煎至半，滤去渣，扭干取汁。再入锅，慢火熬至二碗。换大砂锅，炭火慢熬至一碗，以成膏子为度。其渣减水煎三两次，取入头汁内并煎。

升炼玉露霜方

用真豆粉半斤，入锅火焙无豆腥。先用干净龙脑薄荷一斤，入甑中，用细绢隔住，上置豆粉，将甑封盖，上锅蒸至顶热甚，霜已成矣。收起粉霜，每八两配白糖四两，炼蜜四两，拌匀，捣腻，印饼或丸。含之消痰降火，更可当茶，兼治火症。

服食方类

高子曰：余录神仙服食方药，非泛常传本，皆余数十年慕道精力，考有成据，或得经验，或传老道，方敢镌入。否恐误人。知者，当着慧眼宝用。

服松脂三法

采上白松脂一升，即今之松香　桑灰汁一石

先将灰汁一斗，煮松脂半干，将浮白好脂漉入冷水，候凝，复以灰汁一斗煮之，又取如上。两人将脂团圆扯长数十遍，又以灰汁一斗煮之，以十度煮完，遂成白脂。研细为末，每服一匙，以酒送下，空心，近午、晚日三服。服至十两不饥，夜视目明，长年不老。

又一法

以松脂一斤八两，用水五斗煮之，候消去浊滓，取清浮者投冷水中。如此投煮四十遍，方换汤五斗，又煮。凡三次，一百二十遍止，不可率意便止。煮成脂味不苦为度。其软如粉，同白茯苓为粉，同炼脂乘软丸如豆大。每服三十丸，九十日止。久当绝谷，自不欲饮食矣。

又一蒸法

上白松脂二十斤为一剂，以大釜中著水，釜上加甑。甑中先用白茅铺密，上加黄山土一寸厚，筑实，以脂放上，以物密盖，勿令通气。灶用桑柴燃之，釜中汤干，以热水旋添，蒸一炊久，乃接取脂入冷水中，候凝，又蒸。如此三遍，脂色如玉，乃止。每用白脂十斤，松仁三斤，柏子仁三斤，甘菊五升，共为细末，炼蜜为丸，桐子大。每服十丸，粥汤下。日三服或一服，百日以上不饥，延年不老，颜色莹润。

服雄黄三法

透明雄黄三两，闻之不臭，如鸡冠者佳，次用甘草、紫背天葵、地胆、碧棱花各五两四味为末，入东流水，同雄黄煮砂罐内三日，漉出，捣如粗粉。入猪脂内蒸一伏时，洗出，又同豆腐内蒸，如上二次。蒸时，甑上先铺黄山泥一寸，次铺脂蒸黄，其毒去尽，收起成细粉。每黄末一两，和上松脂二两，为丸，如桐子大。每服三五丸，酒下。能令人久活延年，发白再黑，齿落更生，百病不生，鬼神呵护，顶有红光。无常畏不敢近，疫疠不惹，特余事耳。

又制雄法

用明雄二两，先将破故纸四两、杏仁四两、枸杞四两、地骨皮四两、甘草四两，用水二斗，煎至一斗，去渣留汁。又取灶上烟筒内黑流珠四两，山家灶中百草霜四两，同雄一处研细，倾入药汁内熬干。入羊城罐内，上水下火打四炷香取出，冷定收起。每用以治心疾风痹，并膈气咳嗽，每服一分，效。

又一法

以黄入鸭肚煮三日夜，取黄用者。

服椒法陈晔括为之歌。

“青城山老人，服椒得妙诀，年过九十余，貌不类期耋。再拜而请之，忻然为我说：蜀椒二斤净，拣去梗核，及闭口者净称。解盐六两洁。其色青白，龟背者良。细研。掺盐慢火煮，煮透滚菊末。掺盐在椒上，用滚汤泡过椒五寸许，经宿，以银石器慢火煮，止留椒汁半盏。扫干地，铺净纸，倾椒在纸上，覆以新盆，封以黄土。经宿，取置盆内。将干菊花末六两，拌滚令匀，更洒所余椒汁。然后摊于筛子内晾干。菊须花小、色黄、叶厚、茎紫、气香、味甘、名曰甘菊，蕊可作羹者为真。阴干为末。初服十五丸，早晚不可辍。每月渐渐增，累之至二百。初服之月，早十五，晚如之。次月早晚各二十粒。第三月，增十粒，至二百粒止。盐酒或盐汤，任君意所啜。服及半年间，胸膈微觉塞。每日退十丸，还至十五粒。俟其无碍时，数复如前日，服半年后，觉胸膈间横塞如有物碍，即每日退十粒，至十五粒止。俟其无碍，所服仍如前。常令气薰蒸，否则前功失。须始终服之，令椒气早晚薰蒸。如一日不服，则前功俱废矣。饮食蔬果等，并无所忌节。一年效即见，容颜顿悦泽。目明而耳聪，乌须而黑发。补肾轻腰身，固气益精血。椒温盐亦温，菊性去烦热。四旬方可服，服之幸毋忽。逮至数十年，功与造化埒。耐老更延年，不知几岁月。四十岁方可服，若四十岁服至老，只如四十岁人颜容，此其验也。嗜欲若能忘，其效尤卓绝。我欲世人安，作歌故怛切。”

服豨莶法

豨莶俗名火枕草，春生苗叶，秋初有花，秋末结实。近世多有单服者，云甚益元气。蜀人服之法：五月五日，六月六日，九月九日，采其叶，去根茎花实，净洗曝干。入甑，层层洒酒与蜜，蒸之。如此九过则已，气味极香美。熬捣筛，蜜丸服之，云治肝肾风气，四肢麻痹，骨间疼，腰膝无力，亦能行大肠气。张垂崖进呈表云：“谁知至贱之中，乃有殊常之效，臣吃至百服，眼目轻明，至千服，髭鬓乌黑，筋力矫健，效验多端。”陈书林《经验方》叙述甚详，疗诸疾患，各有汤使。今人采服，一就秋花成实后，和枝取用，洒酒蒸曝，杵臼中舂为细末，炼蜜为丸服之。

服桑椹法

桑椹利五脏关节，通血气，久服不饥。多收晒干，捣末，蜜和为丸。每日服六十丸，变白不老。取黑椹一升，和蝌蚪一升，瓶盛封闭悬屋东头，尽化为泥，染白如漆。又取二七枚，和胡桃二枚，研如泥，拔去白发，填孔中，即生黑发。出《本草拾遗》。

鸡子丹法

养鸡雌雄纯白者，不令他鸡同处。生卵扣一小孔，倾去黄白，即以上好旧坑辰砂为末，朱砂有毒，选豆瓣旧砂，豆腐同煮一日，为末。和块入卵中，腊封其口。还令白鸡抱之，待雏出药成，和以蜜，服如豆大。每服二丸，日三进，久服长年延算。

苍龙养珠万寿紫灵丹

丹法：入深山中，选合抱大松树，用天月德金木并交日上，腰凿一方孔，方圆三四寸者，入深居松之中，止。孔内下边凿一深凹。次选上等旧坑辰砂一斤，明透雄黄八两，共为末，和作一处，绵纸包好，外用红绢囊裹缝封固，纳松树中空处，以茯苓末子填塞完满。外截带皮如孔大楔子敲上，用黑狗皮一片，钉遮松孔。恐有灵神取砂，令山中人看守。取松脂升降灵气，将砂雄养成灵丹。入树一年后，夜间松上有萤火光，二年渐大，三年光照满山。取出二末，再研如尘，枣肉为丸，如梧子大。先以一盘献祝天地神祇，后用井花水清晨服一二十丸，一月后，眼能夜读细书，半年，行若奔马。一年之后，三尸消灭，九虫遁形。玉女来卫，六甲行厨，再行阴功积德，地仙可位。松乃苍龙之精，砂乃赤龙之体，得天地自然升降水火之气而成丹，非人间作用，其灵如何。

九转长生神鼎玉液膏

白术气性柔顺而补，每用二斤，秋冬采之，去粗皮　赤术即苍术也。

性刚雄而发，每用十六两，同上。

二药用木石臼捣碎，入缸中，用千里水浸一日夜，山泉亦好。次入砂锅煎汁一次，收起，再煎一次。绢滤渣净，去渣，将汁用桑柴火缓缓炼之，熬成膏，磁罐盛贮封好，入土埋一二日出火气。用天德日服，三钱一次，白汤调下，或含化俱可。久服轻身延年，悦泽颜色，忌食桃李、雀、蛤、海味等食。更有加法，名曰“九转”。

二转加人参三两，煎浓汁二次熬膏，入前膏内。名曰长生神芝膏。

三转加黄精一斤，煎汁熬膏，加入前膏内。名曰三台益算膏。

四转加茯苓、远志，去心，各八两熬膏，加入前膏。名曰四仙求志膏。

五转加当归八两，酒洗熬膏和前膏内。名曰五老朝元膏。

六转加鹿茸、麋茸，各三两、研为末熬膏和前膏内。名曰六龙御天膏。

七转加琥珀，红色如血者佳。饭上蒸一炊为细末，一两，和前膏内。名曰七元归真膏。

八转加酸枣仁，去核净肉八两，熬膏和前膏内。名曰八神卫护膏。

九转加柏子仁，净仁四两，研如泥，加入前膏内。名曰九龙扶寿膏。

丹用九法加入，因人之病而加损故耳。又恐一并炼膏，有火候不到，药味有即出者，有不易出者，故古圣立方，必有妙道。

玄元护命紫芝杯

此杯能治五劳七伤，诸虚百损，左瘫右痪，各色风疾，诸邪百病。昔有道人王进服之，临死，见二鬼排闼视立久之而去。后梦一人语之曰：“道者当死，昨有无常二鬼来拘，因公服丹砂之灵，四面红光，鬼不能近而去。过此，公寿无量。”此道后活三百余岁仙去。

用明净朱砂一斤半，先取四两入水火阳城罐，打大火一日一夜，取出研细。又加四两，如此加添打火六次足，共为细末。将打火铁灯盏改打一铁大酒杯样，摩光作塑，悬入阳城罐内。铁杯浑身贴以金箔五层厚，罐内装砂，口上加此杯盏，打大火三日夜，铁盏上面，时加水擦，内结成杯在于塑上，取下。每用好明雄三厘，研入朱杯内，冲热酒服。二杯一次，收杯再用，妙不尽述。

《太清经》说神仙灵草菖蒲服食法

法用三月三日，四月四日，五月五日，六月六日，七月七日，八月八日，九月九日，十月十日，采之。须在清净石上水中生者，仍须南流水边者佳，北流者不佳。采来洗净，细去根上毛须令尽，复以袋盛之，浸净水中，去浊汁硬头，薄切，就好日色曝干，杵罗为细末。择天德黄道吉日合之。和法：用陈糯米水浸一宿，淘去米泔，砂石盆中研细末，火上煮成粥饮。将前蒲末和搜，须多手为丸，免得干燥难丸。丸如梧桐子大，晒干，用盒收贮。初服十丸一次，嚼饭一口，和丸咽下。后用酒下，便吃点心更佳。百无所忌，惟身体觉暖，用秦艽一二钱煎汤，待冷饮之即定，盖以艽为使也。服至一月，和脾消食；二月，冷疾尽除；百日后，百疾消灭。其功镇心益气，强志壮神，填髓补精，黑发生齿。服至十年，皮肤细滑，面如桃花，精邪不干，永保长生度世也。

神仙上乘黄龙丹方

赤石脂十两　黄牛肉汁三大升　明乳香一斤　白蜜一斤　甘草末三两　白粳米三斗五升，分作五分炊药，以熟为度

上六味，将赤石脂为末，以生绢夹袋子盛贮于泔水盆内浸半日。以手揉搓药袋，摆在水中，澄底石末刮下，纸上控干。取净细末五两，入银盒内盛之，无银盒用青白磁圆盒亦可。第一次，须初七八日淘米七升，上甑，以药盒安米中炊之，以饭熟为度。收去盒盖，星辰下露一宿。第二次，以月望前后，如上炊饭七升，蒸盒，夜露月明中一宿。第三次，以二十四日前后早晨，依前法炊饭七升，将盒安内蒸之，去盖，晒于日中，取足日月星三光之气。第四次，

先将牛乳汁三升入砂锅，炭火逼令如鱼眼沸，下乳香末，候化，入前三次蒸过赤石脂末，倾牛乳汁内，用柳条搅匀，倾在乳钵内细研，复入原蒸盒内。又用七升米炊之，将盒安置米中，米熟取起。第五次，以蜜二斤入砂锅内，慢火逼之如鱼眼滚起，将蒸过盒内药物倾入蜜内，用柳木不住手搅匀。入甘草末三两同熬，带湿便住。再用米七升入甑，安盒入米中蒸之，饭熟取起。以盒入水盆内，浸盒底半日，不令水入盒内，取起，以净器收贮。初服，选天月德黄道吉日，清晨空心，焚香面东七拜，好酒调下一匙。此乃稀世延年仙丹，无金石之毒，亦无误生之理。服食之后，乃得四气调和，百骸舒畅，功妙无穷。但许度人，不得索利，则效乃神速。此丹服之旬余，自觉脏腑通快，精神清爽，凡风劳冷气一切难病，悉皆除去。若服两料，则寿延百岁。凡人须养脾，脾养则肝荣，肝荣则心壮，心壮则肺盛，肺盛则元藏实，元藏实则根本固。是为深根固蒂，长生久视妙道，在此药中得矣，岂寻常之药物也哉？合药器用如下：

大小银盒锅二具小容五六两药盒子有盖者，大容五斗，磁锅有银绝妙。

新瓦盆三个，盛一斗豆者。

木甑一个，容斗饭者。

盖甑盆一只，新锅灶一副，乳钵一个，竹木匙大小二个，柳木锹三五把，小笊篱一把，柴用一百斤。

枸杞茶

于深秋摘红熟枸杞子，同干面拌和成剂，擀作饼样，晒干，研为细末。每江茶一两，枸杞子末二两，同和匀，入炼化酥油三两，或香油亦可。旋添汤搅成膏子，用盐少许，入锅煎熟饮之，甚有益及明目。

益气牛乳方

黄牛乳最宜老人，性平，补血脉，益心气，长肌肉，令人身体康强润泽，面目光悦，志不衰。故人常须供之，以为常食，或为乳饼，或作乳饮等，恒使恣意充足为度。此物胜肉远矣。

铁瓮先生琼玉膏

此膏填精补髓，肠化为筋，万神俱足，五脏盈溢，发白变黑，返老还童，行如奔马。日进数服，终日不食亦不饥，开通强志，日诵万言，神识高迈，夜无梦想。服之十剂，绝其欲，修阴功成地仙矣。一料分五处，可救五人痈疾；分十处，可救十人痨疾。修合之时，沐浴至心，勿轻示人。

新罗参二十四两，去芦　生地黄一十六斤，取汁　白茯苓四十九两，去皮　白沙蜜十斤，炼净

上件，人参、茯苓为细末用。蜜生绢滤过，地黄取自然汁，捣时不用铜铁器，取汁尽，去滓。用药一处拌和匀，入银石器或好磁器内，用净纸二三十重封闭。入汤内，以桑柴火煮三昼夜，取出，用蜡纸数重包瓶口，入井中去火毒。一伏时取出，再入旧汤内煮一日，出水气，取出，开封，取三匙作三盏，祭天地百神，设拜至诚端心。每日空心酒调一匙头服。原方如此，但痨嗽气盛，血虚肺热者，不可用人参。

地　仙　煎

治腰膝疼痛，一切腹内冷病，令人颜色悦泽，骨髓坚固，行及奔马。

山药一斤　杏仁一升，汤泡去皮尖　生牛乳二斤

上件，将杏仁研细，入牛乳和山药拌绞取汁，用新磁瓶密封，汤煮一日。每日空心酒调服一匙头。

金　髓　煎

延年益寿，填精补髓，久服发白变黑，返老还童。

枸杞子不拘多少，采红熟者

上用无灰酒浸之，冬六日，夏三日，于砂盆内研令极细，然后以布袋绞取汁，与前浸酒一同慢火熬成膏，于净磁器内封贮，重汤煮之。每服一匙，入酥油少许，温酒调下。

天门冬膏

去积聚风痰癞疾，三虫伏尸，除瘟疫，轻身益气，令人不饥，延年不老。

天门冬不以多少，去皮去心、根须洗净

上件捣碎，布绞取汁，澄清滤过，用磁器、砂锅，或银器，慢火熬膏。每服一匙，空心，温酒调下。

不畏寒方

取天门冬、茯苓为末，或酒或水调服之。每日频服，大寒时汗出单衣忘冷。

服五加皮说

舜尝登苍梧，曰："厥金玉香草。"即五加皮也，服之延年。故曰："宁得一把五加，不用金玉满车；宁得一斤地榆，不用明月宝珠。"昔鲁定公母，单服五加皮酒，以致延生。如张子声、杨始建、王叔才、于世彦等皆古人，服五加皮酒，房室不绝，皆寿考多子。世世有服五加皮酒，而获年寿者甚众。出东华真人《煮石经》。

服松子法

不以多少，研为膏，空心温酒调下一匙。日三服，则不饥渴；久服，日行五百里，身轻体健。

服槐实法

于牛胆中渍浸百日，阴干。每日吞一枚，百日身轻，千日白发自黑，久服通明。

服莲花法

七月七日采莲花七分，八月八日采莲根八分，九月九日采莲子九分，阴干食之，令人不老。

服食松根法

取东行松根，剥取白皮，细锉曝燥，捣筛，饱食之，可绝谷，渴则饮水。

服食茯苓法

茯苓削去黑皮，捣末，以醇酒于瓦器中渍令淹足。又瓦器覆上，密封泥涂。十五日发，当如饵食造饼，日三，亦可屑服方寸匕。不饥渴，除病延年。

服食术法

于潜术一石，净洗捣之，水二石，渍一宿，煮减半。加清酒五升，重煮，取一石绞去滓，更微火煎熬。纳大豆末二升，天门冬末一升，搅和丸如弹子。旦服三丸，日一，或山居远行代食。耐风寒，延寿无病。此崔野子所服法。天门冬去心皮也。

服食黄精法

黄精细切一石，以水二石五升，一云六石，微火煮，旦至夕，熟出使冷，手擩碎，布囊榨汁煎之。滓曝燥捣末，合向釜中煎熬，可为丸如鸡子。服一丸，日三服，绝谷，除百病，身轻体健，不老。少服而令有常，不须多而中绝。渴则饮水云。此方最佳，出《五符》中。

又法

取黄精捣捩，取汁三升，若不出，以水浇榨取之。生地黄汁三升，天门冬汁三升，合微火煎减半。纳白蜜五斤，复煎，令可丸，如弹丸。日三服，不饥美色。亦可止榨取汁三升，汤上煎可丸。日服如鸡子大一枚，再服三十日，不饥，行如奔马。天门冬去心皮。

服食葳蕤法

常以二月九日，采叶切干治，服方寸匕，日三。亦依黄精作饵法服之。导气脉，强筋骨，治中风，跌筋结肉，去面皱，好颜色，久服延年神仙。

服食天门冬法

干天门冬十斤，杏仁一升，捣末，蜜搜，服方寸匕，日三夜一。甘始所服，名曰仙人粮。

服食巨胜法

胡麻肥黑者，取无多少，簸治蒸之，令热气周遍如炊顷，便出曝，明旦又蒸曝，凡九过，止。烈日亦可一日三蒸曝，三日凡九过。燥讫，以汤水微沾，于臼中捣使白。复曝燥，簸去皮，熬使香，急手捣下粗筛，随意服，日二三升。亦可以蜜丸如鸡子大，日服五枚。亦可饴和之，亦可以酒和服。稍稍自减，百日无复病，一年后身面滑泽，水洗不着肉。五年，水火不害，行及奔马。

神仙饵蒺藜方

蒺藜一石，常以七八月熟，收之。采来曝干，先入臼舂去刺，然后为细末。每服二匙，新水调下，日进三服，勿令断绝，服之长生。服一年后，冬不寒，夏不热。服之二年，老返少，头白再黑，齿落更生。服至三年，身轻延寿。

神仙服槐子延年不老方

常以十月上巳日，取在新磁器内盛之，以盆合其上，密泥勿令走气。三七日开取，去皮。从月初，日服一粒，以水下，日加一粒，直至月半，却减一粒为度。终而复始，令人可能夜看细书，久服此，气力百倍。

辟谷住食方

秫米一斗，麻油六两炒，冷　盐末　川姜　小椒各等分，十两　蔓菁子三升　干大枣五升

上六味，为细末。每服一大匙，新水调下，日进三服。如饥渴，渐有力，如吃诸般果木茶汤任意。不可食肉，大忌也。食品大忌有八：

走死的马，饮杀的驴，胀死的牛，红眼的羊，

自死的猪，有弹的鳖，怀胎的兔，无鳞的鱼。

古书云："皆不可食之。若食之者，生百疾也。"

辟谷避荒方

永宁二年二月十七日，黄门侍郎刘景先表言："臣遇太白山隐士得此方，臣闻京师米粮大贵，宜以此济之。令人不饥，耳目聪明，颜色光泽。如有诳妄，臣一家甘受刑戮。四季用黑豆五升，净洗后，蒸三遍，晒干去皮。又用大火麻子三升，汤浸一宿，漉出晒干，胶水拌晒，去皮，淘净，蒸三遍，碓捣。次下黄豆，共为细末，用糯米粥合成圆，如拳大，入甑蒸。从夜至子住火，至寅取出，于磁器内盛，盖不令风干。每服三块，但饱为度，不得食一切物。第一顿，七日不饥；第二顿，七七日不饥；第三顿，三百日不饥，容颜佳胜，更不憔悴。渴即研火麻子浆饮，更滋润脏腑。若要重吃物，用葵子三合，杵碎，煎汤饮，开导胃脘，以待冲和，无损。"此方勒石汉阳军大别山太平兴国寺。

紫霞杯方此至妙秘方。

此杯之药，配合造化，调理阴阳，夺天地冲和之气，得水火既济之方。不冷不热，不缓不急，有延年却老之功，脱胎换骨之妙。大能清上补下，升降阴阳，通九窍，杀九虫，除梦泄，悦容颜，解头风，身体轻健，脏腑和同。开胸膈，化痰涎，明目，润肌肤，添精，蠲疝坠。又治妇人血海虚冷，赤白带下。惟孕妇不可服。其余男妇老

少，清晨，热酒服二三杯，百病皆除，诸药无出此方。用久杯薄，以糠皮一碗，坐杯于中，泻酒取饮。若碎破，每取杯药一分，研入酒中充服，以杯料尽，再用另服。

真珠一钱　琥珀一钱　乳香一钱　金箔二十张　雄黄一钱　阳起石一钱　香白芷一钱　朱砂一钱　血竭一钱　片脑一钱　潮脑一钱，倾杯方入　麝香七分半　甘松一钱　三赖一钱　紫粉一钱　赤石脂一钱　木香一钱　安息一钱　沉香一钱　没药一钱

制硫法：用紫背浮萍于罐内，将硫磺以绢袋盛，悬系于罐中，煮滚数十沸，取出候干，研末十两，同前香药入铜杓中，慢火熔化。取出，候火气少息，用好样银酒盅一个，周围以布纸包裹，中开一孔，倾硫磺于内，手执酒盅旋转，以匀为度，仍投冷水盆中，取出。有火症者勿服。

升玄明粉法

好净皮硝五斤，皂角半斤，白萝卜十数斤，切片，用水大半坛，煮滚十数次，漉出萝卜勿用，仍切萝卜再煮。如此三四次，以萝卜无咸味为度。再用稀绢滤去渣，以锅盛之，露一宿。次日锅中皆牙硝，取出以绵纸袋盛裹，悬于当风去处，自化成粉。夏月，每粉一两，用甘草末一钱和之。每服一钱，沸汤调下。大能解暑热，化顽结老痰，从后泻出，痰火圣药。

河上公服芡实散方

干鸡头实去壳　忍冬茎叶拣无虫污新肥者，即金银花也　干藕各一斤

上三味为片段，于甑内炊熟，曝干，捣罗为末。每日食后，冬汤夏水服一钱匕。久服益寿延年，身轻不老，悦颜色，壮肌肤，健脾胃，去留滞。功妙难尽，久则自知。

服天门冬法

取天门冬二斤，熟地黄一斤，捣罗为末，炼蜜为丸，如弹子大。每服三丸，以温酒调下，日三服。久服强骨髓，驻容颜，去三尸，断谷轻身，延年不老，百病不生。若以茯苓等分为末同服，天寒单衣

汗出。忌食鲤鱼并腥膻之物。

服藕实茎法

味甘平寒无毒，主补中养神，益气力，除百病。久服，轻身耐老，不饥延年。一名水芝。《丹药性论》云：“藕汁亦单用，味甘，能消淤血不散。节捣汁，主口鼻吐血不止，并皆治之。”又云：“莲子性寒，主五脏不足，伤中气绝，利益十二经脉血气。生食微动气，蒸食之良。又，熟，去心为末，蜡蜜和丸。日服十丸，令人不饥。此方仙家用尔。”陈藏器云：“荷鼻味苦平，无毒，主安胎，去恶血，留好血。血痢，煮服之即止。荷叶并蒂及莲房，主血胀腹痛，产后胎衣不下，酒煮服。又，食野菌毒，用水煮服。”藕粉，水云深处曾制，取粗者，洗净捣烂，布绞取汁，以密布再滤过，澄去上清水。如汁稠难澄，添水搅即成为粉。服之，轻身延年。

服朱砂雄黄杯法

碾好辰砂为细末，白蜡溶开，入砂，倾入酒盅内，如前法取起成杯。有宁心安神，延年益寿之功。用雄黄者，亦如此法。有解毒辟百虫之力。恐二杯皆不如紫霞杯之妙也。

神仙巨胜丸方

轻身壮阳，却老还童，去三尸，下九虫，除万病。

巨胜酒浸一宿，九蒸九曝　牛膝酒浸切焙　巴戟天去心　天门冬去心焙　熟干地黄焙　柳桂去粗皮　酸枣仁　覆盆子　菟丝子酒浸别捣焙干　山萸　远志去心　菊花　人参　白茯苓去黑皮。各一两

上一十四味，拣择净，捣罗为末，炼蜜为丸，如梧桐子大。每服，空心温酒下二十丸。服一月，身轻体健，万病不侵。

服柏实法

古于八月，合取柏房曝之令坼，其子自脱。用清水淘取沉者，

控干，轻椎取仁，捣罗为细末。每服二钱匕，酒调下，冬月温酒下。早晨、日午、近晚各一服，稍增至四五钱。加菊花末等分，蜜丸如梧桐子大。每服十丸、二十丸，日三服，酒下。

服食大茯苓丸方

白茯苓去黑皮　茯神抱木者，去木　大枣　桂去粗皮，各一两　人参　白术　远志去心炒黄　细辛去苗叶　石菖蒲一寸九节者，米泔浸三日，日换泔浸，碎切曝干，各十二两　甘草八两，水蘸擘破炙　干姜五两，炮裂

上十一味，捣罗为末，炼蜜黄色，掠去沫，停冷拌和为丸，如弹子大。每服一丸，久服不饥不渴。若曾食生菜、果子，食冷水不消者，服之立愈。五脏聚积气逆，心腹切痛，结气腹胀，吐逆不下食，生姜汤下。羸瘦，饮食无味，酒下。但服之，去万病，令人长生不老。合时须辰日辰时，于空室中，衣服洁净，不得令鸡犬、妇人、孝子见之。

杏金丹符

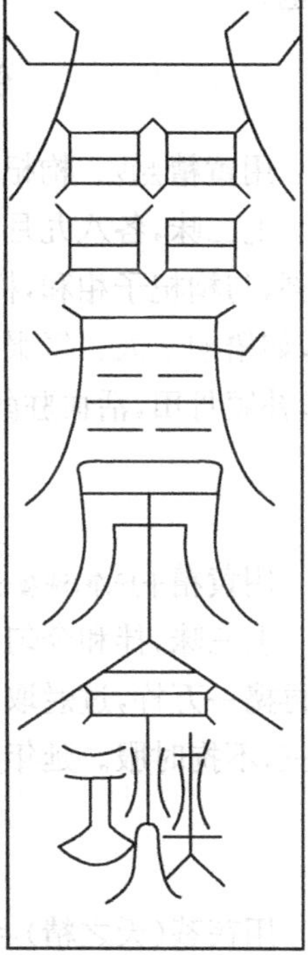

李八伯杏金丹方

取肥实杏仁五斗，以布袋盛，用井花水浸三日。次入甑中，以帛覆之，上铺黄泥五寸，炊一日，去泥取出，又于粟中炊一日，又于小麦中炊一日。压取油五升，澄清，用银瓶一只，打如水瓶样，如无银者，用好砂罐为之。入油在内，不得满。又以银圆叶可瓶口大小盖定，销银汁，灌固口缝，入于大釜中，煮七复时，常拨动，看油结，打开取药入器中，火消成汁，倾出放冷，其色如金。后入臼中捣之，堪丸，即丸如黄米大。空心，旦暮酒下，或用津液下二十丸。久服保

气延年，发白变黑，能除万病。

轻身延年仙术丸方

苍术米泔浸，夏秋三日，春七日，去皮洗净，蒸半日，作片焙干，石臼捣为末，炼蜜为丸，如梧桐子大。每日早晨，日午，酒下五十丸。

枸杞煎方

采枸杞子，不拘多少，去蒂，清水净洗，漉出控干。用夹布袋一枚，入枸杞子在内，于净砧上碓压，取自然汁，澄一宿，去清，石器内慢火熬成煎，取出，磁器内收。每服半匙头，温酒调下。明目驻颜，壮元气，润肌肤，久服大有益。如合时天色稍暖，其压下汁，更不用经宿。其煎熬下三两年并不损坏。如久远服，多煎下亦无妨也。

保镇丹田二精丸方

用黄精去皮　枸杞子各二斤

上二味，各八九月间采取。先用清水洗黄精一味令净，控干，细剉，与枸杞子相和，杵碎，拌令匀，阴干，再捣罗为细末，炼蜜为丸，如梧桐子大。每服三五十丸，空心、食前温酒下。常服助气固精，补镇丹田，活血驻颜，长生不老。

万病黄精丸方

用黄精十斤净，洗蒸令烂熟　白蜜三斤　天门冬三斤，去心蒸令烂熟

上三味，拌和令匀，置于石臼内捣一万杵。再分为四剂，每一剂再捣一万杵，过烂取出，丸如梧桐子大。每三十丸，温酒服下，日三，不拘时服。延年益气，治疗万病，可希仙位。

却老七精散方

用茯苓（天之精）三两　地黄花（地之精）　桑寄生（木之精）各

二两　菊花(月之精)一两三分　竹实(日之精)　地肤子(星之精)　车前子(雷之精)各一两三分

上七种，上应日月星辰，欲合药者，以四时旺相日，先斋戒九日，别于静室内焚香修合捣罗为细散。每服三方寸匕，以井花水调下，面向阳服之。须阳日一服，阴日二服，满四十九日，即能固精延年，却除百病，聪明耳目，甚验。地黄花须四月采，竹实似小麦，生蓝田竹林中。

去三尸灭百虫美颜色明耳目雄黄丸

用雄黄透明如鸡冠，不杂石，捣罗一两

松香采明净纯白者，水中煮一二炊，将浮起者取用，如前法

上二物和匀，杵为丸，弹子大。每早酒下一丸。服十日，三尸百虫自下出，人面紫黑气色皆除。服及一月，百病自瘥。常须清净，勿损药力。

高子论房中药物之害

高子曰：自比觉泥水之说行，而房中之术横矣。因之药石毒人，其害可胜说哉？夫人之禀受父母精血，厚者其生壮，即多欲尚可支；薄者其生弱，虽寡欲犹不足。故壮者恣欲而毙者有之，未有弱者恣欲而寿者矣。饮食男女，人之大欲也，不可已亦不可纵。纵而无厌，疲困不胜，乃寻药石以强之，务快斯欲，因而方人术士得以投其好，而逞其技矣。构热毒之药，称海上奇方：入于耳者，有耳珠丹；入于鼻者，有助情香；入于口者，有沉香合；握于手者，有紫金铃；封于脐者，有保真膏、一丸金、蒸脐饼、火龙符；固于腰者，有蜘蛛膏、摩腰膏；含于龟者，有先天一粒丹；抹其龟者，有三厘散、七日一新方；缚其龟根者，有吕公绦、硫磺箍、蜈蚣带、宝带、良宵短、香罗帕；兜其小腹者，有顺风旗、玉蟾裩、龙虎衣；搓其龟者，有长茎方、掌中金；纳其阴户者，有揭被香、暖炉散、窄阴膏、夜夜春；塞其肛门者，有金刚楔。此皆用于皮肤，以气感肾家相火，

一时坚举，为助情逸乐。用不已，其毒或流为腰疽，聚为便痈；或腐其龟首，烂其肛门。害虽横焰，尚可解脱，内有一二得理，未必尽虎狼也。若服食之药，其名种种，如：桃源秘宝丹、雄狗丸、闭精符之类颇多。药毒误人，十服九毙，不可救解，往往奇祸惨疾，溃肠裂肤。前车可鉴，此岂人不知也？欲胜于知，甘心蹈刃。观彼肥甘醇厚，三餐调护，尚不能以月日起人瘫痹，使精神充满；矧以些少丸末之药，顷刻间致痿阳可兴，疲力可敌，其功何神？不过仗彼热毒，如蛤蚧、海马、狗肾、地龙、麝脐、石燕、倭硫、阳起、蜂房、蚁子之类，譬之以烈火灼水，燔焰煎熯，故肾脏一时感热而发，岂果仙丹神药，乃尔灵验效速也耶？保生者，可不惕惧以痛绝助长之念！客曰："某某者，每用某药，今以寿考，何子之泥也？"余曰："是诚有之也。但外用者十全二三，内服者无一全于十百。若内若外，岂真无异术者哉？何能得其异传？况比觉为大道旁门，得阴阳之妙用，率归正脉。其说匪徒淫姤快欲之谓。人之一身，运用在于任督二脉。督为阳父，任为阴母。尾闾、夹脊为督脉之关，中脘、膻中为任脉之窍。任气聚于气海，督气聚于泥丸。故阴阳升降，吸即升也，起于脐；呼即降也，转于脑。其行气交会，行之至肛门，紧提则气会；行之至地户，紧闭则气交。真气一降，则天气入交于地根，得土则止；真气一升，则谷气出接于天根，逢土则息。此为阴阳大窍，其理最显最密，所谓性与命相守，神与气相依者此耳。故《经》曰：'神驭气，气留形，不须别药可长生。如此朝朝并暮暮，自然精满谷神存。'生死要关，须知穷此妙境，为吾生保命大药，乃于金石虎狼，求全造化神灵，其谬失不既多乎？吾重为死不知害者感也！"

燕闲清赏笺　上卷

高子曰：心无驰猎之劳，身无牵臂之役，避俗逃名，顺时安处，世称曰闲。而闲者匪徒尸居肉食，无所事事之谓。俾闲而博弈樗蒲，又岂君子之所贵哉？孰知闲可以养性，可以悦心，可以怡生安寿，斯得其闲矣。余嗜闲，雅好古，稽古之学，唐虞之训；好古敏求，宣尼之教也。好之，稽之，敏以求之，若曲阜之舄，歧阳之鼓，藏剑仑鼎，兑戈和弓，制度法象，先王之精义存焉者也，岂直剔异搜奇，为耳目玩好寄哉？故余自闲日，遍考钟鼎卣彝，书画法帖，窑玉古玩，文房器具，纤细究心。更校古今鉴藻，是非辩正，悉为取裁。若耳目所及，真知确见，每事参订补遗，似得慧眼观法。他如焚香鼓琴，栽花种竹，靡不受正方家，考成老圃，备注条列，用助清欢。时乎坐陈钟鼎，几列琴书，帖拓松窗之下，图展兰室之中，帘栊香霭，栏槛花研，虽咽水餐云，亦足以忘饥永日，冰玉吾斋，一洗人间氛垢矣。清心乐志，孰过于此？编成笺曰《燕闲清赏》。

叙古鉴赏

《洞天清录》云："人生世间，如白驹之过隙，而风雨忧愁，辄三之二，其间得闲者，才十之一耳。况知之而能享者，又百之一二。于百一之中，又多以声色为乐，不知吾辈自有乐地。悦目初不在色，盈耳初不在声。明窗净几，焚香其中，佳客玉立相映，取古人妙迹图画，以观鸟篆蜗书，奇峰远水；摩挲钟鼎，亲见商周。端砚涌岩泉，焦桐鸣佩玉，不知身居尘世，所谓受用清福，孰有逾此者乎？”

《长庆集》云：“堂中设木榻四，素屏二，琴一张，儒道佛书各数卷。乐天既来为主，仰观山，俯听泉，旁睨竹树云石，自辰及酉，应接不暇。俄而物诱气随，外适内和。一宿体宁，再宿心恬，三宿后，颓然吟然，不知其然而然。”

《澄怀集》云：“江南李建勋，尝蓄一玉磬尺余，以沉香节按柄扣之，声极清越。客有谈及猥俗之语者，则起击玉磬数声，曰：‘聊代清耳。’一竹轩，榜曰：‘四友’。以琴为峄阳友，磬为泗滨友，《南华经》为心友，湘竹为梦友。”

周公谨邀赵子固，各携所藏书画，放舟湖上，相与评赏。饮酣，子固脱帽，以酒晞发，箕踞歌《离骚》，旁若无人。薄暮入西泠，掠孤山，舣舟茂树间，指林麓最幽处，瞪目绝叫，曰：“此洪谷子、董北苑得意笔也。”邻舟惊叹，以为真谪仙人。其鉴赏如此。

太宗酷好书法，有大王真迹三千六百纸，率以一丈二尺为一轴，宝惜者，独《兰亭》为最，置于坐右，朝夕观赏。偶一日，附耳语高宗曰：“吾千秋万岁后，与吾《兰亭》将去也。”及奉讳，用玉匣贮之，藏于昭陵。

陶贞白隐贝都山，尝宝蓄二刀，一曰善胜，一曰宝胜，往往飞去。人望之，如二条青蛇。

唐李德裕，尝有一老叟引五六辈舁巨桑请谒，出见，叟曰：“此木某宝之三世矣，某年耄，感公之德，闻公好奇异，是以献耳。木中有奇宝，须得洛匠斫之。”后解为二琵琶，槽内生白鸽二，羽翼嘴足，巨细毕备。解释厚薄不中，一面鸽失一翼。全者已进，其一今在民间。

李卫公宝一方竹杖，来自大宛国，坚实而正方，节眼须牙，四面对出。因赠甘露寺僧，重其道行。一日，再过浙右，问僧曰：“竹杖无恙否？”僧曰：“已规圆而漆之矣。”公嗟惋弥日。

伪蜀词人文谷诣刘光祚，刘方约二道士看桃核杯。二道士至，取杯出视之，阔尺余，文采灿然，真蟠桃核也。刘曰："余少年游华岳，逢一道士赠者，宝之有年矣。"座上二道士，一出白石圆子，上有文采，如二童子引仙人，眉发悉备，云为麻姑洞中得之。一出石，阔一寸，长二寸五分，上隐蟠龙，鳞角爪鬣俱全，云为巫峡中得之。文谷喜曰："何幸一日尽睹二奇物。"

隋仆射苏威，有镜精好，日月蚀几分，镜亦如之。威以左右所污，不以为意。他日，月蚀其半，其镜亦半昏，始宝藏之。后柜中有声如雷，寻之，乃镜声也。

隋末，广州好事僧有三宝：一曰《右军兰亭》，二曰神龟，以铜为之，腹受一升，以水贮之，四足能行，随在去之。三曰如意，以铁为文，光明洞彻，色如水晶。

欧阳率更出见古碑，索靖所书，驻马观之，良久而去数步，后下马伫立，疲则布毯坐观，因宿其旁，三日而后去。

阎立本至荆州，视张僧繇旧迹，曰："定虚得名耳。"明日又往，曰："犹是近代佳手。"明日又往，曰："名下定无虚士。"坐卧观之，留宿其下，十日不能去。

曹公作欹床，卧以视书。六朝人作隐囊，柔软可倚。备此为赏识之具。

《沧浪集》云："耳目清旷，不设机关以待人，心安闲而体舒放。三商而眠，高舂而起，静院明窗之下，罗列图史琴尊自娱。家有园林，珍花奇石，曲池高台，鱼鸟留连，不觉日暮。"

赵子固，宋诸王孙，家藏图书钟鼎宝玩甚富，亦善绘事。后得五字不损本《兰亭》于霅州，喜甚，乘夜回嘉兴。棹至升山，大风覆舟，子固立浅处，手持《兰亭》，示人曰："帖已在此，馀不足以介意。"因题卷尾曰："性命可轻，至宝是宝。"

米元章少负英声，以恩补校书郎，迁太学博士。东坡云："清雅拔俗之文，超迈入神之学，何时见之，以洗瘴毒？儿子得《宝月赋》，琅然一诵，老夫卧听未毕，蹶然而起，恨二十年相从，知元章不尽。此赋当过古人，不论今世也。”后爱京口溪山之胜，遂定居焉。作庵城东，自号海岳。喜蓄书画古玩，尤为黄太史所重。平生好石，见有瑰奇秀溜者，则取袍笏拜之，呼为石丈云。

叙古宝玩诸品

《十洲记》：“周穆王时，西域献昆吾割玉刀及夜光常满杯。刀切玉如泥。杯是白玉之精，光明夜照。冥夕出杯于中庭，向天，比明而水汁已满杯中矣。汁甘而香美，斯实灵人之器。”

周灵王起昆阳台，渠胥国来献玉骆驼，高五尺。琥珀凤凰，高六尺。火齐镜，高三尺，暗中视物如昼，向镜则见影应声。

西域折股国，能为飞车，从风远行。记里有鼓，车上木人执槌，行一里击鼓一槌。

战国时，有人盗王子乔墓，惟一剑存。欲取，剑作龙吟，俄飞上天。

吴王得越三剑：一曰鱼肠，二曰盘郢，三曰湛卢。方丈山有龙场，龙斗于此，膏血如流水，色黑，着地坚凝如漆，有紫光，用作宝器。

越王得昆吾之金，铸八剑：一名掩日，指日日昏。金，阴物也，阴胜阳灭故耳。二名断水，划水开而不合。三名转魄，指月则蟾兔为之侧转。四名悬翦，飞鸟游虫，触刃如截。五名惊鲵，以之泛海，鲸鲵远遁。六名灭魂，挟之夜游，魑魅潜迹。七名却邪，用止妖祟。八名真刚，以之切玉，如削土木。以应八方之气。

汉时，西国献吉光裘，入水数日不濡，入火不焦。

汉武时，西毒国献连环羁，以白玉制之，玛瑙石为勒，白琉璃为鞍，置暗室中，其光如昼。

汉武桂宫有四宝：七宝床，杂宝案，杂宝屏，杂宝帐，谓之四宝宫。

西渠王献玉箱、瑶杖各一件，后殉武帝。

元稹秋夕登黄鹤楼，遥见江湄有光若星，因得渔人钓鲤，剖之得二小镜，大如钱。二面相合，背有双龙隐起，鳞甲悉具。元薨，镜亦亡去。

令狐绹有铁筒，径不及寸，长四寸。内取出一小卷，日中视之，乃九《经》并足，其纸即蜡蒲团，其文精妙莫述。又倾其中，有轻绡一匹，长四丈，称之才及半两，似非人世所造。

贞阳观有天降炉，自天而下，高三尺。下一盘，盘内出莲花一枝，十二叶，每叶隐出十二属。盖上有一仙人，戴远游冠，披紫霞衣，仪容端美，左手支颐，右手垂膝，坐一小石。石上有花竹流水松桧之状，雕刻奇古，非人所能，且多神异。南平王取去复归，名曰瑞炉。

处士皇甫玄有一避尘针，以巾插针，可令一身无尘。针金色。试之者带巾针跃马尘中，人马无染一点。

刺史沈攸之，厩中群马惊嘶，令人伺之，见一白驹，以绿绳系腹，直从外入，复去，直入内阁。检内人，惟爱妾冯月华臂上一玉马，以绿丝穿之，置枕边，夜去晓还。试看之，足有泥污。

邴浪于九田山见赤鸡，鸣如笙竽。射之，入石缝中。凿石，得一赤玉鸟。

唐玄宗有玉龙子，开元中旱，帝密投之龙池，俄而云雾暴起，风雨骤作。

天宝初，安思顺进五色玉带。

李国辅有迎凉草，干似苦竹，夏堂设之，风凉自至。有凤首木，高一尺，而刻如鸾凤，虽严冬之时，高堂大厦中，和煦如春。《十洲记》云："二物皆火林国产也。"

德宗幸兴废宫，于复壁间得软玉鞭，屈之则首尾相就，舒之则径直如绳。

陆大钧从子妻夜寝，闻有啁啾斗声。既觉，枕下得二玉猪，大数寸，刻像妙甚。实之枕中，财货日增。

贞观初，林邑献火珠，状如水晶。睿宗赐大安国寺水珠，如石，一片赤色，夜有微光。掘地一尺埋之，水溢可给千人。

汉宫积草池中有珊瑚，高一丈二尺，一本三柯，上有四百六十三条。

吴孙权掘地得白玉如意，所执处刻龙虎纹，长二尺七寸。

贺真如五宝八宝。五之一曰玄黄天符。形如笏，长八寸，阔三寸，上圆下方，有孔，黄玉也，避人间兵疫邪厉。二曰玉鸡。羽毛悉备。王者以孝治天下则现。三曰谷璧。白玉为之，径五寸，其文粟粒。王者得之，五谷丰稔。四曰王母玉环。二枚，亦白玉也，径六寸，好倍于常。五宝空中照光皆射日，不知所极。八宝之一曰如意宝珠。大如鸡卵，明如满月。二曰红靺鞨。大如巨粟，烂若朱樱，视之则碎，触之则坚。三曰琅玕，其形如环，四分缺一。四曰玉印。大如半手，其文如鹿陷印中，著物形现。五曰采桑钩。二枚，长五六寸，其细如箸，若金银铜制。六曰雷公石。二枚，斧形，长四寸，如青玉。八宝置之日中，白气烛天，暗室光明如月。

魏河间王有赤玉卮，水晶钵，玛瑙碗。

新罗国献万佛山，雕沉檀珠玉以为之，其大者盈寸，小者几分。其佛首有如米如菽者，眉目口耳螺髻毫相悉具。辫金玉水精为幡盖流苏，庵植薝葡罗等树，以百宝为楼阁殿台。其状虽微，形势飞动。前有行道僧数千，下有紫金钟三寸，蒲牢衔之。击钟则行道僧礼拜至地，其中隐隐有声，盖钟响处是关捩也。虽以万佛名山，其数不可胜计。

海外贡重明枕，长一尺二寸，高六寸，洁白类水晶。中有楼台形，有十道士，持香执简，循环无已。

刘耀夜居，忽有二童子入跪，曰："管涔使小臣谒赵皇帝。"献剑二口，置拜而去。以烛照之，剑长二尺，光泽异常，背有铭曰："神剑服御除众毒。"耀服之，随变五色。

范椎奴牧牛，涧中获二鲤，化成铁，用以为刀。对大石嶂祝曰："鲤鱼变化，冶成双刀，石嶂破者，为有神灵。"砍之，石裂。

秦嘉有盘龙镜、韩寿香，名为避恶生香。

刘表有酒器三：曰伯雅，容七升。仲雅，容六升。季雅。容五升。

雅，酒器也。

李适之有酒器九品：蓬莱盏、海川螺、舞仙杯、匏子卮、幔卷荷、金蕉叶、王蟾儿、醉刘伶、东溟漾。蓬莱盏上有三山，注酒以山没为限。舞仙杯有关捩，酒满则仙人起舞，瑞香球子浮出杯外。

仙家有三宝：有碧瑶杯、红蕤枕、紫玉函。

刘守章赠洪崖先生扬雄铁砚、四皓鹿角枕。卞敬家有无患枕。

舜作五明扇。石虎作莫难扇，又有象牙桃枝扇，子建九华扇。张融有道士赠以白羽麈尾扇。夏昶作雪香扇。

汉有翠羽扇、云母扇、孔雀扇、九华扇、五明扇、回风扇。

陶贞白有雀尾炉。唐内库有七宝砚炉，至冬寒砚冻，放上即化，不用火炭。

咸通，开昌公主下嫁，有金菱银栗、内藏珍物。连珠帐、却寒帘、犀丝簟牙席、瓁忿犀如意、白玉九鸾钗、辟邪香。韦侍御赠杜甫内人夜飞蝉。

武帝赐于阗青钱砚，辽西麟角笔，南越侧理纸。唐赐宰相张文蔚龙鳞月砚、宝相枝。笔也。

开元初，罽宾国贡上清珠，光照一室，内有仙人玉女摇动，水旱兵革之灾，虔视无不克验。

廉郊池上弹琴，荷池中跃跳方铁一片，有知音击之，名蕤宾铁也。

安禄山献明皇有玉鱼凫雁。

杨贵妃制绿玉磬。佛楼国有青玉钵盂，受三斗许，厚可二分。咸阳宫有青玉灯檠，高七尺。孙文台有青玉鞍。魏王得一石，胡人识为宝母。真腊国献万年蛤，夜光如月，积雪不化。偶得金牛。祥符中铸金龟，赐近臣。穆王至昆仑，有银烛。嵇昌蓄采星盆，夏月渍果倍冷。蒲泽国献蔽日帘，可以却暑。宝玩中有琉璃瓶、珊瑚玦、女珊瑚、青螺卮、五色文玉环、金博山炉、琥珀枕、玛瑙弧、云母屏、九龙台灯、百枝灯、蓝田磬、照夜玑、琐子帐、紫玉笛，皆汉唐奇货。

司空图隐中条，以松枝为笔，曰幽人笔。

房次律弟子金图，十二岁时，手持水玉数珠，光洁照人。

唐彦猷作红丝砚，自号为天下第一。

郭从义掘地，得绿玉四方小杵臼，四角，有胡人坐顶，旁有篆文："仙台秘府小中臼。"元自诚有抵鹊盆，色类珉，夏月浸果，果水皆寒，冬月不冻。郭江洲有占景盘，以铜为之，上出细管，插花，可留十余日不败。孙总监千金市绿玉一块，嵯峨如山，命工治之，作博山炉，顶上暗出香烟，名不二山。白乐天诗云："银花不落从君劝。"不落，酒器。有水晶不落。汉隐帝有小摩尼数珠。冯夫人有葡萄镜。杜光庭有骄龙杖，红如猩血，重若玉石，似非竹木，传为仙人所遗。葛溪铁工制剪，凿字曰二仪刀，交股屈环，遇物如风。又有地中掘得金鹿银麞，乃曹奴人献天子于洋水之物。又有银豘金狗之类，皆古赂夷人之物。若小铜猪狗牛羊等十二肖形，亦墓中物也。

《西湖志》云："高宗幸张俊，其所进御物，有狮蛮乐仙带、池面玉带、玉鹘兔带、玉璧环、玉素盅子、玉花高脚盅子、玉枝梗瓜、玉瓜杯、玉东西杯、玉香鼎、玉盆、玉古剑璏二十七件，玉犀牛合、白玻璃元盘、玻璃花瓶、玻璃枕、玛瑙物二十件，龙文鼎、商彝、高足彝、商父彝、周盘、周敦、周举罍、兽耳周罍、汝窑酒瓶二对，有御宝画曹霸《五花骢》，冯瑾《霁烟长景》，易元吉写生《花》，黄居宝《竹雀》，吴道子《天王》，张萱《丛竹》，边鸾《萱草山鹧》，黄荃《鹧鸪萱草》，宗妇曹氏《蓼岸》，杜庭睦《明皇斫脍图》。有赵昌《踯躅鹌鹑》，梅竹思《踯躅母鸡》，杜霄《扑蝶》，巨然《岚锁翠峰》，徐熙《牡丹》，易元吉写生《枇杷》，董源《夏山早行》，李煜《林泉渡水人物》，荆浩《山水》，吴元俞《紫气星》，皆珍品也。"

欧阳通善饰文房，其命藏砚石室曰紫方馆，贝光曰发光地菩萨，研滴曰金小相，镇纸曰小连城千钧史，界尺曰由准氏，笔曰畦宗郎君，槽曰半身龙，裁刀曰治书奴。

宝晋斋有天成砚山、玉蟾蜍，皆希世奇珍。

古有神物，如禹鼎知兴废。《瑞应图》宝鼎，不爨自沸，不炊自热，不汲自满，不举自藏。吴明国贡常燃鼎。虢州铁镬，大数围。丁谖作九层博山炉，上铸禽兽自动。勃海贡玛瑙柜，长三尺。南昌国贡大玳瑁盆，容十斛。又贡紫磁盆，可容五斗，举之轻若鸿毛。中朝有铜澡盆，夜有人扣，与长乐钟声相应。汉武帝赐樱桃以赤瑛盘，与桃一色。周益公有鹤飞盏，注酒则鹤飞，干则就灭。唐青玉枕，冬暖夏凉，醉者睡之即醒，梦者游仙。孙太医玉罗汉屏，种种飞动。汉宣帝有玉八角升，西夷之贡，水浇无暑，火逼无寒。唐有十二时盘，用之随时转换物象，子鼠换丑牛之类。天帝流光爵，置之日中，则光气烛天。南海有虾头杯，陈思王有鹊尾杓，欲劝者呼之，即指其人。王肃造铜鼠丸，昼夜自转。南中有风狸杖，用指禽兽自毙，取食随指如意。含匪县东岸有圣鼓杖，舟中有之，波浪不敢冲激。徐风缩节杖，如笔管，二十年每年生一节，后每年减一节。郭休有夜明杖，朱色，夜杖有光。柳真龄宝一铁拄杖，宛转天成，行则微响。明皇有虹蜺屏，赐贵妃，上刻美人，夜能下屏歌舞。马弋山有紫茭席，冬温夏凉。秦始皇驱山铎，击之，声如霹雳。内库有青酒杯，纹乱如丝，其薄如纸，以酒注，温然有暖气，少如沸汤，名自暖杯。龟兹国进一枕如玛瑙，枕之则十洲三岛、四海五湖尽入梦中，名游仙枕。虢国夫人有夜明枕，光照一室，无事灯烛。田父得照室玉，王莽有灭瘢玉，取玉锤碎，涂瘢即灭。唐顺宗时，西域进龙虎玉，一方为虎，置之山岩，百兽慑伏；一圆为龙，置之水中，浪卷虹蜺。扶余国有火玉，色赤，可以燃鼎。尧时于河洛中得方尺玉板，上图天地之形，得金璧之瑞，文字记造化之始。禹游龙门，神授玉简，游东海，得碧色玉圭，楚州献玉印。伯颜至于阗国，凿井得玉佛，高四尺，照之，筋骨脉络俱见。魏武后有玉钵，相盛，转而不脱，为西域鬼作。唐肃宗赐李辅国香玉避邪，形高一尺五寸，奇巧无比，香闻数里，入衣经年不灭。唐度宗朝有十二玉棋子，以按十二时字，置水中，逐时浮出不爽。苏威有应日镜，日蚀几分，则镜面昏处如之。唐有瑞英帘，人在帘内影之，则遍身有光，艳异夺目。韩王元嘉有铜鹤樽，酒满其腹则正立，酒浅则倾覆。长安殿角上有铜雀，能鸣。沈传师得玉马，能嘶。杨光欣有玉龙，腹中贮水，口泻有笙簧声。楚渔得禹支祁锁。唐翰林院有索铃，河北用兵，铃动索铃自鸣。周世宗应气瓦，二十四片，应气敲之，窦仪辨之不讹。长陵有铜驼，生毛，毛上生花。郫县有铜马，能嘶。长州倅厅有铜龟，背上应时现文。李子长造木囚，置苇上，理囚狱，不差则木囚伏，否则木囚奋起。周穆王有火齐镜。灵王时有月镜，其白如月。汉高祖有表里镜，可见五内。舞溪石窟有方镜，始皇号为照骨镜。荀讽有铁镜。隋王度有照疾镜，疫病照之即愈。张敌得一镜，照之，终身无病，名无疾镜。黄巢三方镜，能见三方。唐秦淮镜，照人五脏。天宝时有水心镜，七岁大旱，镜中龙口吐烟即雨。唐有夷则镜，得之井中。燧铜镜，向日则火生，以艾就之则燃。任中宣有飞精镜，后为神人持去。王宗寿有铁镜，不明，一日发光，因见市一青衣小儿欣然来回，曰："铁镜神物，当还。"竟持去。王幼临造方丈镜，照见人马。有百里镜，可照百里，即献吕蒙正镜也。秦宁县耕夫得镜，照之，病热者心骨生寒，故名生寒镜。世有透光镜，以镜承日光，则镜铭二十字，壁上了了分明。知来镜，照之，则见前途吉凶。谯亳有镜，以手循之，中心铮然有声，名曰响镜。史良姊有宝镜，能见妖魅。有道士持魇魅镜，狐狸草木为祟，照之即见本形。如剑，若颛顼腾空剑，指兵则胜，匣中常鸣。楚王太阿剑，一挥则三军流血。汉高祖赤霄剑。后主有镇山剑。宋青春有青龙剑。唐德宗有火精剑，夜有光明。朱善存家有芝烟剑，太平则芝生。胡识破山剑。钱塘闻人绍有灵宝剑。

以上种种，皆宇宙间神奇秘宝，终为造化收拾，安得流落尘世？虽曰兵火变迁，恐亦于此无恙。古云玩物丧志，此非丧志物也，用录以广闻见。

图画神异，若汉刘褒《北风图》，见者皆寒。《云汉图》，见者皆热。王善画《六马滚尘图》，后竟失去。唐有《龙水图》，将练为服，釜中二龙飞去。周益公画《岳州图》，谯楼时时换牌。赵颜得画女障，能下障与颜为妻生子。韦叔文画马，未色，岳神索之，改名而第。赵浍画《儿啼图》，僧夜闻儿哭，诘浍，以笔作乳，点入儿口，遂止。冯绍正画龙未终，见白气就庑檐出，入池中，雷雨大作。廉广画《二鬼兵图》，一夕风雨，鬼兵交战。张僧繇画佛，夜间发光。信州画罗汉，能飞动。王元俊画扇壁上，客至，遂携去。曹不兴画屏，污墨点，即添作蝇，孙权视为真蝇，用手拂去。镇江兴国寺，苦鸽宿粪污佛，张僧繇于两壁画鹰鹞，鸽再勿入。云光寺有《七鸽图》于西壁未完，其一云为飞去。长兴成山寺，壁画猿鹤，长能飞走。顾光宝画狮绝疟，狮口有血淋漓。何尊师画猫，则鼠潜避。石恪画飞鼠，张之，则鼠不入室。杨子华画马，夜有蹄啮嘶声。韩干画马，神人来索。唐吴道子恶僧，画驴壁间，一夜，僧房家具踏破无留。吴画《五龙图》，天欲大雨，即生烟雾。张藻一手双笔，画二木枝，一枯一荣。贾秋壑遇一道人画莲，风来则莲叶摇动。此皆神妙莫测，不可晓也。要皆古人元气所钟，以侔造化。

论古铜色

高子曰：曹明仲《格古论》云："铜器入土千年者，色纯青，如翠；入水千年者，则色绿如瓜皮，皆莹润如玉；未及千年，虽有青绿而不莹润。"此举大概，未尽然也。若三代之物，迄今何止千年，岂尽莹润而青绿各纯者也？若云入土则青，入水则绿，其水银色并褐色黑漆古者，此又埋于何地者也？凡三代之器，入土年远，近山冈者多青，山气湿，蒸郁而成青；近河源者多绿，水气卤，浸润而成绿。余见一物，乃三代款识，半身水浸，年远，水痕涸溢数层，此为入水无疑，而色乃纯青。其着水潭底方寸，少黄绿色，则水土之说，岂尽然哉？余思铸时，铜质清莹不杂者，多发青；质之浑杂者，多发绿。譬之白金，成色足者，作器纯白，久乃发黑；不足色者，久则发红发绿。此论质不论制，理可推矣。他如古墓中近尸者，作水银色，然水银色亦分二种，有银色，有铅色，惟镜居多。古者尸以水银为殓，彼世死者以镜相遗，殓者即以镜殉，取照幽冥之义。故铜质清莹者，先得水银沾染，年久入骨，满背成银，千古亮白，谓之银背。其有先受血水秽污，始受水银浸入，其铜质原杂，则色如铅，年远色滞，谓之铅背。其有半水银，半青绿，朱砂堆者，先受血肉秽腐其半，日久酿成青绿，其半净者，乃染水银。故一镜之背，二色间杂也。今之镜，以银背为上，铅背次之，青绿又次之。又若铅背埋土年远，遂变纯黑，谓之黑漆背。此价又高，而此色甚易为假。至有古铜鼎鼐尊彝，亦有水银色者，何也？此在墓中得水银散漫之气，沾染而成，故惟一角，一耳，一旁有之。或地近生水银处，亦成此色。所以鼎彝无全身水银色者，而钟磬则万无一二也。上古铜器，以质厚为佳，年既久远，土锈侵骨，质已松脆，厚者尚有受用，薄者若少击搏，不破即裂。又如无青绿而纯紫褐色者，曹明仲以为人间流传之色，非也。三代之物，因入土沉埋，后人方得集以传世。若云三代流传到今，方有此色，何能在世数千年不为兵燹销烁，破损沉沦者耶？此等器皿，出自高阜古冢，砖宫石室，燥地秘藏，又无水土侵剥，又无尸气染惹，列之石案间，惟地气蒸润，且原制精美光莹，变为褐色，纯一不杂。故鼎彝居多，而小物并秦汉物，褐色绝少。近见褐色上有青绿点子，乃出土之后，人以咸酸之味侵染乃尔，非透骨绿色。故褐色上有云头片，芝麻点，朱砂斑，并绿翠雨雪点者，此为传世物也。非传世上三五千年，始成褐色。故古铜以褐色为上，水银黑漆鼎彝为次，青绿者又次之也。若得淳青绿，一色不杂，莹若水磨，光彩射目者，又在褐色之上。宣庙喜仿褐色，故宣铜此色为多。凡铜器出自三代，不惟青绿莹润，其质，其制，其花纹款识，非后人可能仿佛，自不容伪。若明仲云必三代之物，方有朱砂斑，此大误矣。宋元之物，亦有大片朱斑，若鱼子者更多，盖受人血气侵染，便成朱斑。亦有二三层堆叠者，刀刮摩擦不可泯也，岂尽三代物哉？不可不考。

论新旧铜器辨正

三代之器，钟鼎居多，且大容升斗。虽有商质周文之说，然质者未尝不文，文者未尝不质。其质者，制度尚象，款识规模，铸法工巧，何文如之？其文者，雕篆虽细，文理不繁，填嵌虽工，而矩度浑厚，质亦在也。夏嵌用金银细嵌云雷纹，片用玉与碧填剜嵌，美甚。曹云商无嵌法，非也。商亦有之，惟多金银片，而少云雷丝嵌细法。今之巧匠，伪造夏商填嵌者，以金银之色，古今所同，可以伪为。而玉与碧填碾法、土锈似不容假。近乃搜索古冢遗弃环、佩、充珥、填、珈、琫、珌等物，裁为方圆规制，以嵌彝鼎，今人眼生。虽识者，必曰："此古琢玉石，岂非三代物哉？"每得高值。孰知古嵌一物，周身无一处完整，非剥落即为青绿锈结遮掩，或隐或露之妙，古雅出自天然。若今嵌，必凿完全片段，或嵌或遗，状土剥落，方以法蜡遮饰，何待目力？人可手辨。唐天宝时，有局铸花纹，细密可爱，全尚华藻，于三代之制，或改为锦地，或改夔龙为螭，或改雷纹为方胜，或易篆款为隶书、真书，于上古淳朴之意大左。更恨质薄，取便一时，无意千古。近有青绿朱砂堆积瓶壶器皿，内有水锈烂孔，或锄击篾裂，后人收拾，以药补缀，持诱市值。此皆唐时局铸物也，原非伪造。古铸，工匠精细，拨蜡清楚，纹内地子光滑，即转角方圆深窍，有如刀锤雕刻，花地爽朗，周身如一，并无砂眼欠缺、分地不匀之病。夫款为制度规式，识为纪功铭篆，故三代钟鼎阴识字，有百十之多。即薛尚功刻钟鼎篆二十卷，其篆文可考。若汉唐以下，即阳识矣，而铭亦不古。间有阴识，亦非钟鼎古文篆法。盖阳识刻印印蜡，为之甚易，阴识以蜡剔起字画，翻砂成阴，为之甚难，少有不到，字画泯灭，其精神摩弄，后迥不及。故秦汉之物不及三代，唐宋之物不及秦汉也。然秦汉不及三代，唐宋不及秦汉者，非人力不到，而质料不精。但秦汉之匠拙，而不善模三代之精工，唐宋之匠巧，而欲变三代之程式，所谓世代不及，伤拙伤巧故也。孰知愈巧愈拙，愈工愈失，敦朴古雅，三代之不可及也。反谓已能胜之，改式改纹，务尚形似，所谓丑妇效颦，愈逞丑态耳。近有真正民间之器，无功可纪，原无识文，今以刀刻钟鼎相似篆文，磨熟刀痕，加以药饰，反失真趣，赏鉴家入手即洞识矣，可弄愚者。我朝宣庙铜器，甚有精者，制度亦雅，摩弄极工。然多小物，如百折彝炉、乳炉，雨雪点金片贴铸戟耳彝炉，石榴足者，更佳。赤金霞片小元鼎炉，象头鬲炉，五供养细腰櫜盘，镀金双螭箸，架香合匙瓶，蟠螭镇纸种种，精甚。大如鼎炉、角端兽炉、方耳壶、商从尊，精美可爱，模式古雅，惜不多见。其底识文，用扁方印子，阳铸大明宣德年制，真书字画完整，印地光滑，蜡色可爱。他如判官耳鸡腿脚扁炉，翻环六棱面铸镀金番字花瓶，四方直脚炉，翻环元瓶，盖凿钱文漏空桶炉，皆下品也。宣铸多用蜡茶、镀金二色。蜡茶以水银浸擦入肉薰洗为之。镀金以金铄为泥，数四涂抹，火炙成赤，所费不赀，岂民间可能仿佛？但宣铜花纹者甚少。余在京师，仅见一二商鼎式者，腰花甚佳。后此，景泰、成化年间亦有此色。彝炉用两狮头为耳，复用赤金厚片作云鸟形贴铸，其底识无印文，惟用药烧景泰年制等字，隐隐在内。初玩不辨，较之宣庙，迥不及矣。

论新铸伪造

近日山东、陕西、河南、金陵等处，伪造鼎彝壶觚尊瓶之类，式皆法古，分寸不遗，而花纹款识，悉从古器上翻砂，亦不甚差，但以古器相形，则迥然别矣。虽云摩弄取滑，而入手自粗；虽妆点美观，而气质自恶。其伪制法：铸出，剔摩光净，或以刀刻纹理缺处，方用井花水调泥矾浸一伏时，取起烘热，再浸再烘，三度为止，名作脚色。候干，以硇砂、胆矾、寒水石、硼砂、金丝矾各为末，以青盐水化净，笔蘸刷三两度，候一二日洗去，干又洗之。全在调停颜色、水洗功夫，须三五度方定。次掘一地坑，以炭火烧红令遍，将酽醋泼下坑中，放铜器入内，仍以醋糟罨之，加土覆实，窑藏三日取看，即生各色古斑，用蜡擦之。要色深者，用竹叶烧烟薰之。其点缀颜色，有寒温二法，均用明乳香，令人口嚼涩味去尽，方配白蜡熔和。其色青，以石青投入蜡内。绿用四支绿，红用朱砂。温用蜡多，寒则乳蜡相半。以此调成，作点缀凸起颜色。其堆叠用卤锈针砂，其水银色以水银砂锡涂抹鼎彝边角上，以法蜡颜色罩盖，隐露些少，以愚隶家。用手揩摩，则香腥触鼻，洗不可脱。或做成入卤咸地内埋藏一二年者，似有古意。又若三代秦汉时物，或落一足，或堕一耳，或伤器体一孔一缺者，此非伪造。近能作冷冲，热冲，冷焊，软铜冲法，古色不变。惟热冲者色较他处少黑。若用铅补并冷焊者，悉以法蜡填饰器内，以山黄泥调稠遮掩，作出土状态。此实古器，惟少周全，较之伪物远甚。又等屑凑旧器破败者，件件皆古，惟做手乃新，谓之改锹。余在京师，见有二物，一子父鼎，小而可用，花纹制度，人莫不爱。其伪法，以古壶盖作肚，屑凑古墓碎器飞龙脚焊上，以旧鼎耳作耳，造成一炉，非真正物也。一方亚虎父鼎，内外水银，无一痕纹片，初议价值百金，制在五寸，适用可玩，人争售之。余玩再三，识其因古水银方镜破碎，截为方片，四面冷焊，屑凑古炉耳脚，制成工巧，可谓精绝。余一识破，众以为然，后竟不知何去。若此做手，技妙入神。元时杭城姜娘子、平江王吉二家铸法，名擅当时。其拨蜡亦精，其炼铜亦净，细巧锦地花纹，亦可入目。或作鎏金，或就本色，传之迄今，色如蜡茶，亦为黑色，人多喜之。因其制务法古，式样可观。但花纹细小，方胜、龟纹、回纹居多。平江王家铸法亦可，炼铜莹净，拨蜡精细，但制度不佳，远不如姜。近日淮安铸法古鎏金器皿，有小鼎炉、香鸭等物，做旧颇通，人不易识。入手腻滑，摩弄之功，亦非时日计也。外此有大香猊、香鹤铜人、烛台、香球、酒炉、投壶、百斤兽盖香炉、花瓶、火盆等物，此可补古所无，亦为我朝铸造名地。

论宣铜倭铜炉瓶器皿

古无铜小香炉，即《博古图》，为帝王收藏，仅有一二遗式。后有小鼎炉、兽炉、博山炉，高二寸许者，不知汉唐人何用，想亦墓中物也。亦有中样鼎炉，兽面脚桶炉，止可清供，不堪焚香手玩。近有潘铜打炉，名假倭炉。此匠幼为浙人，被虏入倭，性最巧滑，习倭之技，在彼十年。其凿嵌金银倭花样式，的传倭制。后以倭败还省，在余家数年，打造如倭尺，内藏十件文具，折叠剪刀，古人未有。其铜合子、途利筒、彝炉、花瓶，无一不妙，此真倭物也。故其初出价高，炼铜镀金，凿嵌金银，花巧精妙，与倭无二。若近日吴歙之制，较潘似胜，但制度花巧，与古人彝鼎之义，殊无取法。又如以黄铜去腥，假名钩金，打造方圆鼎炉、彝炉，花纹以《博古图》为式，外抹金叶。此等置之何地，惟可作神佛供也。初年，潘铜似不可得，有则宝之，后世必有好尚之者。外如倭人凿铜细眼罩盖薰炉，亦美。更有镀金香盘，口面四旁坐以四兽，上用凿花透空罩盖，用烧印香，雅有幽致。又若酒铫、水罐、吸水小铜中丞、抹金铜提、盔铠、腰刀、枪剑，五供养莲花架，紫铜汤壶、小钹、小塔、罐罩合，槟榔合、石灰罐、刮锈铜刓、海螺鼻铜镜、铜鼓、供献盘槖碟子、凿花金钱、散花银钱、凿银细花卷段、凿金大小戒指，上嵌奇石，种种精妙，不能悉数。无地不有机巧，信哉！近日吴中伪造细腰小觚、敞口大觚、方圆大尊、花素短觯、雨雪金点戟耳彝炉、细嵌金银碧填鼎炉、香奁、牺尊、团螭镇纸、细嵌天鹿辟邪象罐、水银青绿古镜、二寸高小汉壶、方瓶、镀金观音弥勒，种种色样，规式可观，自多雅致。若出自徐守素者，精致无让，价与古值相半。其质料之精，摩弄之密，功夫所到，继以岁月，亦非常品忽忽成者。置之高斋，可足清赏。不得于古，具此亦可以想见上古风神，孰云不足取也？此与恶品非同日语者，鉴家当共赏之。

论古铜器具取用

上古铜物存于今日，聊以适用数者论之。鼎者，古之食器也，故有五鼎三鼎之供。今用为焚香具者，以今不用鼎供耳。然鼎之大小有两用，大者陈于厅堂，小者置之斋室。方者以飞龙脚文王鼎为上赏。兽吞直脚亚虎父鼎，商召父鼎，周花足鼎，光素者如南宫鼎为次赏。若周象簠鼎，腹壮而膀脚肖鸡腿，又如百乳鼎者，皆下品也。方之小者，有周王伯鼎，单从鼎，周丰鼎，又若方四五寸许，青绿或镂金小方鼎，式法文王王伯鼎制者，可宜书室薰燎，皆唐之局铸、元姜娘子铸也。纹片精美，制度可观。其圆鼎三兽面者，如商父乙鼎、父己鼎、父癸鼎、若癸鼎。圆腹者，若商子鼎、秉仲鼎、象形饕餮鼎、立戈季娟鼎。光素者，如商鱼鼎、周益鼎、素腹鼎。口下微束者，若商乙毛鼎、蝉纹鼎、父甲鼎、公非鼎。敞口者，如飞龙脚子父鼎。皆可入上赏。圆之小者，如周大叔鼎、垂花鼎、周齌鼎、唐三螭鼎，俱堪入清供，但式少大雅耳。他如瓜腹鸡腿方耳环耳敞口鼎炉，俱不堪玩，为下品也。彝炉式如周犧彝、父辛彝、商虎首彝、百折彝，方者如己酉彝，奇者如百乳彝，皆堪为堂上焚具。他如彝、敦、鬲、炉等件，虽古不堪清供。如得商母乙鬲、周蔑敖鬲、饕餮鬲、周师望敦、兕敦、翼敦，亦可充堂中几筵之供。以上式载《博古图》中，可以按图索视。卮者，古酒器也。义取上穷而危，知节则无危矣，寓戒之之意。其制如盂，双耳外乘，又如腰腹翼耳，俗云人面杯者是也。杯亦古酒器也，以牛首为制，加以笼络，亦戒贪逸之意。《诗》云："酌彼兕觥"，以牛角为之。制以此耳。今之杯制不一，而独无此式。匜者，矫口坦腹，一把捏手，或三足，或圆足，如鸭形者是也，古人以为盥洗注水之具。今俗以卮为匜，以匜为卮，名金银酒器者，误矣。盘洗二器，盘深而洗浅。盘用以承弃水，内有铭篆者，有招耳上冲者，有盘内种种海兽者。或用三蹲螭为足，或雷纹圆足者，又名彝盘，俗指为歃血盘，非也，今可用作香橼盘。其洗用以盥手，故纹用双鱼，用菱花。有三乳足者，有圆足者，旁有兽面翻环者，今用以注水，为几筵主宾酬酢涤器，似得古人遗意。又有似洗而双把作掇手者，名杅，亦可作洗用。觚、尊、兕，皆酒器也。三器俱可插花。觚尊口敞，插花散漫，不佳，须打锡套管，入内收口，作一小孔，以管束花枝，不令斜倒。又可注滚水，插牡丹芙蓉等花，非此，花不可久。古之壶瓶，用以注酒。观《诗》曰："清酒百壶。"又曰："瓶之罄矣。"若古素温壶，口如蒜榔式者，俗云蒜蒲瓶，乃古壶也，极便注滚水，插牡丹芍药之类，塞口最紧，惟质厚者为佳。他如粟纹四环壶、方壶、匾壶、弓耳壶，俱宜书室插花。以花之多寡，合宜此五器分置。若周之蟠螭瓶、螭首瓶，俗云观音瓶者，今之酒壶，全用此式。更变汉之麟瓶，形若瓠子稍弯，背有提把。此瓶也。俗例为瓠子壶类，误矣。另有瓠壶，取《诗》云"酌之以匏"之义。今以此瓶注水，灌溉花草，雅称书室育蒲养兰之具。周有蟠虬瓿、鱼瓿、罍瓶，与上蟠螭、螭首二瓶，俱可为多花之用。又若今之杖头用鸠，老人多咽，鸠能治咽之义。故三代有鸠鸟杖头，周身金银填嵌。又见有飞鸠杖头，周身鎏金，用以作棕竹杖饰，妙甚。若汉之蟠龙蟠螭杖头，形若瓜槌，此便不如三代之雅。若汉之编钟，小而有韵者，颇宜书斋清响，但得宫商二音为最。古之布钱，有金嵌字者，可作界画轴用。小样提卣，可作糊斗。如伯盏颣盘，季姜盂两耳杯，制小，可作砚旁笔洗。镜为人所必用，若秦陀、光背，质厚无纹，极有受用。次如银背海兽，蒲桃荔枝，五岳图形，十二生肖，宝花云龙十二符，四灵三瑞，三神八卫，六花浮水，七乳四乳，十六花蟠螭龙凤雉马等背俱妙。须用清莹如水，分毫不杂，俗谓面无打搅，轮转周圆，形影不改为贵。又有如钱小镜，光背花背，面无瘢痕，更有满背嵌金嵌银片子散花小镜，极可人意，价亦高贵，似不易得。携具用之，山游寺宿，亦不可少。鉴赏以大径尺外圆镜，并三寸以上，至如钱小镜，为上格。其它五七寸者，次之。菱花八角方镜，悉不取也。轩辕球镜，可作卧榻前悬挂，未必远邪，聊取意耳。古铜腰束绦钩甚多，有盈尺长者，其制不一。有金银碧瑱嵌者，有片金商者，有等用兽面为肚者，皆三代物也。他如羊头钩，螳螂捕蝉钩，鎏金者，皆秦汉物也。无可用处，书室中以之悬壁，挂画，挂剑，挂尘拂等用，甚雅。若雁足灯、凤龟灯、有柄行灯，用以秉烛。驼灯、羊灯、犀灯，用以燃油。此皆文具一器。又如盈尺浅盘，有三足者，制极精雅，乃古之承盏盘也。盏如圆盂，有耳环掇手，此汉物也。古彝皆有舟，舟即今之承盏盘也，往往有此，且纹色甚佳，今用为香橼橐具，别无取用。

每有虾蟆蹲螭，其制甚精，古人何用？今以镇纸。又有大铜伏虎，长可七八寸，重有三二斤者，亦汉物也。此皆殉葬之器，今以压书。余得一砚炉，长可一尺二寸，阔七寸，左稍低，铸方孔透火炙砚；中一寸许稍下，用以暖墨搁笔；右方置一茶壶，可茶可酒，以供长夜客谈。其铭曰："蕴离火于坤德兮，回阳春于坚冰。释淘泓于冻凌兮，沐清泚于管城。"是以三冬之业，不可一日无此于灯檠间也。凡此数者，岂皆吾人所不当急，而为玩物例哉？书斋清赏，藉此悦心，当与同调鉴家品藻。

论汉唐铜章

古之铜章，后先出土者，何止千万？即顾氏《印薮》，犹云未备。余先三入燕市，收有千方，十年之值，高下迥异。向无官私之别，今则分王侯伯长为官印，而价值倍于往时，以姓氏为私印，价则较常亦倍矣。官私之内，又多珍尚，有玉，有金，有银，有玛瑙、琥珀、宝石，有磁烧官、哥、青东三窑为多。凡此印章，面用斗钮，间有以鹿为钮，以瓦为钮者。其铜章之钮，以龟，以螭，以辟邪，以驼，以凫，以虎，以坛，以兔，以瓦，以鱼，以钱，以覆斗，以环，以四连环，以亭，以鼻，以异兽，以鹿，以羊，以马，以狻蜺猊，以豸。钮用鎏金，涂金，细错金，银商金。而制度之妙，有如一方六面皆文，子母一套。母则钮铸母兽，子则子兽套成，如母抱子。内中或三方有文。余得一印，子母二套，三印俱文，此又官私之中值之最上者也，亦不多得。其镌玉之法，用力精到，篆文笔意，不爽丝发，此必昆吾刀刻也。即汉人双钩碾玉之法，亦非后人可拟。故玉章、宝章更为鉴家珍重。古人印文，姓氏之外，字及小字，即乳讳也。别无闲散道号，家世名位，引用成语，惟臣某印。汉之君臣关防奏启，扣以小印。又如封之一字，古亦无之，后人创始古之白记，即封字意也。曾见一印文曰："某氏私记，宜身致前，迫事无闲，愿君自发，封完印信。"此唐宋印也，汉人无此等语。即单字，象形禽鸟、龙虎、双螭、芝草，圆印有之。"子孙永宝"、"宜尔子孙"、"子孙世昌"等印为闲文矣。汉之官印，似有印箱佩带。余得一铜箱，高寸八分，方寸五分，制若今之官印匣同，前后铸有合扇锁钮事件，旁有鼻耳，可贯绳索携佩，箱外青绿莹然，内藏子母印章一套，此亦小铜器中一奇物也。近日关中洛下利徒翻铸假印，夥入真正，以愚收藏。若军司马王任日利，不一而足，且不易辨。今之刻拟汉章者，以汉篆刀笔自负。至有好奇，刻损边旁，残缺字画，谓有古意，可发大噱。即《印薮》六秩内，无十数伤损印文。即有伤痕，乃入土久远，水锈剥蚀，或贯泥沙，剔洗损伤，非古文有此。欲求古意，何不法古篆法刀法，而乃法其后人损伤形似？此又近日所当辨正。若诸名家，自无此等。又如青田石中有灯光石，莹洁如玉，照之真若灯辉，近更难得，价亦踊贵。内有点污者，不佳。外此有白石，有红黄青黑等石，又有黑白间色，红黄间色，温润坚细，可作图书。旧人喜刻此石为钮，若鬼功球钮。余曾见有自外及内，大小以渐滚动，总十二层，至中小球如绿豆止，不知何法刻成，真鬼功也。吾杭旧有刻钮称最者，惟岑东云、沈葑湖二人，极工雕模。岑更善于连环，三五层叠，并奇异锦纹套挽等钮，其刻文亦高于沈，而沈之刻文不足取也。后有效者，甚乏古雅意趣。此亦印章中一善技也，故并录之。若闽中牙刻人马为钮者，是为印章痘毒，虽工何为？

刻玉章法

王心鲁云："刻玉之法，别无药物烘炙诡异。"并引用陶隐居《蟾酥昆吾刀说》："余之所受，惟用真正花钢，煅而为刀，阔五分，厚三分，刀口平，磨取其平尖锋头为用。将新旧玉章篆文，以木制架钤定，用刀随文镌之，一刀勿入，再锲一刀，多则三锲，玉屑起矣。但勿可以力胜，胜则滑而难刻。运刀以腕，更置砺石于旁，时时磨刀，使锋芒坚利，无不胜也。"余见心鲁刻玉精妙，俨若汉章。且此君仿《季直表》，细书并篆文亦佳，故具载之。

论官哥窑器

高子曰：论窑器必曰柴、汝、官、哥，然柴则余未之见，且论制不一，有云“青如天，明如镜，薄如纸，声如磬”，是薄磁也。而曹明仲则曰：“柴窑足多黄土。”何相悬也？汝窑，余尝见之，其色卵白，汁水莹厚如堆脂然，汁中棕眼，隐若蟹爪，底有芝麻花细小挣钉。余藏一蒲芦大壶，圆底，光若僧首，圆处密排细小挣钉数十，上如吹埙收起，嘴若笔帽，仅二寸，直槊向天，壶口径四寸许，上加罩盖，腹大径尺，制亦奇矣。又见碟子大小数枚，圆浅瓮腹，磬口，泑足底有细钉。以官窑较之，质制滋润。官窑品格，大率与哥窑相同，色取粉青为上，淡白次之，油灰色，色之下也。纹取冰裂鳝血为上，梅花片墨纹次之，细碎纹，纹之下也。论制如商庚鼎、纯素鼎、葱管空足冲耳乳炉、商贯耳弓壶、大兽面花纹周贯耳壶、汉耳环壶、父己尊、祖丁尊，皆法古图式进呈物也。俗人凡见两耳壶式，不论式之美恶，咸指曰：“茄袋瓶也。”孰知有等短矮肥腹无矩度者，似亦俗恶。若上五制，与敔姬壶样，深得古人铜铸体式，当为官窑第一妙品，岂可概以茄袋言之？又如葱管脚鼎炉、环耳汝炉、小竹节云板脚炉、冲耳牛奶足小炉、戟耳彝炉、盘口束腰桶肚大瓶、子一觚、立戈觚、周之小环觚、素觚、纸槌瓶、胆瓶、双耳匙箸瓶、笔筒、笔格、元葵笔洗、桶样大洗、瓮肚盂钵、二种水中丞、二色双桃水注、立瓜、卧瓜、卧茄水注、扁浅磬口橐盘、方印色池、四入角委角印色池、有纹图书戟耳彝炉、小方蓍草瓶、小制汉壶、竹节段壁瓶，凡此皆官哥之上乘品也。桶炉、六棱瓶、盘口纸槌瓶、大蓍草瓶、鼓炉、菱花壁瓶、多嘴花罐、肥腹汉壶、大碗、中碗、茶盏、茶托、茶洗、提包茶壶、六棱酒壶、瓜壶、莲子壶、方圆八角酒罍、酒杯、各制劝杯、大小圆碟、河西碟、荷叶盘浅碟、桶子箍碟、绦环小池、中大酒海、方圆花盆、菖蒲盆底、龟背绦环六角长盆、观音弥勒、洞宾神像、鸡头罐、楂斗、圆砚、箸搠、二色文篆隶书象棋子、齐箸小碟、螭虎镇纸，凡此皆二窑之中乘品也。又若大双耳高瓶、径尺大盘、夹底骰盆、大撞梅花瓣春胜合、棋子罐、大扁兽耳彝敦、鸟食罐、编笼小花瓶、大小平口药坛、眼药各制小罐、肥皂罐、中果盒子、蟋蟀盆内中事件、佛前供水碗、束腰六脚小架、各色酒案盘碟，凡此皆二窑之下乘品也。要知古人用意，无所不到，此余概论如是。其二窑烧造种种，未易悉举，例此可见。所谓官者，烧于宋修内司中，为官家造也。窑在杭之凤凰山下，其土紫，故足色若铁，时云紫口铁足。紫口，乃器口上仰，泑水流下，比周身较浅，故口微露紫痕。此何足贵？惟尚铁足，以他处之土咸不及此。哥窑烧于私家，取土俱在此地。官窑质之隐纹如蟹爪，哥窑质之隐纹如鱼子，但汁料不如官料佳耳。二窑烧出器皿，时有窑变，状类蝴蝶禽鱼麟豹等象，布于本色，泑外变色，或黄黑，或红绿，形肖可爱。是皆火之文明幻化，否则理不可晓，似更难得。后有董窑、乌泥窑，俱法官窑，质粗不润，而泑水燥暴，溷入哥窑，今亦传世。后若元末新烧，宛不及此。近年诸窑美者，亦有可取，惟紫骨与粉青色不相似耳。若今新烧，去诸窑远甚。亦有粉青色者，干燥无华，即光润者，变为绿色，且索大价愚人。更有一种复烧，取旧官哥磁器，如炉欠足耳，瓶损口棱者，以旧补旧，加以泑药，裹以泥合，入窑一火烧成，如旧制无异。但补处色浑而本质干燥，不甚精采，得此更胜新烧。奈何二窑如葱脚鼎炉，在海内仅存一二，乳炉、花觚，存计十数，彝炉或以百计，四品为鉴家至宝。无怪价之忘值，日就增重，后此又不知凋谢如何。故余每得一睹，心目爽朗，神魂为之飞动，顿令腹饱。岂果耽玩痼僻使然？更伤后人闻有是名，而不得见是物也，慨夫！

论定窑

高子曰：定窑者，乃宋北定州造也。其色白，间有紫，有黑，然俱白骨，加以泑水，有如泪痕者为最。故苏长公诗云："定州花磁琢如玉。"其纹有画花，有绣花，有印花纹三种，多用牡丹、萱草、飞凤时制。其所造器皿，式多工巧，至佳者，如兽面彝炉、子父鼎炉、兽头云板脚桶炉、胆瓶、花尊、花觚，皆略似古制，多用己意，此为定之上品。余如盒子，有内子口者，有内替盘者，自三四寸以至寸许，式亦多甚。枕有长三尺者，制甚可头。余得一枕，用哇哇手持荷叶覆身叶形，前偃后仰，枕首适可，巧莫与并。瓶式之巧百出，而碟制万状。余有数碟，长样两角如锭翘起，旁作四折。又如方式四角耸若莲瓣，而旁若莲卷。或中作水池，旁作阔边，可作笔洗、笔觇。此皆上古所无。亦烧人物，仙人哇子居多。而兜头观音、罗汉、弥勒像貌形体眉目衣折之美，克肖生动。其小物，如水中丞，各色瓶罐，自五寸以至三二寸高者，余见何止百十，而制无雷同。更有灯檠，大小碗甇、酒壶，茶注，式有多种，巧者俱心思不及。其水注，用蟾蜍，用瓜茄，用鸟兽，种种入神。若巨觥、承盘、卮匜、盂斝、柳斗、柳升、柳巴、其编条穿线模塑，丝毫不断。又如菖蒲盆底，大小水底，尽有可观。更有坐墩式雅花囊，圆腹口坦如橐盘，中孔径二寸许，用插多花。酒囊圆腹敞口如一小碟，光浅，中穿一孔，用以劝酒。式类数多，莫可名状，诸窑无与比胜。虽然，但制出一时工巧，殊无古人遗意。以巧惑今则可，以制胜古则未也。如宣和政和年者，时为官造，色白质薄，土色如玉，物价甚高。其紫黑者亦少，余见仅一二种。色黄质厚者，下品也。又若骨色青溷如油灰者，彼地俗名后土窑，又其下也。他如高丽窑，亦能绣花，盏瓯式有可观。但质薄而脆，色如月白，甚不佳也。近如新烧文王鼎炉，兽面戟耳彝炉，不减定人制法，可用乱真。若周丹泉，初烧为佳，亦须磨去满面火色，可玩。若玉兰花杯虽巧，似入恶道，且轮回甚速。又若继周而烧者，合炉，桶炉，以锁子甲球、门锦龟纹穿挽为花地者，制作极工，不入清赏，且质较丹泉之造远甚。元时，彭君宝烧于霍州者，名曰霍窑，又曰彭窑。效古定折腰制者，甚工。土骨细白，凡口皆滑，惟欠润泽，且质极脆，不堪真赏，往往为牙行指作定器，得索高资，可发一哂。

论诸品窑器

龙泉窑　章窑　古磁　吉州窑　建窑　均州窑　大食窑　玻璃窑

定窑之下，而龙泉次之。古宋龙泉窑器，土细质薄，色甚葱翠，妙者与官窑争艳，但少纹片紫骨铁足耳。其制若瓶、若觚、若蓍草方瓶、若鬲炉、桶炉、有耳束腰小炉。菖蒲盆底有圆者、八角者、葵花菱花者。各样酒甏骰盆，其冰盘之式，有百棱者，有大圆径二尺者，外此与菖蒲盆式相同。有深腹单边盥盆，有大乳钵，有葫芦瓶，有酒海，有大小药瓶，上有凸起花纹，甚精。有坐鼓高墩，有大兽盖香炉，烛台花瓶，并立地插梅大瓶，诸窑所无，但制不甚雅，仅可适用。种种器具，制不法古，而工匠亦拙。然而器质厚实，极耐磨弄，不易茅蔑。行语，以开路曰蔑，损失些少曰茅。　但在昔，色已不同，有粉青，有深青，有淡青之别。今则上品仅有葱色，馀尽油青色矣。制亦愈下。有等用白土造器，外涂泑水翠浅，影露白痕，此较龙泉制度，更觉细巧精致，谓之章窑。因姓得名者也。有吉州窑，色紫与定相似，质粗不佳。建窑器多甏口碗盏，色黑而滋润，有黄兔毫斑滴珠大者为真，但体极厚，薄者少见。有大食窑，铜身，用药料烧成五色，有香炉、花瓶、盒子之类，窑之至下者也。又若玻璃窑，出自岛夷，惟粤中有之。其制不一，奈无雅品，惟瓶之小者有佳趣。他如酒盅、高罐、盘盂、高脚劝杯等物，无一可取。色有白缠丝、鸭绿天青、黄锁口，三种俱可观，但不耐用耳，非鉴赏佳器。若均州窑，有朱砂红、葱翠青，俗谓莺哥绿、茄皮紫。红若胭脂，青若葱翠，紫若墨黑。三者色纯，无少变露者，为上品。底有一二数目字号为记。猪肝色，火里红，青绿错杂，若垂涎色，皆上三色之烧不足者，非别有此色样。俗即取作鼻涕涎、猪肝等名，是可笑耳。此窑惟种蒲盆底佳甚。其他如坐墩炉盒，方瓶罐子，俱以黄沙泥为坯，故器质粗厚不佳，杂物人多不尚。近年新烧此窑，皆以宜兴沙土为骨，泑水微似，制有佳者，但不耐用，俱无足取。

论饶器新窑古窑

古之饶器，进御用者，体薄而润，色白花青，较定少次。元烧小足印花，内有枢府字号者，价重且不易得。若我明永乐年造压手杯，坦口折腰，沙足滑底，中心画有双狮滚球，球内篆书“永乐年制”四字，细若粒米，为上品；鸳鸯心者，次之；花心者，又其次也。杯外青花深翠，式样精妙，传用可久，价亦甚高。若近时仿效，规制蠢厚，火底火足，略得形似，殊无可观。宣德年造红鱼把杯，以西红宝石为末，图画鱼形，自骨内烧出凸起，宝光鲜红夺目。若紫黑色者，火候失手，似稍次矣。青花如龙松梅茶把杯、人物海兽酒把杯、朱砂小壶、大碗，色红如日，用白锁口。又如竹节把罩盖滷壶小壶，此等发古未有。他如妙用种种，惟小巧之物最佳，描画不苟。而炉、瓶、盘、碟最多，制如常品。若罩盖扁罐、敞口花尊、蜜渍桶罐，甚美，多五彩烧色。他如心有坛字白瓯，所谓坛盏是也，质细料厚，式美足用，真文房佳器。又等细白茶盏，较坛盏少低，而瓮肚釜底线足，光莹如玉，内有绝细龙凤暗花，底有“大明宣德年制”暗款，隐隐橘皮纹起，虽定磁何能比方，真一代绝品，惜乎外不多见。又若坐墩之美，如漏空花纹，填以五色，华若云锦。有以五彩实填花纹，绚艳恍目。二种皆深青地子。有蓝地填画五彩，如石青剔花，有青花白地，有冰裂纹者，种种样式，似非前代曾有。成窑上品，无过五彩蒲萄斃口扁肚把杯，式较宣杯妙甚。次若草虫可口子母鸡劝杯、人物莲子酒盏、五供养浅盏、草虫小盏、青花纸薄酒盏、五彩齐筋小碟、香盒、各制小罐，皆精妙可人。余意青花成窑不及宣窑，五彩宣庙不如宪庙。宣窑之青，乃苏浡泥青也，后俱用尽，至成窑时，皆平等青矣。宣窑五彩，深厚堆垛，故不甚佳。而成窑五彩，用色浅淡，颇有画意。此余评似确然允哉！

世宗青花五彩二窑，制器悉备。奈何饶土入地渐恶，较之二窑往时，代不相侔。有小白瓯，内烧茶字，酒字，枣汤姜汤字者，乃世宗经箓醮坛用器，亦曰坛盏，制度质料，迥不及茂陵矣。嘉窑如磬口馒心圆足外烧三色鱼扁盏,红铅小花盒子,其大如钱,二品亦为世珍。小盒子花青画美,向后恐官窑不能有此物矣,得者珍之。

论藏书

高子曰:藏书以资博洽,为丈夫子生平第一要事。其中有二说焉:家素者,无资以蓄书;家丰者,性不喜见书。故古人因贫,日就书肆邻家读者有之,求其富而好学者,则未多见也。即有富而好书,不乐读诵,务得善本,绫绮装饰,置之华斋,以具观美,尘积盈寸,经年不识主人一面,书何逸哉?噫,能如是,犹胜不喜见者矣。藏书者,无问册帙美恶,惟欲搜奇索隐,得见古人一言一论之秘,以广心胸未识未闻,至于梦寐嗜好,远近访求,自经书子史,百家九流,诗文传记,稗野杂著,二氏经典,靡不兼收。故常景耽书,每见新异之典,不论价之贵贱,以必得为期,其好亦专矣。故积书充栋,类聚分门,时乎开函摊几,俾长日深更,沉潜玩索,恍对圣贤面谈,千古悦心快目,何乐可胜?古云开卷有益,岂欺我哉?不学无术,深可耻也。又如宋元刻书,雕镂不苟,较阅不讹,书写肥细有则,印刷清朗。况多奇书,未经后人重刻,惜不多见。佛氏医家,二类更富。然医方一字差误,其害匪轻,故以宋刻为善。海内名家,评书次第,为价之重轻。若坟典、六经、《骚》、《国》、《史记》、《汉书》、《文选》为最,以诗集百家次之,文集道释二书又其次也。宋人之书,纸坚刻软,字画如写,格用单边,间多讳字,用墨稀薄,虽着水湿,燥无湮迹,开卷一种书香,自生异味。元刻仿宋单边,字画不分粗细,较宋边条阔多一线,纸松刻硬,用墨秽浊,中无讳字,开卷了无嗅味。有种官券残纸背印更恶。宋板书刻,以活衬竹纸为佳,而蚕茧纸、鹄白纸、藤纸固美,而存遗不广。若糊褙宋书则不佳矣。余见宋刻大板《汉书》,不惟内纸坚白,每本用澄心堂纸数幅为副,今归吴中,真不可得。又若宋板遗在元印,或元补欠缺,时人执为宋刻元板。遗至国初,或国初补欠,人亦执为元刻。然而以元补宋,其去犹未易辨,以国初补元,内有单边双边之异，且字刻迥然别矣，何必辩论？若国初慎独斋刻书，似亦精美。近日作假宋板书者，神妙莫测。将新刻模宋板书，特抄微黄厚实竹纸，或用川中茧纸，或用糊扇方帘绵纸，或用孩儿白鹿纸，筒卷用棰细细敲过，名之曰刮，以墨浸去臭味印成。或将新刻板中残缺一二要处，或湿霉二五张，破碎重补。或改刻开卷一二序文年号。或贴过今人注刻名氏留空，另刻小印，将宋人姓氏扣填两头。角处或妆茅损，用砂石磨去一角。或作一二缺痕，以灯火燎去纸毛，仍用草烟熏黄，俨状古人伤残旧迹。或置蛀米柜中，令虫蚀作透漏蛀孔。或以铁线烧红，锤书本子，委曲成眼，一二转折，种种与新不同。用纸装衬绫锦套壳，入手重实，光腻可观，初非今书仿佛，以惑售者。或扎夥囤，令人先声指为故家某姓所遗。百计瞽人，莫可窥测，多混名家，收藏者当具真眼辨证。

论历代碑帖

高子曰：论古书法，有三十六种，又唐玄度论有十体，韦续纂书列为五十六种，僧梦英又作十八体，书何纷纷多也？此好奇者引证传闻，搜剔怪诞，兼以臆说附会，立为名目，且内多重复。今人学书，于大小篆书，八分隶书，草楷行书，工此数者而精之足矣，何必多求？但诸体书法，传之世间亦少，虽欲求工，无式可拟，拟而无法，出自杜撰，反为大方耻也。凡帖莫不祖自《淳化阁帖》，而《阁帖》亦本秦汉晋唐碑刻，故有祖石，刻本用便观览。即如《阁帖》之外，有：

《绛帖》宋潘思旦，以《淳化帖》增入别帖，摹于山西绛州，计二十卷，北纸北墨，极有精神，帖比《淳化》高二字。

《潭帖》庆历间，僧希白重摩刻于潭州，风韵和雅，血肉停匀，形势俱圆，颇乏峭健之气。

《秘阁续帖》元祐中，哲宗除《淳化帖》外，增刻他帖于秘阁，谓之《续帖》。

《淳化祖石刻》后主命徐铉以所藏法帖勒石，名《升元帖》。在《淳化》前，故名祖刻。

《太清楼帖》大观年中，徽宗以《淳化帖》考选数帖，重刻于太清楼下，模自蔡京，恣意草率，笔偏手纵，无复古意。赖刻手精工，犹胜他帖。

《淳熙秘阁续帖》孝宗刻于石禁，两续帖相去不远，工夫精致，肥而多骨，乃失之粗，遂少风韵。

《戏鱼堂帖》元祐间，刘次庄以《淳化帖》，除去篆题年月，增入释文，摹于临江官署。在翻刻中，颇有骨格，淡墨拓尤佳。

《星凤楼帖》赵彦约刻于南康，曹士冕重摹于南宋。赵刻精善不苟，曹刻清而不秾，亚于太清楼帖。

《宝晋斋帖》绍兴年间，曹之格刻于无为州学，在诸帖中为最下。米元章又云："羲之七帖，有云烟卷舒翔动之气。"

《百一帖》宋王曼庆刻，笔意清遒，雅有胜趣，刻手不精。

《利州帖》宋庆元中，刘次庄重刻于益昌，其释文字画稍大。

《黔江帖》宋秦子明刻于长沙，载入黔江，即《僧宝月古帖》十卷。

《东库帖》世传潘氏以石本帖二十卷分为二，绛州公库得其上十卷，绛守重刻下十卷以足之。靖康兵火俱失，金又重刻，天渊矣。

《武陵帖》较诸帖中所增最多。中有《黄庭经》，他本所无，博而不精，殊无可取。

《赐书堂帖》宋宣公绶刻于山阳，有古钟鼎识文绝妙，但二王帖俱不精，石已不存。

《一百十七种兰亭帖》宋理宗内府所藏，装褫作十册，希世之宝也。

《甲秀堂帖》宋庐江李氏刻，前有王颜书，多诸帖未见，后有宋人书亦多。今吴中有重模本，亦有可观。

《二王帖》宋许提举刻于临江，模勒极精。

《群玉堂帖》宋韩侂胄刻，所载前代遗迹最多，后有宋人书。

《蔡州帖》蔡州重摹《绛帖》上十卷。出于临江《潭帖》之上。

《彭州帖》重刻历代法帖，不甚精采，纸类北纸。

《鼎帖》石硬，而刻手不精，虽博而无古意。

《钟鼎帖》宋薛尚功编次钟鼎卣彝古铜器铭二十卷，刻于九江府库，临摹极工，甚有古意。今多聊便抄录作十卷，以市于人。

《四声隶韵》书法极工，略似妩媚。传云石刻于琉球，其拓法纸色绝佳。

《玉麟堂帖》宋吴琚模刻，秾而不精，多杂米家笔法。

以上诸帖，存者十无一二矣。《阁帖》翻本，以泉州为佳，宋拓《泉帖》亦不可得。泉州今刻，何啻天渊哉？又如周国所刻东书堂模刻《阁帖》，而增入《兰亭叙》文，并宋人书，尚有雅趣。近复翻刻，其去周国又远甚矣。他如《濯锦堂帖》十卷，拓法刻手不佳。《宝贤堂》十二卷，模刻亦工，不快众议。近如吴中潘氏顾氏所刻《阁帖》，较时本为佳。吴人又重模刻，乱真矣。又见南都新刻《阁帖》，书林称善。近复有翻本，纷杂迨甚。先年曾见书客舒伯明辈翻刻《阁帖》一种，极其精善，但少自然，欲求逼真故耳。惜乎止拓数册，而毁其刻板。将故纸蝉翅拓法，假宋《阁帖》，每册得售百金，虽大赏鉴家亦堕术内。毁板之意，欲人不得指以为新，而无迹可比方耳。又见一帖，不知何刻，其编次之法，似甚得理，以帝王之帖作一帙，以宣尼古篆作历代名臣法书之首，以五卷内王坦之、王凝之、智永、诸王列于献之帖后，乃诸帖所未见者。古今碑刻传布海内何啻千万，而《格古要论》中以两都十三省碑刻款列为博，似亦窄矣。余向游燕中，时与王麟洲、梁浮山诸老，夥拓西山并内近碑刻，计余所得，大小约有二三百种，尚云未尽。即《法华》七卷，俱有碑刻。以此计之，天下可胜数哉？吾人学书，当自上古诸体名家所存碑文，兼收并蓄，以备展阅。求其字体形势，转侧结构，若鸟兽飞走，风云转移，若四时代谢，二仪起伏，利若刀戈，强若弓矢，点摘如山颓雨骤，而纤轻如烟雾游丝，使胸中宏博，纵横有象，庶学不窘于小成，而书可名于当代矣。余以《书谱》所评历代神品、妙品、名家碑刻录以备考。

《草书要领》五卷，集晋草书，为初学法。《草韵》三种，各五卷，宋元刻，吴中重摹。

周秦汉碑帖

周石鼓文史籀篆　　秦泰山碑李斯篆
峄山碑　　朐山碑
章帝草书帖　　秦誓诅楚文
蔡邕夏承碑　　郭有道碑
九疑山碑　　石经隶书
边韶墓碑　　师宜官八分书
仙人唐君碑　　张公庙碑
韩明府修孔子庙器碑　　刘耀井阴碑
尧母祠碑　　北岳碑
郭香察隶华山碑　　张平子墓铭崔子玉书

魏　碑　帖

钟元常贺捷表　　太飨碑
文皇哀册文　　受禅碑
刘玄州华岳碑　　上尊号碑

吴　碑　帖

王增恕延陵季子二碑　　吴国山碑

晋　碑　帖

王右军兰亭记　　笔阵图
黄庭经　　金刚经僧怀仁集右军行书
乐毅论　　草书心经
集王圣教序　　周府君碑
北岳醮告文　　东方朔颂
洛神赋较大令书稍大　　集右军书牡丹诗
大草书兰亭恐非真迹　　告墓文

集右军书绛州重修夫子庙堂碑
集右军书摄山寺碑智永集　　裴漼碑
兴福寺碑集书　　临钟繇宣示帖
平西将军墓铭　　集右军书梁思楚碑
杨承源碑集羲之、欧阳询、褚遂良等书　　改高楼碑
王涣之陀罗尼经幢
羊祜岘山碑　　集右军书建福寺三门碑
包府君碑

宋齐梁陈碑帖

宋文帝神道碑　　齐倪桂金庭观碑
齐南阳寺隶书碑　　梁茅君碑张泽书
梁陶弘景瘗鹤铭　　刘灵正堕泪碑

魏齐周碑帖

魏裴思顺教戒经　　北齐王思诚八分蒙山碑
后周大宗伯唐景碑欧阳询书　　肖子云章草出师颂
天柱山铭

隋　碑　帖

隋薛道衡书朱厂碑　　张公谨书龙藏寺碑
魏瑗书上方寺舍利塔铭　　史陵书禹庙碑
虞世南书阴圣道场碑　　开皇三年刻兰亭记绝妙诸本

唐　碑　帖

唐太宗书魏征碑　　李邕书李思训碑
云麾将军碑　　卢府君碑
僧智永真草千文　　陀罗尼经
玄度十八体书　　僧亚栖千文

李阳冰篆先侍郎碑
郎官帖
入市诗
圣母帖
藏真律公二帖
虞世南宝昙塔铭
破邪论
褚遂良文皇哀册
临圣教序
小楷阴符经
小楷度人经
真草千文
李怀琳绝交书
于志宁十八学士像赞隶书
颜真卿元次山碑
中兴颂
草书千文
李含光碑
五言诗圆寂上人
争坐帖稿
东方朔画赞
放生池碑
颜母陈夫人墓碑
娑罗树碑
秦望山碑
岳麓寺碑
李梦征篆教兴颂
九成宫醴泉铭
虞恭公碑
张旭草书千文
僧怀素三种草书千文
自叙帖
心经
褚河南忠臣像赞
夫子庙堂碑
龙藏寺碑
临摹兰亭、枯树帖
蔡孝子墓表
草书阴符经
紫阳观碑
虞世南龙马图赞
史惟则隶书千文
薛稷升仙太子碑
摩崖碑
北岳庙碑
戒坛记
祭伯文
麻姑仙坛记
家庙碑
多宝寺碑
干禄字帖
李北海阴符经
曹娥碑
臧怀庇碑
开元寺碑
欧阳率更化度寺碑
皇甫君碑
小楷心经

真书千文
鄱阳铭
唐太宗屏风帖
唐太宗李勣碑
唐玄宗隶书孝经
李阳冰篆书千文
城隍庙碑
李晟碑
武侯祠堂记
唐明皇书金仙公主碑
金兰帖
欧阳率更梦奠帖
韩择木荐福寺碑
择木八分书臧希沈碑
欧阳通道因禅师碑
谦卦爻辞
柳公权玄秘塔铭
薛平碑
玄度八分书崔守成碑
欧阳询千文
龙兴寺四绝碑李华撰，张从申书，李阳冰篆，法慎师书额。
薛稷周封中岳碑
孙过庭书谱
牛僧孺隶书陀罗尼经
欧阳通益州碑
索靖出师表
白鹤禅师墓灵记隶书
智永草书兰亭记
僧行敦书遗教经
王维书寿州紫极宫记
柳公绰诸葛庙堂碑
熊君重修先师庙碑隶书
褚遂良乐毅论
李北海荆门行

宋碑帖

苏长公书韩文公庙碑
马券
王郎帖
表忠观碑
金刚经
黄涪翁书狄梁公碑
书评行书
大江东去词
米元章章君表
冉宗闵宣庙门碑
醉翁亭记
鱼枕冠记
归去来辞
洋州园池三十首
楚颂帖
此君轩歌
晚游池塘诗
食时五观帖

山水歌
龙井记
天马赋
蔡端明书东园记
阅古堂记
严陵祠堂记
周越草书千文
葛刚正续千文
姜夔续书谱
袁正己摩利支天经
穹窿山赋
壮怀赋
行书千文
昼锦堂记
荔枝谱
白从矩宣师庙碑
僧梦英篆书字源千文十八体书
陶谷抄高僧传
佛印牛颂
朱晦翁富贵有余乐诗

元碑帖

鲜于太常进学解
夔子山白石篇
宋仲温竹谱
赵松雪小楷度人经
乐毅论
佑圣观碑
番阳君庙碑
沈山寺碑
行书千文
玄元十子像赞
小楷千文
临兰亭帖
金丹四百字
赵仲穆义田记
雪庵头陀茶榜
王翼篆四书
宋燧小楷不自弃文
行书千文
清风岭诗
七姬权厝志
黄庭经
七观帖
兰亭十三跋
行书道德经
东岳行宫碑
大字千文
真草千文
洞玄经
行书归去来辞
春夜桃李园宴记
乐善堂集赵诸帖
吴衍篆阴符经
宋克书杜出塞九首
周伯温四体千文

吴志淳千文　　　　　　　颜辉小楷孝经

僧讷草书千文　　　　　　张即之金刚经

以上诸帖，概举行世者言之。余所目及而宋拓今拓各半。但玩物流传，铜玉耐久而多，书帖易败而少。而宝珠玉者似多，宝金石文者更少。兼之兵火销烁，人世变迁，岂容片纸。砥砺尘磨，其中幸存一二，散落人间，好之者力或不足，不知者用以覆瓿，此又劫会业逢，不知灾害其几，何能得聚古人于一堂，与之心谈手执，接丰采于几案？故聚玩鉴家，以宋书宋帖为第一最上珍品。今人幸得一二，当宝过金玉，斯为善藏。余向曾见《开皇兰亭》一拓，有周文矩画《肖翼赚兰亭图》卷，定武肥瘦二本，并褚河南《玉枕兰亭》四帖，宝玩终日，恍入兰亭社中，饮山阴流觞水，一洗半生俗肠，顿令心目爽朗。

论帖真伪纸墨辨正

高子曰：法帖真伪，一时入手，少不用心着眼即不能辨。观唐肖诚伪为古帖以示李邕，曰："此右军书也。"邕忻然曰："是真物也。"诚以实告邕，再视曰："果欠精神耳。"北海且然，况下者乎？南纸坚薄，极易拓墨，北纸松厚，不甚受墨。故北拓如薄云之过青天，以其北用松烟，墨色青浅，不和油蜡，故色淡而文皱，非夹纱作蝉翅拓也。南拓用烟和蜡为之，故色纯黑，面有浮光。今之赝帖，多用油蜡拓者，间有效法松烟墨拓，色似青浅，而敲法入石太深，字有边痕，用墨深浅不匀，浓处若乌云生雨，浅者如白虹跨天，殊乏雅趣。惟取眼生，以惑蒙瞶。古帖受裱数多，历年更远，其墨浓者，坚若生漆，且有一种不可称比异香，发自纸墨之外。若以手揩墨色，纤毫无染；兼之纸面光采如砑，其纸年久质薄，触即脆裂，侧勒转折处，并无沁墨水迹侵染字法。今之浓墨拓者，以指微抹，满指皆黑。其古帖纸色面有旧意，原人摩弄积久，自然陈色，故面古而背色长新，以古纸坚厚不湮。今之赝拓，大率以川扇纸、竹纸用挂灰炉烟沥和水染成古色，表里湮透，两面如一。若以一角揭试，薄者即裂，厚者性健不断。如古帖不然，薄者揭之，坚而不裂，以受糊多耳；厚者反破碎莫举，以年远糊重，纸脆故也。此俱以形似求之。若以字法刻手，过目翻阅，虽宋拓之妍丑即别，矧赝拓可愚人哉？虽然，近有吴中高手，赝为旧帖，以坚帘厚粗竹纸，皆特抄也，作夹纱拓法，以草烟末香烟薰之，火气逼脆本质，用香和糊若古帖臭味，全无一毫新状，入手多不能破。其智巧精采，反能夺目，鉴赏当具神通观法。

兰亭边旁考异

永字无画，发笔处微转折。和下口字下横笔稍出。岁字有点在之下戈口之右。年字悬笔上凑顶。流字内乙字处就回笔，不作点。在字左人反剔。是字下疋，凡三转不断。事字脚，斜拂不挑。欣字欠右一笔，作章草发笔状，不是捺。抱字已开口。亦大矣，亦字是四点。兴感字，戈边是直作一笔，不是一点。未尝不字，反挑脚处有一阙。殊字挑脚带横。趣字波略少卷向上。

上举此以观《兰亭》，恐亦不大失眼。

五字损本者，乃“湍流带右天”五字损伤也。

宋景定咸淳间，贾似道命客参较诸本异同，择其字之尤精者，辑成一帖。用良工王用和刻之，经年始成，此本后有悦生堂印，甚可宝也。

论古玉器

高子曰：玉以甘黄为上，羊脂次之。以黄为中色，且不易得，以白为偏色，时亦有之故耳。今人贱黄而贵白，以见少也。然甘黄如蒸粟色佳，焦黄为下。甘青色如新柳，近亦无之。余见甘黄玉马，长四寸，神气如生，甘青羊头钩、螭玦、素璁等物，色娇可爱。余得一旧物残缺者，制为五岳巾圈、蟾钮二物，甚佳。碧玉色如菠菜深绿为佳。有细墨洒点，有淡白间杂者次之。墨玉如漆者佳，西蜀有石类之。红玉色如鸡冠者可贵。三玉世不多见，都中亦宝重之。绿玉类碧色少深，翠中有饭糁者佳。外此七种，皆不足取矣。上古用玉珍重，似不敢亵。故制圭以封诸侯，制璧以祀天帝，制黄琮以祀地祇，制璋如半圭用赤以礼南方，制琥如虎以礼西方，制璜如半璧用玄以礼北方。若璁珩双璜衡牙，佩之饰也；琫珌鹿卢，剑之饰也。若指南人蚩托轴辂饰诸具，弁星蚩牛环、螳螂钩、辘轳环、螭𧇝、蟠螭环、商头钩、双螭钩、玉套管、璩环、带钩、拱璧，皆王侯舆服之饰也。琉珥杂佩，步摇、笄珈、玉瑱、玉琀、琼华璪玉，皆后宫夫人之饰也。又如以玉作六瑞、宝玺、冈卯、明珰、玉鱼、玉碗、卮匜、带围、弁饰、玉辟邪图书等物，何重如之？后此失古用玉意矣。自唐宋以下，所制不一。如管笛、凤钗、乳络、龟鱼、帐坠、哇哇树、石炉顶、帽顶、提携袋挂、压口方圆细花带板、灯板、人物神像、炉瓶钩钮、文具器皿、杖头、杯盂、扇坠、梳背、玉冠、簪珥、绦环、刀把、猿马牛羊犬猫花朵种种玩物，碾法如刻，细入丝发，无隙败矩，工致极矣，尽矣。宋工制玉，发古之巧，形后之拙，无奈宋人焉。不特制巧，其取用材料亦多心思不及。若余见一尺高张仙，其玉绺处，布为衣折如画。又一六寸高玄帝像，取黑处一片为发，且自额起，面与身衣纯白，无一点杂染。又一子母猫，长九寸，白玉为母，身负六子，有黄黑为玳瑁者，有纯黑者，有黑白杂者，有黄者，因玉玷污，取为形体扳附眠抱诸态，妙用种种佳绝。又一墨玉大玦，全身地子灵芝俱黑，而双螭腾云卷水，皆白玉身尾，初非勉强钮捏。又若玛瑙蜩蝉，黑首黄胸，双翅浑白明亮。又一弥勒，以红黄缠丝，取为袈裟，以黑处为袋，面肚手足纯白。种种巧用，余见大小数百件皆然，近世工匠，何能比方？然汉人琢磨，妙在双钩碾法，宛转流动，细入秋毫，更无疏密不匀。交接断续，俨若游丝白描，曾无滞迹。若余见汉人巾圈，细碾星斗，顶撞圆活。又见螭虎云霞，层叠穿挽，圈子皆实碾双钩，若堆起飞动，但玉色土蚀殆尽，缀线二孔，已锈其一，此岂后人可拟？要知巾圈非唐人始也。又若冈卯有方者，六棱者，其钩字之细，其大小图书碾法之工，宋人亦自甘心。其制人物、螭玦、钩环并殉葬等物，古雅不烦，无意肖形而物趣自具，尚存三代遗风。若宋人则刻意模拟，求物象形，徒胜汉人之简，不工汉人之难。所以双钩细碾，书法卧蚕，则迥别矣。汉宋之物，入眼可识。至若古玉，存遗传世者少，出土者多，土锈尸侵，似难伪造。古之玉物，上有血侵，色红如血，有黑锈如漆，做法典雅，摩弄圆滑，谓之尸古如玉物上蔽黄土，笼罩浮翳，坚不可破，谓之土古。余见一玉玦，半裹青绿，此必墓中与铜器相杂，沾染铜色乃耳，亦奇物也。余有定窑二瓶，周身亦有青绿，似同此故。近日吴中工巧，模拟汉宋螭玦钩环，用苍黄杂色边皮葱玉，或带淡墨色玉，如式琢成，伪乱古制，每得高值。孰知今人所不能者，双钩之法，形似稍可伪真，钩碾何法拟古？识者过目自别，奚以伪为？今时玉材较古似多。西域近出大块劈爿玉料，谓之山材。从山石中锤击取用，原非于阗昆冈。西流砂水中天生玉子，色白质干，内多绺裂，俗名江鱼绺也。恐此类不若水材为宝。有种水石，美者白能胜玉，内有饭糁点子，可以乱真。及如宝定石、茅山石、阶州石、巴璞、嘉璞、宣化璞、忠州石、莱州石、阿不公石、梳妆楼肖子石，俱能混玉。但少温润水色，当细别之。又如古之异玉器具，如寒玉鱼、温玉棋子、紫玉笛、紫玉九雏钗、五色玉环、玉膏、灭斑玉、火玉、玉瓮、紫玉函，此皆天地间秘宝。今人何处？多在内帑，否归仙府，令后世徒知有此名耳，奇哉！

论剔红倭漆雕刻镶嵌器皿

高子曰：宋人雕红漆器，如宫中用盒，多以金银为胎，以朱漆厚堆至数十层，始刻人物、楼台、花草等像，刀法之工，雕镂之巧，俨若画图。有锡胎者，有蜡地者，红花黄地，二色炫观。有用五色漆胎刻法，深浅随妆露色，如红花绿叶，黄心黑石之类，夺目可观，传世甚少。又等以朱为地刻锦，以黑为面刻花，锦地压花，红黑可爱。然多盒制，而盘匣次之。盒有蒸饼式、河西式、蔗段式、三撞式、两撞式、梅花式、鹅子式，大则盈尺，小则寸许，两面俱花。盘有圆者、方者、腰样者，有四入角者，有绦环样者，有四角牡丹瓣者。匣有长方、四方、二撞、三撞四式。元时有张成、杨茂二家，技擅一时，但用朱不厚，漆多翘裂。若我朝永乐年果园厂制，漆朱三十六遍为足。时用锡胎木胎，雕以细锦者多。然底用黑漆针刻“大明永乐年制”款文，似过宋元。宣德时制同永乐，而红则鲜妍过之。器底亦光黑漆，刀刻“大明宣德年制”六字，以金屑填之。其盘盒大小，制同宋元。然多丫髻瓶、茶橐、劝杯、茶瓯、穿心盒、拄杖、扇柄、砚匣等物。民间亦有造者，用黑居多，工致精美。但几架、盘盒、春撞各物有之，若四五寸香盒，以至寸许者，绝少。云南以此为业，奈用刀不善藏锋，又不磨熟棱角，雕法虽细，用漆不坚，旧者尚有可取，今则不足观矣。有伪造者，矾朱堆起雕镂，以朱漆盖覆二次，用愚隶家，不可不辨。穆宗时，新安黄平沙造剔红，可比园厂，花果人物之妙，刀法圆滑清朗。奈何庸匠网利，效法颇多，悉皆低下，不堪入眼。较之往日，一盒三千文价，今亦无矣，何能得佳？金陵之制亦然，国初有杨埙描漆、汪家彩漆，技亦称善。余家藏有一二物件，真胜他器。漆描用粉，数年必黑。而杨画《和靖观梅图》屏，以断纹，而梅花点点如雪，其用色之妙可知。宣德有填漆器皿，以五彩稠漆，堆成花色，磨平如镜，似更难制，至败如新，今亦甚少。有漂霞砂金，蜔嵌堆漆等制，亦以新安方信川制为佳。如效砂金倭盒，胎轻漆滑，与倭无二，今多伪矣。漆器惟倭称最，而胎胚式制亦佳。如圆盒以三子小盒嵌内，至有五子盒，七子九子盒，而外圆寸半许，内子盒肖莲子壳，盖口描金，毫忽不苟。小盒等重三分，此何法制？方匣有四子匣，六子九子匣。箱有衣箱，文具替箱，有簪匣，有金边红漆三替撞盒，有洒金文台手箱、涂金妆彩屏风、描金粉匣、笔匣，贴金扇匣、洒金木铫角盥桶子罩盒，有罩盖箱，罩盖大小方匣。有书橱之制，妙绝人间。上一平板，两旁稍起，用以搁卷。下此空格盛书，旁板镂作绦环，洞门两面鋈金铜滚阳线。中格左作四面板围小橱，用门启闭，鋈金铜铰，极其工巧。右旁置倭龛神像。下格右方，又作小橱，同上规制，较短其半。左方余空，再下四面虎牙如意勾脚。其圆转处，悉以鋈金铜镶阳线钤制，两面圆浑如一，曾无交接头绪，此亦仅见。有金银片嵌光顶圆盒、蔗段盒、结盒、腰子盒、腰子砚匣。有秘阁，有一枝瓶，有酒注，鋈金铜镶口嘴。有折酒盂，上如大盏漏空，坐嵌一橐，以橐盖大碗，碗外泥金花彩，用之折酒，可免溅渍。有大小碟碗，红如渥丹。有描彩嵌金银片子酒盘。有都丞盘，内有倭石砚、水注、刀锥、拂尘等件。有铅镶口盖扁小方匣，有笔筒，有茶橐，有漆龛观音，准提马哈喇等佛。有小圆香撞三层四层者。有挂吊腰子香撞五格三格者。有八角茶盘，有茶杯，有尖底劝杯，有铜罩被熏，有镜匣。有金银蚼嵌山水禽鸟倭几，长可二尺，阔尺二寸余，高三寸者。有高二尺香几，面以金银蚼嵌《昭君图》，精甚。种种器具，据所见者言之，不能悉数。而倭人之制漆器，工巧至精极矣。又如雕刻宝嵌紫檀等器，其费心思工本，亦为一代之绝。但可取玩一时，恐久则胶漆力脱，或匣有润燥伸缩，似不可传。宁取雕刻，传摩可久。况今之镶嵌，在在皆是也，与周初制，何天渊隔也，价亦低下。然雕刻之神，若宋人王刘九者，镌刻青田石、楚石等类寿星、洞宾、观音、弥勒、神像，岂特肖生？相对色笑，俨欲谈吐，岂后人可能仿佛？又如蚼壳镌刻观音普陀坐像，山水树石，视若游丝白描，目不能以逐发数识。即观音身披法服，有六种锦片，无论螺壳深洼，即平地物件，亦难措手。又若刻画诸天罗汉，经面牙板，并翻经牙签，种种精细，工夺天巧。后有效者，罕能得其妙处。又若我明宣德年间，夏白眼所刻诸物，若乌榄核上，雕有十六哇哇，状米半粒，眉目喜怒悉具。又如荷花九鸶，飞走作态，成于方寸小核，可称一代奇绝。传之久远，人皆宝藏，堪为住世一物，去镶嵌何如？嗣后有鲍天成、朱小松、王百户、朱浒崖、袁友竹、朱龙川、方古林辈，皆能雕琢犀象、香料、紫檀图匣、香盒、扇坠、簪钮之类，种种奇巧，迥迈前人。若方之取材工巧，别有精思。如方所制瘿瓢、竹拂、如意、几杖，其就物制作，妙用入神，亦称我朝妙技。近之仿效倭器，若吴中蒋回回者，制度造法，极善模拟，用铅钤口，金银花片蛔嵌树石，泥金描彩，种种克肖，人亦称佳。但造胎用布稍厚，入手不轻，去倭似远。闽中牙刻人物，工致纤巧，奈无置放处，不入清赏。

燕闲清赏笺　中卷

论　画

高子曰：画家六法三病，六要六长之说，此为初学入门诀也，以之论画，而画斯下矣。余所论画，以天趣、人趣、物趣取之。天趣者，神是也；人趣者，生是也；物趣者，形似是也。夫神在形似之外，而形在神气之中，形不生动，其失则板，生外形似，其失则疏。故求神气于形似之外，取生意于形似之中。生神取自远望，为天趣也。形似得于近观，为人趣也。故图画张挂，以远望之，山川徒具峻削，而无烟峦之润；林树徒作层叠，而无摇动之风；人物徒肖，尸居壁立，而无语言顾盼、步履转折之容；花鸟徒具羽毛文彩，颜色锦簇，而无若飞若鸣、若香若湿之想，皆谓之无神。四者无可指摘，玩之俨然形具，此谓得物趣也。能以人趣中求其神气生意运动，则天趣始得具足。如唐人之画，余所见吴道子《水月观音》大幅、描法妆束，设色精采，宝珠缨络，摇动梵容，半体上笼白纱袍衫，隐隐若轻绡遮蔽，复加白粉细锦缘边，无论后世，即五代宋室，去唐亦远。余所见诸天菩萨之像，何能一笔可仿？其满幅一月，月光若黄若白，中坐大士，上下俱水，鹄首以望，恍若万水滂湃，人月动摇，所谓神生画外者此也。又若阎立本《六国图》，其模写形容，肖诸丑类，状其醉醒歌舞之容，异服野处之态，种种神生，得自化外。又见阎大幅《四王图》，其君臣俯仰威仪，侍从朝拱端肃，珍奇罗列，种种生辉，山树槎丫，层层烟润。色求形似，而望若堆叠，以指摩之，则薄平绢素。又如李思训《骊山阿房宫图》，山崖万叠，台阁千重，车骑楼船，人物云集，悉以分寸为工，宛若蚁聚，逶迤远近，游览仪形，无不纤备。要知画者神具心胸，而生自指腕，一点一抹，天趣具足。故能肖百里于方寸，图万态于毫端，松杉历乱，峰石嶙峋，且皴染崖壑数层，勾勒树叶种种。曹明仲何见，以为山水古不及今？客云：此乃文内翰家物。又如周昉《美人图》，美在意外，丰度隐然，含娇韵媚，姿态端庄，非彼容冶轻盈，使人视之，艳想目乱。又如周之白描《过海罗汉》、《龙王请斋》卷子，细若游丝，回还无迹。其像之睛若点漆，作状疑生，老俨龙钟，少似飞动。海涛汹涌，展卷神惊；水族骑擎，过目心骇。岂直徒具形骸，点染纸墨云哉？又见边鸾花草昆虫，花若摇风，袅娜作态，虫疑吸露，飞舞翩然，草之偃亚风动，逼似天成，虽对雪展图，此身若坐春和园囿。又如戴嵩《雨中归牧》一图，上作线柳数株，丝丝烟起，以墨洒细点，状如针头，俨若一天暮霭，灵雨霏霏，竖子跨牛，奔归意急。此皆神生状外，生具形中，天趣飞动者也。故唐人之画，为万世法。然唐人之画，庄重律严，不求工巧，而自多妙处，思所不及。后人之画，刻意工巧，而物趣悉到，殊乏唐人天趣浑成。若彼丘文播、扬宁、韦道丰、僧贯休、阎立德、弟立本、周昉、吴道玄、韩求、李祝、朱瑶辈，此为人物神手，模拟逼真，生神妙足，设色白描，各臻至极。其山水如李思训、子昭道、卢鸿、王摩诘、荆浩、胡翼，张僧繇、关同辈，笔力遒劲，立意高远，山环水蟠，树烟峦霭，墨沐淋漓，神气生旺。花鸟如钟隐、郭权辉、施璘、边鸾、杜霄、李逖、黄筌子、居寀，皆设色类生，展布有法。花之容冶露滴，鸟之掀翥风生，此皆权夺化工，春归掌握者也。又如韩干之马，戴嵩、张符之牛，僧传古之龙，韩太尉之虎，袁义之鱼，皆极一时独技，生意奔逸，气运骞腾，神迥蠢动之外，虽临摹未能仿佛。若宋之孙知微、僧月蓬、周文矩、李遵、梁楷、马和之、僧梵隆、苏汉臣、颜次平、徐世荣、盛师颜、李早、李伯时、顾闳中，皆工于人物，而得其丰神精爽者也。

如郭忠恕、许道宁、米友仁、赵千里、郭熙、李唐、高克明、孙可元、刘松年、李嵩、马远、马逵、夏珪、楼观、胡瓘、朱怀瑾、范宽、董源、王晋卿、陈珏、朱锐、王廷筠、李成、张舜民，此皆工于山水，得其泉石高风者也。如杨补之、丁野堂、李迪、李安忠、吴炳、毛松、毛益、李永年、崔白、马永忠、单邦显、陈可久、僧希白、刘兴祖、徐世昌、徐荣、赵昌、赵大年、王凝、马麟，此皆工于花鸟，得其天机活泼者也。若宋高宗之山水竹石，文湖州、苏长公、毛信卿、吴心玉之竹石枯木，阎士安之野景树石，张浮休之烟村，此皆天籁动于笔锋，渭川波入砚沼，挥洒万竿，云蒸雾变，置之高斋，绿阴满堂，清风四坐，岂彼俗工可容措手？又如陈所翁之龙，钱光甫之鱼，朱绍宗、刘宗古之猫犬，皆得一物骨气运动，状其形似，名擅一时。此余因目所及，聊述数辈。若叙其全，当自画谱鑑签求之，非余所谓清赏要略。余自唐人画中，赏其神具面前，故画成神足。而宋则工于求似，故画足神微。宋人物趣，迥迈于唐，而唐之天趣，则远过于宋也。今之评画者，以宋人为院画，不以为重，独尚元画，以宋巧太过而神不足也。然而宋人之画，亦非后人可造堂室，而元人之画，敢为并驾驰驱。且元之黄大痴，岂非夏李源流？而王叔明亦用董范家法，钱舜举乃黄筌之变色，盛子昭乃刘松年之遗派。赵松雪则天分高朗，心胸不凡，摘取马和之、李公麟之描法，而得刘松年、李营丘之结构。其设色则祖刘伯驹、李嵩之浓淡得宜，而生意则法夏珪、马远之高旷宏远。及其成功，而全不类此数辈，自出一种温润清雅之态，见之如见美人，无不动色。此故迥绝一代，为士林名画，然皆法古，绝无邪笔。元画如王黄二赵子昂、仲穆。倪瓒之士气，陈仲仁、曹知白、王若水、高克恭、顾正之、柯九思、钱逸、吴仲圭、李息斋、僧雪窗、王元章、肖月潭、高士安、张叔厚、丁野夫之雅致。而画之精工，如王振朋、陈仲美、颜秋月、沈秋涧、刘耀卿、孙君泽、胡廷辉、臧祥卿、边鲁生、张可观，而闲逸如张子政、苏大年、顾定之、姚雪心辈，皆元之名家，足以擅名当代则可，谓之能过于宋，则不可也。其松雪、大痴、叔明，宋人见之，亦能甘心，服其天趣。今之论画，必曰士气。所谓士气者，乃士林中能作隶家画品，全用神气生动为法，不求物趣，以得天趣为高，观其曰写而不曰描者，欲脱画工院气故耳。此等谓之寄兴，取玩一世则可，若云善画，何以比方前代，而为后世宝藏？若赵松雪、王叔明、黄子久、钱舜举辈，此真士气画也。而四君可能浅近效否？是果无宋人家法，而泛然为一代雄哉？例此可以知画矣。

画家鉴赏真伪杂说

高子曰：米元章云，好事家与赏鉴家，自是两等家。多资蓄，贪名好胜，遇物收置，不过听声，此谓好事。若鉴赏家，天资高明，多阅传录，或自能画，或深知画意，每得一图，终日宝玩，如对古人，声色之奉不能夺也，名曰真赏。然看画之法，须着眼圆活，勿偏己见，必细玩古人命笔立意委曲妙处，不能潦草涉略。论山有起伏转换，水有隐显源流。林木求其深邃蓊郁，而深浅分明。人物观其睹面凝眸，而顾盼相属。四时之景，要分朝暮阴晴，烟云动荡。花鸟之态，须观欹风含露，宿食飞鸣。次及牛马昆虫，鱼龙水族，无一不取神气生动，天趣焕然笔墨之外，斯不失为真赏。若专以形似取之，则市街贴壁卖画，尽有克肖人物花草猫狗之图，何取于古？且古人之画，岂特不可以形似物迹求也？当无笔迹留滞，方见天趣，如书之藏锋始妙。松雪诗云："石如飞白木如籀，写竹应须八法通。"正谓是也。且好画不宜多裱，裱多失神，亦不可洗，更不可剪去破碎边条，当细细补足，令人宝惜古画，岂特宝若金玉？即如宋人去此不远，画之在世流传便少，无论唐时五代，藏画之家，当自检点，不恤勤烦，乃收藏至要。画之失传，其病有五：古画年远，纸绢已脆，不时舒卷，略少局促，即便折损，破碎无救，此失传之一。童仆不识收卷有法，即以两手甲抓画卷起，不顾边齐，以轴干着力紧收，内中绢素碎裂，此失传之二。或遭屋漏水湿，鼠啮猫溺，梅雨霉白，不善揩抹，即以粗布擦摩，逐片破落，此失传之三。或出示俗人，不知看法，即便手托画背，起就眼观，绢素随折，或挂画忽慢，以致堕地折裂，再莫可补，虽贴衬何益？此失传之四。或遭兵火水溺，岁苦流移，此失传之五。有等败落子孙，无识妇女，不知宝藏，堆积朽腐；或儿女痴顽，用笔涂写，或灯下看玩，以致油污透骨；或偶堕烛烧损，或挂当风狂起，吹断刮裂。甚矣！古画难存，类此种种。古人名画，更少对轴。若高尚士夫之画，适兴偶作，天趣生动，人即宝传。何能有对？若高斋精舍，岂容四轴张挂？即对轴亦少雅致。世以无名人画，即填某人款字，深可笑也。画院进呈卷轴，皆有名大家，俱不落款，何必见牛指戴，见马指韩？又岂如《格古论》云："无名人画，多有佳者。"若云无名决无好画，无名款者，皆御府画也。古有善画花草者，多不落墨，以色点染，自有一种精神生意。又若粉本，即旧人画稿，草草不经意处，乃其天机偶发，生意勃然，落笔趣成，多有神妙，当宝藏之。唐人纸则硬黄短帘，绢则丝粗而厚，有捣熟者，有四尺阔者。宋绢则光细若纸，揩摩如玉，夹则如常。更有阔五六尺者，名曰独梭纸，用鹄白澄心堂居多。宋画迄今，其丝性消灭，更受糊多，无复坚韧，以指微跑，则绢丝如灰堆起，表里一色。若今时绢素，以药水染旧，无论指跑丝丝露白，即刀刮亦不成灰。此古今绢素之辨，似不容伪。又如元绢，有独梭者，与宋相似，有宓家机绢皆妙。古画落墨着色，深入绢素，矾染既多，精采迥异。其花草红若初旸，绿如碧瑱，粉则腻滑如玉，黑则点墨如漆。伪者虽极力摩拟，而诸色间有相似，惟红不可及。且求其入绢深厚，则不能矣，神采索然。又如古人之画，愈玩愈佳，笔法圆熟，用意精到，以人趣仿模物趣，落笔不凡，而天趣发越。今人之画，人趣先无，而物趣牵合，落笔粗庸，入眼不堪玩赏，何用伪为？宋人临摹唐朝五代画片，神采如出一手，秘府多宝藏之。今人临画，惟求影响，多用己意，随手苟简，虽极精工，先乏天趣，妙者亦板。近如吴中莫乐泉临画，亦称当代一绝。我朝名家，可宋可元者，亦不乏人。高品如文衡山、沈石田、陈白阳、唐伯虎、文汶水、王仲山、钱叔宝、文伯仁、顾亭林、孙雪居、沈青门，风神俊逸，落笔脱尘，或隶或行，各有天趣。元之二赵、王黄，可与并美。如戴文进工山水人物神像，雅得宋人三昧，其临摹仿效宋人名画，种种逼真。其生纸著色，开染草草，效黄子久、王叔明等画，较胜二家。如商喜、李在、周东村、仇十洲，山水人物之妙，上轶宋人刘范诸辈。又如边景昭、吕廷振、林以善、张秋江、沈士容、王牧之、陈宪章、俞江村、周少谷辈，花鸟竹石，亦得宋之徐黄家法。他如谢廷循、上官伯达、金文鼎、金汝清、姚公绶、王孟端、夏仲昭、王舜耕、陈大章、许尚文、吴伟、苏致中、叶原静、谢时臣、朱子朗、朱鹿门、夏葵、夏芷、石锐、倪端诸辈，皆我明一代妙品。士夫画家，各得其趣。若郑颠仙、张复阳、钟钦礼，蒋三松、张平山、汪海云，皆画家邪学，徒逞狂态者也，俱无足取。

赏鉴收藏画幅

高子曰：收蓄画片，须看绢素纸地完整不破，清白如新，照无贴衬，此为上品。面看完整，贴衬条多，画神不失，此为中品。若破碎零落，片片凑成，杂缀新绢，以色旋补，虽为名画，亦不入格，此下品也。完整中价之低昂，又以山水为上，人物小者次之，花鸟竹石又次之，走兽虫鱼又其下也。册叶卷子同一论法。又如神佛图像，其品不同。如宋元并我朝人画佛像名家，多就山水树石中，或坐或行，或倚石凭树，画法不板，烟云流润，神气俨临，为上品也。其他三尊并列，鬼从狰狞，或登宝座，诸神卫护者，止可为侍奉香火，非流传品也。又如假造佛像画片，以绢捣熟，以香烟沥并灶烟屋梁挂尘煎汁染绢，其色虽旧，或黄或淡黑，可愚隶家。孰知古绢一种传玩旧色，嗅之异香可掬，岂人伪可到？古绢碎裂，俨状鱼口，横联数丝，再无直裂。今之伪者，不横即直，乃以刀刮指甲划开丝缕，坚韧不断，触目即辨。藏画之法，以杉板作匣，匣内切勿油漆糊纸，反惹霉湿。又当常近人气，或置透风空阁，去地丈余便好。一遇五月八月之先，将画幅幅展玩，微见风日，收起入匣，用纸封口，勿令通气，过此二候方开，可免霉白。又若以名画张挂，多则三五日一换收起，挂久恐为风湿侵损质地。若绢素画，尤不可以久挂。如前《起居笺》内煴阁藏画之法甚佳。古画不可卷紧，恐伤绢地。单条短轴，作横面开关门扇匣子，画直放入，轴顶贴签，细开某画，甚便取看。又如宋人绣画，山水人物，楼台花鸟，针线细密，不露边缝。其用绒止一二丝，用针如发细者为之，故多精妙。设色开染，较画更佳。以其绒色光彩夺目，丰神生意，望之宛然，三趣悉备。女红之巧，十指春风，迥不可及。元人之绣，便不及宋，以其用绒粗肥，落针不密，且人物禽鸟用墨描画眉目，不若宋人以绒绣眉目，瞻眺生动，此宋元之别，以其眉目辨也。故宋绣山水亦不多得，元人花鸟尚可一二见耳。宋人刻丝山水人物花鸟，每痕剜断，所以生意浑成，不为机经掣制。今人刻丝，是织丝也，与宋元之作迥异。故宋刻花鸟山水，亦如宋绣，有极工巧者。余意刻丝虽远不及绣，若大幅舞裀，自有富贵气象。元刻迥不如宋矣。大率一代之物，不及一代，凡事皆然，何止此也？人能以画自工，明窗净几，描写景物，或睹佳山水处，胸中便生景象，布置笔端，自有天趣。如名花折枝，观其生趣，花态绰约，叶梗转折，向日舒笑，迎风欹斜，含烟弄雨，初开残落，种种态度，写入采素，不觉学成便得出人头地。若不以天生活泼者为法，徒窃纸上形似，三趣无一得也，终为俗品。古之高尚士夫，如李公麟、范宽、李成、苏长公、米家父子辈，靡不画臻神妙。是以大雅君子，于画收藏赏鉴，不可不学一二名笔。

论　砚

高子曰：砚为文房最要之具。古人以端砚为首，端溪有新旧坑之分。旧坑石色青黑，温润如玉，上生石眼，有青绿五六晕，而中心微黄，黄中有黑点，形似鸲鹆之眼，故以鸲鹆名砚。眼分三种，晕多晶莹者，谓之活眼；有眼朦胧，晕光昏滞者，谓之泪眼；虽具眼形，内外焦黄无晕者，谓之死眼。故有“泪不如活，死不如泪”之评。又以眼在池上者，名曰高眼，为佳；生下者，为低眼，次之。

惟北岩之石有眼，余坑有无相间。或有七眼，三五眼，如星斗排联者，或十数错落，上下四旁生者。或有白点如粟，贮水方见隐隐，扣之无声，磨墨亦无声，为下岩之石，今则绝无，有则希世之珍也。上岩中岩之石，皆灰色而紫如猪肝，总有一眼，晕少形大，如雄鸡眼，扣之摩之俱有声，质亦粗砺。即今之端石是也。欧阳公以端之子石为佳，以子石生大石中，为石之精，其发墨光润，贮水不耗，为可贵耳。古有端石贡砚，无眼，其细腻发墨，色青光润，此必下岩石也。想贡砚在宋，官司取多，不暇剪裁取眼故耳。贵在发墨，何取于眼？无眼者，但不入于俗眼，鉴家何碍？歙石出龙尾溪者，其石坚劲发墨，故前人多用之。以金星为贵，石理微粗，以手磨之，索索有锋芒者，尤佳。歙溪罗纹，如罗之纹，细润如玉；刷丝如发之密，金银间刷丝，亦细密；眉子即蛾眉也。如甲痕，为旧坑四种石也，色俱青黑。其新坑者，罗纹如萝菔纹，刷丝每条相去一二分，眉子或长一二寸。金星新旧坑石色虽淡青，质并粗糙。银星新旧坑同。故歙石有龙尾、金星、蛾眉、角浪、松文等名。有种湖广沅州出石，深黑，亦有小眼。广人取归作砚，名曰黑端。沅人取作犀牛、鱼、龟、荷叶、八角等式。潒溪石淡青色，内深紫而带红，极细润，用久光甚，有黄脉相间，俗号紫袍金带。有伪造者，以药凿嵌成之，自有痕迹。洮河绿石，色绿微蓝，其润如玉，发墨不减端溪下岩，出陕西，河深甚难得也。今名洮者，俱潒石之皮，乃长沙山谷中石，光不发墨。广东万州悬岩金星石，色黑如漆，光润如玉，以水润之，则金星自见，干则无迹，极能发墨，用久不退，在歙之上，端之下岩石可并也。浙之衢石，黑者亦佳，多不发墨。他如黑角砚、红丝砚、黄玉砚、褐色砚、紫金砚、鹊金墨玉石砚，皆出山东。水晶砚发墨如歙。蔡州白石砚、浮盖山仙石砚、丹石砚、唐州唐石砚，宿州宿石砚、吉州紫石砚、淄州黄金砚、金雀石砚、青州石末砚、熟铁砚、紫金石砚，用不发墨。青石砚、蕴玉石砚、戎石绛石砚、淮石砚、宁石砚、宣石砚、吉石砚、夔石砚，如漆发墨。明石砚、万州磁洞石砚、相州铜雀瓦砚、未央宫瓦头砚、柳州柳石砚，出龙壁下;成州成石砚,出栗亭。泸砚、潍砚、南剑州鲁水砚、宿州乐石砚、虢州澄泥砚、登州驼基岛石砚、归州大陀石砚、江西宁府陶砚、形肖铜雀。高丽砚、上凿花巧。梁公砚、银砚、铜砚、砖砚、漆砚、蚌砚、磁砚,砚之出处不可胜纪。众砚中龙尾发墨,池水积久不干。端溪美恶俱能发墨,中有受水燥湿之别,罗纹过于龙尾。铜雀砚沉水千年,原质亦细,故易发墨而不甚燥,亦不坏笔,他则无足议也。唐之澄泥砚,品为第一,惜乎传少而今人罕见。古之名砚,如陈省躬有仙翁砚,陶谷有两池圆砚,名曰璧友。和鲁公有雪方池砚,周彬公友人有金棱玉海砚,徐阐之有小金成砚,宣城有四环鼓砚,李后主有生水砚,内有黄石子,子在则水,无子则涸。孙之翰有呵水砚、一呵水流。丁晋公有水砚,一泓墨水,盛暑不干。刘义叟造瓦砚。丁宝臣绿石砚,即绿豆端也。谓之玉堂新制,送王介甫,故介甫诗有"玉堂新制世争传,况是蛮溪绿石镌"之句。苏长公砚,铭曰:"千夫挽绠,百夫运斤。篝火下锤,以致斯珍。"此言下岩端石在宋亦难采取如此,况后数百年矣,何能易得?若余所见砚有百方,皆名砚也,不能一一悉记,举其可宝者言之。如端溪天成七星砚、绿端石砚、玉兔朝元砚、子石砚、三角子石砚、天成白玉风字砚、汉碧玉圭砚、唐澄泥八角大砚、未央宫砖头砚、德寿殿犀纹石砚、天潢砚、龙尾石筒瓦小砚、洮河绿石砚、银丝石砚、古瓦莺砚、灵壁山石砚、龙尾石段砚、兴和砖砚、石渠瓦砚、豆斑石砚,此皆砚之极少而至精妙者。图其形体,共海内鉴家赏之。噫!有砚存笥,如范乔之遗子者,能几人哉?人能贱金玉而宝砚石者,又几人哉?况佳砚之不得其主,又不知其几矣。他如沉于深渊,掩于厚土,毁于兵燹,败于颠覆,灾于记算之旁,困于学究之侧,其几又何胜于千百计也,惜哉!

涤藏砚法

佳砚,池水不可令干,每日易以清水,以养石润。不可一日不涤,若用二三日不涤,墨色差减。涤者不可磨去墨锈,此为古砚之征。涤以皂角清水为妙，滚水不可涤砚。以半夏切平擦砚，极去宿墨。以丝瓜瓤涤洗，总不如莲房壳，收起以水浸软涤砚，去垢起滞，又不伤砚。不可以毡片故纸揩抹，恐毡毛纸屑以混墨色。大忌滚水磨墨，茶亦不可。新墨初用，胶性并棱角未伏，不可重磨，恐伤砚质。冬月当预藏佳砚，以粗砚用之，可以敌冻。寒时以火炙冰，当用四角挣炉，架火砚上，微暖逼之，或用砚炉亦可。得青州熟铁砚用之甚宜。春夏二时，霉溽蒸湿，使墨积久，则胶泛滞笔，又能损砚精采，须频涤之。以文绫为囊，韬避尘垢，藏之笥匣，不可以砚压砚，以致伤损。砚之佳者，最为难得，今所尚者，未必佳品。人俱贵耳贱目，以愚隶家。彼所为宝，岂真宝哉？又不可以不察。

奇　砚　图二十方

后砚图，皆余十年间南北所见，或在世家，或在文客，或落市肆，重索高资。鉴家未见，按图未必尽许为奇。即内中一二易得之石，亦异常品。故余赏其诸砚质之坚腻，琢之圆滑，色之光采，声之清泠，体之厚重，藏之完整，传之久远，岂世俗所谓砚哉？海内必有见者，见则必以余为藻鉴的确。余虽未博，目中见此为佳，第恐沉殁，图志不忘。愧余笔拙，未尽形容。若为浮借，余素不善。

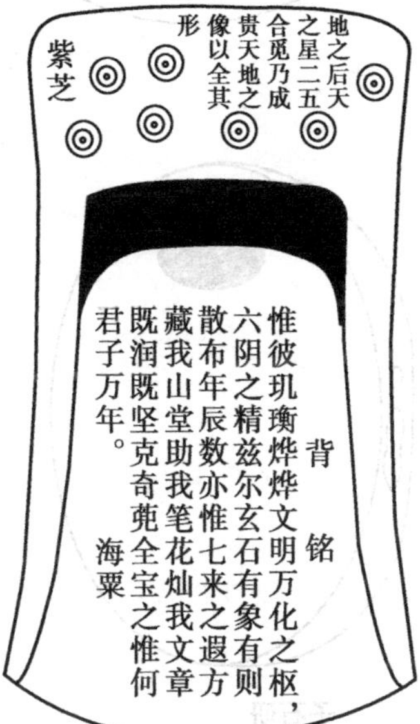

天成七星研

此为黑青端石，上有七眼列如七星，次第不爽毫发，背有四眼，名曰天然七星。砚后有铭数十字，长可八寸，阔三寸有余。

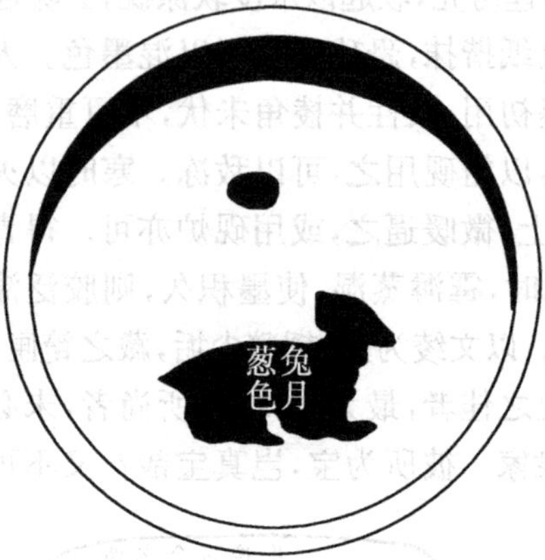

玉兔朝元研

此为细罗纹，刷丝歙石，圆径六寸，高一寸五分，面有葱色兔月二像，巧若画成，更无凹凸以凑形似，真五代前物也。名曰玉兔朝元研。傍刻“建中靖国元年改制”，下刻篆书：“一拳石兮呈祥，俾翰墨兮增光，出煨烬兮不败，伊苏民分其昌。张九成识”。又二行云：“子子孙孙，永古用之”。

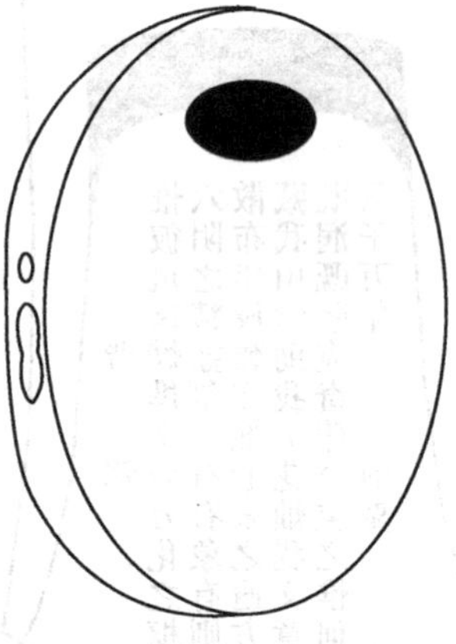

子石研

天生石子，长五寸零，高厚寸五分，傍有小凹，四面光润可爱，其色紫黑发墨，此端石也。后有隐然鸲鸽眼迹二字“子石”。

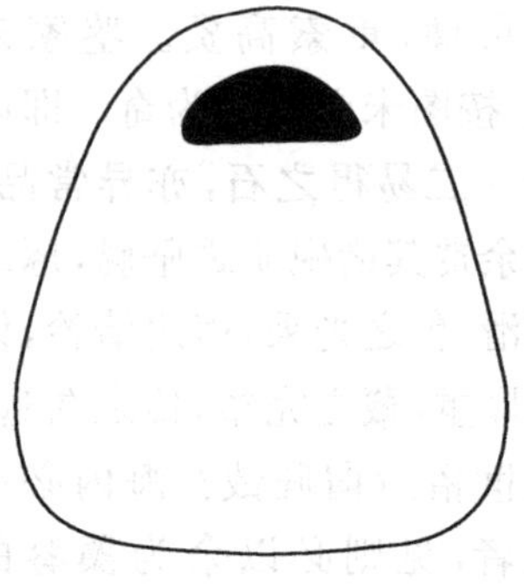

三角子石研

天成三角石子砚，方广四寸许，厚寸许，名曰三角子石砚，其色青黑，光腻发墨，乃龙尾石也。

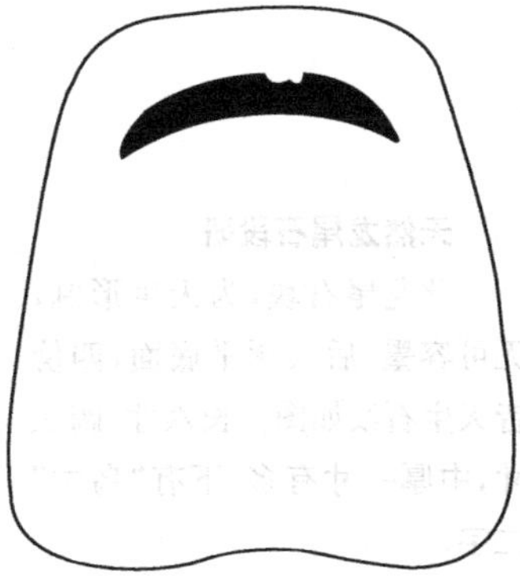

天成风字玉研

混成苍玉一块，如风字形，方广七寸，厚二寸，上平下瓦空起，插手磨处微凹。虽巧匠琢磨，无此周致。人或疑其假借处有之，然而出水皮色纹理，毫忽不破，中含粉葱美玉，岂人工可与力哉。天巧如此，令人玩不忍释。

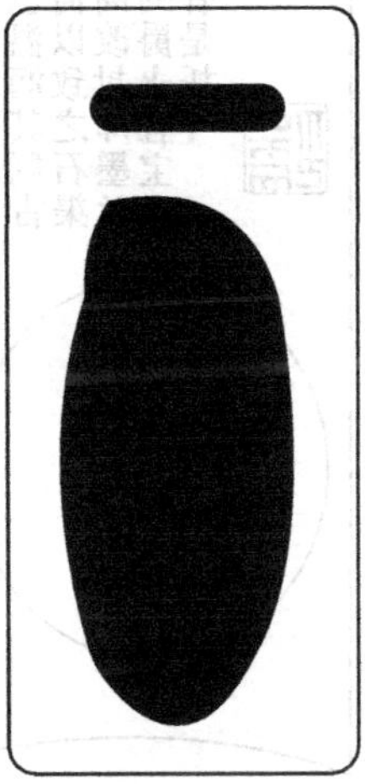

碧玉圭研

此碧玉圭形，长七寸许，厚一寸，四面土秀黄剥，缠满隙处，并后露半体，乃波菜绿色，为绝品碧玉。上有水池，四面光莹。此诚秦汉物也。

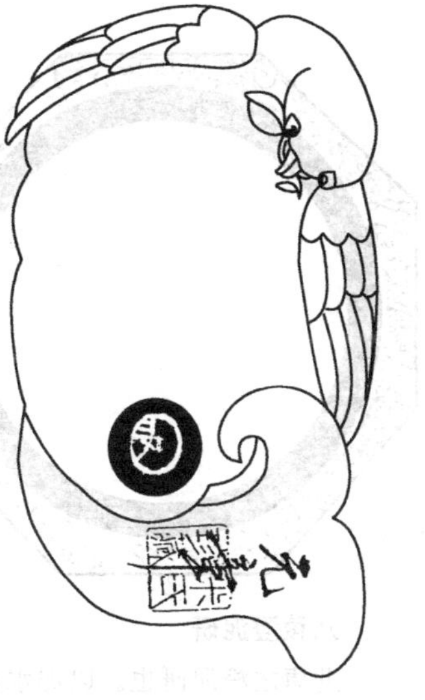

古瓦鹭研

此古片瓦之半，就形琢为莺研，其制甚佳。质细而坚，半厚半薄。长七寸阔四寸。尾上有“元章”二字，上扣米氏印章。

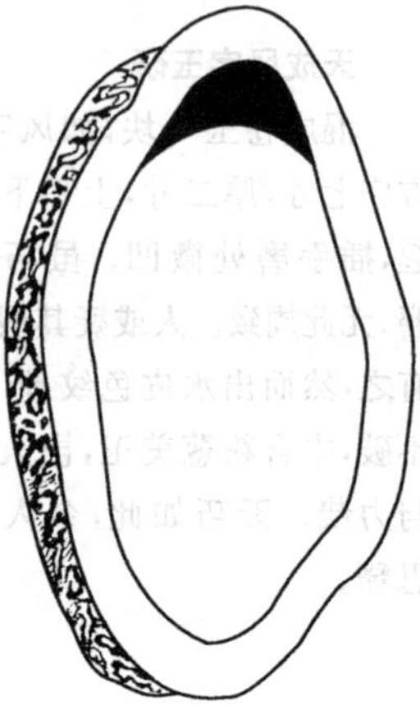

天然龙尾石段研

此龙尾石块，为天生形制，无可容墨，后人琢平底面，四傍皆天生石纹如图。长六寸、阔三寸，中厚一寸有多，下有“乌主”二字。

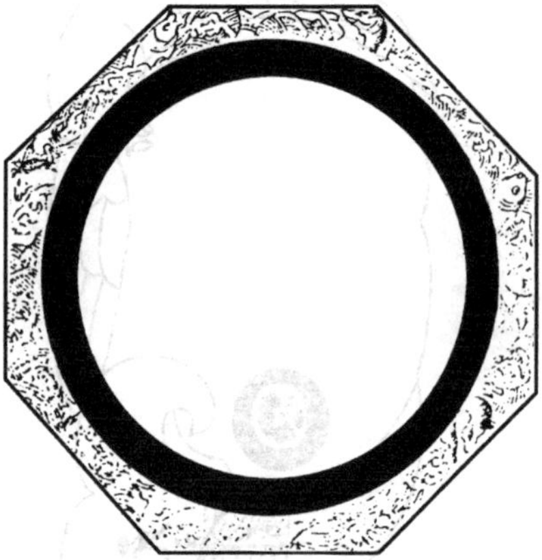

八稜澄泥研

此唐之澄泥研也。以泥水澄莹，烧而为研，品研以为第一，因其质细如石，用坚如玉故耳。方广九寸，厚二寸。下有篆字：“明理宣迹平水图璧建武庚子”，共十二字。上水池皆海水波浪，中跃鲤奔马二物，刻法精妙刀痕隐然，真稀世物也。

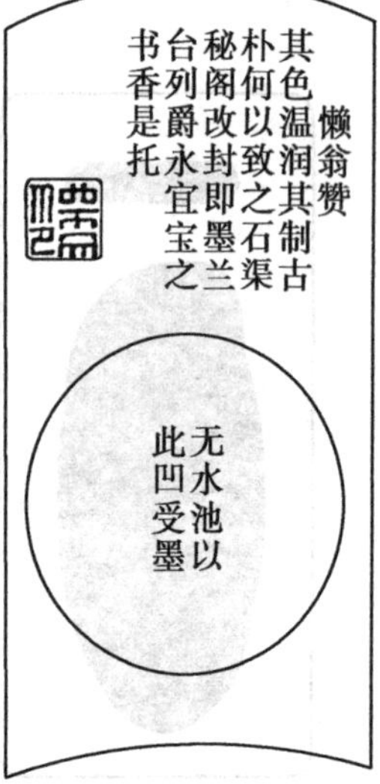

石渠阁瓦研

此瓦砚背篆“石渠阁瓦”四字。研上有铭。质坚声清，扣之如玉。长一尺阔六寸，厚一寸。后傍又书云：“嘉靖五年改制”。下有小印。

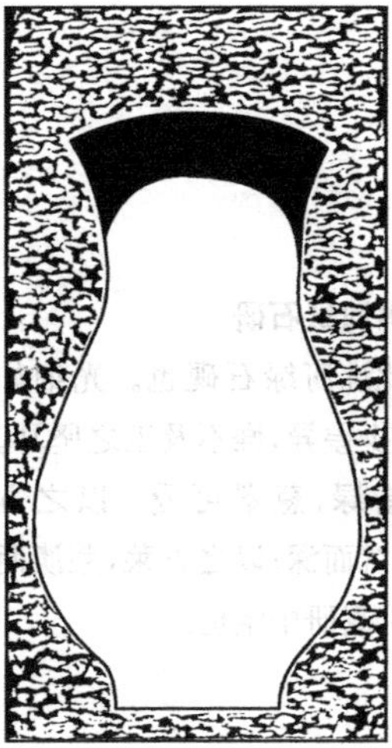

德寿殿犀纹石研

此为天生，石面俨肖犀纹，毫无雕琢，亦且平整，中开瓶式，贮水用墨。后刻“德寿殿”字，下有御押。长八寸阔四寸，厚一寸许。大印文曰：“德寿殿书宝”。

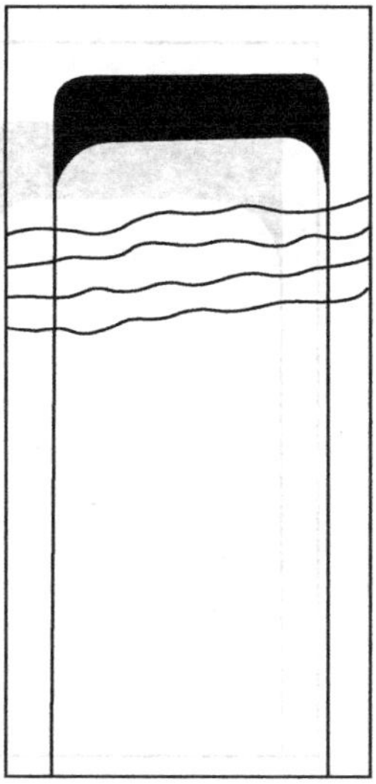

天潢研

此古歙石中段横截，白色如玉，俨若天潢，四面皆然。高三寸许，长九寸，阔可五寸。下有插手空处。

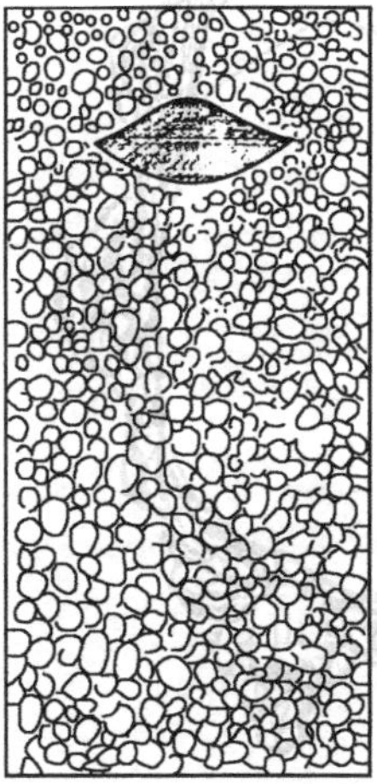

豆斑石研

此歙之豆斑石也。高寸许，长七寸，阔三寸余。色微黄绿。满面豆瓣，大小不等，有数晕者，有绿色黄沉香色者，光腻细滑，形色可爱。

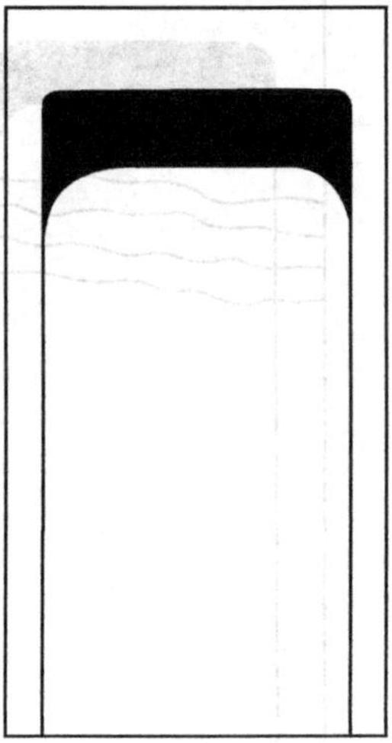

洮河绿石研

此洮河绿石砚也。光细如玉，无少差异，惟不及玉之坚耳。色如新绿，葱翠可爱。以之方碧，碧沉而深；以之方莱，莱淡而不艳。真研中宝也。

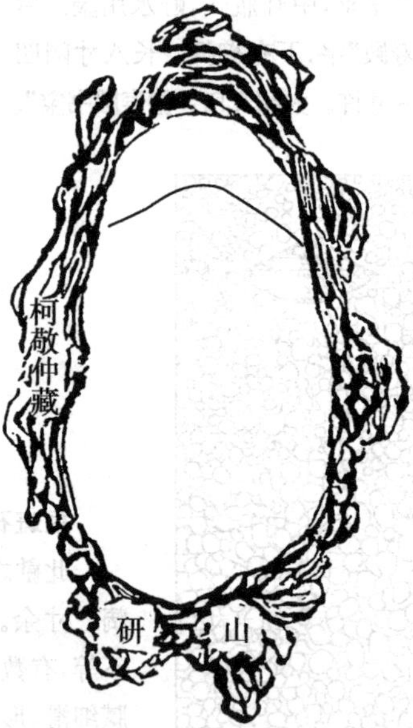

灵璧山石研

此灵璧石山，面平如画形，可以受墨，傍背皆天生皱纹。长七寸许，高三寸，上尖中肥下敛，置之几上甚稳。

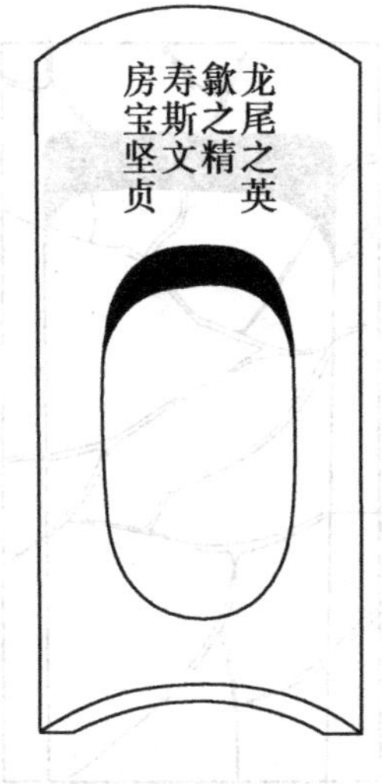

龙尾石筒瓦研

此龙尾石研。琢如筒瓦之形，面上铭刻如图，下有“万卷楼”三篆字。长六寸，阔三寸，高二寸有多。石色青墨如玉。

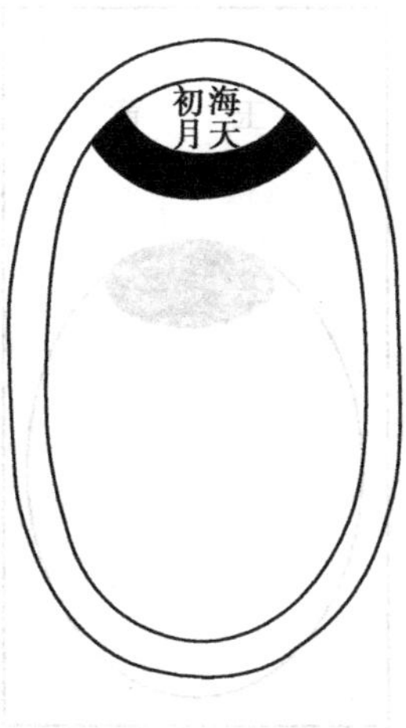

未央宫砖头研

此未央宫砖头研也。色黄黑，形如肾。长六寸，阔四寸，厚一寸。扣之声清而坚。上有“海天初月”四字。建安十五年　长条阳字

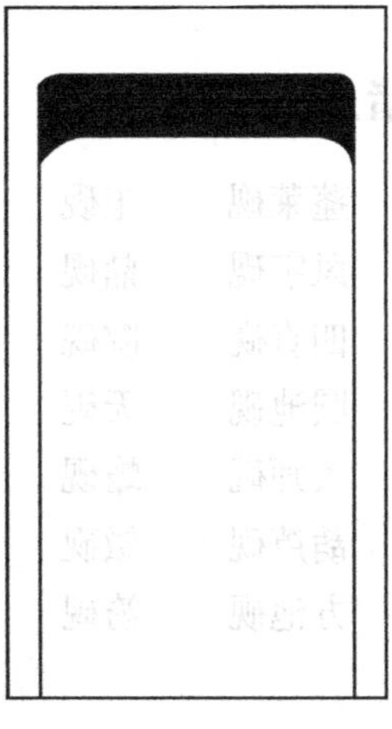

绿端石研

此绿端石研。背有周幼海铭，上篆“绿玉”二字，长七寸，厚二寸，阔五寸，色温然如玉，扣之铿然。

绿玉

于斯翁，传辇毂。取妙友，赞清穆。搜粤池，剖结绿。慎砥砺，华翰牍。宣素悰，沛玄沐。绵世守，衍芬郁。吴郡周天球铭。

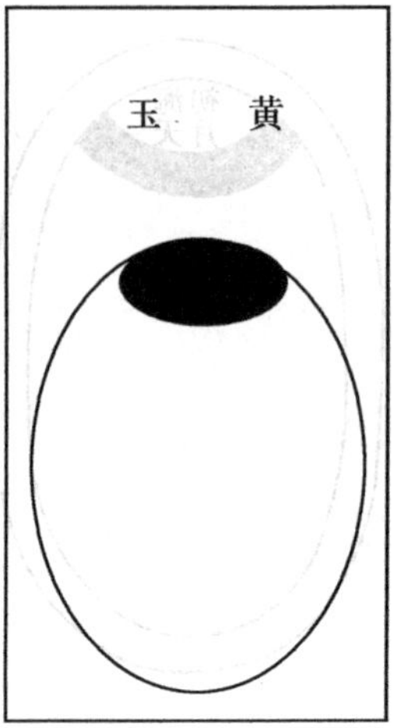

兴和砖研

此魏时砖研。质细声坚，扣之如金石然。长九寸，厚二寸许，阔四寸。色黄淡如沉香。背一方内篆“大魏兴和年造”。又一方有异兽奋翼者，止半其形，想砖大而得其半也。

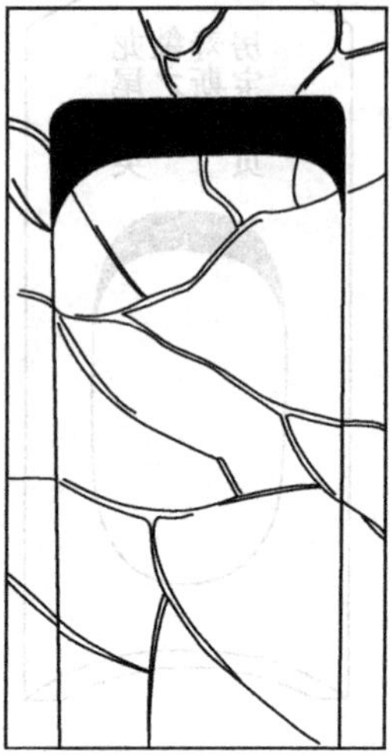

银丝石研

此银丝石研。长五寸，阔寸半，高一寸许。石色如漆，上有银丝纹如画，横经石中。温润如玉，呵气成水，砚谱不录。此必歙石龙尾石类也，纹甚可爱。

高似孙砚笺诸式

凤池砚	玉堂砚	玉台砚	蓬莱砚	圭砚
辟雍砚	房相砚	郎官砚	风字砚	鼎砚
人面砚	曲水砚	八棱砚	四直砚	院砚
莲叶砚	马蹄砚	凤池砚	圆池砚	天砚
玉环砚	舍人砚	水池砚	大师砚	蟾砚
东坡砚	都堂砚	内相砚	葫芦砚	辙砚
只履砚	双履砚	月池砚	方池砚	笏砚
斧形砚	飘砚	璧砚		

续砚式

琴砚　鹰扬砚　莺砚　山字砚　太极砚
箕砚　汉壶砚　凤嗉砚　松段砚　山石砚

论墨

高子曰：古之尚墨，若徐铉墨名月团，价值三万。唐玄宗墨名龙香，剂致墨精幻形。李廷珪龙纹墨、双脊墨，千古称绝。汉时，月给尚书令渝糜大墨。范丞相一墨，表曰“五剑堂造”，里曰“天关第一煤”。金章宗苏合油烟墨，后欲得之者，以黄金倍易，无可觅处。景焕墨，名香璧副墨子。五代时，有朱君得柴珣小墨，韩熙载化松堂墨，名玄中子，麝香月龙煤。张遇造易水贡墨，怀民遗东坡墨，名青烟煤。又如供堂墨、渊云墨，兑州陈朗墨。元有潘云谷墨、松丸墨、狻猊墨、松烟墨、九子墨、鱼吐墨、天雨墨、阳山石墨、化堑墨、浮提国金壶墨、雷公墨。又若仲将之墨，一点如漆等类，皆古名墨也。若今世所尚，以罗小华为最，罗之墨固善矣。余所见国初查文通龙忠迪墨、碧天龙气墨、水晶宫墨、新安方正牛舌墨。石青填字赤金为衣者，苏眉阳幼年所制，祖李遗法卧蚕小墨。世宗时，邵格之墨，如方于鲁、寥天一、九玄、三极、国宝、非烟等墨，亦皆精品。前如汪中山翰史，初时制墨，质之佳美，不亚罗墨。其精品，以豆瓣楠为匣，内用朱漆，签以中款，表曰太极、两猊、三猿、四象、五雀、六马、七鹇、八仙、九鸶、十鹿，皆以鸟兽取义。又有玄香太守小长墨四种：一曰彘文，二曰卧蚕，三曰亚字，四曰玉阶。有客卿四种小元墨：曰太极，曰八卦，曰圆璧，曰琼楼。有松滋侯四种小方墨；一亚字，二维文，三九云，四螭环。有墨挺墨柱。余先得其数种试之，质轻烟紫，可谓九玄三极矣，似在罗上，其神品也。今人所见，皆其次品，式样虽一，而墨质不佳。又如二十八宿元墨，更其下矣。故名即湮没不传。至后墨印尚存，而墨质愈下，特为中山表焉。余为典客时，高丽使者馈墨，上有梅花印纹，其墨色甚黑而浓厚。以余论之，墨之妙用，质取其轻，烟取其青，嗅之无香，磨之无声，新砚新水，磨若不胜。言不可用刀磨也。忌急，急则热，热则沫生。用则旋砚，砚无久停，尘埃污墨，胶力泥凝。用过则濯，墨积勿盈。藏久胶宿，墨用乃精。用墨之法，无出余数语也。若治墨之精，模式之巧，方于鲁所刻《墨谱》，似尽善也。奇哉！方之墨哉！客曰："墨惟适用足矣，何以奇为？"噫，匪好奇也，墨品精者，不特于今为佳，存于后世更佳。不特词翰藉美于今，更藉传美于后。若晋唐之书，宋元之画，传数百年，墨色如漆，书画神气，赖墨以全。若墨之下品，用浓见水则沁散湮污，用淡重褙则神气索然，未及数年，墨迹以脱。由此观之，则墨之为用，果好奇也？知此则可与言墨矣。故李廷珪诗云："赠尔乌玉玦，清泉砚须洁。避暑悬葛囊，临风度梅月。"其宝惜可知。又云："墨藏石灰中，过梅不霉。"是亦一法。

附朱墨法

法用好辰砂一两三，红朱二两，用秦皮水煮胶，清浸七日夜，倾去胶之清水。于日色渐渐晒至干湿得所，以墨印印之，砚中研用甚佳。一法：以花朱同藤黄磨点。成嘉年内朱砂墨妙甚。

论纸

高子曰：上古无纸，用汗青者，以火炙竹，令汗出取青，易于作书。至汉蔡伦始制纸，为万世利也。初捣鱼网为纸，曰网纸；以布作者，曰麻纸；以树皮作者，曰谷纸。蜀有凝光纸，云蓝笺，花叶纸，十色薛涛笺，名曰蜀笺。有侧理纸，松花纸，流沙纸，彩霞金粉龙凤纸，绫纹纸，短帘白纸，硬黄纸，布纸，缥红纸，青赤绿桃花笺，藤角纸，缥红麻纸，桑根纸，六合笺，鱼子笺，苔纸。建中年，有儿女青纸，卵纸。宋有澄心堂纸，蜡黄藏经笺，白经笺，碧云春树笺，有龙凤印边三色内纸。有印金团花并各色金花笺纸，有藤白纸，研光小本纸。李伪主造会府纸，长二丈，阔一丈，厚如缯帛数重。

陶谷家藏有鄱阳白数幅，长如匹练。有西山观音帘纸，鹄白纸，蚕茧纸，竹纸，大笺纸。元有黄麻纸，铅山纸，常山纸，英山纸，临川小笺纸，上虞纸。又若子邑之纸，妍妙辉光，皆世称也。今之楚中粉笺，松江粉笺，为纸至下品也，一霉即脱。陶谷所谓化化笺，此尔。止可用供溷材，一化也；货之店中，包面药果之类，二化也。甚言纸之不堪用者，类此。若今之大内细密洒金五色粉笺，五色大帘纸，洒金笺。有等白笺，坚厚如板，两面砑光，如玉洁白。有印金花五色笺纸。又若磁青纸，如缎素，坚韧可宝，多用写泥金字经。有等蓝色者，薄而不佳。高昌国金花笺，亦有五色，有描金山水图者。高丽有绵茧纸，色白如绫，坚韧如帛，用以书写，发墨可爱。有等皮纸，用以为帘，为雨帽，为书夹，坚厚若油为之，中国所无，亦奇品也。近日可用作书者，吴中无纹洒金笺纸为佳。松江近日谭笺，不用粉造，以荆川帘纸褙厚，砑光，用蜡打各色花鸟，坚滑可类宋纸。又新安新造仿宋藏经笺纸亦佳。吴中近亦为之，但不如宋笺抄成坚韧，如缎帛有性，数百载流传，尚有揭开受用。若今仿效者，纸性终脆，久霉糊懈必松。时尚花边格子白鹿笺，用以作柬、写诗甚便，其式余家有数十种。但白鹿纸以绿子水并槐黄水微煎印者雅甚，以青以红，俱不佳也。又如蜡砑五色笺，亦以白色、松花色、月下白色罗纹笺为佳，余色不入清赏。两人砑者精美，又不坏板。若用水湿一纸，以润十纸砑者不佳。然以白蜡砑者受墨，蜜蜡者遇墨成珠，描写不上，深可恨也。并录以供鉴赏。

造葵笺法

五六月戎葵叶，和露摘下，捣烂取汁。用孩儿白鹿坚厚者裁段，葵汁内稍投云母细粉、明矾些少，和匀，盛大盆中，用纸拖染，挂干，或用以砑花，或就素用。其色绿可人，且抱野人倾葵微意。

染宋笺色法

黄柏一斤，捶碎，用水四升，浸一伏时，煎熬至二升止，听用。

橡斗子一升，如上法煎水听用。胭脂五钱，深者方妙，用汤四碗，浸榨出红。三味各成浓汁，用大盆盛汁。每用观音帘坚厚纸，先用黄柏汁拖过一次，复以橡斗汁拖一次，再以胭脂汁拖一次。更看深浅加减，逐张晾干，可用。

染纸作画不用胶法

纸用胶矾作画，殊无士气，否则不可着色。开染法：以皂角捣碎，浸清水中一日，用沙罐重汤煮一炷香，滤净调匀，刷纸一次，挂干。复以明矾泡汤，加刷一次，挂干。用以作画，俨若生纸。若安藏三二月用，更妙。拆旧裱画卷绵纸作画甚佳，有则宜宝藏可也。

造捶白纸法

法取黄葵花根捣汁，每水一大碗，入汁一二匙，搅匀，用此，令纸不粘而滑也。如根汁用多则反粘，不妙。用纸十幅，将上一幅刷湿，又加干纸十幅，累至百幅无碍。纸厚，以七八张相隔，薄则多用不妨。用厚板石压纸，过一宿揭起，俱润透矣。湿则晒干，否则平铺石上，用打纸捶敲千余下，揭开，晒十分干。再叠压一宿，又捶千余捶，令发光与蜡笺相似方妙。余尝制之甚佳，但跋涉耳。

造金银印花笺法

用云母粉，同苍术、生姜、灯草煮一日，用布包揉洗，又用绢包揉洗，愈揉愈细，以绝细为佳。收时，以绵纸数层，置灰缸上，倾粉汁在上，湮干。用五色笺，将各色花板平放，次用白芨调粉，刷上花板，覆纸印花纸上，不可重拓，欲其花起故耳，印成花如销银。若用姜黄煎汁，同白芨水调粉，刷板印之，花如销金。二法亦多雅趣。

造松花笺法

槐花半升，炒焦赤，冷水三碗煎汁。用云母粉一两，矾五钱，研细，先入盆内。将黄汁煎起，用绢滤过，方入盆中搅匀拖纸，以淡为佳。文房用笺，外此数色，皆不足备。

论笔

高子曰：蒙恬创笔，以枯木为管，以鹿毛为柱，以羊毛为被。所谓毫者，非今之竹兔也。故制笔之法，桀者居前，毳者居后，强者为刃，软者为辅。参之以苘，束之以管，固以漆液，泽以海藻。濡墨而试，直中绳，勾中钩，方圆中规矩，终日握而不败，故曰笔妙。柳帖云："近蒙寄笔，出锋太短，伤于劲硬。所要优柔，出锋须长，择毫须细，管不在大，副切须齐。齐则波切有凭，管小则运动有力，毛细则点画无失，锋长则洪润自由。"笔之玄枢，当尽于是。故《笔偈》曰："圆如锥，捺如凿，只得入，不得却。"言缚笔须紧，不令一毛吐出，即不堪用。又曰："心柱硬，覆毛薄，尖似锥，齐似凿。"故伯英之笔，穷神尽意，子云称之。汉末一笔之匣，雕以黄金，饰以和玉，缀以隋珠，文以弱翠。非文犀之桢，必象之管，丰狐之柱，秋兔之翰，则古人重笔之意殷矣。南朝有姥，善作笔，用胎发为心。开元中，笔匠名铁头，能莹管如玉。今俱失传。右军《笔经》曰："诸郡毫，惟中山兔肥而毫长，可先用人发杪数十茎，杂青羊毛并兔毳，裁令齐，以麻纸裹枝根，令治。次取上毫，薄布柱上，令柱不见。"此皆古人格论。若今之为笔，所贵在毫，东郡以青羊毛为之，雉尾为盖，五色可观。有用丰狐毛、虎毛、鼠须、羊毛、麝毛、羊须、胎发造者，皆不如兔毫为佳。香狸毫次之。兔以崇山绝壑中者毫足。秋毫取健，冬毫取尖，春夏之毫则不堪矣。笔以尖齐圆健为德，毫坚则尖，毫多则色紫而齐。用苘贴衬得法，则毫束而圆。用以纯毫，附以香狸，角水得法，则用久而健，此外无法。今人毫少而狸苘倍之，笔不耐写，岂笔之咎哉？为不用料耳。余取杭人旧制笋尖笔桩最佳，后因湖州扎缚笔头为细腰葫芦样制，杭亦效之，最为可恨。初写似细，宜作小书，用后腰散，便成水笔，即为弃物。杭笔不如湖笔得法，湖笔又以张天锡为最，惜乎近无传其妙者。然画笔向以杭之张文贵首称，而张亦不妄传人。今则分而为三，美恶无准，世业不修，似亦可惜。扬州之中管鼠心画笔，用以落墨白描，佳绝。水笔亦妙。古之王者，以金管、银管、班管为笔纪功，其重笔如此。向有牙管、玳瑁管、玻璃管、镂金管、绿沉漆管及棕竹花梨紫檀管等，此何意耳？以其为可贵耳。如持用何？惟取竹之薄标者为管，笔之妙用尽矣，又何尚焉？冬月以纸帛衣管，以避寒者，似亦难用，悉不取也。收笔以十月正二月收者为佳妙。笔书后，即入笔洗中，以去滞墨，则毫坚不脆，可耐久用。然须洗完，即加笔帽，免挫笔锋。收笔以黄连调轻粉蘸笔头，候干收之，则笔不蛀而毫纯。又法：川椒、黄柏煎汤，磨松烟染笔藏之，亦可远蛀。古人重笔，用败则葬。故赵光逢濯足襄汉溪上，见一方砖，上题："髡友退锋郎，功成鬓发霜，冢头封马鬣，不敢负恩光。"后题独孤贞节立。砖上积有苔痕。此盖好事者葬笔所在。

论文房器具

高子曰：文房器具，非玩物等也。古人云："笔砚精良，人生一乐。"余以所见评之如左：

文具匣

匣制三格，有四格者，用提架总藏器具。非为观美，不必镶嵌雕刻求奇，花梨木为之足矣。亦不用竹丝蟠口镶口，费工无益，反致坏速。如蒋制倭式，用铅钤口者佳甚。

砚匣

用古砚一方，以豆瓣楠紫檀为匣，或用花梨亦可。砚不在大，适中为美，可入藏匣。再备朱砚一匣，故《砚谱》有双履制者，为便二色用也。砚以端歙为佳，或用白端石为朱砚者，不耐久用，沾染不落，亦得旧石一方为副始佳。

笔　格

有玉为山形者，为卧仙者，有珊瑚者，有玛瑙者，有水晶者，有刻犀者，匪直新制，旧做亦多。有宣铜镂金双螭挽格，精甚。余见哥窑五山三山者，制古色润。又见白定卧花哇哇，莹白精巧。旧玉子母六猫，长七寸，以母横卧为坐，以子猫起伏为格，真奇物也，目中罕见。有古铜十二锋头为格者，有铜螭起伏为格者。余见友人有一老树根，蟠曲万状，长止七寸，宛若行龙，鳞甲爪牙悉备，摩弄如玉，此诚天生笔格。余斋一石，蟠曲状龙，不假斧凿，亦奇物也。可架笔三矢。

笔　床

笔床之制，行世甚少。余得一古鎏金笔床，长六寸，高寸二分，阔二寸余，如一架然，上可卧笔四矢。此以为式，用紫檀乌木为之亦佳。

笔　屏

宋人制有方玉、圆玉花板，内中做法肖生，山树禽鸟人物，种种精绝。此皆古人带板、灯板，存无可用，以之镶屏插笔，觉甚相宜。大者长可四寸，高三寸，余斋一屏如之，制此似无弃物。有大理旧石，俨状山高月小者，东山月上者，万山春靄者，皆余目见，初非扭捏，俱方不盈尺，天生奇物，宝为此具，作毛中书屏翰，似亦得所。

水　注

有玉为圆壶方壶者，其花纹甚工。又见吴中陆子冈制白玉辟邪，中空贮水，上嵌青绿石片，法古旧形，滑熟可爱。有玉蟾蜍注，拟宝晋斋旧式者。古铜有青绿天鸡壶，有金银片嵌天鹿，妙甚。有半身鸬鹚杓，有镂金雁壶，其类生无二，以两足立地，口中出水。有江铸眠牛，以牧童骑跨作注管。磁有官哥方圆水壶，有立瓜卧瓜壶，有双桃注，有双莲房注，有笔格内贮水两用者，有牧童卧牛者，有方者。定窑之注奇甚，有枝叶缠绕瓜壶，有蒂叶茄壶，有驼壶，又可格笔。有蟾注，有青东磁天鸡壶，底有一窍者。宣窑五采桃注、石榴注、双爪注，采色类生。有双鸳注，有鹅注，工致精极，俱可入格。

笔　洗

铜有古鎏金小洗，有青绿小盂，有古小釜，有小卮、匜。其五物，原非此制，今用作洗。玉有钵盂洗，长方洗，玉环洗，或素或花，工巧拟古。磁有官哥圆洗，葵花洗，磬口圆肚洗，有四卷荷叶洗，有卷口蔗段洗，有绦环洗，有长方洗，类多，但以粉青纹片朗者为贵。古龙泉有双鱼洗，有菊瓣洗，有钵盂洗，百折洗。定窑有三箍圆桶洗，梅花洗，有中盏作洗，边盘作笔觇者。有绦环洗，有方池洗，有柳斗圆洗，有圆口瓜棱洗，菊瓣洗，惟定洗多甚。宣窑有鱼藻洗，有葵瓣洗，有磬口洗，有鼓样青剔白螭洗。近人多以洗为杯，孰知厚卷口而扁浅者，洗也，岂杯有此制？外此新作商银流金铜洗。诸窑假均州紫绿二色洗，与水中丞，多甚，制亦可观，俱不入格。

水　中　丞

铜有古小尊罍，其制有敞口、圆腹、细足，高三寸许，墓中葬物，今用作中丞者。余有古玉中丞，半受血浸，圆口瓮腹，下有三足，大如一拳，精美特甚，古人不知何用。近有陆琢玉水中丞，其碾兽面锦地，与古尊罍同，亦佳器也。磁有官哥瓮肚圆者，有钵盂小口式者，有瓜棱肚者。青东磁有菊瓣瓮肚圆足者，定有印花长样如瓶，但口敞可以贮水者，有圆肚束口三足者，有古龙泉窑瓮肚周身细花纹者，有宣铜雨雪沙金制法古铜瓿者，样式美甚。近有新烧均窑，俱法此式，奈不堪用。

砚　　山附二图

砚山始自米南宫，以南唐宝石为之，图载《辍耕录》，后即效之，不知此石存否？大率砚山之石，以灵壁、应石为佳，他石纹片粗大，绝无小样曲折、屼峰森耸峰峦状者。余见宋人灵壁砚山，峰头片段，如黄子久皴法，中有水池，钱大，深半寸许，其下山脚生水，一带色白而起磥砢，若波浪然，初非人力伪为，此真可宝。又见一将乐石砚山，长八寸许，高二寸，四面米粞包裹，而峦头起伏作状，此更难得。他如应石，近有佳者，天生四面，不加斧凿，透漏花皱俱好，但少层叠峦头、水池深邃，望之一拳石也。又若燕中西山黑石，状俨应石，而崒屼巉岩，纹片皱裂过之，可作砚山者为多，但石性松脆，不受激触，多以此乱应石。有伪为者，将旧砖雕镂如宝晋斋式，用锥凿成天生纹片，用芡实浸水煮如墨色，持以愚人，每得重价。然以刀刮山底，砖质即露。有等好事者，以新应石、肇庆石、燕石加以斧凿修琢岩窦，摩弄莹滑，名曰砚山，观亦可爱。

灵壁石砚山图、将乐石砚山图附。

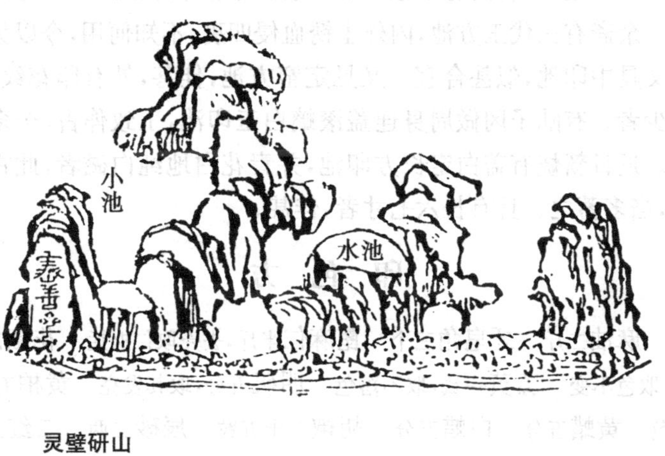

灵壁研山

山色淡青，峰峦四起，邃有二层，中一水池大若小钱，深可半寸，为天生成。傍一小池高二寸八分，长六寸，厚二寸许，下有元章二字。

山足天生水波一带若浸山于中，其水脚色白黄相映，四面皆然。

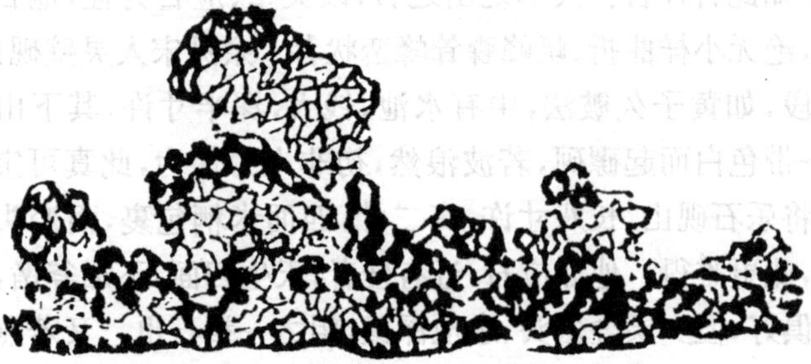

将乐研山

色白如米粞礌砢两面皆然，长八寸，高二寸许，峦头五起，下簇小孔二三，似亦奇矣。

印色池

印色池以磁为佳，而玉亦未能胜也，故今官哥窑者贵甚。余见二窑印池，方者尚有十数，四八角并委角者，仅见一二，色亦不佳。余斋有三代玉方池，内外土锈血侵四裹，不知何用，今以为古玉文具中印池，似甚合宜。又见定窑方池，佳甚，外有印花纹，此亦少者。有陆子冈做周身连盖滚螭白玉印池，工致侔古，今多效制。近日新烧有盖白定长方印池，并青花白地纯白磁者，此古未有，当多蓄之。且有长六七寸者，佳甚。

印色方

麻油二斤　牙皂角三个　蓖麻仁半斤，去壳取仁捣烂　花椒四十粒，取色不变　藤黄一钱，取不落色　明矾五分，取其发亮　黄柏五分，助色　黄蜡五分　白蜡五分　胡椒三十五粒　辰砂二两　二红二两　水花朱四两

上件，先将麻油同麻子熬数滚，再下皂角二椒，熬至滴水成珠，方下蜡矾等物，取起，去渣，用蕲艾为骨，加三朱，拌红为度。

雅尚斋印色方

京师蓖麻油，较菜油价贱，取回坛装，埋土内三二年用，色白如冰。每用斤数，大日内翻晒至熟，次下黄蜡一钱，白矾末一钱，白芨末二钱，金箔沙细五十片，入瓶听用。将旧坑豆瓣朱砂研至极细，用水飞过三五次，去黄标与末后砂脚，只用中间水飞细者，入粗碗中，用烧酒倾入，微火煮一炷香。随其色变酒干，取起将朱又研如面，方和前油，拌艾入匣，愈久愈红，不变黑色。油取晒熟，至久不干。其胚用真正蕲艾，搓揉百次，仍煮数遍，务去黑星，一点不存，如绵絮然方用。此至妙秘法，刻同鉴家共之。

糊　斗

用铜者为佳，以便出洗。有古铜小提卣，如一拳大者，上有提梁索股，有盖，盛糊可免鼠窃。又有古铜圆瓮，肚如酒杯式，下乘方座，且体厚重，不知古人何用，今以为糊斗似宜。有建窑外黑内白长罐，定窑圆肚并蒜蒲长罐，俱可作糊斗。又见哥窑方斗如斛，中置一梁，亦可充此。又见古铜三箍长桶，下有三足，高二寸许，甚宜盛糊。

法　糊　方

白面一斤，浸三五日，候酸臭作过，入白芨面五钱，黄蜡三钱，白芸香三钱，石灰末一钱，官粉一钱，明矾二钱。用花椒一二两，煎汤去椒。投蜡、矾、芸香、石灰、官粉熬化，入面作糊，粘褙不脱。又法：飞面一斤，入白芨末四两，楮树汁调，亦妙。

镇　纸

有古铜青绿虾蟆虚置铜座，重有斤余，又有虎蹲铜坐，一塑铸者，乃上古物也。且见必成对，压纸妙甚。有古铜坐卧哇哇亦佳。有古铜蹲螭、眠龙，有鎏金辟邪、卧马，有大铜虎，遍身青绿，重三二斤者，用以压书。玉有古彘，古人用以挣肋殉葬者，每见二条。有白玉猎狗，有卧螭，有大样坐卧哇哇，有玉兔、玉牛、玉马、玉鹿、玉羊、蟾蜍、日月玛瑙石鼓、柏枝玛瑙蹲虎、水晶石鼓、酒黄水晶眠牛、捧瓶玻斯，其做法精妙如画，皆宋物也。有哥窑蟠螭，有青东磁狮鼓，白定哇哇，狻猊。余自燕中得玉蟾二枚，其背斑点如洒墨，色同玳瑁，无黄晕，俨若虾蟆背状，肚下纯白，其制古雅肖生，用为镇纸，摩弄可爱。又见红绿玛瑙二大蟹，可谓绝奇。有白玉玛瑙辟邪，长三四寸者，皆镇纸佳品。

压　尺

有玉作尺，余见长二尺，厚六分，阔一寸五分者。人云“尺璧为宝”，然玉有径二三尺者一时可见，有二尺长玉如意，三尺六寸长玉剑，皆奇货也。有玉碾双螭尺，有以紫檀乌木为之，上用古做蹲螭玉带、抱月玉走兽为钮者。又见倭人镂金银压尺，古所未有。尺状如常，上以金镂双桃银叶为钮，面以金银镂花，皆絛环细嵌，工致动色。更有一窍透开，内藏抽斗，中有刀锥、镊刀、指锉、刮齿、消息挖耳剪子，收则一条，挣开成剪。此制何起？岂人心思可到。谓之八面埋伏，尽于斗中收藏，非倭其孰能之？余以此式令潘铜仿造，亦妙，潘能得其真传故耳。论尺无过此者。有金银石嵌秘阁、界尺、图匣、文具等物，终是不雅。有竹嵌尺傍四转，内以黄杨、乌木、紫檀、象牙，挽嵌如意，形制虽工，久则必败。

图　书　匣

有宋剔红三撞者，二撞者，有罩盖者。新剔红黑二种，亦有二撞者，但方匣居多。有填漆者，有紫檀雕镂镶嵌玉石者，有古人玉带板，灯板镶匣面者。有倭匣，四子、六子、九子，每子匣内，藏以汉人玉章一方，或藏银章，替下藏以宝石琥珀、官窑青东磁、旧人图书，为传玩佳品。若常用，以豆瓣楠为佳。新安制有堆漆描花蜔嵌图匣，精者可爱，近日市者恶甚。又如黑漆描花方匣，何文如之？亦堪日用。

秘　阁

秘阁有以长样古玉璏为之者甚多，而雕花紫檀者，亦常有之。近有以玉为秘阁，上碾螭文、卧蚕、梅花等样，长六七寸者，有以竹雕花巧人物为之者，亦佳。而倭人黑漆秘阁，如圭圆首方下，阔二寸余，肚稍虚起，恐惹字墨，长七寸，上描金泥花样，其质轻如纸，此为秘阁上品。

贝　光

多以贝螺为之，形状亦雅，但手把稍大，不便用使。余得一古玉物，中如大钱，圆泡高起半寸许，旁有三耳可贯，不知何物，余用为贝光，雅甚。又见红玛瑙制为一桃，稍扁，下光砑纸，上有桃叶枝梗，此亦为砑而设。水晶玉石，当仿为之。

裁　刀

姚刀之外，无可入格。余有古刀笔一把，青绿裹身，上尖下环，长仅盈尺。古人用以杀青为书，今入文具，似极雅称。近有崇明裁刀，亦佳。

书　灯

用古铜驼灯、羊灯、龟灯，诸葛军中行灯、凤龟灯，有圆灯盘。定窑有三台灯檠，宣窑有两台灯檠，俱堪书室取用。又见青绿铜荷一片，檠驾花朵坐上，想取古人金荷之意，用亦不俗。古有烛奴，即今铸波斯作烛台者是也，似不堪供。

笔　觇

有以玉碾片叶为之者。古有水晶浅碟，亦可为此。惟定窑最多扁坦小碟，宜作此用，更有奇者。

墨　　匣

以紫檀乌木豆瓣楠为匣，多用古人玉带花板镶之。亦有旧做长玉螭虎人物嵌者为最，有雕红黑漆匣亦佳。

腊　　斗

古人用以炙蜡缄启，铜制，颇有佳者，皆宋元物也。今虽用糊，当收以备数。

笔　　船

有紫檀乌木细镶竹蔑者，精甚。有以牙玉为之者，亦佳。此与直方并用，不可缺者。

琴　　剑

琴为书室中雅乐，不可一日不对清音居士谈古。若无古琴，新琴亦须壁悬一床。无论能操或不善操，亦当有琴。渊明云："但得琴中趣，何劳弦上音。"吾辈业琴，不在记博，惟知琴趣，贵得其真。若亚圣操《怀古吟》，志怀贤也；《古交行》、《雪窗夜话》，思尚友也。《漪兰阳春》，鼓之宣畅布和；《风入松》、《御风行》，操致凉飔解愠。《潇湘水云》、《雁过衡阳》，起我兴薄秋穹；《梅花三弄》、《白云操》，逸我神游玄圃。《樵歌》、《渔歌》，鸣山水之闲心；《谷口引》、《扣角歌》，抱烟霞之雅趣。词赋若《归去来》、《赤壁赋》亦可以咏怀寄兴。清夜月明，操弄一二，养性修身之道，不外是矣。岂以丝桐为悦耳计哉？自古各物之制，莫不有法传流，独铸剑之术，不载典籍，故今无剑客，而世少名剑。以剑术无传，且刀便于剑，所以人知佩刀而不知佩剑也。吾辈设此，总不能用以御暴敌强，亦可壮怀志勇。不得古剑，即今之宾剑，如云南制者，悬之高斋，俾丰城隐气，化作紫电白虹，上烛三台斗垣，令荧荧夜光，烁彼欃枪彗孛，不敢横焰逞色，岂果迂哉？

香　几

书室中香几之制有二：高者二尺八寸，几面或大理石，岐阳玛瑙等石；或以豆瓣楠镶心，或四入角，或方，或梅花，或葵花，或慈菰，或圆为式；或漆，或水磨诸木成造者，用以搁蒲石，或单玩美石，或置香橼盘，或置花樽，以插多花，或单置一炉焚香，此高几也。若书案头所置小几，惟倭制佳绝。其式一板为面，长二尺，阔一尺二寸，高三寸余，上嵌金银片子花鸟，四簇树石。几面两横，设小档二条，用金泥涂之。下用四牙、四足，牙口镠金铜滚阳线镶钤，持之甚轻。斋中用以陈香炉、匙瓶、香盒，或放一二卷册，或置清雅玩具，妙甚。今吴中制有朱色小几，去倭差小，式如香案，更有紫檀花嵌，有假模倭制，有以石镶，或大如倭，或小盈尺，更有五六寸者，用以坐乌思藏镠金佛像佛龛之类，或陈精妙古铜官哥绝小炉瓶，焚香插花，或置三二寸高天生秀巧山石小盆，以供清玩，甚快心目。

书斋清供花草六种入格

春时用白定哥窑、古龙泉均州鼓盆，以泥沙和水种兰，中置奇石一块。夏则以四窑方圆大盆，种夜合二株，花可四五朵者，架以朱几，黄萱三二株，亦可看玩。秋取黄蜜二色菊花，以均州大盆，或饶窑白花圆盆种之。或以小古窑盆，种三五寸高菊花一株，旁立小石，上几。冬以四窑方圆盆，种短叶水仙单瓣者佳。又如美人蕉，立以小石，佐以灵芝一颗，须用长方旧盆始称。六种花草，清标雅质，疏朗不繁，玉立亭亭，俨若隐人君子。置之几案，素艳逼人，相对啜天池茗，吟本色古诗，大快人间障眼。外此，无多可入清供。

论　香

高子曰：古之名香，种种称异。若蝉蚕香，交趾所贡，唐禁中呼为瑞龙脑。茵犀香，西域献，汉武帝用之煮汤，辟疠。石叶香，魏时题腹国贡，状云母，辟疫。百濯香，孙亮四姬四气，衣香，百濯不落。凤髓香，穆宗藏真岛，焚之崇礼。紫述香，《述异记》云：又名麝香草。都夷香，《洞冥记》云：香如枣核，食之不饥。荼芜香，香出波弋国中，侵地则土石皆香。辟邪香，瑞麟香，金凤香，皆异国所贡，公主乘出，挂玉香囊中，则芬馥满路。月支香，月支国进，如卵，烧之辟疫，百里焚香，九月不散。振灵香，《十洲记》云：窟州有树如枫叶，香闻数百里。返魂香、五名香，马精香，返生香，却死香，尸埋地下者，闻之即活。千亩香，《述异记》云：以林名香。馥齐香，出波斯国，香气入药，治百病。龟甲香，《述异》云：即桂香之善者。兜末香《本草拾遗》曰：武帝西王母降烧是香。沉光香，《洞冥记》云：涂魂国贡，烧之有光。沉榆香，黄帝封禅焚之。蘅芜香，李夫人受汉武帝。百蕴香远条馆祈子，焚以降神。月麟香，元宗爱妾号裹里春。辟寒香，焚之可以辟寒。龙文香，武帝时外国进香。千步香，南郡所贡。熏肌香，薰人肌骨，百病不生。九和香，《三洞珠囊》曰：玉女擎玉炉焚之。九真香，清水香，沉水香皆昭仪上姐飞燕香也。罽宾国香，杨牧席间焚香，上如楼台之状。拘物头花香，拘物头国进，香闻数里。升霄灵香，唐赐紫尼，焚之升遐。祇精香，出涂魂国，焚之，鬼魅畏避。飞气香，《三洞》曰：真人所烧。金磾香，金日磾造，香薰衣，以辟胡气。五枝香，烧之十日，上彻九重之天。千和香，峨嵋山孙真人焚之。兜楼婆香，《楞严经》云：浴处焚之，其炭猛烈。多伽罗香，多摩罗跋香，释氏会安曰：即根香、藿香大象藏香，因龙斗而生，若烧一丸，兴大光明，味如甘露。牛头旃檀香，《华严经》曰：从离垢出以涂身。羯布罗香，《西域记》云：树如松，色如冰雪。须曼那华香，阇提华香，青赤莲香，华树香，果树香，拘鞞陀罗树香，曼陀罗香，殊沙华香，出《法华经》。明庭香，明天发日香，出胥池寒国。迷迭香，出西域，焚之去邪。必栗香，《内典》云：焚去一切恶气。木蜜香，焚之辟恶。獦车香，《本草》云：焚之去蛀，辟臭病。刀圭第一香，昭宗赐崔胤一粒，焚之，终日旖旎。干饳香，江西山中所出。曲水香，香盘印文，似曲水像。鹰嘴香，番牙与舶主赠香，焚之辟疫。乳头香，曹务光理赵州，用盆焚，云财易得，佛难求。助情香，明皇宠妃，含香一粒，助情发兴，筋力不倦。夜酣香，迷楼所焚。水盘香，出舶上，上刻山水佛象。都梁香，《荆州记》云：都梁山上有水，水中生之。雀头香，荆襄人谓之莎草根。龙鳞香，截香之薄者，其香尤胜。白眼香，和香用之。平等香，僧人货香于市，无贵贱贫富皆一价也，故云。山水香，王旭奉道士于山中，月给焚香，谓之山水香。三匀香，三物煎成，焚之有富贵气，香亦清妙。伴月香，徐铉月夜露坐焚之，故名。此皆载之史册，而或出外夷，或制自宫掖，其方其料，俱不可得见矣。余以今之所尚香品评之：妙高香、生香、檀香、降真香，京线香，香之幽闲者也。兰香、速香、沉香，香之恬雅者也。越邻香、甜香、万春香、黑龙挂香，香之温润者也。黄香饼、芙蓉香、龙涎饼、内香饼，香之佳丽者也。玉华香、龙楼香，撒馥兰香，香之蕴藉者也。棋楠香、唵叭香、波律香，香之高尚者也。幽闲者，物外高隐，坐语道德，焚之可以清心悦性。恬雅者，四更残月，兴味萧骚，焚之可以畅怀舒情。温润者，晴窗拓帖，挥麈闲吟，篝灯夜读，焚以远辟睡魔，谓古伴月可也。佳丽者，红袖在侧，密语谈私，执手拥炉，焚以薰心热意，谓古助情可也。蕴藉者，坐雨闭关，午睡初足，就案学书，啜茗味淡，一炉初爇，香霭馥馥撩人，更宜醉筵醒客。高尚者，皓月清宵，冰弦戛指，长啸空楼，苍山极目，未残炉爇，香雾隐隐绕帘，又可祛邪辟秽。黄暖阁、黑暖阁、官香、纱帽香，俱宜爇之佛炉。聚仙香、百花香、苍术香、河南黑芸香，俱可焚于卧榻。客曰："诸香同一焚也，何事多歧？"余曰："幽趣各有分别，薰燎岂容概施？香僻甄藻，岂君所知？悟入香妙，嗅辨妍媸。曰余同心，当自得之。"一笑而解。

焚香七要

香炉

官哥定窑，岂可用之？平日，炉以宣铜、潘铜、彝炉、乳炉，如茶杯式大者，终日可用。

香盒

用剔红蔗段锡胎者，以盛黄黑香饼。法制香磁盒，用定窑或饶窑者，以盛芙蓉、万春、甜香。倭香盒三子五子者，用以盛沉速兰香、棋楠等香。外此香撞亦可。若游行，惟倭撞带之甚佳。

炉灰

以纸钱灰一斗，加石灰二升，水和成团，入大灶中烧红，取出，又研绝细，入炉用之，则火不灭。忌以杂火恶炭入灰，炭杂则灰死，不灵，入火一盖即灭。有好奇者，用茄蒂烧灰等说，太过。

香炭墼

以鸡骨炭碾为末，入葵叶或葵花，少加糯米粥汤和之，以大小铁塑捶击成饼，以坚为贵，烧之可久。或以红花楂代葵花叶，或烂枣入石灰和炭造者，亦妙。

隔火砂片

烧香取味，不在取烟。香烟若烈，则香味漫然，顷刻而灭。取味则味幽，香馥可久不散，须用隔火。有以银钱明瓦片为之者，俱俗，不佳，且热甚，不能隔火。惟用玉片为美，亦不及京师烧破沙锅底，用以磨片，厚半分，隔火焚香，妙绝。烧透炭墼，入炉，以炉灰拨开，仅埋其半，不可便以灰拥炭火。先以生香焚之，谓之发香，欲其炭墼因香爇不灭故耳。香焚成火，方以箸埋炭墼，四面攒拥，上盖以灰，厚五分，以火之大小消息，灰上加片，片上加香，则香味隐隐而发，然须以箸四围直搠数十眼，以通火气周转，炭方不灭。香味烈，则火大矣，又须取起砂片，加灰再焚。其香尽，余块用瓦盒收起，可投入火盆中，薰焙衣被。

灵灰

炉灰终日焚之则灵，若十日不用则灰润。如遇梅月，则灰湿而灭火。先须以别炭入炉暖灰一二次，方入香炭墼，则火在灰中不灭，可久。

匙箸

匙箸惟南都白铜制者适用，制佳。瓶用吴中近制短颈细孔者，插箸下重不仆，似得用耳。余斋中有古铜双耳小壶，用之为瓶，甚有受用。磁者如官哥定窑虽多，而日用不宜。

香方

高子曰:余录香方,惟取适用,近日都中所尚,鉴家称为奇品者录之。制合之法,贵得料精,则香馥而味有余韵,识嗅味者,知所择焉可也。

玉华香方

沉香四两　速香黑色者,四两　檀香四两　乳香二两　木香一两　丁香一两　郎台六钱　唵叭香三两　麝香三钱　冰片三钱　广排草三两,出交趾者妙　苏合油五两　大黄五钱　官桂五钱　黄烟即金颜香,二两　广陵香用叶,一两

上以香料为末,和入合油揉匀,加炼好蜜再和如湿泥,入磁瓶,锡盖蜡封口固,烧用二分一次。

聚仙香方

黄檀香一斤　排草十二两　沉速香各六两　丁香四两　乳香四两,另研　郎台三两　黄烟六两,另研　合油八两　麝香二两　榄油一斤　白芨面十二两　蜜一斤

以上作末为骨,先和上竹心子,作第一层,趁湿又滚。

檀香二斤　排草八两　沉速香各半斤为末,作滚第二层,成香,纱筛晾干。都中自制,每香万枝,工银二钱,竹棍万枝,工银一钱二分,香袋紫龙力纸,每百足数五钱。

沉速香方

沉速五斤　檀香一斤　黄烟四两　乳香二两　唵叭香三两　麝香五钱　合油六两　白芨面一斤八两　蜜一斤八两和成滚棍。

黄香饼方

沉速香六两　檀香三两　丁香一两　木香一两　黄烟二两

乳香一两　郎台一两　唵叭三两　苏台油二两　麝香三钱　冰片一钱　白芨面八两　蜜四两和剂，用印作饼。

印香方

黄熟香五斤　速香一斤　香附子　黑香　藿香　零陵香　檀香　白芷各一两　柏香二斤　芸香一两　甘松八两　乳香一两　沉香二两　丁香一两　馢香四两　生香四两　焰硝五分共为末，入香印印成焚之。

万春香方

沉香四两　檀香六两　结香　藿香　零陵香　甘松各四两　茅香四两　丁香一两　甲香五钱　麝香　冰片各一钱

用炼蜜为湿膏，入磁瓶封固，焚之。

撒馥兰香方

沉香三两五钱　冰片二钱四分　檀香一钱　龙涎五分　排草须二钱　唵叭五分　撒馥兰一钱　麝香五分　合油一钱　甘麻然二分　榆面六钱　蔷薇露四两　印作饼烧，佳甚。

芙蓉香方

沉香一两五钱　檀香一两二钱　片速三钱　冰脑三钱　合油五钱　生结香一钱　排草五钱　芸香一钱　甘麻然五分　唵叭五分　丁香二分　郎台二分　藿香二分　零陵香二分　乳香一分　三奈一分　撒馥兰一分　榄油一分　榆面八钱　硝一钱和印或散烧。

龙楼香方

沉香一两二钱　檀香一两三钱　片速五钱　排草二两　唵叭二分　片脑二钱五分　金银香二分　丁香一钱　三奈二钱四分　官桂

三分　郎台三分　芸香三分　甘麻然五分　榄油五分　甘松五分　藿香五分　撒馥兰五分　零陵香一钱　樟脑一钱　降香二分　白豆蔻二分　大黄一钱　乳香三分　硝一钱　榆面一两二钱　印饼。散用蜜和，去榆面。

黑香饼方

用料四十两，加炭末一斤　蜜四斤　苏合油六两　麝香一两　白芨半斤　榄油四斤　唵叭四两

先炼蜜熟，下榄油化开，又入唵叭，又入料一半，将白芨打成糊，入炭末，又入料一半，然后入苏合、麝香，揉匀印饼。

炒　香

近以苏合油拌沉速，入火微炙，收起，乘热以冰末撒上，入瓶收用，谓之法制。其香气比常少浓，反失沉速天然雅味，恐知香者不取。

日用诸品香目

棋楠香，有糖结，有金丝结。糖结锯开，上有油若饴糖，焚之，初有羊膻微气。糖结黑白相间，黑如墨，白如糙米。金丝者，惟色黄，上有绺若金丝。惟糖结为佳。黑角沉香，质重，劈开如墨色者佳，不在沉水，好速亦能沉也。片速香，俗名鲫鱼片，雉鸡斑者佳。有伪为者。亦以重实为美。唵叭香，一名黑香，以软净色明者为佳。手指可捻为丸者，妙甚。惟都中有之。铁面香、生香，俗名牙香。以面有黑烂色者为铁面香，纯白不烘焙者为生香。其生香之味妙甚。在广中价亦不轻。降真香紫实为佳，茶煮出油，焚之。黄檀香，黄实者佳，茶浸，炒黄去腥。白胶香，有如明条者佳。茅山细梗苍术，句容茅山产，如猫粪者佳。兰香，以鱼子兰蒸低速香，牙香块者佳。近以末香滚竹棍蒸者，恶甚。安息香，都中有数种，俗名总曰安息。其最佳者，刘寉所制越邻香、聚仙香、沉速香三种。百花香即下矣。龙挂香，有黄黑二品，黑者价高，惟内府者佳，刘寉所制亦可。甜香，惟宣

德年制者清远味幽可爱。燕市中货者，坛黑如漆，白底上有烧造年月，每坛二斤三斤。有锡罩盖罐子一斤一坛者，方真。今亦无之矣。近名诸品，合和香料，皆自甜香改易头面，别立名色云耳。芙蓉香，刘寉制妙。万春香，内府香。龙楼香，内府香。玉华香，雅尚斋制也。黄暖阁、黑暖阁刘寉制佳。黄香饼，王镇住东院所制，黑沉色无花纹者，佳甚。伪者色黄，恶极。黑香饼都中刘寉二钱一两者佳。前门外李家印各色花巧者亦妙。河南黑芸香，短束城上王府者佳。京线香。前门外李家二分一分一束者佳甚。

金猊玉兔香方

用杉木烧炭六两，配以栗炭四两，捣末，加炒硝一钱，用米糊和成揉剂。先用木刻狻猊、兔子二塑，圆混肖形，如墨印法，大小任意。当兽口处，开一斜入小孔，兽形头昂尾低是诀。将炭剂一半，入塑中作一凹，入香剂一段，再加炭剂筑完，将铁线针条作钻，从兽口孔中搠入，至近尾止，取起晒干。狻猊用官粉涂身周遍，上盖黑墨。兔子以绝细云母粉胶调涂之，亦盖以墨。二兽俱黑，内分黄白二色。每用一枚，将尾就灯火上焚灼，置炉内，口中吐出香烟，自尾随变色样。金猊从尾黄起，焚尽，形若金妆，蹲踞炉内，经月不败，触之则灰灭矣。玉兔形俨银色，甚可观也。虽非大雅，亦堪幽玩。其中香料美恶，随人取用。或以前印香方取料，和以榆面为剂，捻作小指粗段，长八九分，以兽腹大小消息，但令香不露出炭外为佳。更有金蟾吐焰，紫云捧圣，仙立云中，种种杂法，内多不验。即金蟾一方，不堪清赏，故不录。

香 都 总 匣

嗜香者，不可一日去香。书室中，宜制提匣，作三撞式，用锁钥启闭，内藏诸品香物，更设磁盒磁罐、铜盒、漆匣、木匣，随宜置香，分布于都总管领，以便取用。须造子口紧密，勿令香泄为佳。

俾总管司香出入紧密，随遇爇炉，甚惬心赏。

论琴

高子曰：琴者，禁也，禁止于邪，以正人心。故记曰："君子无故不去琴瑟。"孔门之瑟，今则绝响，信可贵矣。古人鼓琴，起风云而来玄鹤，通神明而阜民财者，以和感也。今徒存其器，古意则亡。欧阳公云"器存而意不存"者，此耳。夫和而鸣者声也，参叙相应者韵也。韵中成文，谓之为音。故音之哀乐、邪正、刚柔、喜怒，发乎人心，而国之理乱，家之废兴，道之盛衰，俗之成败，听于音声可先知也，岂他乐云乎？知琴者，以雅音为正。按弦须用指分明，求音当取舍无迹。运动闲和，气度温润，故能操高山流水之音于曲中，得松风夜月之趣于指下，是为君子雅业，岂彼心中无德，腹内无墨者，可与圣贤共语？世人悦于听乐，而无味于琴者，悦其声之淫耳。乐用七音而二变，与宫徵联用，故声淫而悦耳。琴用五音，变法甚少，且罕联用他调，故音虽雅正，不宜于俗。然弹琴惟三声，散声、按声、泛声是也。泛声应徽取音，不假按抑，得自然之声，法天之音，音之清者也。散声以律吕应于地，弦以律调次第，是法地之音，音之浊声也。按声抑扬于人，人声清浊兼有，故按声为人之音，清浊兼备者也。今人不究意旨，不亲明师，不讲谱法，不娴手势，遂使声之曲折，手之取音，缓急失宜，起伏无节，知声而不知音，运指而不运意，奚取弹为？有等务尚花巧急骤，夸奇逞高，不求法度准绳之中，有敷畅悠扬之妙，操多散声，以类箜篌，巧取按声，以同筝阮，大失雅音，重可笑耳。孰知散按间出，清以泛声，谓得中道。今之俗弹，更易不常，变朴为浇，求异于人，不知法古，是为抱琵琶而同伶人，岂古圣贤所谓修身养性，理其天真意哉？

臞仙琴坛十友

冰弦　玉轸　轸函　玉足　绒剅　琴荐　锦囊　琴床　琴

匣　替指以鹤翎造，火烙为之。

五音十二律应弦合调立成

	弦	一二三四五六七
黄钟	律	黄太姑林南黄清太清
	音	宫商角徵羽少宫少商

右调弦按徽，以五音调法，慢三即慢角调也。黄清云者，黄钟之轻清音也。如少宫少商之意，后例此。

	弦	一二三四五六七
大吕	律	太夹仲夷无大清夹清
	音	宫商角徵羽少宫少商

右调弦按徽同黄钟。

	弦	一二三四五六七
太簇	律	太姑蕤南应太清姑清
	音	宫商角徵羽少宫少商

右调按弦徽同黄钟。

	弦	一二三四五六七
夹钟	律	黄夹钟林无黄清夹清
	音	宫商角徵羽少宫少商

右弦以十徽应四，紧七应散二，紧五以十徽应七，紧三以十徽应五，即今之清商调也。

	弦	一二三四五六七
姑洗	律	太姑蕤夷应太清姑清
	音	羽宫商角徵少羽少宫

右调按同夹钟

	弦	一二三四五六七
仲吕	律	黄太仲林南黄清太清
	音	徵羽宫商角少徵少角

右按调即今五音调法。

弦　一二三四五六七

蕤宾　律　太夹蕤夷无太清夹清

音　徵羽宫商角少徵少羽

右按调同仲吕。

弦　一二三四五六七

林钟　律　太姑林南应太清姑清

音　徵羽宫商角少徵少羽

右调按同仲吕

弦　一二三四五六七

夷则　律　黄夹仲夷无黄清太清

音　角徵羽宫商少角少徵

右以夹钟弦紧四,以十应二,即今慢宫调也。

弦　一二三四五六七

南宫　律　太姑蕤南应太清姑清

音　角徵羽宫商少角少徵

右调按徵同夷则。

弦　一二三四五六七

无射　律　黄太仲林无黄清太清

音　商角徵羽宫少商少角

右以仲吕弦加紧五,以十一徽应七,即今蕤宾调也。蕤宾自有正律,以无射为蕤宾,俗名也。

弦　一二三四五六七

应钟　律　太夹蕤夷应太清夹清

音　商角徵羽宫少商少角

右调按同无射。律有八十四调。琴该正调六十,变音二十四。是以按弦取声,不可立调。

古琴新琴之辨

高子曰:琴惟仲尼、列子二式为古制,余皆后世式样。凡观古琴，先观漆水。漆光退尽，俨若乌玉，按之坚莹如水，上发断纹，肖梅花纹者为最，牛毛纹者次之，蛇腹纹者为下品也，且易伪为。伪法：以火逼热，以雪罨上，随暴成裂，俨若蛇腹，寸许相去一条。或以鸡子清入灰作琴，用甑蒸之，悬于风日燥处，亦能断纹，少细。又伪作牛毛断者，以数针划丝，复以发磨。然伪者以手摩之，裂纹有痕。真者有纹可见，而拂之则无。次观合缝无隙，不散，断纹过肩，此漆灰琴也。若上下有纹，两旁光漆者，此开而复合，重漆补者，此料灰琴也，似非全完。次观琴材，以桐面梓底者为上，纯桐者次之，桐面杉底者又次之。琴取桐为阳木，梓为阴木，木用阴阳，取其相配，以召和也。然古人纯用桐木之意，亦取桐之阳面为面，阴面为底，以分阴阳。恐梓性纽裂，不用为底，故以桐木向日者，沉之水中，其阳面向上，背阴者向下，阳浮阴沉，反复不易，取上为阳为面，用下为阴为底，是亦法阴阳也。故琴有阳材者，旦浊而暮清，晴浊而雨清。阴材者，旦清而暮浊，晴清而雨浊也。次取九德：一曰奇，轻松脆滑是也。轻谓材轻；松谓声透；脆谓声之清美，老桐木也；滑谓声之泽润，近水材也。二曰古，淳淡中有金石韵也。三曰透，年虽久远，胶漆不败，清亮而不咽塞。四曰静，谓无敓飒以乱正声。五曰润，谓发声不燥，韵长不绝。六曰圆，谓声韵浑然而不破散。七曰清，谓声如风中铎也。八曰匀，谓七弦无三实四虚之病。九曰芳，谓愈弹愈发，久无乏声。此九德也。外此又须左不按浮，右不抗指，音清不空，音实不洪，而无扑敓，身无垂翘，伏手可弹，落指音发，此美琴也。虽售高资，亦不可舍。近有铜琴、石琴，以紫檀乌木为琴者，皆失琴旨，虽美何取？《毛诗》云："椅桐梓漆，爰伐琴瑟。"其意何居？又如百衲琴者，亦近制也。偶得美材，短不堪用，因而裁成片段，胶漆缀长，非好奇也。今仿制者，以龟纹锦片，错以玳瑁、象牙、香料、杂木，嵌骨为纹，铺满琴体，名曰宝琴。与广中滇南蛔嵌琵琶何异？更可笑也。求古不得，如我明高腾、朱致远、惠桐冈、祝公望，诸家造琴中，有精美可操，纤毫无病者。奈何百十之中，始得一二？若祝海鹤之琴，取材斫法，用漆审音，无一不善，更是漆色黑莹，远不可及。其取蕉叶为琴之式，制自祝始。余得其一，宝惜不置，终日操弄，声之清亮，伏手得音，莫可逾美，何异古琴。且价今重矣，真者近亦难得。

琴谱取正

琴师之善者，传琴传谱。而书谱之法，在琴师亦有讹者。一画之失，指法即左，以讹传讹，久不可正，琴调遂失真矣。故琴非谱不传，谱非真，反失其传也。近世以宁藩《神奇秘谱》为最。然须得初刻大本，臞仙命工校订，点画不讹，是为善谱，可宝。若翻刻本，不足观矣。又如《风宣琴谱》亦可。外此，何止数十家刻谱，无不讹者。余自燕中得故家琴谱，抄录精细，调法俱善，欲刻未得。若欲求谱勾剔字法全备，并手势形象飞动，在臞仙所刻《太古遗音》一书，最为精到。奈坊中仅存翻本，使人恨不多见。臞仙留心音律，无不穷奇索隐，若词曲之《太和正音谱》，按律正腔，知音孰能过之？宜乎琴谱之精，莫之与并也。

琴窗杂记计十五条

弹琴取古郭公砖，上有象眼花纹，方胜花纹，出自河南郑州者佳。用镶琴台，长过琴一尺，高二尺八寸，阔容三琴，以坚漆涂之。弹琴于上，其声泠泠可爱。或以玛瑙石、南阳石、永石镶者亦佳。

古琴无声者，以布囊炒热砂罨之，冷即又换。或以甑蒸之，令汗出透，悬当风处吹干，其声如旧。琴无新旧，宜置卧床内，以近人气为佳。

琴弦久而不鸣者，绷定，以桑叶捋之，鸣亮如初。

蓄琴不论寒暑，不可挂风露并日色中。可于屋内不近墙壁暖处悬之，则声不涩滞，琴无变病。

唐有雷张越三家，制琴擅名，其龙池凤沼，有舷，余处悉洼，令关声不散。宋有琴局，制有定式，谓之官琴，余悉野斫。后以京中樊氏、路氏琴为第一。

余在都中见一琴台，以锡为池于台中，置水蓄鱼，上以水晶板为面，其鱼戏水藻，俨若出听，诚为世所稀有，其价亦高。余一见后，不知何去，令人念之耿耿。天下奇货，信不易得。

挂琴不可近墙并泥壁之处，恐惹湿润，则琴不发声。惟宜近纸格板壁，当风透气处挂之。加以囊盛，以远尘垢。入匣则不用囊。

梅月，须先将琴入匣中锁闭，以纸糊口，不令湿霉着琴。琴匣之制，亦贵窄小，止可容琴，不使有空摇动为佳。

抱琴，当语僮仆，勿令横抱，恐触物伤损，护轸焦尾直抱，头上尾下无失。

露下弹琴，不可久坐，不惟润弦，抑且伤人。且阳材鼓之有声，阴材则无声矣。

弹琴须先盥手，手洁则弦不受污。夏月惟宜早晚，午则不可，非惟汗溽，恐太燥脆弦。

焚香鼓琴，惟宜香清烟细，如水沉生香之类，则清馥韵雅，若他合和艳香，不入琴供。

对月鼓琴，须在二更人静，万簌无声始佳。对花，宜共岩桂、江梅、茉莉、薝蔔、建兰、夜合、玉兰等花，香清色素者为雅。临水弹琴，须对轩窗池沼，荷香扑人，或竹边林下，清漪芳沚，俾微风洒然，游鱼出声，自多尘外风致。

琴用金徽玉轸，不为之华。然玉轸有花则易转，素不受污。若用紫檀犀角者，可避损失。然金徽每为琴灾，不若莹白螺蛔者，灯前月下，取音了然，观亦不俗。若横之膝上，对月则光彩射目，似更宜人。膝上鼓琴，惟纯熟小操则可，否亦不能。

养鹤要略

高子曰：鹤，仙禽也。于物为多寿，感于阳，故鸣于子。雄则声闻数里，雌则声下而不扬。华亭下沙之鹤，盖自海东飞集于下沙，非华产也。相鹤但取标格奇古，唳声清亮，颈欲细而长，足欲瘦而节，身欲人立，背欲直削。声横则类鹳鹜，劲肥则类鹅雁矣。观其隆鼻短口则少眠，高脚疏节则多力，顶若朱红则善鸣，眼露赤色则视远，回翎亚膺则体轻，龟背鳖腹则善产，凤翼雀尾则善飞，轻前重后则善舞，洪髀纤趾则善步。蓄之者可以共清高，助清兴。当居以茅庵，邻以池沼，饲以鱼谷鳅鳝，勿以熟食饱其肠胃，使乏精采而尘倦仙骨。欲教以舞，俟其饥馁，置食于空野，使童子拊掌欢颠，摇手起足以诱之，彼则奋翼而唳，逸足而舞矣。习之既熟，一闻拊掌，即便起舞，谓之食化。空林别墅，何可一日无此忘机清友？闻鹤粪可以化石成灰。鹤有长水石自随，故能蓄鱼于沟渎不涸。且能千年，一变苍色，再变黄玄，百年之后，则脱硬羽而生柔毛，色白鲜洁，真异类也。而青松白石之下，更宜此君。

燕闲清赏笺 下卷

瓶花三说

瓶花之宜

高子曰：瓶花之具有二用，如堂中插花，乃以铜之汉壶，大古尊罍，或官哥大瓶如弓耳壶，直口敞瓶，或龙泉蓍草大方瓶，高架两旁，或置几上，与堂相宜。折花须择大枝，或上茸下瘦，或左高右低，右高左低，或两蟠台接，偃亚偏曲，或挺露一干中出，上簇下蕃，铺盖瓶口，令俯仰高下，疏密斜正，各具意态，得画家写生折枝之妙，方有天趣。若直枝蓬头花朵，不入清供。花取或一种两种，蔷薇时即多种亦不为俗。冬时插梅必须龙泉大瓶，象窑敞瓶，厚铜汉壶，高三四尺以上，投以硫黄五六钱，砍大枝梅花插供，方快人意。近有饶窑白磁花尊，高三二尺者，有细花大瓶，俱可供堂上插花之具，制亦不恶。若书斋插花，瓶宜短小，以官哥胆瓶、纸槌瓶、鹅颈瓶、花觚、高低二种八卦方瓶、茄袋瓶、各制小瓶、定窑花尊、花囊、四耳小定壶、细口扁肚壶、青东磁小蓍草瓶、方汉壶、圆瓶、古龙泉蒲槌瓶、各窑壁瓶。次则古铜花觚、铜觯、小尊罍、方壶、素温壶、匾壶，俱可插花。又如饶窑宣德年烧制花觚、花尊、蜜食罐、成窑娇青蒜蒲小瓶、胆瓶、细花一枝瓶、方汉壶式者，亦可文房充玩。但小瓶插花，折宜瘦巧，不宜繁杂，宜一种，多则二种，须分高下合插，俨若一枝天生二色方美。或先凑簇象生，即以麻丝根下缚定插之。若彼此各向，则不佳矣。大率插花须要花与瓶称，花高于瓶四五寸则可。假若瓶高二尺，肚大下实者，花出瓶口二尺六七寸，须折斜冗花枝，铺散左右，覆瓶两旁之半则雅。若瓶高瘦，却宜一高一低双枝，或屈曲斜袅，较瓶身少短数寸似佳。最忌花瘦于瓶，又忌繁杂。如缚成把，殊无雅趣。若小瓶插花，令花出瓶，须较瓶身短少二寸，如八寸长瓶，花只六七寸方妙。若瓶矮者，花高于瓶二三寸亦可，插花有态，可供清赏。故插花挂画二事，是诚好事者本身执役，岂可托之僮仆为哉？客曰："汝论僻矣，人无古瓶，必如所论，则花不可插耶？"不然，余所论者，收藏鉴家积集既广，须用合宜，使器得雅称云耳。若以无所有者，则手执一枝，或采满把，即插之水钵壁缝，谓非爱花人欤？何俟论瓶美恶？又何分于堂室二用乎哉？吾惧客嘲熟矣，具此以解。

瓶花之忌

瓶忌有环，忌放成对，忌用小口瓮肚瘦足药坛，忌用葫芦瓶。凡瓶忌雕花妆彩花架，忌置当空几上，致有颠覆之患。故官哥古瓶，下有二方眼者，为穿皮条缚于几足，不令失损。忌香烟灯煤熏触，忌猫鼠伤残，忌油手拈弄，忌藏密室，夜则须见天日。忌用井水贮瓶，味咸，花多不茂，用河水并天落水始佳。忌以插花之水入口，凡插花水有毒，惟梅花、秋海棠二种毒甚，须防严密。

瓶花之法

牡丹花　贮滚汤于小口瓶中，插花一二枝，紧紧塞口，则花叶俱荣，三四日可玩。芍药同法。一云：以蜜作水，插牡丹不悴，蜜亦不坏。

戎葵　凤仙花　芙蓉花凡柔枝花。以上皆滚汤贮瓶，插下塞口，则不憔悴，可观数日。

栀子花　将折枝根捶碎，擦盐，入水插之，则花不黄。其结成栀子，初冬折枝插瓶，其子赤色，俨若花蕊，可观。

荷花　采将乱发缠缚折处，仍以泥封其窍，先入瓶中至底，后灌以水，不令入窍。窍中进水则易败。

海棠花　以薄荷包枝根水养，多有数日不谢。

竹枝瓶底加泥一撮。　松枝，灵芝同吉祥草，俱可插瓶。

后录四时花纪，俱堪入瓶，但以意巧取裁。花性宜水宜汤，俱照前法。幽人雅趣，虽野草闲花，无不采插几案，以供清玩。但取自家生意，原无一定成规，不必拘泥。灵芝，仙品也。山中采归，以箩盛置饭甑上蒸熟晒干，藏之不坏。用锡作管套根，插水瓶中，伴以竹叶、吉祥草，则根不朽。上盆亦用此法。

冬间插花，须用锡管，不坏磁瓶，即铜瓶亦畏冰冻，瓶质厚者尚可，否则破裂。如瑞香、梅花、水仙、粉红山茶、腊梅，皆冬月妙品。插瓶之法，虽曰硫黄投之不冻，恐亦难敌。惟近日色南窗下置之，夜近卧榻，庶可多玩数日。

一法：用肉汁去浮油，入瓶插梅花，则萼尽开而更结实。

四时花纪

牡丹、芍药、建兰、菊花四种品类数多，栽培不易，俱录全谱，当按谱栽植，以供佳赏。

瓯　兰　花三种

三种惟杭城有之，花如建兰，香甚。一枝一花，有紫花黄心，有白花黄心者。紫若胭脂，白如羊脂，花甚可爱。出法华山。采其原墩者，种背阴处可活。开花紫白者，名荪，叶较兰稍阔。

玉　兰　花

花未开者，浇以粪水，则花大而香。其瓣择洗精洁，拖面麻油煎食。牡丹新落瓣亦可煎食、蜜浸。古名木兰。

迎　春　花

春首开花，故名。每于花放时移栽，土肥则茂，焊牲水灌之，则花蕃。二月中旬分种。

杏　　花

本有梅杏、沙杏之分，根生最浅。以大石压根，则花盛果结。核种。

桃　　花十种

桃花平常者，亦有粉红、粉白、深粉红三色。其外有单瓣大红，千叶红桃之变也。单瓣白桃，千叶碧桃之变也。有绯桃，俗名苏州桃花，如剪绒者，比诸桃开迟，而色可爱。有瑞仙桃花，色深红，花密。有绛桃，千瓣，有二色桃，色粉红，花开稍迟。千瓣极雅。

山　矾　花

生杭之西山，三月着花，细小而繁，香馥甚远，故俗名七里香。

笑　靥　花

花细如豆，一条千花，望之若堆雪。然无子可种，根窠丛生，茂者数十条，以原根劈作数墩，分种易活。

蝴　蝶　花

草花，俨若蝶状，色黄，上有赤色细点，阔叶，秋时分种。

金　茎　花一云即黄蝴蝶花。

金茎花如蛱蝶，风过，花如飞舞摇荡，妇人采之为饰。谚曰："不戴金茎花，不得入仙家。"

紫荆花

花碎而繁，色浅紫，每花一蒂，若柔丝相系，故枝动，朵朵娇颤不胜。俗名怕痒，是指此耳。亦以根分。

李花

有青霄李、御黄李，李之上品也。若紫粉小青，皆下品也。有麦李，红甚，麦熟而实可食矣。俱花小而蕃。

映山红

本名山踯躅，花类杜鹃，稍大，单瓣色浅。若生满山顶，其年丰稔，人竞采之。外有紫、粉红二色。

鹿葱花

花俨蜨蝶，三大圆瓣而三小尖瓣，色葱藕色，中心白地，红黄点点。摇风弄影，丰韵可人，根枝丛发。

芮苣花

俗名金盏花也。色金黄，细瓣，攒簇肖盏。当春初即开，独先众花。

金雀花

春初开黄花，甚可爱，俨状飞雀。且可采以滚汤着盐焯过，作茶供一品。

粉团花二种

麻叶花开小而色边紫者为最。其白粉团，即绣球花也，宜种牡丹台处，与牡丹同开，用为衬色，甚佳。俱用八仙花种于盆内，削去半边，架起就接。

蔷　薇　花同类七种。

有大红、粉红二色，喜屏结。肥不可多。脑生莠虫，以煎银店中炉灰撒之，则虫尽毙。正月初剪枝，长尺余，扦种。以下数种类此花。可蒸茶。

宝　相　花

花较蔷薇朵大，而千瓣塞心，有大红、粉色二种。

十　姊　妹

花小，而一蓓十花，故名。其色自一蓓中分红、紫、白、淡紫四色，或云色因开久而变。有七朵一蓓者，名七姊妹云。花甚可观，开在春尽。

金　沙　罗

似蔷薇，而花单瓣，色更红艳夺目。

黄　蔷　薇

色蜜花大，亦奇种也。剪条扦种，近广于昔。态娇韵雅，蔷薇上品。

金　钵　盂

似沙罗而花小，夹瓣如瓯，红鲜可观。

间　间　红

花似蔷薇，色红瓣短，叶差小于薇。

羊　踯　躅

生诸山中，花大如杯盏，类萱，黄色。羊食，生疾若痫。

梨　花二种

有香臭二种。其梨之妙者，花不作气，醉月欹风，含烟带雨，潇洒丰神，莫可与并。

郁　李　花二种

有粉红、雪白二色，俱千叶，花甚可观，如纸剪簇成者。子可入药。

玫　瑰　花二种

出燕中，色黄，花稍小于紫玫瑰。种紫玫瑰多不久者，缘人溺浇之即毙。种以分根则茂，本肥多悴，黄亦如之。紫者，干可作囊，以糖霜同捣，收藏，谓之玫瑰酱。各用俱可。

丽　春　花

罂粟类也。其花单瓣，瓣常飞舞，俨如蝶翅扇动，亦草花中之妙品也。

锦　带　花

花开蓓蕾可爱，形如小铃，色粉红而娇，植之屏篱，可折供玩。

木　香　花三种

花开四月。木香之种有三：其最，紫心白花，香馥清润，高架万条，望若香雪。其青心白木香、黄木香二种，皆不及也。亦以剪条插种，不甚多活。以条扳入土中，一段壅泥，俟月余根长，自本生枝外剪断，移栽可活。

棠　棣　花

花若金黄，一叶一蕊，生甚延蔓，春深与蔷薇同开，可助一色。

辛　夷　花

花如莲，外紫内白，蕊若笔尖，故名木笔。一名望春，俗名猪心。本可就接玉兰。

紫丁香花

木本，花如细小丁香，而瓣柔色紫，蓓蕾而生，接种俱可。自是一种，非瑞香别名。

野蔷薇花二种

色有雪白、粉红二种，采花拌茶，疟病烹食即愈。

荼　蘼　花二种

大朵，色白，千瓣而香，枝梗多刺。诗云："开到荼蘼花事尽。"为当春尽时开耳。外有蜜色一种。

金丝桃花

花如桃，而心有黄须，铺散花外，若金丝然。亦以根下劈开分种。

海　棠　花七种

海棠有铁梗，色如朱红，有木瓜粉色，有西府。有树海棠二种，一紫、一白。有垂丝海棠，吐丝美甚，冬至日，用糟水浇，则来春花盛。若秋海棠，娇冶柔软，真同美人倦妆。此品喜阴，一见日色即瘁。九月收枝上黑子，撒于盆内地上，明春发枝，当年有花。老根过冬者，花发更茂。

缫　丝　花

花叶俨似玫瑰，而色浅紫无香，枝生刺针，时至煮茧，花尽开放，亦以根分。

结香花

花色鹅黄，较瑞香稍长，花开无叶，花谢叶生。枝极柔软，多以蟠结上盆，香色俱无可取。

枳壳花

药花颇有可观者，若萎蕤、绿豆之类，不能悉载。

花细而香，闻之破郁结，篱旁种之，实可入药。

橙花

花细而白，香清可人，以之蒸茶，向为龙虎山进御绝品。园林种之，可收作此，橙用更多。

红蕉花二种

上盆短蕉，即芭蕉新出者，掘起根蒲，上用油簪脚横刺二眼，即不长高，可玩。

种自东粤来者，名美人蕉。其花开若莲，而色红若丹，中心一朵，晓生甘露，其甜如蜜。即常芭蕉亦开黄花，至晓，瓣中甘露如饴，食之止渴。

海桐花

花细白如丁香，而嗅味甚恶，远观可也。

金钱花俗名夜落金钱。

出自外国，梁时外国进，花朵如钱，亭亭可爱。昔鱼弘以此赌赛，谓得花胜得钱，可谓好之极矣。

史君子花

花如海棠，柔条可爱，夏开一簇，葩艳轻盈。作架植之，蔓延若锦。

杜鹃花三种

有蜀中者佳，谓之川鹃，内十数层，色红甚。出四明者，花可二三层，色淡，总名杜鹃。喜阴恶肥，天旱以河水浇之，树阴下放置则茂，叶色青翠可观。有黄白二色，奇甚。

茉莉花二种

有千叶，初开时花心如珠。有单瓣者。喜肥，以米泔水浇之，则花开不绝。或皮屑浸水浇之亦可。又云宜粪，但须加土壅根为妙。惟难过冬，若天色作寒，移置南窗下，每日向阳，至十分干燥，以水微湿其根。或以朝南屋内泥地上，掘一浅坑，将花缸存下，以缸平地，上以蔑笼罩花，口旁以泥筑实，无隙通风，此最妙法也。至立夏前，方可去罩。盆中周遭去土一层，以肥土填上，用水浇之，芽发，方灌以粪。次年，和根取起，换土栽过，无不活者。如此收藏，多年可延。又云，卖花者，惟欲花瘁，其中有说。夏间收回，即换土种之，去其故土。砻糠亦是一法。

凌霄花

蔓生，花黄，用以蟠绣大石，似亦可观。花能堕胎。

吉祥草花

吉祥草，易生，不拘水土中石上俱可种，惟得水为佳。用以伴孤石、灵芝，清甚。花紫，蓓生，然不易发。如家居种之，有花似云吉祥。

真珠兰花

真珠兰，色紫，蓓蕾如珠，花开成帚，其香甚秾。以之蒸牙香、棒香，名曰兰香者，非此不可。广中极甚，携至南方，则不花矣。

又名鱼子兰。

月季花二种

俗名月月红。凡花开后，即去其蒂，勿令长大，则花随发无已。二种虽雪中亦花，有粉白色者，甚奇。月季非长春，另是一种，按月发花，色相妙甚。

秋牡丹花

草本，遍地延蔓，叶肖牡丹，花开浅紫黄心，根生分种。

朱兰蕙兰二种

花开肖兰，色如渥丹，叶阔而柔，粤种。蕙叶细长，一梗八九花朵，嗅味不佳，俗名九节兰也。

练树花

苦练，发花如海棠，一蓓数朵，满树可观。

挂兰二种

产浙之温台山中，岩壑深处，悬根而生。故人取之，以竹为络，挂之树底，不土而生。花微黄，肖兰而细，不可缺水，时当取下，水中浸湿又挂，亦奇种也。闽粤一种红花黄边紫粉心者，美甚。

淡竹花

花开二瓣，色最青翠，乡人用绵收之，货作画灯，青色并破绿等用。

金灯花二种

花开一簇五朵，金灯色红，银灯色白，皆蒲生，分种。

紫罗兰花

草本，色紫翠如鹿葱花。秋深分本栽种，四月发花可爱。

四季花

花小，叶细，色白，午开子落，自三月开至九月。其枝叶捣汁，可治跌打损伤，又名接骨草。剖根分种。

剪秋罗花五种

花有五种，春夏秋冬罗，以时名也。春夏二罗，色黄红，不佳。独秋冬红深色美。亦在春时分种，喜肥则茂。又一种，色金黄，美甚，名金剪罗。

含笑花

产广东，其花如兰，形色俱肖，花开不满，若含笑然，随即凋落。余初得自广中，仅高二尺许，今作拱把之树矣，且不惧冬。

紫薇花五种

紫色之外，有大红色，有白色，有粉红色，有茄色。

石榴花八种

燕中有千瓣白，千瓣粉红，千瓣黄。大红者，比他处不同，中心花瓣如起楼台，谓之重台石榴花，头颇大，而色更深红。余曾四种俱带回杭，至今芳郁。有四色单瓣。

莲花六种

红白之外，有四面莲，千瓣四花。两花者，名并蒂，总在一蕊发出。有台莲，开花谢后，莲房中复吐花英，亦奇种也。有黄莲。又云以莲子磨去顶上些少，浸靛缸中，明年清明取起种之，花开青色。有此法而未试。

佛　桑　花四种

有大红，有粉红，有黄，有白，四色，自四月开至十月方止。花之可爱，妙莫与比。但无法可令过冬，是大恨也。

罂　粟　花三种

罂粟，千瓣五色。虞美人，瓣短而娇。满园春，夹瓣飞动。俱以子种，在八月中秋日下土，宜大肥，则明年夏月花茂，否不及矣。亦宜盖以毛灰，免令虫食其子。

夹竹桃花

花如桃，叶如竹，故名。然恶湿而畏寒，十月初，宜置向阳处放之，喜肥，不可缺壅。

玉　簪　花二种

春初移种肥土中则茂。其花瓣拖面入少糖霜，煎食，香清味淡，可入清供。紫者花小，叶上黄绿间道，喜水，分种盆石栽之，可玩。

盆种荷花

老莲子装入鸡卵壳内，将纸糊好，开孔，与母鸡混众子中同伏，候雏出，取开收起莲子。先以天门冬为末，和羊毛角屑，拌泥安盆底，种莲子在内，勿令水干，则生叶，开花如钱大，可爱。

指　甲　花

生杭之诸山中，花小如蜜色而香甚。用山土移上盆中，亦可供玩。

栀子花三种

有三种:有大花者,结山栀,甚贱。有千叶者,有福建矮树栀子,可爱,高不盈尺。梅雨时,随时剪扦肥土,俱活。

火石榴花三种

上盆小株,花多色红,有粉红、白色三种,甚可人目。然无他,法以其嫩头长出即摘去,烈日当午,以水浇之则花茂肯发。是即大株分本。外有细叶一种亦佳。

慈菰花

水中种之,每窠花挺一枝,上开数十朵,色香俱无,惟根至秋冬取食,甚佳。

鼓子花

花开如拳,不放,顶幔如缸鼓式,色微蓝可观,又可入药。

孩儿菊花

花小而紫,不甚美观。但其嫩头柔软,置之发中衣带,香可辟汗作气,夏月一种佳草。有二种,梗紫者,香甚。

紫花儿

遍地丛生,花紫可爱,柔枝嫩叶,摘可作蔬。春时子种。

夜合花二种

红纹香淡者,名百合;蜜色而香浓,日开夜合者,名夜合,分二种。根可食,一年一起,取其最大者供食,小者用肥土排之,则春发如故。

番山丹花

有二种：一名番山丹，花大如碗，瓣俱卷转，高可四五尺。一种花如朱砂，本止盈尺，茂者一干两三花朵，更可观也。亦须每年八九月分种方盛。

石竹花二种

石竹二种：单瓣者名石竹，千瓣者名洛阳花。二种俱有雅趣，亦须每年起根分种则茂。

红豆花

花开一穗十蕊，累累下垂，色妍桃杏。其叶瘦如芦，亦可观也。

戎葵即蜀葵。

出自西蜀，其种类似不可晓。地肥善灌，花有五六十种奇态，而色有红、紫、白、墨紫、深浅桃红、茄紫，杂色相间。花形有千瓣，有五心，有重台，有剪绒，有细瓣，有锯口，有圆瓣，有五瓣，有重瓣种种，莫可名状。但收子以多为贵，八九月间锄地下之，至春初，删其细小茸杂者另种，余留本地，不可缺肥，五月繁华，莫过于此。

红麦

麦种，花妙如剪，子大于麦数倍，色红可爱。

钱葵即锦茄花。

花叶如葵，稍矮而丛生，花大如钱，止有粉间深红一色，开亦耐久。

萱花三种　俗名鹅脚花。

有三种：单瓣者可食，千瓣者食之杀人。惟色如蜜者，香清叶嫩，可充高斋清供，又可作蔬食之，不可不多种也。且春可食苗，夏可食花，比他花更多二事。

山丹花三种

花如朱红，外有黄色、有白色花者二种称奇。亦在春时分种。

双鸾菊

草本，挺生，花开多甚，每朵头若尼姑帽。然折去此帽，内露双鸾并首，形似无二，外分二翼一尾，天巧之妙，何肖生物至此？根可入药，名曰乌头。春分根种。

芙蓉花四种

有数种，惟大红千瓣、白千瓣、半白半桃千瓣、醉芙蓉，朝白午桃红，晚改大红者，佳甚。不必分根，在十一月中，将嫩条剪下，砍作一尺一条，向阳地上掘坑埋之，仍以土掩，至正月后，起条，遍插水边林下，无不活者。当年即花。

蓼花

花开蓓蕾而细，长二寸，枝枝下垂，色粉红可观，惟水边更多，故俗名水红花也。花叶用以煎汁，洗脚风痒良。

金凤花六种

金凤花，有重瓣、单瓣，红、白、粉红、紫色、浅紫如蓝，有白瓣上生红点凝血，俗名洒金，六色。花开，一落即去其蒂，则花茂，与月季同法。其子可收入药，作种。

十样锦四种

十样锦，枝头乱叶有红、紫、黄、绿四色，故名，其雁来红，以雁来而色娇红。老少年，至秋深脚叶深紫而顶红。少年老，顶黄而叶绿。收子撒于耨熟肥土中，加毛灰盖之，恐防蚁食，二月中即生。

鸡冠花四种

鸡冠有扫帚鸡冠，有扇面鸡冠，有紫白同蒂，名二色鸡冠。扇面者，以矮为佳；帚样者，以高为趣。然下子时，撒高则高，撒低则低也。若三色鸡冠，一朵同蒂，色分紫、白、粉红，亦奇种也。俱收子种。

金银莲花二种

湖中甚多，园林盆泥蓄水种之，但取二色重台者可爱。

缠枝牡丹花

柔枝倚附而生，花有牡丹态度，甚小。缠缚小屏，花开烂然，亦有雅趣。

木樨花四种

有四种，金黄花、白花、黄花，结子；四季花，惟金桂为最。叶边如锯齿而纹粗者，其花香甚。灌以猪粪则茂，蚕沙壅之亦可。

槿花二种

篱槿，花之最恶者也。其种外有千瓣白槿，大如劝杯。有大红、粉红千瓣，远望可观，即南海朱槿那提槿也。且插种甚易。

水木樨花

花色如蜜，香与木樨同味，但草本耳。亦在二月分种。一名指田，同叶捣加矾泥染指，红于凤仙叶。

秋葵花

色蜜心紫，秋花，朝暮倾阳，此葵是也。秋尽，收子移种。子可食。

白 菱 花

木本，花如千瓣菱花，叶同栀子，一枝一花，叶托花朵，七八月开。色白如玉，可爱，亦接种也。

茗 花

即食茶之花。色月白而黄心，清香隐然。瓶之高斋，可为清供佳品。且蕊在枝条，无不开遍。

茶 梅 花

开十一月中，正诸花凋谢之候，花如鹅眼钱，而色粉红，心黄，并且耐久，望之雅素。无此，则子月虚度矣。

梅 花七种

寻常红白之外，有五种。如绿萼，蒂纯绿而花香，亦不多得。有照水梅，花开朵朵向下。有千瓣白梅，名玉蝶梅。有单瓣红梅，有练树接成墨梅。皆奇品也，种种可观。

腊 梅 花三种

今之狗英腊梅，亦香。但腊梅惟圆瓣如白梅者佳，若瓶一枝，香可盈室。余见洪忠宣公山庭有之，后竟灭殁。今之圆瓣腊梅，皆如荷花瓣者，瓣有微尖，仅免狗英则可。客云："楚中荆襄产者最佳。"想忠宣宅中，亦得自彼处，故今不复见也。

山 茶 花六种

别名甚多，以可观玩，世所广者录之。

如磬口，外有粉红者，十月开，二月方已。有鹤顶茶，如碗大，红如羊血，中心塞满如鹤顶，来自云南，名曰滇茶。有黄红白粉四色为心，而大红为盘，名曰玛瑙山茶，花极可爱，产自浙之温郡。有白宝珠，九月发花，其香清可嗅。

番　椒

从生白花，子俨秃笔头，味辣色红，甚可观。子种。

水　仙　花二种

有二种：单瓣者，名水仙。千瓣者，名玉玲珑。又以单瓣者名金盏银台。因花性好水，故名水仙。单者，叶短而香，可爱，用以盆种上几。其法云：五月不在土，六月不在房，栽向东篱下，花开朵朵香。五月取起，以人溺浸一月，六月近灶处置之，七月种，则有花。甚不然也，余曾为之无验。且杭之近江水处，莱户成林种者，无枝不花，未尝用此法也。惟土近卤咸则花茂。

瑞　香　花四种

有紫花，名紫丁香。有粉红者，名瑞香。有白瑞香。有绿叶黄边者，名金边瑞香。惟紫花叶厚者香甚。他如桂林有象蹄花，似卮，叶小。枸那花，夏开淡红。白鹤花，花如鹤立。上元花，上元时开。似茶花，清香素色。俱名花，惜不可得。

结子可观盆种树木二十二种

百花之外，更有结子花草，青红蓓蕾，可移盆中蟠簇，虽严冬不凋者，有二十二种，俱堪斋头清玩，并录附之。外此，他省所产更多，未见者不录。

虎　茨

产杭之萧山，白花红子，而子性甚坚，虽严冬厚雪，不能败也。畏日色，百年者只高二三尺，不甚易活。

枸　杞　子

诸山中有之，老本虬曲可爱，结子红甚，点点若缀，雪中可观。

地　珊　瑚

产凤阳诸郡中，藤本，其子红亮，克肖珊瑚，状若笔尖下悬，不畏霜雪。初青后红，收子可种。又名海风藤子，未详。

茅　藤　果

藤本，亦可移植盆中，结缚成盖。其子红甚，柔挂累累，甚可人目。

雪　下　红

一种，藤本，生子类珠，大若芡实，色红如日，粲粲下垂，积雪盈颗，似更有致，故名。

野　葡　萄

生诸山中，子细如小豆，色紫，蓓蕾而生，状若葡萄，蟠之高树，悬挂可观。

山　栀　子

大叶栀子花，至秋结子，俨状蔷薇花，蕊经霜由黄而红，盆种插瓶，可助十一月中无花之趣。

金　灯　笼

草本，结子俨若灯笼，薄衣为罩，内包红子，大若龙眼。去衣看子俱可。

无　花　果

木本，不花生果，状若林檎，色青可久。收果阴干烧灰，治痢甚良。

羊 婆 奶

木本，细叶，其子状乳头，累累而生，入口酸甜可食，色带青紫。

阑 天 竹

生诸山中，叶俨似竹，生子枝头，成穗，红如丹砂，经久不脱，且耐霜雪。植之庭中，可避火灾，甚验。

金 豆 橘

橘种，生子状蚕豆，秋深颗颗若金，树小子多，清玩妙品，可入糖蜜供食。

牛 奶 橘

生子俨同牛奶，秋时结实，看至明年三月，子尚垂金不落。收入蜜食，生可食皮。

金 弹 橘

橘种，子生若弹丸而色红。冬残，收以充供。

天 茄 儿

草本，状若茄子差小，色青，长寸许。熟时采，以盐汤焯过，可供茶品，甚佳。

平 地 木

高不盈尺，叶色深绿，子红甚，若棠梨下缀，且托根多在瓯兰之旁，岩壑幽处，似更可佳。

霸王树

产广中，本肥，状生如掌，色翠绿，上多米色点子，叶生顶上，称为奇树可也。

锦荔枝

草本藤蔓，种盆结缚成盖，生果若荔枝稍大，色金红，肉甜可食，子入药用。

盆种小葫芦

以葫芦秧种小盆，得土甚浅，至秋结子，形仅寸许，择其周正者，止留一枚，垂挂可观。霜后收干佩带，用为披风钮子，有物外风致。但难于成功，亦难美好，为可恨也。

青珊瑚

产广中，结实如瑚珊钩，色青翠可玩。

铁树

产广中，色俨类铁，其枝丫穿结，甚有画意。又闻有铁树花，叶密而花红，想又一种也，未见。

大葫芦

先春，以肥类壤土，堆叠尺厚，将大葫芦子种入土内，相去三四寸埋一二粒。待苗长三五尺时，选本粗一株作主，次将旁株去皮一片，两株结缚，若就花法，以泥涂封。稍长，去其一苗留本。又将旁株再就，以三根株并作一株。延蔓，则三本之力归一苗矣。其结实成形，又悉删去众多，止留壮者一枚，至秋成实，大比寻常数倍。用作酒尊，携带山游，诚物外清品。宜多种之，择其形似完整可用。

花竹五谱

高子曰：花品若牡丹、芍药、兰、竹、菊类，俱有全谱，即余所编菊谱，名曰《三径怡闲录》是也。不能全举以烦卷帙，聊述诸谱切要并种花杂说，录为山人园圃日考。不敢云备，要亦不外是也，艺花者当自取裁。

牡丹花谱

种牡丹子法

六月时候，看花上结子微黑，将暴开口者，取置向风处晾一日，以瓦盆拌湿土盛起。至八月取出，以水浸试，沉者开畦种之，约三寸一子，待来春当自得花。

牡丹所宜

牡丹宜寒恶热，宜燥恶湿。根窠喜得新土则旺，惧烈风炎日。栽宜宽敞向阳之地，为牡丹所宜。

种植法

栽宜八月社前，或秋分后三两日，若天气尚热，迟迟亦可。将根下宿土缓缓掘开，勿伤细根，以渐至近。每本用白敛细末一斤，一云硫黄脚末二两，猪脂六七两拌土，壅入根窠，填平，不可太高，亦不可筑实脚踏。填土完，以雨水或河水浇之，满台方止。次日土低凹，又浇一次，填补细泥一层。若初种不可太密，恐花时风鼓，互相抵触，损花之荣，此为种花之法也。其种子落地，直至春芽发叶长，是子活矣。六月须备箔遮，夜则受露，二年八月，移栽别地则茂。此护子法也。

分花法

拣大墩茂盛花本，八九月时，全墩掘起，视可分处剖开，两边俱要有根易活。用小麦一握，拌土栽之，花茂。此分花法也。

接花法

芍药肥大，根如萝卜者，择好牡丹枝芽，取三四寸长，削尖扁如凿子形，将芍药根上开口插下，以肥泥筑紧，培过一二寸，即活。又以单瓣牡丹种活，根上去土二寸许，用砺刀斜去一半，择千叶好花嫩枝头，有三五眼者一枝，亦削去一半，两合如一，用麻缚定，以泥水调涂，麻外仍以瓦二块合围，填泥，待来春花发，去瓦以草席护之，茂即有花。此接花法也。

灌花法

灌花须早，地凉不损根枝。八九月，五日一浇积久雨水为妙。立冬后，三四日一浇粪水，十一月后，爬松根土，以宿粪浓浇一次二次，余浇河水。春分后不可浇水，待谷雨前，又浇肥水一次。且浇不宜骤，六月暑中，不可浇水。旱则以河水黑早浇之，不可湿了枝叶。北方土厚，不宜粪浇，亦不宜井水。此浇花法也。

培养法

八九月时，用好土根上如前法培壅一次，比根高二寸，须隔二年一培。谷雨时，设簿遮盖日色雨水，勿令伤花，则花久。花落，即前花枝嫩处一二寸，六月时亦须设簿，勿令晒损花芽。冬以草荐遮雪。此培养法也。

治疗法

冬至前后，以钟乳粉和硫黄一二钱，掘开泥培之，则花至来春大盛。种时以白敛拌土，欲绝蛴螬土蚕食根。有蛀眼处，以硫黄末入孔，杉木削针针之，虫毙。若有空眼处，折断捉虫，亦一法耳。此为治疗法也。

牡丹花忌

北方地厚，忌灌肥粪、油籸肥壅；忌触麝香、桐油、漆气；忌用热手搓摩摇动；忌草长藤缠，以夺土气，伤花；四旁忌踏实，使地气不升；忌初开时，即便采摘，令花不茂；忌人以乌贼鱼骨针刺花根，则花弊凋落。此牡丹之所忌也。

古亳牡丹花品目

黄类

御衣黄千叶，色似黄葵。淡鹅黄初开微黄，色如新鹅黄，后渐白。平头。闻有太真黄，未见。

大红类

大红舞青猊千叶楼子，胎短花小，中出五青瓣，宜向阳。石榴红千叶楼子，胎类王家红。曹县状元红千叶楼子，宜成树背阴。金花状元红大瓣，平头，微紫，每瓣上有黄须，故名宜阳。王家大红千叶楼子，胎红而长，尖微曲，宜阳。大红剪绒千叶平头，其瓣如剪。大红绣球花类王家红，叶微小。大红西瓜穰千叶楼子，宜阴。小叶大红千叶，头小难开。金丝大红平头，不甚大，每瓣上有金丝毫，谓之金钱红。朱砂红千叶楼子，宜阴。映日红千叶楼子，细瓣，宜阳。锦袍红千叶平头。羊血红千叶平头，易开。九蕊珍珠红千叶，花中有九蕊。石家红千叶平头，不甚紧。七宝冠千叶楼子，难开，又名七宝旋心。醉胭脂千叶楼子，茎长，每开头垂下，宜阳。

桃红类

魏红千叶　大叶桃红千叶楼子，宜阴。桃红舞青猊千叶楼子，中出五青瓣。河南名睡绿蝉，宜阳。寿安红平头黄心，有粗细叶二种，粗者香。寿春红千叶平头，胎瘦小，宜阳。殿春芳千叶楼子，开迟。醉桃仙千叶，花外白内红，难开，宜阴。美人红千叶楼子。皱叶桃红千叶楼子，叶圆而皱，难开，宜阴。梅红平头千叶，深桃红。莲蕊红千叶楼子，瓣似莲。海天霞千叶平头，开大如盘，宜阳。桃红西瓜穰千叶楼子，胎红而长，宜阳。翠红妆千叶楼子，难开，宜阴。陈州红千叶楼子。桃红西番头难开，宜阴。桃红线千叶。四面镜有旋瓣。桃红凤头千叶，花高大。娇红楼台千叶，浅红，桃红，宜阴。轻罗红千叶。浅娇红千叶楼子。花红绣球千叶，细瓣，开圆如球。娇红色如魏红，不甚千叶。醉娇红千叶，微红。出茎红桃千叶，大尺余，其茎长二尺许。西子红千叶，开圆如球，宜阴。紫玉千叶，白瓣，中有红丝纹，大尺许。海云红千叶，色红如朝霞。

粉红类

玉芙蓉千叶楼子，成树则开，宜阴。素鸾娇千叶楼子，宜阴。玉兔天香二种，一早开，头微小，一晚开，头极大，中出二瓣如兔耳。醉杨妃二种，一千叶楼子，宜阳，一平头，极大，不耐日色。赤玉盘千叶平头，外白内红，宜阴。回回粉西施细瓣楼子，外红内粉红。水红球千叶丛生，宜阴。粉西施千叶，甚大，宜阴。醉西施千叶，开久，露顶。观音面千叶，开紧，不甚大，丛生，宜阳。粉娇娥千叶，白色带浅红，即腻粉妆。西天香开早，初甚娇，三四日则白矣。彩霞红千叶平头。玉楼春千叶，多雨盛开。鹤翎红千叶。醉春容色似玉芙蓉，开头差小。醉玉楼千叶，色白起楼。一百五千叶，过清明即开。又名满园春。合欢花千叶，一茎两朵。未见。倒晕檀心千叶，外深红，近萼反浅白。肉西施千叶楼子。三学士千叶三色。

紫类

紫舞青猊千叶，中出玉青瓣。腰金紫千叶，有黄须一围。叶底紫千叶，茎短，叶覆其花。即黑紫千叶楼子，色类黑葵。丁香紫千叶楼子。瑞香紫千叶大瓣。平头紫千叶，大径尺。徐家紫千叶，花大。茄花紫千叶楼子，又名藕丝合。紫姑仙千叶楼子，大瓣。紫绣球千叶，花圆。紫罗袍千叶，又名茄色楼。紫重楼千叶，难开。紫云芳千叶，多丛。驼褐裘千叶楼子。大瓣，色类褐衣，宜阴。淡藕丝千叶楼子，淡紫色，宜阴。烟笼紫千叶，浅淡交映。

白类

白舞青猊千叶楼子，中出五青瓣。玉重楼千叶楼子，宜阴。万卷书千叶，花瓣皆卷筒，又名波斯头，又名玉玲珑。一种千叶桃红，亦同名。无瑕玉千叶。水晶球千叶，粉白。白剪绒千叶平头，瓣上如锯齿，又名白缨络，难开。绿边白千叶，杂有绿色。羊脂玉千叶楼子，大瓣。庆天香千叶，粉白。玉天仙千叶，粉白。玉绣球千叶。玉盘盂千叶平头，大瓣。莲香白千叶平头，瓣如莲花，香亦如之。青心白千叶，心青。伏家白千叶。凤尾白千叶。迟来白千叶。金丝白千叶，白色。平头白千叶，盛者大尺许，难开，宜阴。佛头青千叶楼子，大瓣，群花谢后始开，瓣有绿色。汴名绿蝴蝶，西名鸭蛋青。

芍药谱

《本草》一名黑牵夷。《韩诗》曰："芍药，离草也。"《诗》曰："伊其相谑，赠之以芍药。”牛亨问曰：“将离，相赠以芍药者，何也？”董子答曰：“芍药一名可离，将别故赠之。亦犹相招，赠之以文无，故文无一名当归。”芍药荣于仲春，华于孟夏。《传》曰“惊蛰之节后二十有五日，芍药荣”是也。《素问》王冰注：“雷乃发声，之下有芍药荣。”芍药，香草，制食之毒者，莫良于芍药，故独得药之名。所谓“芍药之和，具而食之。”岑楼慎氏曰：“句出《子虚赋》。”草谓之荣，与此不同。况今芍药四月始荣，故知其伪也。其华有至千叶者，俗呼小牡丹。今群芳中牡丹品第一，芍药品第二，故世谓牡丹为花王，芍药为花相，又或以为花王之副也。

崔豹《古今注》云：“芍药有二种，有草芍药，有木芍药。木者花大而色深，俗呼为牡丹，非也。”安期生服炼法云：“芍药有二种，有金芍药，有木芍药。金者色白多脂，木者色紫多脉。”此则验其根也。即赤芍，白芍之分云。

种法

种法：以八月起根去土，以竹刀剖开，勿伤细根。先壤猪粪和砻糠、黑泥入盆，分根栽种，勿密，更以人粪灌之，来春花发极盛。然须三年一分，俱以八月为候，所谓芍药洗脚是也。

培法

种后以十一二月用鸡粪和土培之，仍渥以黄酒一度，则花能改色。开时须以竹条扶之，不令倾侧。有雨则以箔遮蔽，免速零落。勿犯铁器。

修法

每至花谢后，用剪剪去残枝败叶，勿令讨力，使元气归根。九月十月时，出根洗时，去老梗腐黑之根，易以新壤肥土栽之。三二年一分，不分则病。分频，花小而不舒。花之繁盛，色之浅深，皆出培壅剖根之力。

芍药名考

孔常父云：“唐诗人如卢仝、杜枚、张祐之徒，皆居广陵日久，未有一语及芍药者。”是花品未有若今日之盛也。

芍药花谱，总别四十二种，其色则世传以黄者为贵，余皆下品也。君子谓此花独产于广陵者，为得风土之正，亦犹牡丹之品，洛阳外无传焉。宋刘攽《扬州芍药谱》，凡三十一种：

冠群芳	赛群芳	宝妆成	尽天工
晓妆新	点妆红	叠香英	积娇红

以上皆上品也。

醉西施	道妆成	菊香琼	素妆残
试梅妆	浅妆匀	醉娇红	凝香英
石娇红	缕金囊	怨春红	妒鹅黄
蘸金香	试浓妆		

以上皆中品也。

宿妆殷	取次妆	聚香丝	簇红丝
效殷妆	会三英	合欢芳	拟绣鞯
银含棱			

以上皆下品也。

孔武仲《扬州芍药谱》，凡四十种：

御衣黄	青苗黄	楼子尹黄	二色黄
楼子绛	州子苗	峡石黄	楼子圆黄
鲍家黄	石壕黄	杨家花	袁黄冠子
龟地红	湖缬	黄楼子	寿州青苗
黄丝头	道士黄	白缬子	金线楼子
金系腰	沔池红	红缬子	青苗旋心
玉逍遥	红楼子	绯子红	杨花冠子
胡家缬	二色红	髻子红	茅山紫楼子
茅山冠子	柳浦冠子	软条冠子	当州冠子
蓬头绯	多叶鞍子	多叶绍熙	

《广陵志芍药谱》，凡三十种：

御爱黄	御衣黄	玉盘盂	玉逍遥
红都胜	紫都胜	观音红	包金紫

黄楼子　尹家黄　黄寿春　出群芳
莲花红　瑞莲红　霓裳红　柳浦红
芳山红　延州红　缀珠红　玉板缬
玉冠子　红冠子　紫鲙盘　小紫球
镇淮南　倚栏娇　单绯　胡缬玉楼子
粉缘子　红旋心见《维扬志》

菊花谱

高子曰：菊谱，海内传有数种，其种植相去不过一二诀法不同，其名花何彼此之不侔也？在杭之种菊者，有以花之旧名，好奇更易，惟紫白牡丹、金银芍药四名不变耳。若蜜芍药，又云蜜鹤翎，若宝相、褒姒、西施互相指是，似可笑耳。今以古本旧谱，摘其要略，以备采择。名则不能随人鼓舌，争执是否，姑存其旧，以俟赏识。若余所著《三径怡闲录》中，其说似无遗漏，惜乎刻者所传不广，亦无缮本，为可惜耳。

分苗法

凡菊开后，宜置向阳，遮护冰雪，以养其元。至谷雨时，将根掘起，剖碎，拣壮嫩有根者单种。有秃白者，亦可种活，但要去其根上浮起白翳一层，以干润土种筑实。不可雨中分种，令湿泥着根，则花不茂。分早不宜，一云正月后即可分矣。

和土法

土宜畦高，以远水患。宽沟，以便水流。取黑泥，去瓦砾。用鸡鹅粪和土，在地铺五七寸厚。插苗上盆，则去旧土，易以新土。每年须换一番，则根株长大，花朵丰厚，否则必瘦削矣。

浇灌法

种后，早晚用河水、天落水浇活，苗头起，暂止。待长五七寸长，用粪汁浇一次。再用燖鸡鹅毛汤，带毛用缸收贮，待其作秽不臭后，取浇灌，则花盛，而上下叶俱不脱。夏月日未出时，每早宜浇根洒叶，每雨后三二日，即以浓粪浇一次。花至豆大，连浇粪水二次，花放时一次，则花大而丰厚耐久。

摘苗法

四五月间，每雨后菊长乱苗，每株即摘去正头，使分枝而上。若枝本瘦者，止摘一次，七八月茂者，再摘一次。每枝下小枝，俱用摘去。

删蕊法

八月初时，菊蕊已生如小豆大，每头必有四五，须耐心用指甲剔去旁生，留中一蕊。更看枝下旁出蕊枝，悉令删去，则花大。如剔伤中蕊，则不长矣。

捕虫法

初种活时，有细虫穿叶，微见白路萦回，可用指甲刺死。又有黑小地蚕啮根，早晚宜看。四月，麻雀作窠，啄枝衔叶宜防。又防节眼内生蛀虫，用细铁线透眼杀虫。五月间，有虫名菊牛，有钳，状若萤火，雨过后，菊头忽折，可于三四寸上寻看，去其折枝，不然和根毙矣。又于六七月后，生青虫，难见，须在叶下见有虫粪如蚕沙，即当去之。又有钻节蠹虫，去之，泥涂其节。

扶植法

谚云："未种菊，先扦竹。"菊苗长至三四寸长，即立小细竹一枝于旁，以棕线宽缚令直。否则风雨欹斜，花长屈曲。

雨旸法

黄梅潺雨，其根易烂。雨过，即用预蓄细泥封培，又生新根，其本益固。夏日最恶，若能覆蔽，秋后叶终青翠。过此二时，方可言花矣。

接菊法

接菊以罨蔄根，或小花菊本接看，如接树法。恐亦不佳。

菊之名品

御袍黄	太师红	绿芙蓉	赤金盘
琼芍药	金芍药	蜜芍药	紫牡丹
白牡丹	黄牡丹	红牡丹	病西施

黄西施	赛西施	醉西施	白西施
醉杨妃	剪霞绡	合蝉菊	赛杨妃
太真红	太真黄	状元红	状元黄
玉宝相	金宝相	鹤顶红	紫玉莲
佛座莲	胜金莲	金佛莲	西番莲
太液莲	锦芙蓉	玉芙蓉	金芙蓉
粉雀舌	蜜雀舌	紫苏桃	黄叠罗
白叠罗	一捧雪	青心白	莺羽黄
金络索	玉玲珑	紫霞觞	瑞香紫
蘸金盘	相袍红	僧衣褐	火炼金
黄茉莉	白茉莉	黄蔷薇	荔枝红
胜绯桃	胜琼花	琥珀盘	黄鹤翎
紫鹤翎	白鹤翎	玛瑙盘	一捻红
金凤仙	玉蝴蝶	锦云红	白粉团
紫粉团	粉鹤翎	金锁口	银锁口
锦丝桃	粉丝桃	紫绒球	檀香球
白绒球	蜜绒球	殿秋香	黄绣球
剪金球	象牙球	木红球	锦绣球
水晶球	晚黄球	十采球	粉绣球
大金球	小金球	银纽丝	二色杨妃
红万卷	黄万卷	粉万卷	二色西施
锦牡丹	粉褒姒	紫褒姒	出炉金、银二名
锦褒姒	白褒姒	红牡丹	蜡瓣西施
缕金妆	蘸金白	洒金红	劈破玉
海云红	锦雀舌	金孔雀	红剪绒
紫剪绒	黄剪绒	白剪绒	无心对有心
邓州白	邓州黄	福州紫	锦心绣口
宾州红	黄都胜	顺胜紫	大小金铃
锦丁香	金纽丝	吕公袍	黄白木香菊

麝香黄　波丝菊　试梅妆　紫袍金带
粉蜡瓣　白蜡瓣　黄罗伞　金盏银台
紫罗伞　红罗伞　玉盘盂　垂丝粉红
桃花菊　芙蓉菊　石榴红　金章紫绶
玉楼春　海棠春　紫罗袍　凤友鸾交
观音面　玉堂仙　头陀白　黄五九菊
玉连环　倚阑娇　金带围　四面镜白菊
玉带围　五月白　缠枝菊　五月翠菊
白佛顶　黄佛顶　九炼金　六月菊名滴露。
玉指甲　红荔枝　紫荔枝　七月菊名铁钱。
金荔枝　银荔枝　锦荔枝　白五九菊
紫金铃　红粉团　黄粉团　楼子佛顶
紫粉团　红傅粉　双飞燕　黑菊
胜绯桃　荷花球　紫万卷　甘菊
蓝菊

兰　谱

叙兰容质第一

陈梦良　色紫，每干十二萼，花头极大，为众花之冠。至若朝晖微照，晓露暗湿，则灼然腾秀，亭然露奇，敛肤傍干，团圆四向，婉媚娇绰，伫立凝思，如不胜情。花三片，尾如带彻青，叶三尺，颇觉弱黯。然而绿背虽似剑脊，至尾棱则软薄斜撒，粒许带缁。最为难种，故人希得其真。

吴兰　色深紫，有十五萼，干紫荚红，得所养则歧而生，至有二十萼。花头差大，色映人目，如翔鸾翥凤，千态万状。叶则高大刚毅劲节，苍然可爱。

潘花　色深紫，有十五萼，干紫，圆匝齐整，疏密得宜。疏不露干，密不簇枝，绰约作态，窈窕逞姿，真所谓艳中之艳，花中之花也。视之愈久，愈见精神，使人不能舍去。花中近心所，色如吴紫，艳丽过于众花，叶则差小于吴。峭直雄健，众莫能及，其色特深。

仙霞　乃潘氏西山于仙霞岭得之，故更以为名。

赵十四　色紫，有十五萼，初萌甚红。开时若晚霞灿日，色更晶明。叶深红者，合于沙上，则劲直肥耸，超出群品。亦云赵师博，盖其名也。

何兰　紫色中红，有十四萼，花头倒压，亦不甚绿。

品外之奇

金棱边　色深紫，有十二萼，出于长泰陈家，色如吴花，片则差小，干亦如之，叶亦劲健。所可贵者，叶自尖处分二边，各一线许，直下至叶中处，色映日如金线。其家宝之，犹未广也。

白兰甲

济老　色白，有十二萼，标致不凡，如淡妆西子，素裳缟衣，不染一尘。叶似施花，更能高一二寸。得所养则歧而生，亦号一线红。

灶山　有十五萼，色碧玉，花枝开，体肤松美，颙颙昂昂，雅特闲丽，真兰中之魁品也。每生并蒂，花干最碧，叶绿而瘦薄。开生子，蒂与苦荬菜叶相似，俗呼为绿衣郎。

黄殿讲　号为碧玉干西施，花色微黄，有十五萼，合并干而生，计二十五萼，或并于根。美则美矣，每根有萎叶，朵朵不起。细叶最绿肥厚，花头似开不开，干虽高而实瘦，叶虽劲而实柔，亦花中之上品也。

李通判　色白，十五萼，峭特雅淡，追风浥露，如泣如诉，人爱之。或类郑花，则减一头地位。

叶大施　花剑脊最长，真花中之上品，惜乎不甚劲直。

惠知客　色白，有十五萼，赋质清癯，团簇齐整，或向背娇柔瘦润，花英淡紫，片尾凝黄。叶虽绿茂，细而观之，但亦柔弱。

马大同　色碧而绿，有十二萼，花头微大，间有向上者，中多红晕。叶则高耸，苍然肥厚。花干劲直，及其叶之半，亦名五晕丝，上品之下。

郑少举　色白，有十四萼，莹然孤浩，极为可爱。叶则修长而瘦，散乱，所谓蓬头少举也。亦有数种，只是花有多少，叶有软硬之别，白花中能生者，无出于此。其花之资质可爱，为百花之翘楚者。

黄八兄　色白，有十二萼，善于抽干，颇似郑花，惜乎干弱不能支持，叶绿而直。

周染　花色白，十二萼，与郑花无异，但干短弱耳。

夕阳红　花八萼，花片凝尖，色则凝红如夕阳返照。

观堂主　花白，有七萼，花聚如簇，叶不甚高。可供妇女时妆。

名弟　色白，有五六萼，花似郑，叶最柔软，如新长叶则旧叶随换，人多不种。

弱脚　只是独头兰，色绿，花大如鹰爪，一干一花，高二三寸，叶瘦，长二三尺。入腊方花，薰馥可爱，而香有余。

鱼魫兰　十二萼，花片澄澈，宛如鱼魫，采而沉之水中，无影可指，叶颇劲绿，此白兰之奇品也。

品兰高下第二

余尝谓天下凡几山川，而支派源委，于人迹所不至之地，其间山坳石潭，斜谷幽窦，又不知其几何？多迈古之修竹，矗之危木，云烟覆护，溪涧盘旋，万萝蔽道，阳晖不烛，泠然泉声，磊乎万状，堤圮之异，则所产之多，人贱之蔑如也。倏然轻采于樵牧之手，而见骇然，识者从而得之，则必携持登高冈，涉长途，欣然不惮其劳，中心之所好者，不能以集凝而置之也。其地近城百里，浅小去处，亦有数品可取，何必求诸深山穷谷？每论及此，往往启识者虽有不韪之诮，毋乃地迩而气殊，叶萎而花矗，或不能得培植之三昧者耶？是故花有深紫，有浅紫，有深红，有浅红，与夫黄、白、绿、碧、鱼魫、金棱边等品，是必各因其地气之所种而然，意亦随其本质而产之耶？抑其皇穹储精，景星庆云，随光遇物而流形者也？噫，万物之殊，亦天地造化施生之功，岂余可得而轻议哉？窃尝私合品第而数之，以谓花有多寡，叶有强弱，此固其因所赋而然也。苟惟人力不到，则多者从而寡之，强者又从而弱之，使夫人何以知兰之高下，其不误人者几希？呜呼！兰不能自异而人异之耳。故必执一定之见物品藻之则，有淡然之性在，况人均一心，心均一见，眼力所至，非所诬也。故紫花以陈梦良为甲，吴、潘为上品。中品则赵十四、何兰、大张青、蒲统领、陈八斜、淳监粮。下品则许景初、石门红、小张青、肖仲和、何首座、林仲、孔庄观成。外则金棱边，为紫花奇品之冠也。白花则济老、灶山、施花、李通判、惠知客、马大同为上品。所谓郑少举、黄八兄、周染为次。下品夕阳红、云峤、朱花、观堂主、青蒲、名弟、弱脚、王小娘者也。赵花又为品外之奇。

天下养爱第三

天不言而四时行、百物生者何？盖岁分四时，生六气。合四时而言之，则二十四气以成其岁功，故凡穹壤者皆物也。不以草木之微，昆虫之细，而必欲各遂其性者，则在乎人因以气候而生全之者也。被动植者，非其恩乎？及草木者，非其人乎？斧斤以时入山林，数罟不入污池，又非其能全之者乎？夫春为青帝，回驭阳气，风和日暖，蛰雷一震，而土脉融畅，万汇丛生，其气则有不可得而掩者。是以圣人之仁，则顺天地以养万物，必欲使万物得遂其本性而后已。故为台太高则冲阳，太低则隐风，前宜面南，后宜背北，盖欲通南熏而障北吹也。地不必旷，旷则有日；亦不可狭，狭则蔽气。右宜近林，左宜近野，欲引东日而被西阳。夏遇炎烈则荫之，冬逢冱寒则曝之。下沙欲疏，疏则连雨不能淫；上沙欲濡，濡则酷日不能燥。至于插引叶之架，平护根之沙，防蚯蚓之伤，禁蝼蚁之穴，去其莠草，除其丝网，助其新篦，剪其败叶，此则爱养之法也。其余一切窠虫族类，皆能蠹害，并可除之。所以封植灌溉之法，详载于后。

坚性封植第四

草木之生长，亦犹人焉。何则？人亦天地之物耳。闲居暇日，优游逸豫，饮膳得宜。以兰而言之，且一盆盈满，自非六七载莫能至此。皆由夫爱养之念不替，灌溉之功愈久，故根与壤合，然后森郁雄健，敷畅繁丽其叶，盖有得于自然而然者。合焉欲分而拆之，是裂其根茎，易其沙土，况或灌溉之失时，爱养之乖宜，又何异于人之饥饱？则燥湿干之，邪气乘间入其荣卫，则不免侵损，所谓向之寒暑适宜，肥瘦得时者，此岂一朝一夕之所能仍旧者也？故必于寒露之后，立冬以前而分之，盖取万物得归根之时，而其叶则苍，根则老故也。或者于此时分一盆吴兰，吝其盆之端正，则不忍击碎，因剔出而根已伤，暨三年培植，犹至困踣，于今深以为戒。欲分其兰，而须用碎其盆，务在轻手击之，亦须缓缓解拆其交互之根，勿使有拔断之失。然后逐篦丛取出积年腐芦头，只存三季者，每三篦作一盆。盆底先用沙填之，即以三篦丛之，互相枕藉，使新篦在外，作三方向，却随其花之好肥瘦沙土，从而种之。盆面则以少许瘦沙覆之，以新汲水一勺以定其根。更有收沙晒之法，此乃又分兰之至要者。尚预于未分前半月取土，筛去瓦砾之类，曝令干燥。或欲适肥，则宜于淤泥沙，可用使粪夹和晒之，俟干，或复湿，如此十度，视其极燥，更须筛过，随意用。盖沙乃久年流聚，杂居阴湿之地，而兰之骤尔分拆失性，假以阳物助之，则来年丛篦自长尔，与旧叶比肩，此其效也。夫苟不知收晒之宜，用彼积掩之沙，或惮披曝，必至羸弱而黄叶者有之，篦之不发者有之。积有日月，不知体察，其失愈甚。候其已觉，方始涤根易沙，加意调护，翼其能复，不亦后乎？抑又知其果能复焉，如其稍可全活，有几何时后而获遂本质邪？故为深叹惜之。因并为之言曰：与其于既损之后，而欲复全生意，宁若于未分之前，而必欲全其生意，岂不省力？今逐品所宜沙土开列于后。

陈梦良　用黄净无泥瘦沙种，而忌用肥，恐有腐烂之失。

吴兰　潘兰　用赤沙泥。

何兰　蒲统领　大张青　金棱边　各用黄色粗沙和泥，更添些少赤沙泥种为妙。

陈八斜　淳监粮　肖仲弘　许景初　何首座　林仲　孔庄观成　乃下品，任意用沙。

济老　施花　惠知客　马大同　郑少举　黄八兄　周染　宜沟壑中黑沙泥，和粪壤种之。

李通判　灶山　郑伯善　鱼鱿　用山下流聚沙泥种之。

夕阳红　以下诸品，则任意栽种。此封植之概论也。

灌溉得宜第五

夫兰自沙土出者，各有品类，然亦因其土地之宜而生长之。故地有肥瘦，或沙黄土赤而瘠。有居山之巅，山之冈，或近水，或附石，各依而产之，要在度其本性何如尔，不可不谓其无肥瘦也。苟性不能别白，何者当肥，何者当瘦，强出己见，混而肥之，则好膏腴者，因得所养之法，花则转而繁，叶则雄而健。所谓好瘦者，不因肥而腐败，吾未之信也。一阳生于子，荄甲潜萌，我则注而灌溉之，使蕴诸中者，稍获强壮。迨夫萌英迸沙，高未及寸许，从便灌之，则戢然而卓簪。暨南熏之时，长养万物，又从而渍润之，则修然而高，郁然而苍，若者精于感遇者也。秋八月之交，骄阳方炽，根叶失水，欲老而黄，此时当以濯鱼肉水或秽腐水浇之。过时之外，合用之物，随宜浇注，使之畅茂，亦以防秋风肃杀之患。故其叶弱，拳拳抽出，至冬至而极。夫人分兰之次年不发花者，盖恐泄其气，则叶不长尔。凡善于养花，切须爱其叶，叶耸则不虑其花不发也。

紫花

陈梦良，极难爱养，稍肥，随即腐烂。贵用清水浇灌则佳也。

潘兰，虽未能受肥，须以茶清沃之，冀得其本生地土之性。

吴花，看来亦好肥，种当灌溉，以一月一度。

赵花、何兰、大张青、蒲统领、金棱边，半月一用其肥则可。

淳监粮、肖仲和、许景初、何首座、林仲、孔庄观成，纵有太过不及之失，亦无大害。于用肥之时，当时沙土干燥，遇晚方始灌溉，候晓，以清水碗许浇之，使肥腻之物，得以下积其根，广新来未发，发篦自无勾蔓逆上散乱盘盆之患。更能预以瓮缸之属，储蓄雨水，积久色绿者，间或灌之，而其叶则勃然挺秀，濯然而争茂，盈台簇槛，列翠罗青，纵无花开，亦见雅洁。

白花

济老、施花、惠知客、马大同、郑少举、黄八兄、周染，爱肥，一任灌溉。

李通判、灶山、郑伯善，肥在六之中，四之下。又朱兰亦如之。

鱼魫兰，质不莹洁，不须以秽腻之物浇之。

夕阳红、云峤、青蒲、观堂主、名弟、弱脚，肥瘦任意，亦当观其沙土之燥，晚则灌注，晓则清水浇之，储蓄雨水沃之，令其色绿为妙。

惠知客等兰，用河沙嵌去泥尘，夹粪盖泥种，底用粗沙和粪方妙。

郑少举，用粪盖泥和，便晒干种之，上面用红泥覆之。

灶山，用粪壤泥及河沙，内用草鞋屑铺四围种之，累试甚佳。大凡用轻松泥皆可。

济老、施花，用粪及小便浇泥摊晒，用草鞋屑围种。

种兰奥诀

分种法

分种兰蕙，须至九月节气方可分栽。十月时候，花已胎朵，不可分种。若见雪霜大寒，尤不可分栽，否必损花。

栽花法

花盆先以粗碗或粗碟覆之于盆底，次用桴炭铺一层，然后用肥泥薄铺炭上栽之，糁泥壅根如法。栽时不可以手捺实，否则根不舒畅，叶不长发，花亦不繁茂矣。干湿依时用水浇灌。

安顿浇灌法

春二三月，无霜雪，安放花盆在露天，四面皆得浇水，日晒不妨。逢十分大雨，恐坠其叶，则以小绳束起。如连三四日，须移避暑通风处。四月至八月，须用疏密得所篾篮遮护，容见日气，最要通风。

梅天忽逢大雨，须移花盆向背日处。若逢大雨过，又逢日晒，盆内热水则荡害叶，亦损根。花开时，若枝上花蕊多，候开次有未开一两蕊头，便可剪去。若留开尽，则夺了来年花信。

九月，看花干处，用水浇灌，则不可湿，而又怕湿，或用肥水培灌一两番不妨。冬十月、十一月、十二月及正月，不浇不妨。最怕霜雪，须用密篮遮护，安顿朝阳有日照处，南窗檐下极美。花盆毕竟两三日一番旋转，取其日晒均匀，则开时四面皆有花。若晒一面，则一处有之。

浇水法

用河水，或池塘水，或积留雨水最佳。其次，用溪涧水，切不可用井水。大抵井水性阴，恐致冻损。浇时须于四畔匀灌，不可从上浇下，恐坏其叶也。四月若有梅雨，不必浇，若无雨，浇。五月至，须是早起五更，日未出时浇一番，至晚黄昏浇一番。又须看花干湿，则不必浇十分湿，恐烂根。

种花肥泥法

栽兰用泥。不管四时，收蕨菜草待枯，于空地铺放，以山泥薄覆草上，复再铺草于泥上，又将泥覆，如此相间三四层，则发火煨之。却用粪入前土，稍干，又以粪浇入。如此又数次，安放闲处，听栽时用。或用拾旧草鞋，积浸水粪中，日久拌黄泥烧过，又用大粪浇，放空地，尽令雨打日照，两三月过，收起听栽，亦佳。

去除虮虱法

肥水浇花，必有虮虱在叶底，恐坏叶则损花。如生此虫，即研大蒜和水，以白笔蘸拂洗叶上干净，其虫自无。

杂法

盆下有窍，不可着泥地安顿，恐蚯蚓从孔中潜入，损侵花根。蚁穴亦忌，犹须防之。

盆须架起，庶令风从底入，以得透气为佳，又免蚯蚓蚁虫之患。

兰之壮者，有二三十萼，弱者只有五六萼，或种时无肥泥故也。必须及时换泥，如法栽过，以获茂盛耳。

欲分，直须交过九月节气始可。如迟至十月中，又非其节也。分时须度其根之易分，不可不察。其交互甚者，浑擗折之，非惟分种不盛，抑亦断送其天年也。

寻常盆面并实，则用竹片挑剔泥松，又不可拨损了根。

叶紫红，恐因受霜打以致耳，急须移向南檐背霜雪处安顿，则仍复自青。

叶黄，惟用苦茶浇之。最忌春雪，一点着叶，则一叶毙矣。可将鸡鹅焊汤，用缸盛贮，待其作臭，去毛浇之。或以皮屑浸水，或以洗鱼腥水浇之，绝妙。

培兰四戒

春不出，宜避春之风雪。夏不日，避炎日之销烁。秋不干，宜常浇也。冬不湿。宜藏之地中，不当见水成冰。

雅尚斋重订逐月护兰诗诀

正月相宜置坎方，好将枝叶趁阳光。更须避冷藏檐内，勿使春风雪打伤。

二月须令竹作栏，风摧叶变鹧鸪班。庭前移进还移出，避雪迎阳护更难。

三月新条出旧丛，此时却更怕西风。提防地湿多生虱，根下休教壅着浓。

四月盆泥日晒焦，微微着水灌根苗。先须皮浸河池水，煎过浓茶亦可浇。

五月新抽叶更青，树阴竹底架高檠。须防蚁穴根窠下，老叶凋残尽莫惊。

六月骄阳暑正炎，青青新叶怕烦煎。却宜树底并遮箔，清晓须教水接连。

七月虽然暑渐消，更须三日一番浇。却防蚯蚓伤根本，肥水还令和溺调。

八月西风天气凉，任他风雨又何妨。便浇粪水能肥叶，鸡粪壅根花更香。

九月将残防早霜，阶前南向好安藏。若生白蚁兼黄蚁，叶洒鸡油庶不伤。

十月阳生暖气回，明年花蕊已胚胎。玉茎不露须培土，盆满秋深急换栽。

子月庭中宜向阳，更宜笼罩土埋缸。若还在外根须湿，干燥须知叶要黄。

腊月风高冰雪寒，却宜高卧竹为龛。直教二月阳和日，梦醒教君始出关。

竹　谱

《竹谱》曰："竹之品类六十有一，述其常品记之。"《志林》云："竹有雌雄，雌者多笋。"故种竹半择雌者。物不逃于阴阳，可不信欤？凡欲识雌雄，当自根上第一枝观之，双枝是雌，即出笋，若独枝者是雄。冬至前后各半月，不可种植。盖天地闭塞而成冬，种之必死。若遇火日及西南风，则不可，花木亦然。凡种竹处，当积土令稍高于旁地二三尺，则雨潦不侵损，钱塘人谓之竹脚。竹有醉日，即五月十三日也，《齐民要术》谓之竹醉日，《岳州风土记》谓之龙生日。种竹以五月十三日为上，是日遇雨尤佳。一云用辰日，山谷所谓"根须辰日斸，笋看上番成。"又一云宜用腊月，杜少陵诗："东林竹影薄，腊月更宜栽。"予观谚云："栽竹无时，雨过便移，多留宿土，须记南枝。"则三说皆拘也。又法：三两竿作一本移种，其根自相扶持，尤易活也。凡竹与菊，根皆长向上，添泥覆之为佳。竹留三去四，盖三年留，四年者伐去。竹以五月前血忌日，三伏内及腊月斫者，不蛀。竹之滋泽，春发于枝叶，夏藏于干，冬归于根。如冬伐竹，经日一裂，自首至尾不得全完。夏伐之最佳，但鞭皆烂，然要好竹，非盛夏伐之不可。七八月尚可。自此滋泽归根，而不中用矣。《说文》："竹节曰约。"古云："渭川千亩竹，其人与千户侯等。"《史记》："竹得风，其体夭屈，谓之竹笑。"竹笋，陆佃云："字从旬从日，包之日为笋，解之日为竹。"又曰："字从竹从旬，旬内为笋，旬外为竹也。”其上番下番，言竹有上番下番，即今言大番小番也。番，去声，谓大年生笋多，小年生笋少也。杜诗：“会须上番看成竹。”蔡梦弼注不知此义，乃云上番音上筤，蜀名竹从曰林筤，误之甚矣。既不识竹，又不识诗，真瞎子也，何以注为？非万玉主人，不知此妙。

竹复死曰箹。观《山海经》曰：“竹生花，其年便枯。”竹六十年易根，易根必花，结实而枯死。实落复生，六年而成町。子作蕙，似小变。其治法：于初米时，择一竿稍大者，截去近根三尺许，通其节，以粪实之则止。又一种法：先将竹斫去本，止留二三寸，填土硫黄在管内，覆转，根反居上，用土覆之，当年生笋。又《种竹诀》曰：“深种浅种，稀种密种，谓之四法。深种者，土要培厚；浅者，以墩置地上种之，不必掘潭；稀者，每墩排开；密者，须择竹丛三五枝一墩者移来。”此亦巧妙语，乃善种法也。

蕲竹

蕲竹，黄州府蕲州出，以色莹者为簟，节疏者为笛，带须者为杖。唐韩愈诗：“蕲州笛竹天下知，郑君所宝尤瑰奇。携来当昼不得卧，一府争看黄琉璃。”

斑竹湘妃竹

斑竹甚佳，即吴地称湘妃竹者，其斑如泪痕。杭产者不如。亦有二种，出古辣者佳，出陶虚山中者次之。土人裁为箸，甚妙。余携数竿回，乃陶虚者，故不甚佳。

方竹

澄州产方竹，杭州亦有之，体如削成，劲挺可堪为杖，亦不让张骞筇竹杖也。其隔州亦出。大竹数丈。

孝竹

杭产孝竹，冬则笋生丛外，以卫母寒；夏则笋生丛内，以凉母热。其竹干可作钓竿，丛生可爱。

黄金间碧玉竹

杭产，竹身金黄，每节直嵌翠绿一条，不假人为，出自天巧也。

碧玉间黄金竹

杭产，竹身全绿，每节直嵌金黄一条，亦天成也。二竹绝妙。

雪竹

广西产者，斑大而色红如血，有晕。

钹竹

西蜀所产，下有尺许花纹可爱，即邛竹也。

棕竹

广之东西咸产之，叶如棕榈，畏寒，不宜于南。

桃竹俗名桃丝竹也。

古姚有之，似棕竹而花纹粗质松，色淡于棕竹。

紫竹

杭产，色紫黑，可作笙箫笛管，诸用俱可，故雅尚者多蓄之。

异竹十一种

涕竹

南荒有涕竹，长数百丈，围三丈六七尺，厚八九寸，可以为船。其笋甚美，可疗疮疠。

棘竹

一名笆竹，节皆有棘数十，种为丛，南夷种以为城，坚不可攻。或自崩根出，大如酒瓮，纵横相承，状如缫车。食之，人发尽落。

篦筹竹

篦竹，皮薄而空，径不余二寸，皮上有粗，可为锉子，锉甲利胜于铁。若钝，以浆水浇之，如旧快利。

簹簹竹

簹大如脚指，腹中白幕拦隔，状如湿面，将成而筒皮未落，辄有细虫，啮处成赤迹，似绣画可爱。

慈竹

夏月经雨，滴汁下地，生蓐似鹿角，色白，食之下痢。

筋竹

南方以为茅刃，笋未成竹，堪为弩弦。

百叶竹

一枝百叶，有毒。

桃枝竹

东官有芜地，西接大海，有长州，多桃枝竹，缘岸而生。

瘿竹

东洛近溪，忽有竹生瘿，大如李。

罗浮竹

罗浮有巨竹万千竿，连至岩谷，围二丈有余，有三十九节，节二丈许。南人以竹为甑，类见之矣。

童子寺竹

唐李卫公言："北都童子寺，有竹一窠，才长数尺。相传其寺纲，每日报竹平安。"

灵秘丹药笺 上卷

高子曰：食药者，可以长年，仙经论之矣。故羲皇嚅药制医，治人百疾，自华扁诸家，复遗方书，以利天下后世，好生之德，何无量哉！今人天真散失，幻体空虚，不思补髓填精，斡旋造化，长年将无日矣。悲欤！余幼病羸，复苦瞶眼，癖喜谈医。自家居客游，路逢方士，靡不稽首倾囊，以索奇方秘药，计今篇篇焉盈卷帙矣。即余自治羸疾顿壮，朦疾顿明，用以治人，应手奏效。神哉，药之方欤！余宝有年，计所征验，不可枚举。兹不自秘，并刻以助遵生一力。他若条分疾病，次备方药，当执之专科，无问是编。所冀智者原病合方，心运妙用，宝以护命，兼以活人，则方寸即为寿域，岂不胜彼宝金玉而甘心泉壤者哉？录成笺曰《灵秘丹药》。

丹　　药

秘传龙虎石炼小还丹

余生平酷嗜方药，屡获奇效，故信愈笃，而好益专。兹丹始焉得之终南王师，燕中复遇至人，参同秘诀。今不自私，录以济人，见者幸勿视以肉眼。

夫龙虎石者，乃人元造化之至宝也。自轩辕皇帝所传制炼之丹方，后钟吕二仙再修接命之秘法，盖求延生之术。惟童真未破，不假他力，而径自还丹，已破河车，必得至药而复全性命。龙虎即男女之法象，男女乃阴阳之妙化也。阴阳未漓，其体浑然，故能感召天地氤氲之气，盗夺日月磅礴之精。其气充塞五脏，遍历诸经，溢之于内，为气为血，渗之于外，为水为膏。圣人以法术而采取，用以施水火既济之功，运周天还返之妙，炼成黄芽白雪，玉液金英。火炼味咸，水飞味淡，其体不一，其色不定。饵阳炼则补益真阴，饵阴炼则强壮元阳，返本还元，归根复命。单服散片，而顺络调经，扶衰救老；合服群丹，而祛除百病，起死回生。致真气而日益日盛，使诸阴而时剥时消，自然身轻体健，返老还童，百日成功，千期轻举，实大丹之根基，乃人元之上药也。但无德之人，终身难遇。若夙有仙风道骨者，得遇此道，屏除六欲，绝弃贪嗔，济贫拔苦，广积阴行。凡人不问老少男女，五劳七伤，诸虚百损，遗精白浊，喘嗽风瘫，妇人崩漏，子宫久冷，不成胎孕，小儿诸疾，并皆服之，无有不治。然须缓缓服久自效。钦蒙御赐诗曰："采取须龙虎，烹炼合阴阳，服之三二载，肌肤自荣光。"钦此谨录成帙，珍藏世宝云。

取龙虎水法

龙属木，虎属金，即童男童女。取之时，谨择有五种不男，五种者，生逮变半渎也。生者，外肾不举；逮者，声雄皮粗；变者，腥膻狐臭；半者，黄瘦多病；渎者，疥癞疮疽。五种不女，罗纹股交脉也。罗者，阴户上有横骨；纹者，狐臭体气；股者，实女也；交者，声雄发粗，皮肤粗糙，无颜色；脉者，疮疾病患，残疾。二鼎器，务择眉清目秀，满月之相，三停相等，唇红齿白，发黑声清，肌肤细润，年方十二三岁至十五六未破者。用黍稷稻粱、红豆、红枣，豮猪、鲫鱼等味，与彼食之。忌葱、蒜、韭、薤，五荤三厌，秽污二水。戒喧哗戏谑，手舞足蹈，恐耗散精华。取之时，先调百日，十月起，三月止，置磁缸，或磁坛，于静处收贮，以盖盖之，积至二三石，听候炼用。

阴炼二法

将前积取二水，置磁缸三四口，或五六口，于静通沟去处。每缸止放五分龙虎水，加井水五分，下明矾二两，白术二两，松柏叶各二两，取杨柳棍三四茎一扎，顺搅千余下，盖之勿动。勤看，待水澄清去盖，慢慢滗去清水。又加井水满缸，以绢罗滤去渣滓，又搅三二百转，盖之，澄清，又尽滗去清水。仍加井水又滤，又搅，又滗，如此十余次，直待水香为止。候水尽，用米筛二三个，内铺薄绵纸，将浑龙虎石取入筛纸上，待水干，移在日色处，以竹刀画成骨牌路，晒干，如粉之白，即是阴炼龙虎石。用磁盒收贮，合药。此石能补心生精，养血之至药也。

又一法

将积下的龙虎水，照前安半缸，加井水半缸，令九分满。另用皂角一斤，煎水一桶，加白矾四两在内，听用。取南桑，北榆，东槐，西柳，中松，各一枝，共扎成一握，搅前缸龙虎水千余转，点皂角白矾水二三碗，勿动，待他澄清，滗去清水，再加井水令满。仍入皂角白矾水二三碗，再搅四五百转。待澄清，滗去清水，再加井水令满，搅浑用空缸一口，以瓢连忙淘入空缸内，剩泥脚二三碗不用，复搅百十转，澄清水，仍加清水，搅浑。乘浑连忙又淘入空缸内，又剩泥脚不用。又澄，又滗去清水，又加井水，又搅浑，又淘过，又剩脚。如此十余次，方滗水尽，用净灰半缸，按实，上铺绢一方，绢上铺纸，将浑秋石倾在纸上阴干。亦将竹刀画成骨牌路，晒干，即是阴炼，收用。

河炼法

将前积收二水，照前阴炼置器，一样炼法。只是置净器积二水不过夜，一日一炼，不用井水，取南流东流河水，依前法，多加河水飞炼，晒干，比阴炼上等洁白。此河炼石丹方，用乳膏丸服，能消痰止嗽，专治痨嗽，大有功效。

阳 炼 二 法

择露天空地，砌灶二眼，坐东朝西，安三尺二、二尺四锅二口。锅近处，安缸四口，积下龙虎水二缸，或三缸。方洗净锅锈，先于大锅内入五瓢，灶内慢火粗熬至起沫，以笊篱撇去油沫，直待熬至不起沫，方起过小锅内细熬。大锅内仍添二三瓢，又熬去沫，又起过小锅来。如此少少渐添渐起，直待前积二水熬尽。大锅住火，只在小锅内慢慢火熬，用铲刀不住手铲，待水干成膏。上用一小锅小缸合住锅口，周围用泥封固严密，止留一孔出水气尽，孔内飞出金星青气，急以泥封孔眼。缸底用湿布一方，不可水大，但常以水润之。小火烧至锅底紫色，退火，冷定，过夜。第二日，先去口泥净，揭开，升缸上的已汞灵药，红黑白各色者，另收听用，另打黄芽。将锅内黑膏子铲起，另入一口小锅内，用砖架起大火烧，待黑烟尽，连锅通红，退火晾冷，酌量下井水，或露泉等水尤妙，烧滚。先将净缸一口于室内，止安竹筛，筛内铺纸，滤滴清水入缸，筛内黑渣不用。将滤下清水，看如水清碧，就磁盘煎出净石来。如略有些黄色，还用前小锅煎干，再煅一火，晾冷，仍下水煎滚，照前淋入缸内。直看淋下的水，如井水一般清碧，方以磁盘用砖支住，徐徐添炭火，煎前淋的水滚，以竹铲不住手铲，直待前煎铲焙干，略带潮，取出，倾在纸上晒干，似雪之白。此是阳炼之法。

又一法

锅煎，法同前。火用桑柴，直煎至水尽，铲焙成黑粉末。先用阳城罐十数，外用纸筋泥固了，阴干，将末装入固济罐内。上用铁灯盏坐口，以铁丝缠纽，周围用盐泥封固严密，炭火炙干。于地下用钉三个钉地，离四指高，坐药罐于钉上，周围用砖砌成百眼炉。先下底火，徐徐添至平口，盏内徐徐添水，勿令干了，打火三炷香尽，退火，冷定，去铁线开看。升盏上的另收，打黄芽。罐内的秋石取出，碾为末，加露水煎。待末化，照前用筛子置于磁盆上。筛内先铺生绢一方，次铺纸二层，将煎滚的水倾入筛纸内，滤滴入盆内，去黑渣不用。将淋下清水，用银锅煎干成白秋石。再添露水煎，直待石化了，仍换纸于筛内，再淋再煎，如此九次。丹诀云："九熬九打似冰霜，去卤除膻为上药。"将石收贮银器内，或磁罐内，用黄蜡封口，坠入井中，去火毒，三日取出。每日空心白滚水服三五分。此石是人身五行化生，以法炼成三阳之气，服之能补肾中真水，最壮丹田之元气，实人元之丹也。

乳炼秋石奇方

童便二桶。用皂角十二两，水九碗，煎至三碗，倾入便内。用桃柳枝搅打便水二千余下，淀清，倾去浊脚。次将杏仁十两打碎，煎汁三碗，倒在便内，又如前搅打二千余下，去清留浊。又将猪脂油十二两熬成汁，去滓，倾入便内，又搅千余下，浮膜倾去，又淀清。将人乳汁用滚汤泡成块，倾入便内，再搅如前。又淀一日，倾去清水，下底浊粉浆水用木杓盛起，倾桑皮纸上。先将毛灰一缸，作一沉窝，将桑皮纸放灰上，以渗便水，纸上干白腻粉，即成秋石矣。不可动摇，晒一二日，磁瓶收起。每秋石一两，入柿霜三钱同和。每用，白滚汤调服一二分起，至七八分止，空心时服。此粉益寿延年，返元还本，发白变黑，百疾不生。不必配药，谓之乳炼法也。

取秋石冰片法

将前熬黑粉内打淋出的清碧秋石水，或十碗或五七碗，装入大白磁罐内。于冬至后数九天，埋露天地下，盖口严密，勿令撒土在内。冻七日后取出，扫土净，揭去盖，将秋石水倾出另器内。其淡秋石如冰，俱结在罐底，铲取出，放白磁盘内晒干。其味甜淡。用银器收贮。早晚空心服之，能清痰降火，补气生津之妙药。

炼伏火黄芽法

用前积下的龙虎石三四斤，将露水再煮烹，再淋，再打火九次，直炼得如白玉相似，方用阳城罐量盛半斤大的，外用猪毛泥固谨，晒干，收抹净，罐内约装秋石半斤在内，坐入明炉内，风匣大火化开成清汁，方用前缸上收的已汞点上，以白点白，以红点红，以黑点黑，即成伏火黄芽。待汁清，取出冷定，成一白玉陀。其色难定，或如玉，或金色，或白中带红，或黑色。丹书云："其白容易得，一黑最难求。"所以分有五色，以应五形，内滋五脏，实乃养生之至药也。郑思远诀曰："淮南炼秋石，黄蒂发金花，秋石原非石，金花不是花。花从秋里得，石向春中葩。子母同一处，如住仙人家。秋石是真铝，金花号黄芽。黄芽非别物，内象取精华。"

取秋石汞花法

将磁盘煎取龙虎石时，看煎至六分干时，滚起圆泡，急将银茶匙挑起，放白绵纸上晒干，银器收贮。此汞花最是轻清先天之药。服之令人肌肤莹光，身体壮健，其功无比。

炼黄芽法

将前初炼秋石，锅熬成黑膏时，缸合升取的已汞灵药，先拣置小白罐口如钱大者，用猪毛泥固济，阴干。将灵汞五钱，或一两，装入罐内。口用白破碟底相成圆钱，坐口上，以铁线扎紧，盐泥封固缜密，用火炙干口。地下钉钉三个，离地二指高，将药罐坐上。用砖砌百眼炉，先用底火慢慢烧四寸香，渐渐加至小半肚火一炷香，口上用新笔涂水湿盖，香尽去火，冷定，开出，其黄芽升在罐盖上，起下如金色一饼。此乃是龙虎初弦至美之气，名曰金花，又曰黄芽。服之令人五脏化生先天精气元神，祛除百病，消化痰涎，自保长生也。

炼白雪法

亦将已汞灵药，照取黄芽法一样封固，打火。盖黄芽初阳之气，易走易飞，宜火小。火小，色变轻黄，即黄芽。白雪乃二阳之气，比黄芽火候略加大些，其药自然变白。此黄白造化，乃天地阴阳人元自然变化，非人功力所为也。火足冷定，将下一饼如白玉之象，亦是龙虎至英之气，名曰白英，又号白雪。服之令人自然三田生气，五脏添华，百病不生，诸痰永息，精神壮，而病自安矣。

取冬冰法

将炼龙虎石时取清碧之水，用茶盅十个，各盛半碗在内，于数九天摆在露下。次日早，水面俱结冰，以小刀贴碗周围，轻轻画离碗边，挑取出轻放大冰盘内，晒干，即如春饼样的圆冰花。令人清晨将些须入口噙化，生津化痰，其功甚效。

至妙晒炼干秋石法

此石乃人之精气结成，岂容见火烧炼以伤生气？
惟此法乃得人元至妙大理最上一乘。

择僻静去处筑一台，高三尺三寸，上置缸五口，积龙虎水五满缸，于三伏天露晒，遇风雨盖之。晒至半缸，并成三缸，仍晒仍露，至只得二三斗之数，方取不见水的新砖十二个，浸入水内一夜，第二日取出晒干，至晚又浸，如此直待水通干了为止。寻一幽阴静室，打扫洁净，地下喷水湿，以竹劈成篾片，稀铺湿地上。将浸的砖侧摆篾上，上用筐盖，周围泥封口缝，荫七日开看。其砖上生出秋石如白玉苗，一二寸长，轻扫下来收在银器内。将前砖照前仍取五七次，直待不生为止。此炼法不经水火，不泄元灵，惟仗日精月华煅炼，亦得助气添灵。如服此石，比水火煅者，加功效过半矣。

混元球制取甜秋石法

于僻静露天去处，置缸三五口，积满龙虎水。于三伏天，日晒夜露，遇风雨盖之，天晴去盖，直晒至水耗，只存至大半缸。将混元球十数个浸入内，盖之勿动，直过冬待至第二年三伏天，方取出球来，于日中晒。伏尽，剖破其球，内生白雪玉英。其味甘美，极能补心血，化老痰。浸球的缸底，亦结生如冰相似，亦取出晒干，另合药用。功亦同前。

炼真土法

炼真土时，须于秋分后，取山东东三府地方的人中黄，拣择成颗粒方圆者为妙，成稀片者不用。采取四五担，就于本地方寻净地方下，做木榔头一个，翻打碎，晒极干，用火煨过成灰，略存性，方入蒲包，装载回来。取河水煎滚，先将煅过的人中黄入缸内，将滚水冲泡搅打均匀。待冷，用筛子，内铺粗布，将水淋过，渣不用。将淋的人中黄水，用锅于露天砌灶煎干，连锅煅紫色，待烟尽，退火冷定。仍入秋露水再煎滚，水仍以筛子内铺绵纸一层，将水乘热淋滴过，方换净锅再煎干，铲出真土，始装入固济阳城罐内，灯盏固口，盐泥封紧，入地炉内。大火打三炷香，香尽退火，冷定取开。将真土仍用露水再煎滚，再用纸隔过，再煎干，再入阳城罐，打三炷香，冷定取出，复碾，复煎，复淋，复打火，如此九次。取出真土如冰如雪，香甘味美。收贮存后，配合龙虎石养成丹丸。服之令人脾胃壮健，精神倍加，百病不生，诸疾永息。所谓"真土制真铅，真铅擒真汞，真汞归真土，身心寂不动。"即此义也。

取红铅法

须择十三四的美鼎，谨防五种破败不用。务选眉清目秀，齿白唇红，肌肤细腻，三停相等好鼎，算他生年月日起，约至五千四十八日之前后，先看两腮如花，额上有光，身热无喘，腰膝酸疼困倦，即时癸将降矣。先备绢帛，或用羊胞做成橐籥，或用金银打的偃月器式，候他花开，即与系合阴处，令他于椅凳上平坐，不可欹侧。如觉有经，取下再换一副。多余处用绢帛夹展更换，收入磁盒内，待经尽同制。古法五千四十八日，近有十三而来，有十六七而至，何也？皆因受父母精血厚薄，难以期定。如得年月日应法，乃是真正至宝，为接命上品之药。如前后不等，只作得首铅初次，金铅二次，红铅三次，以后皆属后天红铅，只宜配合药，不宜单服食。既明采取德候，制伏三腥五浊，必须仔细修炼，方成至宝。

制红铅法

将乌梅一斤，煎水一桶，去梅晾冷，取得红铅或器或帛俱入梅水内洗下。用梅水时，看红铅如只有一个，只用梅水三碗，或多或少，随意加减，不可太过，不可不及。梅水洗下来的铅，再加井水，或河水，用大磁盆令装满，以棍搅数十转，用盖盖之勿动。待水清，轻滗去水，将坠下的铅仍加水，又打又澄，如此七次，或九次，数足滗去水，只剩得浑浆水一碗或半碗。取净灰用盆盛贮，中剜一孔，量容多少，以轻绢铺着灰上，绢上铺纸，把铅浆倾入纸上，荫水尽方取于日色处晒干。此即是制腥膻垢之法，方可入药配合服之，专主助血，其功甚大。

制首经至宝法

将取的五千四十八日真正初经，或器或帛，以一碗新解童便洗下，兑清水十碗，进矾一钱，搅百十转，澄定，滗去清水；再换清水十碗，仍打澄清，滗去清水净。加首生男娇乳一盅，同入金器内，纸糊三四遭，放在日色中晒三日。或用泥封口，入灰缸内，小顶火养三日，取出为末。再用乳熬膏子为丸，一个鼎的分作九丸，或十五丸，用辰砂为衣。择甲子、庚申日，清静身心，于子时更衣焚香服三丸，以无灰酒或乳送下。服后静坐片时，存神定意。如觉身热时，取头生乳一盅服下，静坐即解。

制灵铅法

将前取红铅，或器或帛，量多少用烧酒一大碗洗下，旋转百遭，置于静处，待酒澄清，慢慢滗去酒，存住红铅。加酒一碗，仍打转澄清，滗去酒，始加清水逐去酒味。待水清，滗水尽，将铅倾入大磁盘晒干，其铅胎色不变，如牛黄样，不泄元灵之气。将此铅配金乳粉合成丸丹，每日五更用酒吞服五分，自觉身轻体健，效不可述。丹书云："先补气，后补血，补得丹田温温热。上至顶门泥丸宫，下至脚板涌泉穴，一身四大俱补通，致使精神无露泄。"诚哉是言也。盖未服红铅之初，先行服气之法，既服其气，须补其血，不可偏废。夫血为荣，气为卫，荣卫调和，自然长生也。

制金乳粉法

制乳粉时，先择美鼎。先看婴童肥白有精神者，此是气血盛，而乳可用。亦须头生，年方二八、三七才可。取下一碗或半碗，对露水匀平，搅百遭，过夜，其乳自分。滗去水，将乳入磁盘晒干，碾细成粉，积得半斤听用。

制乳酥法

取乳之法同前，看乳有一碗，下舶上硫半分，搅匀，放在饭上蒸熟，取出晾冷，乳面上结一层如豆腐皮，挑起晒干，即乳酥。配红铅、淡秋石作丸服。

炼乳膏法

取乳不拘多少，用银锅以砖支住，用灰火慢慢煎熬，用银茶匙不住手搅，将周围边上俱用茶匙刮下来，不然焦了，不中用。只宜慢火，若火大，其膏尽黑。熬至七分干时，以砖垫起，离火尺余高，将药烘干，只用九分干为止。色黄白为上，粉红次之，如黑不用。

取梅子三法

梅子者，乃先天混沌纯一至真元英之气所结，包一身之精粹，最难得之者也。如取之时，先寻黄婆，调择美鼎之法具于前篇。惟得黄婆，调理鼎器，不许喧哗歌舞，恐伤真气，不妄食五荤煎炒，以致动火，有耗精血，皆难成也。如鸡之抱卵，龙之养珠，勿摇勿动，朝夕谨慎。此鼎与取首铅、虎水不同，务要身形端正，气血均平，于十三岁以上调理起，算他生年数至五千四十日，看他天应星红光满面，地应潮发火烧身，急以纸入阴户探看，如得黄水，癸将动矣。此真是候也，与彼橐籥系上，癸水一至，急取橐籥内看，癸中如有一点粉红色之结硬者，即是梅子，忙将朱砂末穿衣，置于金银器内贮，勿令泄气，不然化作黄水矣。如癸水中寻觅不见，令彼黄婆看，彼花丛内有血丝缠裹，以中指挑断择取出来，同前穿衣。至第二日清晨，用乳香煎汤服之，便觉精神昏闷，五体不收，浑身气喘体汗，急命黄婆取蟠桃酒服之以解其躁。过此一番，百病蠲除，延寿一纪。

又取法

照前看鼎，癸若动时，急将宝珠丹与鼎服之，良久，命鼎骑坐空穴，将橐籥与托住虎穴，额上轻拍数掌，其药即降矣。如降时，仍同前用朱砂穿衣，银盒收贮。如不降，再服。

宝珠丹方：

麝香当门子一粒　朝脑五分　紫梢花一钱，去梗　大力子一钱　丁香一钱　红花一钱　急性子五分　斑蝥一对，去翅足　红娘子一对，去翅足　上九味，碾为细末，每服半分，无灰酒送下。

又一法

亦要看鼎器将近五千四十八数，或前或后，但身中觉热，面赤，癸将至矣。命黄婆使彼俯伏，两脚尖着地，脚跟抵住肛门，黄婆以中指拨开花丛，见一红星如樱桃者，即是红梅，急以星剑摘取下来，配合淡龙虎石滚圆，外用朱砂或金箔穿衣，用银盒收贮听用。此乃是生擒活取之法也，其功甚妙，其气甚全，只好仔细，不可造次也。

取后天月月一枝花法

此丹须是后天，亦禀父母元气精血所结，人得服之，亦能却病。既无病扰，岂不延生？采择之法，亦择无败美鼎，又要经调，不调者不用。看他前月经从某日时到，次月其日预备器物，令彼骑坐，置一空穴将器抵住虎穴，待经一来取出，经中有一成粒者，如枸杞样，急以雄黄、朱砂末温养，银器收贮。服用，酒送下。如不服，存后配合混元丹服。此丹比梅子难得，但十八九、二十上下不拘，已破未破俱各有之。每月服二三粒，使元气不败，精神不耗，服久令人生子。如要交合，百战百胜，其效甚速。

诗曰：月月一枝花，阴山是我家。有人认得我，还丹即是他。诗乃人人通知，其法不易轻传，得知者慎勿蹉过，殷勤采取而服之，自保长生也。

取黍米金丹法

择童男童女各年方二八，像皆不干于五种破败，俱要清秀，合于美鼎，男要精通，女要经行。令彼交合，如得成孕，当以黍稷稻粱、豞猪、鲫鱼与彼食之，不可妄食五荤煎炒之物，务要调理得中。待到八个月上下，看他两乳胀大，有红脉聚于乳头，药将熟矣。先用银打成二小罐，急与彼合住两乳，系在主腰内紧合，不时取看，恐有走失。如取下一粒黍粒之大，或似金汁色黄异香，急用朱砂末合成一丸，或分三丸，银盒收贮。择黄道吉日，煎乳香汤服之，即得解形换骨，永得长生。收此丹时全要仔细，如落地即入地不见，如见太阳即化成气而去矣，戒之戒之！

制何首乌法

取天坛王屋山的何首乌，不拘多少，如有十斤，用黑豆一斗，先以盐水浸药与豆，半日捞起，共入蒸笼内蒸三炷香，取出晒干。如此三次，去水加酒浸透，照前蒸三次，后加蜜水拌之，蒸三次，共九次。每一次三炷香，数足晒干，去豆。将何首乌研成细末，收贮，听候后配药用。盖何首乌得天地五行正气，包含五色，所以滋养五脏。外皮黑滋肾水，内红丝补心血，中心黄健脾胃，皮内青益肝气，内含白消肺痰。与常不同，草木中之圣药也。

制茯苓法

择云南来的外黄内白结实好茯苓，不拘多少，用刀削去外面粗皮，㕮咀成豆，水浸一夜。第二日上磨磨细，以罗筛滤去皮膜，多加水漂打，转澄清水，仍搅打三五次，滗去水尽。用洗净白包袱一个，吊起四角，将茯苓粉起在包袱内，滴水干，方取入盘内。加人乳拌匀晒干，再加乳，又晒，如此一月或半月，方捣为极细末，用磁器收贮，听候配药用。茯苓性温平，味苦，气清淡，能安魂魄，除惊悸，补肝气，益心血，利水道，通神明，大有奇功，为中焦之圣药也。

制莲子粉法

取莲肉不拘多少，先以水浸胀，洗去红皮，择去心，连水磨成浆。以绢袋扭去渣，将粉加水漂去涩，水待清，滗水尽，亦起在包袱内，滴水尽，方晒干，再捣成末，以磁器贮收听用。盖莲粉性温，味甜，气薄，能补中益气。壮心神，消水谷，除惊悸，实肌肤，为补中之圣药也。

制芡实法

取硬壳鸡头打去壳，捣成粉，方着水漂，待清，滗去水。将粉入盘中晒干，再捣为末，收贮。芡实性平味薄，气微清，补中气，调胃气，益心血，壮元阳，乃助中之圣药也。

制熟地黄法

将淮庆熟地黄不拘多少，先用酒洗净，入笼蒸一炷香，取出晒干。再用酒拌润，仍入笼蒸一炷香。如此拌九次，取出乘润捣千余下，分小饼晒干。再捣再晒，为末，收贮听用。熟地黄性温，味甜，气厚，得酒制而补诸经之虚，益肝经之血，能润肺经之水，注心经之液，为补中血虚之圣药也。

制人参法

择好孩儿黄拣参结实者，用蜜水润软，绢袋盛贮，入酒米饭内蒸三次，晒干，为细极末听用。人参性微热，味苦，气微厚，能润肺生津，补诸虚不足，生气生脉，乃药中之圣药也。

制川椒法

择鲜红开口者用，闭口者不用。将粗纸衬锅底，微火炒脆，碾为细末，用纸铺地下去火毒一夜，方收听用。椒乃通气之物，去寒气，通滞气，清心明目，大有奇功也。

制小茴香法

将茴香择去梗末净，不拘多少，微火同盐炒令香熟，筛去盐，为末，亦用纸铺地下去火毒一夜，收起听用。茴香乃下部之药，极能益肾水，和中气，助正蠲邪，其功甚大。

河炼龙虎丸

河炼龙虎石一斤　首经至宝三钱　金乳粉一两

上将三味共为细末，放大冰盘内，用乳膏兑红枣肉和匀，入木臼内捣千余下如胶相似，取出丸如桐子大，先用朱砂滚身，次用金箔穿衣，晒干，用磁器收贮。于每日五更时，或乳或莲肉汤吞服一钱五分，临晚酒服一钱。此河炼乃阴阳纯粹之精，因感物而渗泄于外，以法而采炼成丹，服之令人心血调而肺气伸，故痰火见之而消化，喘嗽见之而平伏，永无劳咳之患。

阴炼龙虎五精丸治劳瘵虚弱。

用龙虎石五两　金乳粉五两　红铅二两　白茯苓二两五钱

莲粉一两六钱　芡实粉一两　地骨皮一两

上七味，共合一处，用乳膏为丸，梧桐子大，金箔为衣，晒干，用磁瓶收贮。每日早取头生男乳吞服一钱，日进三服，加至一钱五分。服之七日，痰消火息，喘咳即止；服之半月，病觉苏醒；服之一月，大病即安。如常阳事虚举，以花头小鸡阴干为末服之，阳即不举。服药时忌牛羊茶醋、房劳等事。服此五精丸，先除去夙疾，以致脾壮，五脏安和，气血充溢，百病不侵，后服小还丹，始得延年益寿，住世长生也。

阳炼龙虎五精丸

用阳炼龙虎石五两，金之精　茯苓二两，木之精　莲肉粉一两，水之精　椒末一两，火之精　小茴香一两，土之精

上将五味各拌匀，入大磁盘内，外加乳粉二两，人乳五钱，飞罗面打糊为丸，如梧桐子大。每日起更时分，无灰好酒吞服三十六粒。此药专补肾经，生精气，益真水。盖肾居北，属水，天一生水，水为万物之先，故为人一身之根本。医经曰："万物有根则生，无根则息。"先服河炼清痰火，次服阴炼滋心血，再服阳炼壮元阳，阳壮生阴精，精旺产真气，气盛育元神。精气神全，病从何生？老子云："神不外游精不泄，气不散兮别无诀。若还四象入中央，不怕灵丹不自结。"此谓至言也。既得复全之方，再服至药，长生不老在我矣。

二炼龙虎五精丸

用阳炼龙虎石二两三钱　阴炼龙虎石二两七钱　茯苓一两五钱　何首乌末七两　莲粉五钱　芡实粉一两　红铅一两　金乳粉二两

上将八味各捣末，入大磁盘内，每日加头生男乳一茶盅拌湿，晒二七日，又加梨汁晒七日足，加红枣肉同入木石臼内捣千余下，令和软，方取出丸如梧桐子大，先用朱砂末滚身，次将金箔为衣，晒干，入磁罐收贮，勿令泄气。亦常取出亮照干，不可霉了。每日早五更，乳酒顿热服一钱，临睡时半饥半饱，用莲肉煎汤服五分。

此药服之半月，身内如有风寒暑湿之气，自然消除。服至一月，故病除根。服之百日，五脏生精。至一年，返老还童。先服五精丸，将身中故病旧患并皆扫荡，使五脏六腑调和，精神壮茂，而长寿可期矣。

龙虎小灵丹

用阴炼龙虎石八两为末，入大磁盘内，于夏至日晒起，每日调入人乳，日晒夜露，遇天阴收藏，每月入红铅一个，同晒直至中秋，受过天地金旺之气，于二十后方碾为末，约称一斤之重为止。如分两多少，则是配合不均，致气血有不平矣。用乳膏和匀，略加些须枣肉捣软，丸如绿豆大。于每日五更时分，用乳酒均兑顿热服三十六丸，静坐片时，使心血下降，肾气上升，气血交通，阴阳畅运，诸邪逃遁，道气常存矣。复有歌诀于后。

歌诀曰：神仙发秘机，济世功无比，只此小灵丹，妙夺阴阳理。先天龙虎石，道合乾坤髓，半斤阴阳精，配入首男乳。日夜曝中天，却从夏至始，月月入红铅，直至中秋止。色如桃花鲜，喷鼻甘香美，日服一分半，送下华池水。传至生天经，初服人如醉，服之至七日，体热何足畏。时进蟠桃酒，藉以滋灵气，渐至一年余，顿觉超凡类。肌体润且温，延年历人世。此丹尚未服，大丹安敢饵。四体俱属阴，服丹阳填髓，先言积阴功，功成幸相遇。非人莫乱传，妄泄天机罪。拱持三光前，运自华池水，寅初服一粒，仰叩神天地。此歌即是秘妙口诀，非人勿示，慎之慎之！

小 还 丹

用阴炼龙虎石一斤　首经至宝二两

上将二味各为细末，共和一处，以大磁盘盛住，从夏至日起手，每日加人乳一碗调拌均匀，放置高阁去处，日晒夜露，第二日早研碎，又拌乳，日日如此。一月进鲜红铅一个，制入于内，同晒同露，直晒至八月十五日，天地金旺之时，受过了月华神水，复入梨汁三五次，方晒干为末。用乳膏、红枣肉捣和令软，丸如梧桐子大，外用金箔穿衣，阴干磁罐收贮。不问老少，每日半夜子时，分乳酒对半顿热吞服一钱，念长生得道天尊九声，静坐一时方睡。初服觉热，天明取人乳一盅服之，其热自退，服久不觉。此小还丹即前小灵丹是也，一日一钱，半年该三十六两，所谓一斤淡石，每日晒积乳共重二斤，外将红铅四两，共重二斤四两，只可一人服，不可缺了，每年晒一次。此药服之一年，百病不生，阴阳和畅。服之二年，行步轻健，肌肤荣光。服之三年，发白返黑，齿落更生。服之一纪，住世永年，永作地仙也。今将口授诀歌并注于后。

歌曰：夏至一阴生，昼夜当天立。

日餐金乌精，夜食玉兔液。

夏至乃五月节中也，一阴生于五阳之下，是为木火通明之时。此时乘天地感畅之机，揽阴阳宣理之气，于是昼承日之精，夜吸月之液，是以日为真火，月为真水，水火滋养形中生气矣。餐食者，精光交休之义。其法以前扫起霜，于夏至一阴生之后，以磁盘盛贮，昼则照于日以餐乌精，夜则鞠明于月以食兔髓。此不论晓夜，当天露立，自然日月精华贯彻药也。

歌曰：半斤四两乳，相配成戊已。

更有月月红，照月加于里。

乳者，血气之聚也，婴儿服之，可以滋养肌体，荣腴经脉，况配灵质灌溉日月精华，有不充饫人之荣卫乎。故两情相孚，则阴阳之精华感合；阴血作乳，则彼此之神气共处。是乳成戊已二土，犹言媒聘传道，使天之日月精液，人之男女灵质，皆有系属而不游散也。月月红者，实女首经红铅也。逐月加增，则精液交驰而一气感应于虚灵也。其法以前霜每剂半斤，加入净乳，渐加同晒，干再加，约共干一十二两，是半斤霜，四两乳，乃为足也。待至一月，则进红铅一次，进之三月三次，为三进红铅矣。

歌曰：莫辞劳苦心，炼至中秋日，

色如桃花鲜，入口甘且美。

修至灵质，不加勤劳，莫能聚精；餐精服液，不加辛勤，莫能会神。故聚精会神，皆禀人之苦心，则是人心意内外两通，专志不违，天人协化也。但炼至中秋，可以息功，其故何也？火灭生土，天之令也。土旺金盛，候之全也。其取义曰秋石，盖拟诸此也。色如桃花者，灵药可服之验也。入口甘美者，其味滋益之征也。其法愈精而金土愈旺，故有斯功焉。其法前餐食乌兔之霜，禀和乳经之药，自五月中气，心专志决，如法炼至八月中秋，昼夜劳心，不可辞苦，直候色如桃花，甘美充腴，乃为灵药之成矣。

歌曰：服之寿命长，彭祖兹可比。

名曰小还丹，秘之莫妄语。

药灵质美，久服自可益寿；五行精爽，饵之宁不延年。故彭祖永命，可以同途。甚言药物益命之极，此乃人元配合，以类交养，则其以精益精，以气益气，以神益神之妙，故曰小还丹焉。不比他方金石草木之类，故戒莫妄语，以泄中和之秘。其法以前通灵之药，用磁罐收藏封固，以备不时启服。每日服三分，醇酒送下。

先天服食阴炼龙虎金丹

用龙虎二石八两，先天元气　蟠桃仙酒后天真铅　首经至宝二两，先天真铅　乳香二两，黄婆通引　冰片一钱，明目通窍　朱砂　缠身安镇心身　金箔穿衣安魂正魄　日晒夜露取真水真火

上将各味俱制成粉，放磁盘内，择鸡犬不到静处置一木架，于黄道吉日起手，每日加乳拌潮，日晒夜露四十九日，以乳香为黄婆，合和铅汞三家相见，昼夜受日精月华之灵，比真阴真阳，即真火候也。古云：自有天然真火候，不须柴炭及吹嘘。每遇天阴收藏。此药受了日月精华，已成真丹砂，加乳膏捣和为丸，如绿豆大，先用朱砂缠身，次与金箔穿衣，晒干收贮。专治男女五劳七伤，诸虚百损，身体瘦弱，咳嗽吐痰，不思饮食，夜梦鬼交遗精，妇人小儿一切杂症，并皆服之。每日侵晨五分，热酒送下。

诗曰：东方青龙西白虎，南是朱雀北玄武，

黄婆会合入中央，乌兔煅炼名真火。
四十九日变通灵，金衣为丸润丹府。
空心热酒服五分，益寿延年似彭祖。

罗浮真人三家相见秋石方

先取向阳黄土八斗，背阴黑土八斗，拌匀，用缸八口，每缸二斗盛贮，每日用童男女便，渐渐添渗入土内四十九日，日晒夜露，日足方止。将土造成一器，外方内虚圆，合在一处，铁线扎紧封口，径要三寸六分厚。用三钉钉于地下，一尺六寸高，周围砖砌定，用炭火四围均匀，先文后武，打三炷官香，冷定取开，内生白雪如琼玉之状，取入银神室内埋土出火毒九日，乳为丸。每日服一分，加至二三分，白汤送下。久服筋强力壮，百病皆无，胜补药百倍也。

仙传秋石配合十精五子丸

用阳炼龙虎石十两　阴炼龙虎石六两，二药炼法具前　人参当归身酒洗　葫芦巴微炒　芡实　莲花蕊微焙　鹿茸酒洗，炙酥黄　仙灵脾叶　苍术米泔水浸炒　枸杞子酒浸晒干。以上十味十精药　菟丝子酒浸蒸七次　巨胜子焙　车前子酒浸炒　柏子仁取肉。以上五味五子之药，各二两　沉香一两　粉草一两　辰砂五钱，水飞极细，三味升降之药　加白铅一两。即人乳也

上将众药均兑分两，用红枣肉加蜜捣合为丸，如梧桐子大，每服一百丸，白汤送下，日进三服。服至百日，百病消除，身体轻健，效难口述也。

龙虎合配五气丹法

盖秋石延命之术，乃上古神仙留传秘法也。其妙不外乎阴阳真一交媾而成，非心志之专，而遇明师授受之真，又乌能夺造化之机，而延寿命于无疆也哉！噫，今之学仙者，徒以金石草木修制成

丹而望延寿,不知皆异类之物,岂得与人相契乎。盖人禀天地真一之气,凭阴阳纯粹之精感合而成,非阴阳不能变化,非真一不能还元,经云竹破须将竹补,又云取将坎位中心实,点化离宫腹内阴,岂得他物而同类乎?予因成化癸卯南游,遇仙师尹真人传授内丹秘诀,兼示以三峰真人人元配合五气接命还丹方。法先制服五气,筑补完全,次会合三元,结成还丹,方得超凡入圣。红铅,真阳铅也;秋石,真阴汞也;乳酥,即真土也,铅汞得土而丹成,精气得神而会合,故饵之者寿可延而仙可期也。今将五气丹药具后。

阴炼秋石八两　红铅四两　人乳粉四两　牛乳粉四两　酥油四两

以上五味俱制成粉,和匀,用布裹定,绵缠缚谨听用。将糯米三斗浸一夜,次日上甑蒸,将前药埋在米中,照常蒸熟,冷定取出药来。将饭用小曲拍成浮米酒,用瓶十二个装满。前药丸成三百六十丸,择吉日服,每日用酒一盅吞服一粒,酒药俱按三百六十火候周天之数也。此药符合天机造化,其妙难述,不可轻泄。

益容仙丹

淡秋石五两,味淡,补先天之元气　白硼砂二两五钱,止嗽化痰,生津,益元气　片脑一钱一分,荡诸邪,明目通窍　薄荷五两,清润头目,消化老痰　柏子肉五钱,清和咽隔　牛黄五分,除邪去热,明目清心　哈芙蓉二分,温暖丹田,除痰止嗽　甘松五钱,开胃苏脾,通气和血　腽肭脐五分,酥炙,补胃暖腰,回阳助精　朱砂一两五钱,水飞细末穿衣,安魂除烦　粉草一斤,去皮,调和药性　熬膏,合药为丸,和诸药性,善解百毒。将前九味各为细末,粉草膏子为丸,如绿豆大,朱砂穿衣。每日不拘早晚,将一丸入口噙化,以致津液满口,咽下丹田,浇灌诸经各络。气到处自然辅正除邪,能使肌肤光润,久服,则百病不生,万邪归正。

诗曰:神仙留下济人丹,安魂定魄驻容颜。
　　宽胸顺气神凝静,化痰止嗽暖丹田。

生津消渴甘露降，透窍明目返本源。

每用一丸常噙化，益寿延年世上仙。

先天真一丹

此丹乃大茅君授与二茅君、三茅君地仙长生仙药，诀曰：上品神仙药，先天真一丹，每朝吞百粒，却老返童颜。能转周身气，神功内返还，华池灌神水，滴滴注玄关。阴符调火候，默默自抽添，至诚修炼服，管汝寿齐天。

用白虎首经粉九鼎　阴炼秋石四两　乳粉四两　干山药四两　石涧菖蒲九节，四两，五月五日采取　茅山苍术四两，米泔水浸，去粗皮　甘州枸杞三两　珍珠一两　旱莲子草二两　菊花蕊一两　甘草一两

上各味制成细末，炼蜜为丸，如绿豆大。每服六七十丸，加至百丸，空心白滚水下。

《道藏》斑龙黑白二神丹

鹿茸二两，酥炙　陈皮二两　当归四两，酒洗净　地黄八两，取汁为膏　茯神二两，人乳制　钟乳粉一两，水飞用　人参四两　柏子仁二两　枸杞子二两　麦门冬一两　生地黄汁一碗　白术二两　沉香五钱

上为末，炼蜜为丸，如桐子大。每服五六十丸，秋石汤下。治虚损怯证，五劳七伤，气血俱虚，颜色憔悴，无不治之。服之美颜色，和五脏，壮精神，美须发，补羸瘦，功莫能述。

长生斑龙飞步丹

用上全方，加上白胶二两　紫河车一具，首生男子为佳　腽肭脐一两

绿毛小龟肉一个，同河车煮以桑柴文武火成糜，连汁用。捣和前药末，再入人乳汁一碗，同膏和丸，如桐子大。每服五六十

丸，治虚损痿症。

经验苍术丸又名铅汞丸

苍术一斤半，取膏入药，四两。

其性燥而辛烈，去内外之湿，引药行于表里。而煎为膏者，所以变其质，似由伊尹放太甲于桐，为善以成济世之功也。用糯米泔浸日半，捞起刮去粗皮见白，晒干。又将童便浸日半，捞起，清水洗净，晒干。又煮酒浸日半，晒干。仍用糯米泔澄清煮术，以烂为度。然后于陈米饭上蒸，一层饭一层术，要取谷气为佳。饭上用荷叶盖定，不泄谷气尤妙。晒干，研细末入药。

黄柏　刮去粗皮八两，制炒为末入药，六两。

其性虽寒，非芩连之可比。黄柏能通肾，以泻膀胱之火，火动则水不宁，所以用之者，泻火而宁肾水也。锉碎，用酒浸三日，要反复浸，取出晒干。将蜜拌黄柏，用荷叶铺扎棱起水面，上摊黄柏荷叶上蒸一次。仍将蜜拌，再蒸，再晒，如此三次，用纸铺锅底，黄柏摊纸上烘茶褐色为度。研细末入药。

知母　去皮，六两。

其性润，而老年并虚弱之人火易动，津液受克而常涸，所以用此，专补肾水，盖能制烈火之故也。锉碎，用酒浸三日，去酒晒干，隔纸炒焙，研细末入药。

枳实　四两

老年并虚弱之人，火最易动，津液受克而化为痰，或平日膏粱之积而成痰。盖枳实非他辈之可比。且半夏化痰，其性燥烈，而服之反渴，渴增则贪饮矣。愈饮愈湿，受外邪而痰愈结也。贝母去四种痰，能表而不能里。南星虽曰去痰，能上而不能下，因风可用。今枳实之功，不可胜计。锉碎与麸皮同炒茶褐色，去麸皮，研末入药。

白术　四两

大能补脾。老年并虚弱之人，胃火必盛，而食善消，愈消愈食，则脾岂有不损？则食不能克化，而用庸削之剂，则反伤脾，脾胃受伤，是无本矣，岂能安乎？然必用此以补脾，似由修武备而御寇也。锉碎，用纸铺锅底，将麸皮拌白术摊纸上，不住手拨焙，闻其药味无面气为度。研末入药。

当归　五两

其性温，四等治：血流者能止，凝者能行，虚者能补，气者能和。老年并虚弱之人，火旺水衰，血必受伤，或流或止，或凝或行，何不用此以和之？用酒浸洗，锉碎，晒干，研末入药。

熟地黄　四两。

老年并虚弱之人，诸血最虚，皆由心之耗而肝之枯也。是以四肢血怠，足不能履，手不能持，耳不能听，目不能视，肠不能通，而多结也。所以用此剂，以补一身血衰也。用酒洗，锉碎，研末入药。

干山药　四两。

其性温平，主肠中补虚，除阴热邪气，益气力，长肌肉，治头风，止腰痛，补心肺不足，润皮毛，主治泄精健忘。锉碎，晒干，研末入药。

白茯苓　刮去粗皮，净三两。

其性去湿，利小便，调胃气，伐肾邪，泻火。久服安魂养神，延年益寿，而无消渴之患。锉碎，晒干，将纸铺锅底，用麸皮拌药摊纸上，不住手拨焙，至药无味为度，研末入药。

防风　去芦，五两。

老年并虚弱之人，血皆损少，则腠理不密，贼风易入，必用其驱出之。盖防风之性，威而不猛。锉碎，晒干，隔纸焙干燥，研末入药。

真铅　四两。阴分之上药，即人乳，多以此代铅。

其铅乃取室女，天真未丧，欲心未动而自然来者，得纯阴之正，移阴补阳，自然而然者，其功不可胜言。倘人不待时，急取阴分之上药代之，用亦不减于真铅也。用少年妇人乳二碗。其乳者，血之化也。阴分之上则为乳，阴分之下则为血。所以用此者，以血补血。老年并虚弱之人，身血必衰，此药之正所谓布衣破而补以布也。将面入乳中调匀，打糊丸药用。

真汞　四两，即秋石也。

其性咸，能入肾，而用童便煎者，盖因元气之未泄，而纯阳之未丧，煅炼而成，所以补元气。老弱之人，精气必损，须用此药滋补。研末入药。

上将各药细末拌匀，用乳二碗入面，打糊拌药，杵匀，丸如桐子大，晒干收贮。日渐服之，每服五六十丸，淡盐汤空心下。此药服之，专治诸虚百损，身体倦怠，气虚中满，不进饮食，遍身风湿麻痹，眼目昏花，腰痛头晕，手足欠顺，行履艰辛，虚怯痰火，遗精白浊，小便不利，胎前产后，赤白带下。有恶疾者，服此玄妙，无疾者服此，强筋骨，悦肌肤，驻颜色，健脾胃，进饮食，添精补髓，益寿延年，其功不可尽述，宝之，宝之。

度世丹

如有人抱一切危疾，及瘫痪痛楚，久在床枕，旦暮清心服之，戒其嗜欲，能安神志，定魂魄，顺五脏，和六腑，添智慧，乌髭须，通脉络，除劳损，续绝补败。盖此药禀天地中和之气，不燥不热，可以长服。如有恶疾，肢体不安，行步艰辛，饮食少进，或寤寐不安，或痛连筋骨，或十生九死，服之是疾皆除，驻悦颜色，滋润肌肤，聪明耳目，四肢强健，延年益智，功效不可具述。

枸杞子　《仙经》云："此药是荧之精，益血海，足筋骨，补气安神。"

甘菊花　是木之精，服之聪明耳目，去寒湿手软，利九窍，通三焦。去萼用。

远　志　治胃膈痞闷，去忧邪，润肌肤，壮筋骨。用头捶破，取去心。

车前子　是镇星之精，益胃，安魂魄，驻颜，去夜惊妄想。

生地黄　用干者，去芦。《仙经》云："是太阴之精，开心神，去邪，养脾胃荣卫之神。"

巴　戟　《仙经》云："是黄金之精，去心痰，补血海，轻身延年。"

覆盆子　是神水之精，助阳轻身，安五脏之神。

白　术　是太阳之精，能正气吐逆，消食，化痰湿，养荣卫。

肉苁蓉　择有肉者，其药一百年一生，入小肠，补下元。酒浸七日。

石菖蒲　细小九节者，能升智慧，添神明，暖下元，补虚，减小便。

菟丝子　酒浸七昼夜，晒干，炒令黄色为度。

牛　膝　治湿脚气，腰膝疼痛。去芦，用酒浸七日。

细　辛　疗百病，顺气，益血海。去苗用。

续　断　治五劳七伤。

何首乌　性温无毒。

地骨皮　去土。

上各用本土所生，逐件择洗，各等分，捣为细末，炼蜜和丸，桐子大。每服三十丸，空心温酒送下。服一月，百病不生，服一年至二年，返老还童，颜貌若莲花，是病皆除。原是仙人之术，信之信之。

神仙不老丸

养荣卫，润三焦，滑肌肤，去邪气恶蛊等疾。《选奇方》云："予幼年勤瘁，衰不待耳，方三十而白发生，自是时时摘去，四十九则不胜芟矣，乃听其自然。未几遭丧夭之惨，罹哭子之忧，心志凋耗，白者益多，余者益黄。久之，忽遇金华山张先生，谓予曰：'子今半百，容貌衰甚，可以为门户计，进补治气血以强色身之药乎？'慨然传一方。会初得之异人，拜而受之，遂合服。逾百日，觉前时之白者黄者皆返黑矣。见者以为异，予遂名之曰神仙不老丸。其药品，予概括为诗曰：

不老神仙功效殊，驻颜全不费功夫。

人参牛膝川巴戟，蜀地当归杜仲扶。
一味地黄生熟用，菟丝柏子石菖蒲。
更添枸杞皮兼子，细末蜜丸桐子如。
早午临眠三次服，盐汤温酒任君哺。
忌餐三白并诸血，能使髭乌发亦乌。

用人参　团结重实，上党者佳。去芦，焙干，称二两。
枸杞子　色红润者，去蒂，酒浸一宿，焙干，二两。
菟丝子　以水漂去浮，取沉者，酒蒸焙干，二两。
石菖蒲　去毛节，米泔浸一宿，节密者称一两。
柏子仁　色红新者，去壳，取仁一两，细研，临时入和药内。
川牛膝　长而润者，去芦，酒浸一宿，焙干，一两半。
杜　仲　刮去粗皮，捣碎，生姜拌炒断丝，一两半。
地骨皮　色黄者，刮皮浮净，秤一两。
地　黄　以水浸，重者用，以浮者捣取汁，浸沉者，蒸透焙干，如是三次。色黑者，味甘熟，秤一两。又用生沉者一两，酒浸。各用竹刀切，忌铁器。
川当归　拣大者，去芦头，二两。
川巴戟　用黑色紫沉大穿心者，不用色黄细者，捶去心，酒浸，焙，一两。

上件拣选精制如法，勿晒，用慢火焙干，若太燥则失药味。待干，即于风前略吹，令冷热相激。燥净秤，碾为细末，炼蜜，择火日搜和于大臼内，捣千金捶，丸如桐子大。每日空心午时临卧服，每服七十丸，温酒盐汤任下。忌食葱白，韭白，芦菔，真粉，及藕、诸般血。盖诸血能破血，又解药力。若三白误食，亦无他说，止令人髭发不变黑耳。大能安养荣卫，补益五脏，调和六腑，滋充百脉，润泽三焦，活血助气，添精实髓。是最要节色欲，使药力效之速也。

松黄颐寿丹

松香一斤，嫩白莹净者，碾为末，筛过，去渣。用新汲水十余碗，砂锅内桑柴火煮一炷香，不住手搅，冷定，倾出苦水，仍换新水，更煮更搅，如此十四五次，直待水煮不苦为度。再用白酒四五碗，亦煮一炷香，冷定，取出晒干，碾为细末。熟地黄半斤，淮庆肥大者，拣去不黄不用，浸蒸烂捣成膏。乌梅肉六两，安吉者佳，焙干，碾为末。

上三味，和成一处，捣和匀，如干散难丸，加酒打面糊少许和之，易丸为度。如桐子大，每服三五十丸，茶酒白汤任下，食前服。服药时，忌豆腐。制药不可犯铁器。

大补阴膏

安心神，健脾胃，滋肺金，补元气。

茯　神　二两，去皮心。最能安神定志。

远　志　二两，去梗，炒干用。

人　参　五钱，去芦。能开心明目，养精通神，治脾胃，阳气充足。

白　术　四两，切片，水洗去油，晒干。能除胃中湿热，健脾胃。

茯　苓　二两，去皮，补虚定悸。

橘　红　一两五钱，去白。主下气宽中，消痰止嗽。

贝　母　一两五钱，姜汤煮过。能止嗽，疗烦渴，安五脏，散胸中郁结。

甘　草　三钱，炙，去皮。主补三焦元气，和消药毒，养血补胃。

紫　菀　一两，洗去土。补虚，止渴，安五脏。

阿　胶　一两，蛤粉炒成珠。能养血除嗽。

五味子　五钱，能明目，补胃，益肺金。

当归身　三两，酒洗。能和血补血。

生地黄　一两五钱，酒洗。能凉血补血，滋肾水。

白芍药　二两，炒，益津液。

熟地黄　一两五钱，酒洗，蒸九次，晒九次。大补血，壮肾，善补须发。

天门冬　一两五钱，去心，能保肺气。

麦门冬　一两五钱，去心。能保肺气，令人肥健。

菟丝子　二两，水洗去土，晒干。能添精补髓。

枸杞子　三两，蒸焙干。能明目延年。

黄　柏　二两，去皮　盐水炒干。能补滋肾水。

山茱萸　二两，汤浸。

知　母　一两，盐水炒干。能补肾水，凉心火。

原方内用有款花一两，桑皮一两，柴胡一两五钱，山药二两，后进呈许堂改除。上切片，用井花水二十四碗，入鲜姜四两二钱，核桃肉，圆眼肉，枣肉，莲肉，各二十四个，乌梅肉十二个，春浸半日，夏不浸，秋浸一日，冬浸一日夜。于静室内，用炭火煎至药汁五碗，去药渣。用好蜂蜜二十四两，煎一滚，用纸渗去面上沫，入前药同煎，至滴水不散为度。用磁罐盛，白纸封口，放水盘中，露罐口七日去火毒，取出。每日空心服，白滚汤调下三茶匙。忌食羊肉。

益元七宝丹

用何首乌　赤白各一斤，用米泔水浸一日　竹刀刮去皮，打块如棋子大。另有制法具前。

牛　膝　八两，同前何首乌，用黑豆五升，木甑沙锅蒸三次，晒三次，为末，加盐一二钱同浸。

枸杞子　八两，酒浸洗净，晒干为末。

茯　苓　赤白各一斤，赤者用牛乳浸，白用人乳浸，俱一宿，晒干为末。

菟丝子　八两，酒浸三日，晒干为末。

破故纸　八两，炒干为末。

当　归　八两，酒浸一宿，晒干为末。

上七味　各不犯铁器，炼蜜为丸，如弹子大。日进三丸，早晨空心酒下，午后姜汤下，临卧盐汤下。初服三日，小便杂色，是去五脏中杂病。至二七日唇红，口生津液，再不夜起。三七日，体健身轻，两颧红润。至一月，鼻头酸，是诸风百病皆去。四十九日，目视光明，两手火热，精气通实，发白返黑，齿落更生，阳事强健，丹田如火，行走如飞，气力加倍。非人不可轻泄，乃神仙秘方。

补胃瑶台雪方

莲肉二十两，去心为粉　土白术十两，麸炒去麸用　陈皮二两　白茯苓二两　苡仁八两　芡实十两　山药八两　砂仁一两　川椒一两五钱，炒去汗，为末

以上同和，入白糖二斤，和匀，每早白滚汤调服三二钱。开胃进饮食，脾家圣药也，宝之！宝之！

紫霞丹

治痰涌咳嗽，伤酒解酲，或口有秽气，津苦舌干，凉膈平胃，解愠安神，又为清喉要药。

朱砂四两，一半为衣　官硼砂五钱　沉香一钱　桂花一钱　青木香一钱　细芽茶二钱　诃子一钱　白豆仁一钱　金钱薄荷四钱　冰片三分　百药煎一钱　玄明粉二钱

上为细末，拣大甘草四两，煎汁为丸，如小豆大，朱砂为衣。入口一粒一次，噙化。

延龄聚宝酒

用何首乌　四两，去皮，赤白兼用。

生地黄　四两，鲜嫩肥者。勿犯铁器。

天门冬　二两，去心。

槐角子　四两，炒黄色。十一月十一日采。

石菖蒲　三两。

干菊花　四两，只用花　枝叶不用。

五加皮　二两，用真正的。

苍　术　二两，米泔浸一宿，竹刀去皮毛。茅山的好。

枸　杞　二两，去蒂，研碎。甘州生者。

黄　精　二两，用鲜的。

细　辛　二两，洗净。

白　术　二两，极白者，油黄者不用。

防　风　二两，去芦。

人　参　二两，去芦。

茯　苓　四两，鲜嫩者。

熟　地　四两，忌铁器。

麦门冬　二两，去心。

莲　蕊　四两。

桑椹子　四两，黑紫者。

苍耳子　二两，炒，扬去刺。

肉苁蓉　二两，黄酒浸，去鳞。

沙苑白蒺藜　二两，炒，去刺。

天　麻　二两，如牛角者。

甘　草　二两，用大者，炙，去皮。

牛　膝　二两，去须。

杜　仲　二两，姜汁浸一宿，炒去丝。

当　归　二两，鲜嫩者。

上各味，照方择净，称定分两足，务要真正药材，切为咀片，装入生绢袋内。用无灰高黄酒一大坛，盛九斗十斗大坛方可，将药装入坛，春浸十日，夏浸七日，秋浸七日，冬浸十四日。将药酒每五更空心服三小盅，还卧片时，午间再服三盅尤妙。用酒，忌生冷，生葱，生韭，腥，无益之事少干，无益之物少吃，白萝卜常忌。致诚服者，自有功效。若服一日，歇二三日，不依前法，取效鲜矣。

夜间还服二三次。予年三十九岁服起，于六十四岁，须发如漆，齿落更生，精神百倍，耳目聪明，比前大不同矣。此方不轻系身命养生至宝。仍将药渣晒干研末，炼蜜为丸，如桐子大。每服五十丸，空心无灰酒下。

延寿酒药仙方一名养寿丹

专治男妇远年近日诸虚百损，五劳七伤，左瘫右痪，偏正头风，口眼歪斜，半身不遂，语言謇涩，筋脉拘挛，手足顽麻，浑身疮疥，肠风痔漏，紫白癜风，寒湿脚气，膀胱疝气，十膈五噎，身体羸瘦，腰腿疼痛，四肢无力，皮肤生疮，耳聋眼昏，下部虚冷，诸般淋沥。妇人经脉不调，脐腹疼痛，胁背膨胀，黄瘦面肌，口苦舌干，呕逆恶心，饮食无味，四肢倦怠，神鬼惊悸，夜多盗汗，时发潮热，月事或多或少，或前或后，心中闷塞不通，结成瘕块，时作刺痛，或子宫积冷，气毒虚败，赤白带下，渐成虚瘵，并皆治之。此药方互相制服，其和暖香甘，能追百病。常服补脾，养丹田，和气血，壮筋骨，益精髓，身体轻健，明眼目，安五脏，定魂魄，润肌肤，返老还童，延年益寿，其功不可尽述。

当归去芦　人参去芦　白茯苓去皮　草乌去皮　乌药　杏仁去皮尖　何首乌去皮　川椒去目　川乌去皮尖　五加皮　肉苁蓉去鳞　枸杞子　砂仁以上各五钱净　木香　牛膝去芦　枳壳去穰　干姜火炮　虎骨酥炙黄色　川芎　香附子炒去毛　香白芷　厚朴姜汁浸　陈皮去白　白术炒　独活　羌活　麻黄去节　官桂去皮　白芍药　半夏姜汁浸　生地　熟地　天麦门冬去心　五味子　防风　细辛拣净，醋酒洗，去芦　沉香　苍术米泔浸，去皮　小茴香盐炒黄，以上各三钱　破故纸酒浸微炒　核桃仁汤浸去皮　甘草火炙，三味各一两净　红枣肉　酥油二味各半斤　白沙糖一斤

上将前药用细绢袋盛之，用烧酒一大坛，浸药三日，放在大锅内，用汤浸坛，煮两个时辰，取起，掘一坑，埋三日出水毒，取出。每日用酒一小盅。病在上，食后服；病在下，空心服。饮酒毕后，

将药渣晒干，碾为细末，用好花烧酒打糊为丸，如梧桐子大。每服三十五丸，空心好酒下。

罗真人延寿丹

治男子五劳七伤，诸虚不足，阴痿，气弱无力，心肾不交，精神欠爽，小便频数，腰膝疼痛；妇人赤白带下，起居倦怠，脚冷麻痹，不能久立，肾气不和，脐腹疼痛，经水愆期，无孕。常服此药，阴阳升降无偏，充实肌肤，填精补髓，精神倍长，强壮筋骨，悦颜色，固真气，和百脉，正三焦，乌须发，坚齿牙，耳目聪明，老能轻健。斯药之效，何可尽述。至五日，体自轻健；至十日，精神倍爽；半月之后，气力壮雄，二十四日后，眼目清朗，语音响亮；一月之余，饮食大进，颜色红润，步履轻健，冬月手足常暖。此药不热不燥，老幼并皆可服，乃仙方也，慎勿轻传。

干山药一两，去皮　人参一两，去芦　白茯苓一两，去皮　川牛膝一两，酒浸　杜仲一两，姜制去丝　龙骨一两　川续断一两，去芦　鹿茸一两　当归一两，酒浸洗　山药苗一两　北五味一两　熟地黄一两，酒浸　石菖蒲一两　楮实子一两，去穰　破故纸一两，炒　麦门冬一两，去心　辽枸杞五钱

如下元虚冷，加鹿茸五钱　附子五钱

上为极细末，择天气晴和，拣选好日，以酒糊为丸，如梧桐子大。每服五十丸，或六七十丸，淡淡盐汤送下。修合之日，须忌妇人鸡犬之类。日进二服，亦可大有功效也。

草　还　丹补益

夫草还丹者，不用金石，不加燥热，不伤五脏，只系草药为用，全在制度之妙。将水火无穷之术，夺丹砂烧炼之功，大壮脾胃，进美饮食。盖脾属中央之土，乃五脏之主，当先调养。五脏俱虚，百病由此而生。此药益精髓，固元阳，轻腰膝，安五脏，通九窍，令人耳目聪明。有一老人年七十之上，服此药，悦颜色，乌须发，固齿

牙，夜能书细字，延年益寿，乃仙家之良剂，平补大有神效。

苍术四两，用酒、醋、米泔水、盐各浸一两　茴香一两，新者　破故纸一两，酒浸一宿　川楝子一两　木香　牛膝　葫芦巴　地龙　山药　枸杞　茯苓　川山甲各一两

上件，晒干为细末，好酒糊为丸，如桐子大。每服三十五丸，温酒送下，盐汤亦可，空心服，以干物压之，使力行百步，日进二服。

草灵丹

此药延年益寿，添精补髓，乌须发，固齿牙，强筋骨，壮气血，返老还童。冬月服之，腮面如噀血，行步轻飞。七十老人，诚心服饵，健若少年。别有奇功，不行尽述。服之一月，乃见其效。如要试验，拌饭与白犬食之，一月变成黑犬，此其验也。老人服至十日，便不夜起。服药者，不可赖此频行房事。忌黑羊肉鹁鸽，桃李果子，恐减药力，保而慎之。不热不燥，亦无飞走金石药味。过一月，耳目聪明，发白再黑，不可轻忽。

真川椒四两，去目炒出汗　白茯苓一两，去皮炒　川乌一两，去皮脐　茴香二两，盐炒　苍术四两，酒浸焙干　甘草二两，粉者，去皮炙　熟地三两，酒浸　山药三两

上为细末，炼蜜为丸，如桐子大。每服三十丸至四五十丸，空心温酒下，以干物压之。

固真丹

同上方。加首经一次，鹿跑草一两。

回阳无价至宝丹

用川楝子取肉，二两　川牛膝一两　熟地黄　蛇床子　川山甲　肉苁蓉　茯神　巴戟　五味子各一两　乳香三钱　沉檀香各五钱　鹿茸　仙灵脾　甘草各五钱　人参一两　破故纸五钱　大茴香一两　泽泻一两　乌药二两　菟丝子五钱　凤眼草二钱　槟

榔一两　葫芦巴　莲心各五钱

上为细末，炼蜜为丸，如梧桐子大。每服三十丸，空心好酒下。治五劳七伤，四肢无力，下元虚冷，夜梦遗精，阳痿等症。

神仙紫霞杯

昔宋英宗皇帝，朝暮思想，恳祷祝告上苍愿祈降子。忽一日，有一道者，身穿草衣，头挽双髻，腰悬药葫芦，携一水火篮，手执龙虎首拄杖，偶至玉阶。群臣云："这道人不知从何入朝，冲入金门。"奏道："吾乃蓬莱到此，因陛下祈子恳切，贫道闻知，奏奉蟠桃延年益寿九转紫霞杯，乞陛下允纳。"帝曰："此酒此杯，是何仙术？从何而至？"道云："此是纯阳真人曾庆蟠桃会，贺王母仙酒杯，陛下饮服。"帝曰："有何益于朕？"道者曰："但令宫妃有子。"帝闻甚喜，着光禄寺筵宴奉赏。道者曰："道人不用筵赏。"传下酒杯去，化一道青光，灼然而去。帝稽首叩谢，故得子之多。

偈曰：

蓬莱仙赐紫霞杯，九转灵丹药更奇。

万病尽消身体健，还童返老似婴儿。

硫黄八两　雄黄五钱　乳香三钱　没药三钱　辰砂五钱　血竭二钱　沉香二钱　麝香三钱　檀香三钱　降香一两　牙香二两　茅香一两　人参　附子　川乌　川芎　当归　肉桂　破故纸　肉苁蓉　黄精　白芷　枸杞　芍药

上㕮咀，入油煎。先用油一斤，浸诸药三二日。熬煎药焦黑色，滤去渣，再复油锅化溶硫黄，再倾出上面清油，却将锅底硫黄倾入盆内，洗去泥土砂石，仍将原油化硫黄。周而复始，三次。又倾出上面油，存黄，另倾出称，每硫黄一两，用铜杓化开，入前麝香末三分，搅匀。先以小酒杯一个，用纸封口紧，中开一孔，将化开硫黄药倾入酒杯内，一荡做酒杯一个。如此倾做数个，冷定，酌酒。做法如浇响糖相似。

沉香内补丸

能除百病，补诸虚，健脾胃，进饮食，添精补髓，延年益寿，服之年余，身轻体健，妇人服之尤妙。

沉香五钱　广木香五钱　乳香　没药各三钱　人参五钱　母丁香三钱　石燕一对，烧红醋浸　海马一对，酥炙　鹿茸五钱，酥炙　仙灵脾五钱，酥炙　穿山甲五钱，灰炒　韭子五钱　八角茴香五钱　木通一两，炒　小茴香一两，炒黄　甘菊花五钱，盐炒　川楝子酒浸一宿，去皮核，一两　蛇床子一两　白茯苓一两　大附子一个，炮去皮　川椒一两，去目　枸杞一两　麝香少许　葫芦巴入羊肠内酒煮，一两　丁香五钱

上为细末，酒糊丸，如梧桐子大。每服三十丸，空心温酒下，仍以干物压之。忌生冷、腐粉、鱼腥、诸血四十九日。又，洗药用紫梢花、松节、皮硝三味煎水，每日温洗之。

灵秘丹药笺　下卷

治痰症方

秘传紫府青津丸治虚实痰火神方。

用女贞实　四两，用芩连水浸一夜，次日蒸晒，如法三遍。白石膏　四两，煅过，研细，用嫩桑叶四五斤，煎汁，取净汁一碗，煮干，再用紫苏四两，荆芥一两，煎清汁，再待干，听用。

知　母　四两净，咀片，分四处，人乳，童便，青盐拌润过一宿，生用一分，俱微火炒。

黄　柏　四两净，照前四制如法。

白芍药　一两，用桑皮煎水，煮干听用。

贝　母　二两，姜矾水煮干听用。

杏　仁　二两，去皮尖，青盐水煮干听用。

天门冬　二两，去心，切细，微火炒干。

麦门冬　二两，去心，微火焙干。

人　参　一两，切大片，用好酒拌润一宿。取白酒曲末炒热，下人参微炒干听用，去曲。

茯　神　二两，去皮心，人乳拌润一夜。次日，火焙干，听用。

黄　芪　一两，切片，蜜水拌润一宿，炒干。

糖球肉　五钱，去参芪之滞腻。

当　归　一两，酒洗晒干，切片，酒拌润一宿，炒用。

陈　皮　一两，去白，炒用。

百　合　二两，姜汤泡过，焙干听用。

上共十六味，各制精微分两，和一处，再焙大燥，为极细末。取梨汁半斤，炼蜜一斤，为丸如桐子大。每服三钱，早晚白滚汤送下。制伏相火，滋养真阴，津润肺腑，上降心火，下生肾水。清热化痰，火降水升，令人无病矣。

论痰治法

经曰："百病皆生于痰。痰之本，水也，原于肾。痰之动，湿也，主于脾。脾主湿，每恶湿。湿生痰，寒又生湿。"故古人用二陈汤，为治痰通药。其中半夏味辛燥湿，以齐地者良。若不制以为曲，恐其太燥；若制曲无法，亦鲜奏功。凡治痰病，必须制曲，具法于后。齐半夏，即山东所产大个麻点半夏也。

半夏曲法

每用齐半夏，选极大者一斤，水浸二三日，以透心去灰为度。用生姜自然汁一茶盏，同煅白矾四两煎化，将半夏为粗末，拌匀，晒干听用。

治风痰，用猪牙皂角半斤，水四碗，煎二碗。

治脾胃湿痰及火痰，用竹沥或荆沥拌。

治老痰，胶痰，诸药不效者，用霞天膏一碗，先拌半夏晒干，后入竹沥为曲。霞天膏方具后幅。

上俱用楮叶纸封，如造酒曲法，置檐风处。

清气涤痰丸

健脾胃，化痰涎，宽胸膈，进饮食。

半夏曲　照前法，随症用一斤。

牛胆南星十两　橘红　楂肉　瓜蒌仁去油　枳实　萝卜子炒　茯苓　白术　黄连各八两　香附用青盐二两水浸炒　枯黄芩微炒　甘草　真紫苏子各六两　好沉香二两　白芥子三两

上为细末，竹沥为丸，如梧桐子大。每服一钱五分，食远或临睡服。

老痰，加天门冬四两，青礞石二两，硝煅。若阴虚火盛，当滋阴降火为主，兼服前药。

霞天膏方

此倒仓法遗意也。用此制半夏曲，或入丸药中，能令老痰自大便出，且不损元气，不伤脾胃。凡治胶结老痰，非此不效。

黄牯牛肉，用纯黄无病、肥泽、一二岁者，净腿肉十二斤，切指顶大，用长流水，以大铜锅煮之。旋加沸汤，当令水淹肉五六寸，掠去浮沫，煮肉烂如泥，去渣。将肉汁以细布滤入小铜锅内，用桑柴文武火候，不住手搅如稀溏，滴水不散，色如琥珀为度。每肉十二斤，可取膏一斤，磁罐盛之，冬月制用。

白玉丹

专治久痰嗽。

天花粉一斤，用清水浸洗，刮去粗皮，切片晒干，磨细末。筛过极细末，将绢袋盛，用清水中洗出浆，出渣，澄清换水，如此五七遍，去苦，晒干取十二两。用河南真绿豆粉，水漂三五次，晒干，取四两。二味共一斤，用苏州薄荷叶一斤，入瓶内，层层间隔，封瓶口，入锅内隔水煮三炷香为制。取起冷定，开瓶，筛去叶，留粉听配。

白檀香　白石英　白硼砂各五钱　白豆蔻　玄明粉各一两　白石膏二两煅　柿霜三两　白糖霜八两

共为细末，和前粉一处，入瓶。每次取二匙噙化。消止痰咳，开胃滋阴，降火醒酒，清心明目，解渴，大有神效。

法制清金丹

治痰火咳嗽，生津止渴，消食顺气，调中。用广陈皮，拣红者，净米泔水洗，略去白，锉大片晒干，一斤。先用枳壳四两，去穰净，用水六碗浸一宿，煎浓汁二碗，拌橘皮浸透一夜，次日蒸透晒干。

二次，用甘草三两，去皮，照前煎汤浸蒸晒干。

三次，用款冬花，去芦梗净，四两，用水照前煎浸蒸晒。

四次，用桔梗，去芦净，四两，用水照上浸一夜，浓煎汁二碗，去渣，加白硼砂，玄明粉，青盐各四钱，入汁化开，照前拌酒，浸一夜，蒸透晒干。

五次，用竹沥浸拌，照前蒸晒。

六次，用梨汁浸拌，照前蒸晒。

七次，用姜汁、萝卜汁浸拌，照前蒸晒。

加沉香三钱　檀香三钱　山楂米一两

百药煎一钱　细茶一两　乌梅肉一两

白硼砂五钱　五味五钱　人参一两

天花粉一两　薄荷叶一两　半夏一两，姜汁炒

共为细末，加白糖霜十两，炼熟蜜十两，和匀。入臼捣千杵，印成饼。临卧，或有痰火涎嗽时，含咽。大能降火清气，化痰止嗽，消食宽中。

造百药煎法

五倍子，不拘多少，敲如豆瓣大，拣净，用白酒糟拌匀，置暖处，候发过，不涩味酸为度。晒干，研末听用。

神　化　丹

马兜铃　水芹菜　旋覆花　酱瓣菜各半斤，俱生活用　薄荷八两　五倍子五两

上将六味捣末成饼，安七日，白毛出了。又采生的四样，捣烂绞汁，拌前饼子，又捣千余下。如此四十九次，方用半分，入舌上闭口噙化，神效。

太 极 霜

用黑铅打作二三分厚片，成圆球盒子两半个，焊作一球。用童男童女尿，浸一百日，久浸不妨。用时，将球切开，铅球内白霜刮下，每二三分，其痰立下。如试以霜加吐出痰上，痰化成水为验。

治痰快气消隔食神方

山东半夏一斤洗　南星一斤，去皮　生姜一斤　皂角一斤，切碎　白矾一斤

五味用水煮至南星心内无白点为度，去皂角不用，将姜切碎，同南星、半夏晒干，或用火焙，每味净一斤，配后药。

青皮去穰　陈皮去白　萝卜子炒另研　苏子炒　神曲炒　香附子姜汁煮，去毛　麦芽炒　干葛　杏仁去皮尖另研　山楂以上各半斤

上与前药三斤，一处研为细末，以生姜自然汁浸，蒸饼为丸如桐子大。每服五六十丸，临睡茶酒服。

治顽痰不化方

用石青一两，石绿半两，俱研绝细末，水飞二物，以饼糊为丸。每服十丸，温汤下，吐痰一二碗，不妨。

九炼玄明粉法

将玄明粉炼出，再加梨汁煮一次，童男童女便煮一次，甘草煮一次，海粉煮一次，藕汁煮一次，生半夏捣汁煮一次，连前一次，共九炼也。消痰神药。

神水方

用出山铅打片，十斤作二十片，如法悬缸上，下锅，用好酒好醋各十斤熏蒸，取气水服一二匙，治痰神妙。

取水方

用上下一缸合封，上缸另铅片，下缸贮酒醋。用柴火煨十二炷香，中用一磁盘架托铅片，收铅上滴水用之是法。

痰中欲绝吹鼻散

用大茶子一颗，糯米七粒，共为细末，以些少吹入鼻中，吐出稠痰数碗，病者即醒。

眼目症方

女贞膏

用点远近烂眩，风翳障眼，绝妙。

黄连　黄芩　黄柏　黄芪　连翘　薄荷　山栀　山豆根各三两

用冬青叶一篮，清水净洗。菊花，千里光花，密蒙花，用常流水，同前药一处煎浓汁，去渣再熬，下白蜜少许，成膏听配。

炉甘石　三两煅过，为细末，以水飞五七次。净末一两。

大朱砂　熊胆　血竭各五厘　乳香　没药各一分　珍珠　琥珀　牛黄　冰片　麝各一分　硼砂三分　石蟹一钱，蜜煅　胡黄连一钱五分　白丁香一分

共为细末，投入膏内搅匀，入罐塞口。每用，银簪脚挑药些少，点眼两眦，一日三次，神效。

千金秘授保睛丸

治远年近日风眼羞明，白花生翳疼痛，黑花蟹睛珠破，胬肉扳睛赤肿，倒睫拳毛，眩烂痒涩，打伤，小儿痘疹入眼，迎风冷热泪下，瘀血血贯，七十二症无不治之。能补肾治肝，去风散血，顺气除昏，升降水火，祛内外障。

羚羊角二两五钱　乌犀二两　白珠二两　鹿茸二两，酒浸焙　海蛤二两，煅　人参三两　天竺黄二两五钱　陈皮三两　菖蒲三两　茯苓四两，去筋　当归三两　琥珀二两　云母石一两六钱　石膏二两　秦皮二两　芍药四两，浸酒一宿　沉香一两　扁豆四两　苍术三两，酒浸曲炒　细茶四两　菊花三两　天门冬二两五钱，去心　生地八两　川芎三两　麦门冬五两，去心　地肤子二两　石斛三两　巴戟三两，去心酒炒　熟地八两　井泉石二两　柴胡二两五钱　车前子二两　菟丝子三两　肉苁蓉三两，酒浸洗　龙胆草二两　木香二两半　细辛二两五钱　草决明二两　薏苡仁五钱　掩闾子二两五钱　五味子三两　黄连三两　远志二两五钱，去心　苍耳子三两　防风二两　黄芪二两五钱　泽泻二两　玄参二两　白蒺藜二两，去刺炒　牛蒡子二两　砂仁二两　木通二两五钱，炒　香附子二两　连翘三两　仙灵脾一两五钱　谷精草三两　旋覆花二两　知母二两五钱　威灵仙二两　桔梗三两　黄芩三两，酒炒　山茱萸六两　枳实二两　麻黄一两五钱　酸枣仁五钱　牡荆三两　款冬花二两五钱，炒　秦椒二两　诃子二两　木贼二两，酒浸炒　蒲黄一两五钱　山药八两　侧柏叶二两五钱，焙　枸杞六两，酒焙　密蒙花六两　夏枯草二两五钱，炒　蔓荆子二两，炒　葶苈子二两，炒　石决明四两，煅　蕤仁二两，去油　青葙子一两五钱　黄柏八两，盐酒炒　牛膝二两，酒浸　甘草二两五钱，炒　百部二两五钱，去蒂炒　山冬青子二两　豆蔻一两五钱

上为末，炼蜜为丸，每丸一钱五分，外用辰砂为衣。药计共八十八味。

去障翳，米泔水温服。睛暗青盲，当归汤下。气障赤肿，木香

汤下。血虚昏暗以下七十二症，俱薄荷汤下。小儿痘子入眼，谷精草汤下。

明目补养四神丸

用甘州枸杞四斤，分为四分，好酒洗净。

一斤用川椒四两同炒，去椒不用。

一斤生芝麻四两同炒，芝麻不用。

一斤小茴香四两同炒，茴香不用。

一斤好薄荷四两同炒，薄荷不用。

炒过放地上出火气，加生地黄、熟地黄、白茯苓、白术、菊花各四两，炼蜜为丸，如桐子大。每服五六十丸，无灰酒，或盐汤俱可下。

秘传煎药加减妙方

用当归　川芎　柴胡　枳壳　羌活　独活　前胡　桔梗　黄连　甘草　甘菊　薄荷　水二碗煎服，加灯心三十根。

外有加减法附。

有泪多，加独活　薄荷

内痒，加防风　荆芥

血贯，加青葙子　草决明

有翳，加木贼　蝉蜕　石决明火煅　白蒺藜

春间发，加龙胆草　生地黄

眼痛头疼，加黄芩酒炒　蔓荆子

胃火，加石膏。

神　妙　膏

用甘草　羌活　细辛　黄连　贝母　菊花　当归　枳壳　大黄　白芷　生地　防风　荆芥　木贼　黄芩　川芎　苍术　猪苓　泽泻　白术　薄荷　桔梗　石斛　赤芍药　蔓荆子　草

决明　牛蒡子　青葙子　菟丝子　车前子　夏枯草　地骨皮

将羊脑炉甘石四两,用一袋盛了,用前三十二味药,入水煮三昼夜。次取起去药,将石入乳汁浸之。又用磁器上盖一碗,打火半炷香,恐亦不必,止用石细研如面。

点火眼

炼就炉甘石一两,入熊胆三分,冰片二分,朱砂三分,点之。

点云翳眼

炼就炉甘石一两,入硼砂一钱,胆矾五分,海螵蛸一分,槟榔一分,鹰粪二分,同研,点之。

点攀睛胬肉

炼就炉甘石一两,加硼砂二钱,胆矾五分,海螵蛸二分,真珠二分,琥珀二分,麻雀粪二分,冰片一分,辰砂二分,槟榔二分,点之。

洗眼方

一,以桑灰调热汤,澄清洗之。

一方:立冬日,采桑叶一百二十片。每遇后开日期,用桑煎汤不常洗之。如闰月之年,先年多采十片,照前月日期洗之。洗眼之日,须忌荤酒,斋戒,神妙。

正月初五日　二月初一日　三月初五日　四月初八日　五月初五日　六月初七日　七月初八日　八月初八日　九月三十日　十月初十日　十一月初十日　十二月初一日

魏斗蓬点眼方　扫霞散

用炉甘石一两,销银罐打火,以童便淬七次,烧七次,以罐盛埋入土,出火毒九日。

石燕子三钱,以醋淬七次,同上埋法。

硇砂一钱，乳汁制。

硼砂二钱　飞丹五钱　黄连三钱　乳香三钱　没药三钱　熊胆二钱　冰片六分　麝香六分　珍珠三钱　珊瑚三钱　血竭二钱　归须三钱五分　石蟹二钱　轻粉二钱五分　白丁香三钱

共十八味，如要去翳，加磁砂五分，海螵蛸五分

吹鼻六圣散

川芎　雄黄　石膏　乳香　没药各一钱　盆硝五钱

共为细末。更治赤眼，冷泪，头风，耳中疼痒，鼻塞声重，牙疼。口先含水，用管吹药一二分入鼻，吐水，半晌即愈。

风症方

青金锭

治男女中风痰厥，牙关紧急，不得口开，难以进药，并双蛾喉闭，不能言者，小儿惊风，痰迷不省。将此药一锭，取井花凉水磨化，用绵纸蘸药汁，滴入鼻孔，进喉内。痰响，取出风痰，一刻得生。见效如神，百发百中。

玄胡索三钱　麝香一分　青黛六厘　牙皂十四枚，火煅

共研极细末，清水调做锭，重五分，阴干听用。

金弹子

治诸风，左瘫右痪，手足顽麻，半身不遂，口眼歪斜，寒湿筋骨疼痛，偏坠疝气等症。

天麻　升麻　草乌　防风　荆芥　石斛　细辛　半夏　白芷　羌活　甘草　秦艽　川芎　苍术　僵蚕　蝉蜕　全蝎　蜂房　乌药　当归　风藤　乳香　没药　朱砂　雄黄　金银花　两头尖　何首乌　石菖蒲各五钱　木香三钱　麝香二钱

共为细末，听用。麻黄去节二斤，紫背浮萍八两，共用水煎浓，去渣，再熬膏，和匀为丸，圆眼大，金箔为衣。每服一丸，葱姜煎酒送下。

神秘浸酒方

治左瘫右痪，半身不遂，口眼歪斜，一切诸风疼痛不可忍者，治之如神。

何首乌一两　石菖蒲一两　生地黄七钱　明天麻七钱　白附子五钱　白茯苓五钱　苍耳子一两，炒研细　五灵脂五钱，炒　牛膝七钱　天南星七钱，姜汁炒　二蚕砂五钱，炒　当归七钱　苍术五钱，米泔水浸炒　半夏七钱，姜汁炒　红花五钱　光草乌末五钱　陈皮五钱，去白　防风五钱　汉防己五钱　芍药五钱　甘草三钱　黄柏五钱　木瓜七钱　川芎五钱　桑树上络藤一两

上㕮咀，以布袋盛悬入坛内，无灰好酒一斗，瓶口封固，重汤水煮五炷香。不拘时服，饮醉为妙。

金刀如圣散

治男妇诸风瘫痪，半身不遂，口眼歪斜，腰膝痛，手足麻顽，言涩步艰，遍身疮癣疥癞，上攻头目，耳内蝉鸣，痰涎肤痒，偏正头风，不问新旧，及破伤风，脚跟反张，蛇犬咬伤，金疮湿疮，并宜服之。

石斛一两　川乌　草乌　苍术各四两　甘草三两　人参五钱　荆芥　何首乌　川芎　白芷　细辛　当归　防风　麻黄　全蝎　天麻　藁本各五钱　两头尖二钱

上为细末。每服五分或一钱，临睡酒调服。不可饮酒，忌一切发风热物。觉身麻痒，是药之效也。

追风逐湿遇仙膏

治风湿骨节疼痛，或痰核肿痛，皮肤麻木燥痒，一切风疾等症，神效。

豨莶草　海风藤　大半夏　蓖麻子　麻黄　川乌　草乌　南星　羌活　桂枝各四两　独活　细辛　玄参　当归　荆芥　金银花各一两

以上用真香油七斤，葱汁、生姜汁各二碗半，共油浸前药一宿，用铜锅文武火熬煎，药色不易黑，必待滴油色黑，去渣。每药油一斤，下飞过好丹九两，候成膏，再加白水煮过松香一斤，黄蜡一斤，化搅匀，气温方入。

没药　乳香　木香　轻粉　胡椒各四两　白芥子一斤

五味研为细末，入膏内。如牙疼，不用轻粉。每膏一斤，入蟾酥五钱，厚纸缎绢摊贴，肉痒出冷汗方去。

活络丹

治风湿诸痹，肩臂腰膝筋骨疼痛，口眼㖞斜，半身不遂，行步艰难，筋脉拘挛，一切风疾。能清心明目，宽膈，宣通气血。年过四十，当预服十数丸，至老不生风疾。年过六十者不宜服之。

白花蛇二两，酒浸焙　乌梢蛇五钱，酒浸焙　细辛二两　全蝎十枚，去尾尖　麻黄二两，去节　川芎二两　血竭七钱五分，研细　两头尖二两，酒洗　没药一两　防风二两五钱　地龙五钱，去土　丁香五钱　赤芍药一两　葛根一两五钱　犀角五钱　朱砂一两，研细　白僵蚕一两，炒　玄参一两　草豆蔻二两　牛黄一钱五分　官桂二两　虎胫骨一两，酥炙　威灵仙一两五钱　藿香二两　黑附子一两，去皮炮　川羌活二两　白芷二两　败龟板一两，酥炙　当归一两五钱　熟地二两　何首乌二两　安息香一两　青皮一两　天竺黄一两　麝香五钱，另　人参一两　冰片一钱五分，另　乳香一两，另　天麻二两　甘草二两，炙　骨碎补一两　黄连一两　白豆仁一两　乌药一两　香附一两　茯苓一两　黄芩二两　松香五钱　白术一两　大黄一两　木香一两　沉香一两

上为细末，炼蜜为丸，如弹子大，金箔为衣。每服一丸，茶酒服之。病在上，食后服；病在下，食前服。以四物汤服之，尤妙。

定风丸

治半身不遂，日夜疼痛不绝声者。

川乌　附子　草乌　俱生姜煮过用一两五钱　川椒一两

共为细末，酒糊为丸，绿豆大。每服九丸，不可多服，日进三次，空心酒吃。

骊龙珠

治风中百症。

白花蛇五钱，酥油炙　番木鳖一个，酥炙　半夏一钱五分　虎胫骨一两，酥炙　麻黄三钱，去节　乳香三钱　寒水石四两，盐泥固火煅红　孩儿茶一钱五分　没药三钱

酒糊为丸，弹子大，放铅盒内，起白毛，取出揩毛。遇患，将一丸灯上烧烟起，为末，好酒送下。大汗如雨，不可见风，汗干即愈。

妙应膏

用肉桂　军姜　川乌　草乌　羌活　独活　南星　当归　白芷　赤芍药　白附子　紫荆皮　石菖蒲各一两

以上十四味，用水二十碗，煎至十碗留起。渣再煎，用水十碗至三碗，去渣，将汁共熬成膏。次将透明松香二斤，捣碎，筛过，再用姜汁，葱汁，蒜汁，米醋，好酒各一碗，将松香搅入锅内，成丝后下药汁膏，慢火熬至琥珀样。又将油二斤，另熬土木鳖、蓖麻子、巴豆净肉各三两，煎至黑色，待冷，将渣研碎，入油内再煎，滴水成珠，下飞丹八两，将熬松香膏倾入，搅匀煎至黑色即起。少温，下乳没各四两，牙皂末三两，片脑二钱，磁器内收贮，水浸去毒。贴痞，摊膏时加阿魏、麝香少许，余不用。

胜金丹出《道藏》

用朱砂三两，研　雌黄一两五钱　硫黄五钱

二黄研如泥，用桑柴灰淋汁于锅中。投二黄化熔，入朱末同熬化，搅匀，再入灰汁，旋添旋煮三日三夜。药在锅内有泣声，刮起，取药入铁鼎内，以文武火逼干阴气，方加鼎楔，盐泥固济如法。用炭火三十斤，煅至火剩三四斤即止。待冷开看，药成一片在底，凿取如白银，研如粉。用甘草、余甘子二味同药，砂锅内煮一日，出火毒，取起，研，用米饭为丸，如绿豆大。每日空心冷椒汤服三丸至五丸，主治一切风疾，半身不遂，口不收敛，身转不得。服五钱即愈。忌羊血。

寒症方

此为概方，若感寒求汗用之，否不可执。

通真救苦丹

专治伤寒表里内外，虚实反变发汗妙方。

当归　赤芍药各二两　甘草　麻黄各四两，去节　春夏加石膏五钱，煅　秋冬加官桂五钱

共为极细末，用热酒浸三日，用细绢袋滤去渣，再二三遍滤为度。阴干听配。朱砂　雄黄各五钱，用水飞过二三次，共和匀，醋糊为丸，芡实大。急用一丸，加雄黄末五分，凉水送下，看燃香有一寸余，出汗为度。

如喉干，霍乱症，服一丸，神效。如毒蛇虫所伤，服一丸，再将一丸为末，涂伤处。

避瘟疫冷饮子出《道藏经》

茴香三分，夏用根，冬用子　远志三分，去心　附子两颗，炮　桑螵蛸二十枚，炙　泽泻二分　萆薢三分　苁蓉三分

共罗为末，分作二贴。大羊肾一具，去脂膜，用水一碗半煎，露一宿。空心冷服，每季吃四帖。能辟瘟疫时灾，兼补下元。

合掌膏

治急症伤寒，不省人事者。不消服药。

川乌　草乌　斑蝥　巴豆　细辛　胡椒　明矾　干姜　麻黄

各等分，共为细末。每一次用三钱，好醋一匙打糊为丸，核桃大。安在患人手心，两手合扎紧，夹在腿裆内，以被盖暖，出汗为度。如醒，去药，就用黄泥水洗手。

痨症方

御沟金水方

治男女烧骨痨，干血痨，童子痨，昼夜不退热，至紧不肯服药者。此水不比寻常，真有斩将夺旗之功。

用黄篾箩八个，要二尺高，取山上无垢净泥黄土，装八个箩内，磁钵八个盛住。取童便七桶，倾入七箩土内淋下，上以井花水催下，共倾在一箩土内。如淋少，再用清水催。前七箩淋下水，又加上一箩内，待他一夜，净淋下水三五碗，以磁瓶盛住，外以井水养之。但遇此症，待口中作渴，要茶汤吃之时，将此水半杯服之即安。至重不消三次即愈。

龙香犀角丸

治吐血痨症。

熟地黄一两，酒浸捣极细　生地黄一两，酒浸　山药一两　天门冬一两，去心　麦门冬一两，去心　犀角一两　真京墨一两，煅存性　牡丹皮一两　五味子一两　鳖甲一两，酒制　胡黄连一两

上为细末，炼蜜为丸，如桐子大。每服七十丸，空心白滚汤送下。

止嗽琼珠膏

用粟壳三两，去盖筋穰　桑皮七钱　贝母八钱　五味五钱　玄参七钱　薄荷五钱　陈皮六钱　桔梗六钱　甘草四钱

上为极细末，炼蜜为丸，如弹子大。每服一丸，临睡白滚汤下。

乳升丹

治女人虚痨。

香附一斤，童便浸炒黄色　当归一两五钱，酒洗　红花一两　川芎一两五钱，酒洗　三棱一两，醋炒　生地二两　白芍药一两五钱　牡丹皮二两　蕲艾四两　草豆仁一两，麸皮炒　玄胡索一两五钱　枳壳二两　青皮一两，麸皮炒　山楂肉四两，炒　乌药二两，炒　紫苏子一两五钱　萝卜子二两，炒　蓬术一两，醋炒　熟地二两，酒二碗熬膏　砂仁一两五钱，炒

共为细末，醋糊为丸。每服二钱，艾醋汤不拘时服。

蒸脐秘妙方

治五痨七伤，诸虚百损，万病脱除。

麝香五钱　丁香三钱　青盐四钱　乳香三钱　木香三钱　雄黄三钱　五灵脂五钱　小茴香五钱　没药　虎骨　蛇骨　龙骨　朱砂各五钱　人参　大附子　胡椒各七钱　白附子五钱　夜明砂五钱，透肺补不足

上药十八味为末，听用。次要蕲艾作灸壮，槐皮一片，如大钱，盖药面，取其不走药味。每用看人脐孔深浅，先将麝香填一二厘入脐中，次将药填实，上用荞麦面和匀，作箍，照脐眼少大，圈转按实在脐四围，再将药填其中，令满着实。次用银簪脚，插脐中药上数孔，次盖槐皮。皮上以艾壮灸烧，至一百二十壮为止，浑身热汗，百病皆散矣。如汗不出，再灸。灸后保养月余，不见风寒、油

腻、生冷一月。一年四次蒸脐，百病消除。久嗽久喘，吐血寒劳，遗精白浊，阳事不起，下元冷弱，痰火等疾，妇人赤白带下，久无子嗣，俱可灸，只不用麝香为妙。此仙方也。

噎膈症方

鹳肝丹

治翻胃膈食。每用老鹳鸟一只，用肝胵二件，即肚中肝与胃也。切作薄片，新瓦上焙燥，不可焦了，为末。将老黄米煮粥，和丸如桐子大。每服七丸，不效，加十四丸至二十一丸。再不效者，胃绝矣，不必再医。

回生散

治隔食隔气神方。

急性子一两　同硇砂三分，水二盅，煮干听用。

朱砂五钱　雄黄五钱　硼砂三钱　沉香三钱　木香五钱　丁香三钱　麝香一钱

上各为极细末。每服三分，火酒送下，立效。

虎肚散

厚朴姜炒三遍　陈皮各二两　茯苓　甘草炙　人参各一两　苍术米泔水浸炒，换姜汁炒，四两净　虎肚

肚灰与药对配。炙虎肚有法：用新瓦两片合肚，固定两头，火不可猛，逼如银色，不可焦了，入药。

再生丹

治翻胃吐食、隔气痰火如神。

急性子五钱　知母五钱　硼砂五钱　枯矾三钱　五灵脂三钱

雄黄二钱　硇砂三分　郁金二钱五分　青盐二钱　麝香一钱　古石灰五钱，炒黄色

取十二月初八日，或十二月内，可收黄牛胆一斤。前药共为细末，将胆汁拌成不干不湿，如鼠粪样，装入胆内，阴干听用。如患者，不拘男女，每服一分二厘止，烧酒送下。若遇痰火，蜜水调服。

泻痢症方

闸板丹

巴豆二十四颗，去尽油　杏仁二十四粒，去皮尖　乳香三钱　没药三钱

先用飞丹水飞净六两，好黄蜡二两，熔化，入各药为丸，如黄豆大。每服一丸。红痢，甘草汤下；白痢，姜汤下；水泻，米汤下。

治赤白痢仙方

五月五日，取黄鳝数斤，将烧酒洗湿，穿尾吊起，晒干。后取黄麻头、莲房壳二物，晒干为末，听用。每用鳝末一钱，麻末五分对配，大人吃一钱，小者七八分，酒下。

治噤口痢三方

用山药　薏苡仁　石莲子

上三味为末，白汤调三五服，即思食，愈。

又方

加莲肉亦可。

又一方人虚用此方。

人参三钱　黄连三钱　莲肉三钱

共为末，煎服。

痔漏症方

八仙聚会丹八方

一熏洗方

用五味　朴硝　枳壳　白芷　陈皮　细辛　黄柏　水杨柳根　黄连各五钱

上用水七碗，煎至六碗，盛坛内，以痔坐坛口，着实熏之，待汤温，洗患处。后吃二方

二败毒散

用当归　芍药　川芎　甘草　木鳖子　山栀　连翘　熟地　防风　金银花　荆芥　陈皮　枳壳　全蝎　穿山甲　僵蚕　蝉蜕　皂角子各一钱　朴硝　蜈蚣一条去头脚　大黄各三钱　水二盅，煎一盅，空心服，少下泻粪则效。

三搽药

用白矾一两　蟢儿白衣十六个

上二味，共飞过为细末搽之。飞过，煅成枯矾。蟢衣成炭。

四油药

用酥合油五分　熊胆五分

头生鸡子三个，去清，煎成油，三味匀和敷之。

五药水

用片脑一分　朴硝五分　橄榄核烧成炭，五钱　熊胆三分　蜗

牛螺肉十余个

肉捣烂，同前药入磁罐内，以水浇上，满罐，浸一宿。取去水，以药敷痔。五方同用，无不断根者。至妙！至妙！

六治外痔方

用乡村食百草鹅，杀取胆汁调孩儿茶，敷一二次即愈。

七治血痔方

用皂荚同本身头发，烧烟于坛内，坐上熏之。再用花椒、葱叶煎汤洗之，即效。

八治外痔方

若肛门外有痔碍者，用刘寄奴，一名九里光，取自然汁煎如蜜为度。入孩儿茶　苦参各一钱　轻粉三分　血竭五分　没药五分

六味作末，和前膏内，一日三次搽之，止痛立消，大有神效。

治漏四奇方

用莲花蕊　当归　五倍子各一两　乳香　没药各一钱五分　黑牵牛　白牵牛各一两　土朱名板儿朱二钱

共为末，重者五钱，轻者三钱，五鼓时，用肉汁汤调服，再用好酒一盅，打下虫来，或烂肉出来，方验，再吃煎药。

枳壳二钱　黄芪　当归　川芎　生地各一钱　条黄芩　槐角　黄连　升麻各六七分

水煎，食远服。

其二坐收功药

用皮硝一斤　明矾八两　龙骨一两　土朱五钱　樟脑五钱　乳香一两　没药一两　血竭五钱　海螵蛸一两

以绢袋盛装，将臀坐袋上，三炷香即好。

其三丸药

用莲花蕊一钱　龟甲一钱　珠子五分　犀角三钱　羚羊角二钱　麝香三分　重者加牛黄二钱

好酒糊丸，好酒吞下三十丸。忌房事。

其四熏药

用蝉蜕　姜黄　升麻　蜂房　象牙末各一两　木香　乳香　没药　血竭　胡黄连各五钱　皮硝　地骨皮　梧桐皮各三钱

以上煎汤熏洗。

仙　螺　膏

治痔漏脏毒成三五孔出水方。

用广胶一两，入干葛一钱，炒成黄珠为末，空心热酒服二钱，止血。如有脓，用管仲一两，火酒浸炒为末，茯神一两为末。

上为末，空心热酒服二钱。有孔，用蝉蜕、白芷捣烂，将孔塞满。再用大田螺一个，入片脑一分，即化为水，用鹅毛搽疮口即收。再用搽药。

搽　药　方

用珠子一分，入豆腐内，纸包火煅为末。

冰片五厘　象牙末五分　血竭五分　乳香五分　没药五分　海螵蛸去壳，五分　龙骨火煅尿浸，五分　轻粉三分　定粉火煅黄，五分

共为末，干搽立效。

少　阳　丸治痔漏。

童子血余灰即发烧灰　新鹿角灰　败龟板灰各二两　蝉蜕酒洗浸，一两　乳香　没药各五钱

共为细末，黄蜡二两五钱，白蜡五钱，二味匀溶和为丸，绿豆

大。每服三十丸，酒下。

痈疽疔毒症方

化毒消肿方

治诸恶疮发背，疔肿等症。

明乳香三钱　椿根白皮五钱　芝麻一钱

上为末，水二盅，煎三五滚。热服，拥被汗出即解。

牙消散

用狗大牙炒焦黑，研为末。先将葱煎汤洗疮，用炒牙末掺上。能治发背如神，真秘方也。

千金内托里散

用当归　连翘各一钱五分　赤芍药　白芷　川芎　羌活　黄连各一钱　甘草五分　桔梗　皂角用刺　川山甲火煅，各一钱　人参　官桂各七分

太医欲去后二味，即无效矣。水二盅，加酒一碗煎。分上下服之。

飞龙夺命丹

用蟾酥二钱，酒化　血竭一钱　乳香二钱　没药二钱　雄黄三钱　轻粉五分　胆矾一钱　麝香五分　铜绿二钱　寒水石一钱　朱砂一钱为衣　冰片三分，有无俱可

蜗牛二十一个　天龙一条，即蜈蚣。去头足。金黄头黄肚黑肚为雌者，背肥壮为雄者，用；其细者，红头白不用。

上为末，将蜗牛研为丸，如绿豆大。蜗牛少，不够和药，以酒打糊为丸。每服二丸，将葱白口内嚼烂，吐手心内，包药二丸，用热老酒吞下。以衣被盖暖，睡一二个时辰，再吃热酒尽醉，药力

发，热汗出即愈。如未好时，可再服二丸。

箍药三方

黄狗下颔一付烧灰存性，二两　蚕豆末一两　白蔹一两

上三味，合为末，以米醋调匀，涂疮留顶，初发者消，已发者，黄水流尽即愈。其愈后，仍须服中流一壶方，庶免后患。方亦秘传神验也。

又方

用川乌　黄柏

等分为末，猪胆调围四周，止留中一空出气。

又方

用当归　黄柏　羌活

等分为细末，疮初起，将鹭鸶藤擂汁，调敷疮之四围，自然收小，出毒水。不可掩了疮头，恐毒气不出为害也。

活命饮至妙之药，病起当急饮之，即可解也，屡验。

治一切痈疽发背，肿毒诸恶疮。初起，一服即散；已成疮，即有顶；成脓，易溃。其效不可具述。

穿山甲用蛤粉炒黄色　甘草节　真没药　赤芍药　防风　香白芷各六分　天花粉　贝母　皂角刺各八分　当归尾　乳香各一钱　陈橘皮　金银花须四年陈者，各三钱

以上药，共作一剂，用无灰好酒三茶盅，入瓦罐内，煎四五滚，取出渣，滤去滓，温服药汤，以尽为度。疮在腰上，食后服；疮在腰下，空心服。能饮酒者，服药酒后，再饮三两杯无药的清酒尤妙，最行药势。

忍冬丸

忍冬即金银花，一名老翁须，一名左转藤。开时，摘取花

数斤，晒干听用。临时将晒干花一斤，同粉草二两，共为细末，无灰酒打面糊为丸，酒下八十丸。不拘时服，每日服三次。

如闲常无事，摘取金银花四斤，趁湿水洗净，入石臼中杵烂。置大瓦罐内，入井花水三碗，无灰酒三碗，调稀，煎十余沸，药性出，取下。生布滤去渣，汁入罐，再煎成膏，滴水不散。又将一斤焙干，同粉草二两，共为细末。取膏掺入末内，以酒打面糊和，入石臼中杵一二百下，丸如绿豆大。食远，酒下八九十丸。此药得酒良，不饮酒者，百沸汤下。

凡人将发痈疽毒，半年前或一年前，必常常自觉口干，或作渴思饮茶并水，或食已即饥，名为中消。倘有此症，后发背，必难治疗。急须每日服忍冬丸不次，如是加念久服，可免发背。纵不免，必可治疗。

凡人未发背时，不作渴；正发背时，亦不甚渴。乃发背得痊后，慎勿自谓无恙，仍须服忍冬丸，每日夜各一次。服至百日后，觉自身饥饱如常，津液不竭，方止。

七厘散

治五痈。

雄黄一钱　白滑石三钱　共为细末听用。巴豆三钱，去油　杏仁三钱，去皮尖油　二味槌千下听用。真轻粉一钱二分

研细末，用人乳和为一丸，外用面皮包，入锅内，甘草水蒸半炷香，面熟取出。去面就热和前四味槌为丸，卜子大。每服七厘，或一分，空心姜汤送下，二服即愈。

治对口神方

用天茄叶带茎子采来，同生姜三片捣烂，按疮上，早晚一换，三日即愈。天茄即曰牵牛也，其子无包，先青后黑。

麦饭石围散

白色麦饭石二两，此石如饭团块子，出湖广，并各名山中。用一斤，盛铁器中，入大火煅红，取出，陈米醋淬，共十次。

白敛一两，去皮洗净　鹿角灰四两

用新带顶骨角截断，水浸三日，每日换水，炭火煨红，急取出，以物盖罨成炭为末。共捣为末，用陈米醋入砂锅内调匀如稠酱，不可太稀。用文武火熬，以槐枝不住手搅，候药起鱼眼泡，勿令尘污。入磁瓶收好，入井水顿三五日，以出火气。每用将猪蹄汤洗净疮处，以抿脚挑膏涂搽患处，止留一头，以出毒气。此膏涂之，不惟痛痒皆除，更生一番快乐。但令腐肉落尽，脓水并黑子嵌疮内者，一一脱尽，不留一点，是疮少瘥候，方以神异膏贴之。敛口太早，恐生余毒，要发，切宜慎之。

神异膏方

用玄参五钱，不见铁　绵黄芪三两　全蛇蜕五钱，盐水洗焙　杏仁一两，去尖　黄丹一两　男子乱发洗净焙干，五钱　大蜂窠眼多者佳，净锉一两

用真芝麻油一斤，同男子乱发入锅中，慢火熬至发枯成油，方入杏仁，候色黑，滤去渣。换一铜锅，倾油入内，方置玄参、黄芪，慢火熬一时，取起放地上。待火气少缓，放入蜂房、蛇蜕，将槐枝不住手搅。再小火熬至紫黄色，去渣，待冷，又入黄丹，又放火上，以微火熬，不住手搅千余下，候药油色变，滴水成珠，方好。取起倾入水中三日退火气，入磁瓶收贮。此膏火候要紧，火大不惟坏药，恐伤人眼目。至紧！至紧！

爬口蜈蚣方

土中大蛤蟆一个，剥全身癞皮，盖贴疮口。于蟆皮上，用针将皮刺数孔，以出毒气。痈疮得此，自觉安静恬愉，且能爬住疮口，

不令长大，又可免蜈蚣闻香来侵之患矣。神妙！神妙！

乌须发方

乌须内补人仁丸

人参五钱　砂仁　沉香　木香　槐角子　生地酒洗　桑椹　熟地各五钱　山药去皮　茯苓　川椒去目　枸杞　大茴香酒洗　旱莲草　甘草　苍术各一两，米泔水浸三日，去皮，盐炒用　何首乌四两，用黑豆拌蒸七次，取起。首乌先以竹刀切碎，去头用，勿见铁器

上为末，炼蜜为丸，如桐子大。盐酒下。忌食萝卜。服此药者，不惟须发皆乌，其固元保真之妙，不可尽述。

猿猴上树方

取黑牯牛胆一个，入槐子一两，焙　五倍子炒焦去烟，一两　石榴皮五钱，焙　白矾一钱

共为细末，装胆内，扎口吊起，阴干十四日。先将铅打一罐，将胆内药物尽倾入罐，去胆皮。再加核桃油一小盏，桑霜三钱，麝香一分，搅入胆药内，封罐，重汤煮一炷香取起。须白，用肥皂汤洗洁，以猪脬，或鸡食袋、油纸包手指蘸药捻须下半节，不必近根，自然上去，其黑如漆。胆用十二月取者为佳。

神妙美髯方

黑铅四两，入硫三钱，炒为黑末　五倍子用好酒炒为黑末　铜末子用米醋炒七次，成黑末，二味不拘多少，听用

每料用炒铅三分　倍子末一钱　铜末五分　白矾一钱五分　铜青一分　硇砂一分　诃子五分

共为细末，用酸石榴皮煎水，调成膏子，如黑漆。搽之神妙。

口齿症方

定痛散

珍珠末三钱　石膏一钱　冰片一分　硝石五分　孩儿茶即乌丁泥，一钱　硼砂五分　朱砂五分

上为末，擦痛处，立止。

痛牙汩口方

藜芦二钱　枯矾　防风　梧桐律　肥油松柴节　干姜　白术　甘草各一钱　细辛　蛇床子　川椒各二钱，蜀府者妙　炒香附三钱

上为末，煎稠汁，入酒一杯，乘温暖汩口一二遍，立愈。

黑铅丹

用出山黑铅一斤，将二蚕沙炒成末，外加青盐六两　槐角子六两，炒为末　没石子四两　升麻二两　石膏八两　香附子四两，炒焦黑

先将柳木作槌，擂炒铅、沙成灰末，加药六味，共为末，铅盒收起。每日擦牙，乌须发，坚齿牙，妙用莫述。擦过须含半晌，以酒汩出更妙。否则用汤亦可。

神秘擦牙方

旱莲草捣汁，一斤　何首乌一斤，切片，黑豆蒸二次　青盐六两，水洗炒　北细辛　白芷各五钱　软石膏八两，火煨　桑寄生四两　黑豆一升

上为末，每日侵晨、夜晚擦牙。黑须发，去邪风，功效甚多。

擦牙乌金散

葡萄二斤，焙干为末　石膏一斤　当归焙　细辛　没石子各二

两　甘草三两　三赖三两　白芷四两　青盐四两，化开，去泥脚，入花椒二两，煮干去椒

上为末，入磁罐收起。每于临睡擦齿，徐徐咽下，方能固齿去风，真神药也。

治口疮牙涌方

白矾一钱　硼砂一钱

研中末子，用大红枣三个，去核装入，火烧烟尽为炭。枣子入药时，以湿纸包好。烧过存性，为细末，加朱砂五分，冰片三分共为末。指蘸擦牙，存一二时，温水汩尽吐出，坚牙去风，除虫定痛。

时疮症方

擦摩膏

用广中番打马，并包吃槟榔欧叶，二物各五钱，碾为细末。疮初起时，将末子擦摩手心脚心，须不住擦之，三五日后，疮焦隐去，妙不可述。

煎药神方

用土黄连五钱　穿山甲一钱　皂角刺一钱　天花粉一钱　何首乌一钱　川芎一钱五分　白芷八分　当归八分　僵蚕一钱五分　牛膝二钱　苦参一钱　荆芥一钱　防风一钱　甘草五分

上为末，和一处，分作十包，听用。再取硬饭块六十两，木臼内捣碎，分作十包。再用猪腹中胰子五个，去油，作五次用，每次煮一胰子，用水四碗，煎至二碗，分作两日用。

每用硬饭块一包，入砂罐，同水五碗煎至三碗，去渣，入前药末一包，再煎半晌。后入猪胰汤一碗，煨火熬至三碗，作三次。空

心服，药尽疮愈，更无后患。此疮神方，无出于此。

治时疮肿块方不可增减，服之有验。

当归须一两　淮生地一两　皂角四钱　冷饭块四十两　牛膝一两　甘草四钱

分作十帖煎服。忌食茶与牛肉。

时疮初发三日褪光方

用豆腐四两，中心开孔，入官粉二钱，作一盘，不用盐料，锅上蒸熟。先将葱头少煨，嚼下后，吃蒸熟豆腐完，尽量吃烧酒一二杯，棉被暖盖，不通一线风处卧，出臭汗一身，人不可近，务令汗出尽为妙。如要便溺，尽撒床中不妨，欲避风耳，不可起倒。汗后三日，遍身俱光。好后，疤痕吃酒不红，此亦奇矣。有以二十一枣去核，每入官粉一分，略蒸食之，亦如前妙。

时疮结毒方

牛黄三分　琥珀一钱　人中白即人粪煅焦黑，三钱　粉霜二钱　雄黄三钱　朱砂二钱　乳香三钱　没药三钱　川归二钱　牙皂炙去皮，一钱　槐花炒，一两　白芷三钱，酒洗　丁香春夏一钱五分，秋冬三钱　南木香一钱

上为末，酒糊丸，如萝卜子大。初服五丸，五日后，加作七丸，又五日，加作九丸，又五日，七丸，五丸，减下，用冷饭团甘草煎汤吞下，其消如神。

下疳疮方

全形散

番木鳖子一个，煅成灰　冰片二厘

上共为细末，搽一二次即愈。

紫金散

粪碱煅过，一钱　血竭一钱　茄皮烧灰味恶，用五分

上为细末，搽上，妙甚。

青黄散

血竭一钱　雄黄一钱　铜青四厘　胆矾四厘

上为末，掺上收水，五六日即愈。舒伯明验方，妙不可言。

疳疮蛀梗二方此历验神方。

二蚕茧烧灰五分，出蛾过方用　枯矾五分　五倍子一大个　红绢方圆三寸一块，烧灰　孩儿茶一钱　轻粉二钱

上共为末，用酸浆水、葱白、花椒，煎汤洗搽，神妙无敌。

又一方

用黄狗脑盖骨烧灰为末，每两加雄黄二钱，糯米浸水，煎花椒汤洗之，搽上即愈。

三虫神解散

二蚕绵烧灰，一钱　竹蛀末一钱　壁蟢儿窠白衣烧灰存性，一钱

共为细末，散上，妙甚。

疮肿症方

黄龙膏

用藤黄茶磨稀汁，专治无名肿毒，露顶涂之一二层，立愈。

白龙膏

白及一两　五倍子炒，五钱　白蔹三钱

共为末，醋调。各样肿症，或腿或臂，俱可治之。

神效赤金锭

焰硝八两　黄丹一两　皂矾一两　雄黄五分　朱砂五分

共为细末，陆续投于铁锅内，熬成膏，用茶匙挑在板上，成条用之。治一切无名肿毒，恶疮初起，水磨涂之。

治眼目昏花，赤肿火眼，点眼两角，即效。

治乳蛾喉闭，口中噙化五分。

治蛇蝎咬伤，涂之，立止疼痛。

治黄水疮、漆疮、绞肠痧、急心疼，点眼角，即愈。

治疔背诸毒三方

老鸦藤枝根捣自然汁，用热酒冲服半碗，其渣即按毒上，神妙。

一方：鸟不宿带枝叶取来捣汁，加米醋一小盏，先吃蟾酥丸三粒，后吃此汁，用棉被盖出汗即愈。鸟不宿，树名，枝上有刺。

一方：广陈皮用口嚼烂，按毒上，疼甚，疼过即愈。

治乳痈方

夜明砂　瓜蒌炒　阿魏

共为末，饭和丸，酒吞下。

治白火瘅三方

一方：取蟑螂虫，新瓦上焙干为末，白汤吃一二个，即效。

一方：万年青捣汁服，愈。山冬青小叶子捣汁服之，亦妙。

一方：陈白鲞头捣为细末，水调敷患处，粗渣煎汤洗之，妙。

龙虎卫生膏

专治一切恶疮顽癣，痔漏多年，病久不能料理者。以此治之，无不效验。

当归一两　黄连二两　黄芪　黄芩　枳壳　乌药　大枫子各一两　防风二两　草乌二两　血余二两　青藤　木通　木鳖子　苦参　香附子　桑皮各一两五钱

先将十六味为粗片，入麻油二斤，炒焦枯，滤去药片，入后药。

松香四两　虎骨酥炙为末，二两　龙骨一两五钱　朱砂三钱　赤石脂一两五钱　密陀僧二两五钱

以上为细末，入油内，再加黄蜡三两入油内，搅匀。又加乳香、没药、轻粉末，各五钱，孩儿茶末一两，再搅，慢火熬至滴水成珠为度。取起，摊膏贴之，无不神应。此乃山东路中老道所传，真至宝也。

治肥疮疳疮方

伏龙肝灶心泥也，一两　飞矾五钱，火煅，水飞　消风散一两，合成药名

共为末，油调搽疮，湿糁上，即愈。

治疮口久不收敛方

猫头骨　狗头骨

上烧灰，各等分为末。净洗，干糁即收。

日抄客谈经验奇方

有闻随记，多寡不齐，不便类聚，用者择之。

治血山崩漏方

火漆不拘多少，入无油锅熔化，炒黄黑色，黑烟尽，白烟起，退火

取起，研为极细末。每服三钱，空心好酒调服即安。至重不消三服。

内消瘰疬方

用鼠粪七钱　大枫子五钱　巴豆三钱

共捣细，入大鲫鱼肚内，用纸包缚住，再用黄泥封固，如法煅炼。烟净取出，冷定，研末，米糊为丸，如绿豆大。每服二钱，空心酒下，十日全愈。

大金丹

治痰火翻膈，中风湿痰，虚损怯症。

牛黄　珍珠　冰片　麝香　犀角　狗宝　羚羊角　孩儿茶以上各五钱　血竭　朱砂　鸦片各三钱　琥珀　珊瑚　沉香　木香　白檀香各三钱　金箔五帖，存一半为衣

共为细末，用人乳汁为丸，如芡实大，金箔为衣。每服一丸，不拘时，用梨汁送下。

紫袍散

治咽喉十八种病症。

石青　青黛　朱砂　白硼砂各一钱　山豆根二钱　人中白煅　胆矾　玄明粉各五分　冰片二分

共为细末，入罐，塞口。急用二三厘入咽喉，即愈。

刀疮药

用降香节　白松脂各一两　血竭一钱五分　没药五分　文蛤五钱，炒

共为末，掩伤处，即愈。

麻木药

用蟾酥一钱　半夏　闹羊花各六分　胡椒　川乌各一钱八分

荜拨二钱

上为末，每吃半分，好酒下。要大开刀，加白酒药一丸。

隔纸膏

治湿毒顽疮、臭烂臁疮。先以韭菜煎汤，洗净患处。

熬化净猪油一两　黄占五钱　白占五钱　轻粉二钱　黄柏二钱，胆炙　珍珠一钱五分　官粉三钱　赤石脂一钱，煅

共为细末，先将前三味熔化，再下细末，为隔纸膏贴。

小儿泻痢不服药

用土木鳖半个　母丁香四粒　麝香一分五厘

共为细末，吐津调为丸，如芡实大。纳一丸脐内，外用不拘，小膏药贴之，立止。

回燕膏

专贴瘰疬痰核。

穿山甲　全蝎　白芷　黄连　黄柏　黄芩　当归各二两　生地　赤芍药各一两　官桂　海藻各四两　番木鳖一两

以麻油一斤四两，共熬枯黑，去渣，下飞丹十两，黄蜡七钱，白占三钱，粉心二两，收成膏药，投入水浸，加细药。

乳香　没药　阿魏　轻粉各六钱　麝香二钱　血竭四两　燕窝泥一两　雄黄　朱砂各二钱　雄鼠屎一两五钱

共为极细末，筛过，将膏药取起熔化，离火下细药搅匀，依疬大贴之，三日即消。如熬炼须择选日期净室，忌鸡犬女人。此药又能贴诸般恶毒。

治偏坠方

牡蛎一两，烧酒煅七次　良姜一两，酒炒

共为细末，津调手心内，上加薄绵纸一张。按药在手，将药膏

手掩在阴子上一时，放开再吃药。

用吴茱萸二两，汤泡七次　山茱萸二两，去核　橘核一两，炒　川楝子肉三两　益智仁一两，炒　小茴香一两，炒　玄胡索一两五钱　巴戟一两五钱，去骨　青皮一两五钱　茅山苍术五钱，炒　木香三钱　沉香二钱

上为末，炼蜜为丸，空心盐汤下。

治伤寒神通散

危急发狂，并大小便不通，有食腹痛。

朱砂一钱　雄黄五分　沉香一钱　木香一钱五分　巴豆一钱，去油　郁金一两

共为末，每服六厘或半分，看人大小，以七厘作为一服为止，更不可多。茶送下。

治疔疮方

一人胁下生一疔疮，用黄麻梗中虫一条，焙干为末，酒调服下如神，其疔化为水。此虫须先收下，以葱管中藏之。

回天起死丸宜十二月修合。

治痘疮，根窠不红，黑陷灰白，塌损蛇皮垂死者，只要有气，无不活者。取好辰砂四两，用荔枝核捶碎，煎汤浓稠，悬胎煮砂五炷香，取起为末。每一两，入天灵盖三钱。制天灵盖用麝香三钱，搽拌入小泥釜中，盐泥封固，烧红，冷定。用白面四两，兔血为丸，绿豆大。每服一二丸，酒浆下，即得回生。真神方也。

治远年风癣擦药方

用番打马广东来者，三钱　珍珠一钱　冰片一钱　雄黄六分　轻粉三钱　枯矾一两　胆矾三钱　水银五钱　信五分，煅　川大黄二两　孩儿茶五钱　大枫子一百个，火焙

上为末，用麻油调擦手足骨节。

又内解煎药方

用当归六钱　人参一钱五分　防风六钱　荆芥六钱　牛膝三钱　连翘三钱　木通四钱　皂角四钱　山栀六钱　羌活六钱　甘草二钱　薏苡仁二钱　白藓皮六钱　生地黄四钱　熟地黄五钱

以上分作七帖，水煎，食前服。

治 癣 妙 方

用川槿皮一两　斑蝥二钱　木鳖子一两　槟榔三钱　樟脑一钱　枯矾一钱　硫黄一钱　麝香二分

共为末，用烧酒，春秋二日，冬三日，夏一日，蘸搭搽癣疮上，略疼些，三日除根。

治癣七攻散

木鳖子四大个　水银　轻粉　白生矾　川椒各五分　人言五厘

共为末，用猪脂油调和擦之。

千里不饮水不渴方

用白蜜一两二钱　甘草一两　薄荷一两　乌梅一两，肉　白茯苓三两五钱　干葛一两　盐白梅一两　何首乌二两五钱，蒸

共为末，蜜丸，芡实大。

行路不吃食自饱方

芝麻一升　红枣一升　糯米一升

共为末，蜜丸，如弹子大。每吃一丸，水下，一日不饥。

治痘疹黑陷不起

用狗蝇七个，擂碎，和醅酒娘调服，即愈。

治痘疮攻目坏眼

用蛇蜕一条，净洗焙燥，加天花粉等分为末，入羊肝内，以麻布包缚煮食，妙。

神验续骨丸

用腊月猪板油十两　白蜡炼过，半斤　飞丹四两，水飞　自然铜煅醋淬七次，四两　白矾十二两　密陀僧四两，研　麒麟竭一两　没药　乳香　辰砂各一两

上十味，先用锅内熬油，次下蜡，将锅离火放地上，入密陀僧、飞丹、自然铜，搅匀。小火再煎，滴水成珠，方下矾、竭、乳、没、砂，用杨柳枝不住手搅匀，待凝，丸如弹子大，笋壳衬垫。每遇跌折伤重者，用一丸，再加猪油些少，火上化开涂伤处，以油纸包缚。甚者，以灯草裹了，用竹片夹绑。再用一丸分作小丸，滚热葱酒吞下，痛止。若再痛，再服，痛定乃止。骨折者，两次即愈。如齿痛者，一贴牙根立止。

守仙五子丸方

治服金石药毒作垂死，服之可生十之八九。如服金石之药而未发者，亦当服之。

余甘子　覆盆子　菟丝子　五味子　车前子各五两

上捣如面。二三月，取枸杞茎叶，捣汁二大碗，拌前药令干，拌尽。七八月，再取莲子草，捣汁一大升，拌药令干。后用杏仁一大升，用好酒研汁五大升，银砂器内煎，无苦味，加生地黄汁半升，真酥五两，鹿角胶五两，共杏仁汁煎溶，下前五子末。急用柳条搅匀，众手丸如梧桐子大。每日酒服三四十丸。忌猪肉、韭、芥、萝卜。服之百日，金石毒除，金丹之气流通五内，润泽血肉，万毒悉消，须鬓返黑，老者还童。皆因制其阴阳二性，彼此相备也。

华盖丹黑须发方

此黑须发妙药。用出山黑铅三斤，打作片子，用铁锤打铅片如方条，以绳穿之。用净瓶盛米醋一斗，将铅片悬挂醋内，以纸密封瓶口，泥头。七日后开看，取铅片上起有白霜，用竹片鹅翎刮下。又封又刮，三四次后，铅片须换，又浸醋，两次一换。取霜一两，入冰片半分，研如粉，天露水为丸，梧桐子大。每夜口含一丸，不语自化，能变白返黑，一生不白。白者，二十日后复黑，光润。又能延年益寿，除热毒风气，筋骨疼痛。一生忌大蒜，再不可吃。

辟　寒　丹辟寒气，省棉衣。

用雄黄　赤石脂粘舌者佳　丹砂光明者　干姜

各等分为末，蜜同白松香末为丸，如桐子大。酒下四丸，服十日止。不着棉衣，赤身可行水内。

辟　暑　丹

用雌黄研，水飞　白石脂水飞　丹砂研细，黄泥裹烧如粉　磁石捣水飞去赤

各等分，人乳同白松香化为丸，小豆大，空心汤下四丸。服三两后，夏月可衣裘褐，炎气不侵。二方仙传，颇有神验。

治牙日用妙方

用川椒一两　北细辛一两　百部一两　雄黄五钱　青盐一两　白盐一两

装入荔枝壳内，大火化为一个白块，取起研碎，同前五味为末，早暮擦齿，永绝疼痛。

大解不通方

用松仁　八达杏仁　榧子米泔水浸一日　核桃　柏子仁

各等分，白糖霜和为饼子吃，即通。

治老人小解秘涩方老人有此，即是病也。

用人参　白术　牛膝　茯苓　陈皮　山楂　当归　白芍药各一钱　甘草五分

加生姜三片，煎服。春加川芎，夏秋加黄芩、门冬，冬加干姜。如更短，倍加当归。

三子养亲汤

用苏子　萝卜子　白芥子

上炒香，泡汤，随意服。

开胃炒面方

用白面五斤　茴香二两　姜末三两　杏仁八两　枸杞八两核桃八两　芝麻八两

上研为末，白汤点服。

食柏叶百草救荒方

尝柏叶百草，饱肚不饥，避难绝食，当以此自保。

杜仲一斤，去皮醋浸一宿，焙干为末　荆芥穗一斤，为末　薄荷八两　白茯苓一斤，去皮为末　甘草一斤，去皮

上蜜丸，小指大。将柏叶或百草芽洗净，和药入口内细嚼为妙。

遗精白浊奇方

白浊一月系精，往后皆痰汁也，故当以此治之。

用山栀子三钱，炒黑焦色，用水二盅，煎至一大盅，取起。先将蚯蚓新瓦上炒燥为末，每称二钱，调栀子水服。久病，不过三服即愈。

消绵花肿块破烂仙方

用五爪葱一名胡葱　每取四两，加盐二钱，捣烂，摊为三四分厚饼，贴在疮上，以绢条缚住即愈，如神。

解中蛊并中百物毒方

医书中，惟此方最少，揭以备用。

解中云贵广西诸处蛊毒药方　造毒之家，每以正月元日、二月二日、三月三日，计月为之。毒有五种，皆马兜铃根三两，分三处，每煎一服，空心，以吐为止，不吐再吃。

解中百蛊验方　用白鸡、白鸭，刺出热血，不拘多少，乘热服之即解。

白鸽热血治中毒吐血者良。　小麦面用二合，作二服，冷水调下，半日即解。　甘草煎浓汁服吐出稠痰即愈，欲死者即效。　大麦芽煎汤服之，亦效。　胡荽根捣汁和酒服可解。　蝟皮烧炭，用二钱研末，治中毒吐血者。　升麻用二三钱为末，山中溪涧水调下，解中毒吐血。

解中砒霜毒方

郁金为末，二钱，入蜜少许调服。　升麻浓煎汁冷服。　杏仁连皮捣碎为末，以米汤、好醋调服，一吐即愈。　酱汁调水服一盏即解。　寒水石、绿豆末、蓝根研为末，生捣和水调服。　地泥浆水调铅粉服一碗即解。　白芷为末，水调服一二钱即解。

解中巴豆毒食中巴豆作泻伤人者，浓煎黄连汁服一二盅即解。

解中地荩灵芝菌毒

防风为片，煎汤候冷，灌之即效。　白鲞头煎汤灌之。　地浆泥水饮三四盏妙。　橄榄捣为泥服多效。

解中百毒

砂仁末　生韭菜捣汁　靛青三味调服。　石菖蒲末　白矾末，二味等分，新汲水调服　葱　麦门冬三味捣服。　淡豆豉　雄黄明者，酒调服一钱。　生麻油吃一二盏吐出恶水效。

解中一时感冒天地毒气，入腹肿胀作痛毒。

犀角为末一钱　升麻一钱　麝香三分，共为末，水调服

解中山峦瘴气毒

犀角一钱　羚羊角镑为末，一钱　雄黄一钱　麝香三分，共为末，水调服。

解中飞丝毒　紫苏叶嚼之立效。

解中百药毒

横纹甘草作片细嚼，久吃有效。　荸荠取根，调靛青汁同服，效。蚕子纸出过蚕的故纸烧灰，研服一钱，冷水下。中毒面青腹胀吐血者，服之立活。　白扁豆　大豆　小豆单用一味，水调服，一吐即好。　白矾末一两，水调灌耳内、鼻中，灌后口内出黑血，不要惊怕，其毒即解。

解服药饵过多，生出毒病。头肿如斗，唇裂流血，或心中饱闷，或撮脐痛者是也。　黑豆　绿豆各半升，煎浓汤呷之，豆仍嚼吃完。　或用葛粉　铅粉　靛青　地泥浆水　豉汁　干姜　饴糖　黄连看病寒热，服过何药多了，以前药之冷热，只一味以解之。

解服风瘫病药过多心多闷乱，不省人事者。

米醋半盏灌入口中，效。　甘草煎汁和　生姜自然汁，二味调服螺青细研，山泉水调服

解生漆侵入作疮毒

花椒叶生用煎汤洗。鸡子黄调涂效。　白菘菜捣汁渣解。

解中酒毒

大黑豆一二升，煎汁服。　生螺捣汁服。　荜澄茄捣末。　葛花三种俱能解酒毒。

解饮食百毒觉得心中异常烦闷，作胀作疼者。

苦参捣汁饮之，吐出食物，即解。

解中禽鸟鱼鳖等毒

五倍子　白矾各等分，调水服。　后五种俱可解。　马鞭捣汁服。　大黄一钱，煎汤服。　生芦根捣汁服。　朴硝一钱，水调服。

橘皮煎汤服。

解中螃蟹毒

生藕捣汁服。 干蒜蒲捣汁服。 紫苏浓煎汤服。

又方 食冬瓜亦妙。

解中食斑鸠过多毒

生扁豆为末，温汤调服。 葛粉水调服。 生田螺肉捣汁服。

解中鸟兽中箭药死者毒 用大豆煮汁，入盐少许，服之效。

解中狗肉毒 杏仁三两，连皮研，温汤调服，吐出为妙。

解中牛肉毒 猪牙烧灰，水调服。有服之生疔疮者，用菊花根水煎服，以菖蒲研烂，酒调服，取汗，效。

解中驴马肉毒 生芦根捣汁服，再用根煎汤洗浴，效。

解中鸡子毒 米醋饮三四日即解。

解中食鸭毒 糯米淘泔水温热服一二盏效。

解中六畜毒 壁泥水调服。 白扁豆烧炭 黄柏末，共用水调服。

解中食花椒毒 即时气闷欲绝，以冷水一碗，即解。

解中果菜毒 甘草 苋母 铅粉等分水调服。 童便一二盏服亦解。

解中野芋毒 土浆水解。 瓜毒。瓜皮煎汤，盐少许服。 柑子毒柑皮煎汤，入盐少许服。

解中诸物毒 用白矾一钱，细茶一钱，井水调服，以吐出为妙。

四方珍异药品名色

四方珍异药品治病，人多不见，即见亦不知治法，揭开于下，以便取用。

锦地萝，形如橄榄更大，周身皱纹。治中食毒，嚼一二钱吞下。痈疽发背未成毒者，水调涂上即散。病者先嚼一二钱，酒吞下，方涂药上。

勾金皮　治无名恶毒。醋磨涂，毒肿即消。牙痛，以皮塞牙缝中，即定。又治咽喉乳蛾，每用三五厘，细嚼咽下。

乜金藤　性温无毒之物，治男女中风，痰迷心窍，半身不遂，左瘫右痪，不省人事，痰涎上壅，攻心作咽。用一钱，白汤磨下，神效。小儿急慢惊风，大者五分，小者一二分，白汤磨下，效。

木腰子　如猪腰无二，出广中，用醋磨厚涂，百毒肿疮即消。

三七根　止血圣药也。近日有活种，闽广带回者，家中亦有此种。叶如野蒿，花黄而小，极易生。鲜者，采叶捣烂，跌打破碎者，按上，立止血疼，过三二日即愈，又不溃烂，真神草也。收叶，干作末，亦可治吐血，衄血上冲者，皆宜佐以治药服之。其功效备开于后：

治刀斧箭伤血出不止者，嚼少许罨上即止。

治妇人血崩看年远近，研一二钱，白酒调服。吃后，四物汤加三七五分，煎服。

治吐血用一钱或五分，自嚼，米汤下，或用人参五分，煎服。

治肠风下血用四物汤，加三七五分煎服，或空心，用五分调酒服。

治杖疮瘀血用一二钱，嚼烂罨在破上，再服一二钱，免血攻心。

治产后血涌用一二钱研细，水调服，即止。

治跌打青肿不消者，用一钱，嚼细涂患处即愈。

治害眼十分重者，用少许，水磨调点眼眶内即消。

治赤白痢疾用一二钱为末，米泔水调服。

治虎狼蛇咬用一二钱为末，酒调服，嚼少许涂患处，妙。

治受下蛊毒先吃少许，毒即返出。

治一切疮毒痈疽疼不止者，用一二钱为末，水调涂之，立效。

翠蛇儿　形如曲蟮，长可五六寸，蟠旋作圈，用以治疖毒痈疽良。

香鼠　形如鼠，仅长寸许，出云南，用治疝，甚验。

缅茄儿　用以抹眼眶，去火毒，又能解百毒。形如大栗，上有罩帽，如画皮样。水磨，涂治牙疼效。

鹿跑草　形似僵蚕，粗细不一，两头一委一尖，长一二寸，皮色淡紫，中白，甚不易得。凡雄鹿一淫百雌倦弊，即倒如死状。雌者跑此与食，食毕，跃起如故。曾有得而服者，其补益功神异常，真圣药也。奈何不可得也。

透骨草　亦远方之物，形如牛膝，以之治疗热毒良。

马金囊　状如木瓜，内包数十子，俨似松子。治疗难产及横生倒养者，嚼一二粒，冷水下，即顺生，神效。

人鱼　状如兽，人声，四足。食之治疫疠时症良。

貘皮　身黄黑，人寝其皮，避瘟邪。

阿罗鱼　一首十身，如犬吠。食之疗痈疽。亦可御火。

珠鳖　状如肺，六目六足，腹内有珠，食之治时病。

鲑鱼　状如牛，陆居，蛇尾，冬死夏生，食之治肿。

蟒胆　出云南孟养，巨蟒有足，胆解诸毒。

耳鼠　状如鼠，兔首麋耳，如犬鸣。食之治不眯，可御百毒。

白鹇鸡　文首，白翼，黄足，食之治嗌痛。

貆肉　状如狸，五尾，食之治瘴气。

不死草　出柳州，高一二尺，状如茅。食之延年，可避蝇咬。夏月置盘餐中，食物不腐。

鳞蛇胆　出安南，较蚺蛇胆少大。磨治牙痛，效。春冬在水，夏秋在山，足下有鳞，黄色者佳。

石油　出缅甸，石缝中流出，臭恶不可闻，色黑，可涂疖毒无名恶疮，效。

神黄豆　出云南近西，治痘疹，未发将发时，连壳焙燥，用豆细研，水服，再无不救。少者无，多者减。又治疮毒，如前服之亦愈。

拳黄鸡子　一名水萝卜。治霍乱吐泻，治疟亦效。每用一钱，嚼碎，水饮下，效。

青鱼胆　出广中，真者，水磨点眼痛，如神。

山豆根　出广中者佳，治咽喉痛肿难食，口中噙化即愈。

瓦矢实　出撒儿罕地，如蒿。其实食之，治气疾。香可避蠹。

琐琐葡萄　形如胡椒，味极甘美，痘疹隐下不发者，食之即起，性热之物也。

又考**勾金皮**　治冷心气疼与疟疾。俱用酒磨半分服，效。

乜金藤　治牙痛，用半分，咬痛处，良。中毒药，用半分煎汤服，即解。

玄龟　鸟首虺尾，音如水泻声，佩之可以治聋。

蚺蛇胆　廷杖者，先用酒磨一钱服之，不伤人，即打后食之亦妙。

祛身上生虱法　口吸北方气一口，吹于笔尖，写三五寸长黄纸上“钦深渊默漆”五字，置之床席衣领间，可辟虱虫。似有理也，人身大虱以一置之台上，将虱头朝北，决不北行，惟走三方，虽百次亦不北向也。此法甚合虱性。

治五脏虫法　五脏生虫，四脏皆从人身中上行，易治，惟肺虫下行，殊难料理。考之医秘，当用水獭爪烧灰为末，再加治虫之药，于每月初四、十六二日，肺虫上行，以此日治之方效。

尘外遐举笺

历代高隐姓氏

总一百人

高子曰：《易》云："不事王侯，高尚其事。"《诗》云："皎皎白驹，在彼空谷。"此指遁世无闷而独善其身者也。士君子不得志于兼济，当坚贞以全吾形，保其余年，而林皋自足，迈德弘道，而不受尘鞅，以乐其志。外是则硁硁以类沽名，嚣嚣焉心将安所用哉？故余生平景仰峻德高风，神交心与，而梦寐不置者，上录人外高隐，凡百人焉。意取或隐居以求其志，或去危以图其安，或曲避以守其道，或庇物以全其清。或垢俗避喧，或审时敛迹，大或轻天下而细万物，小或安苦节而甘贱贫，扇箕山之风，鼓洪崖之志，侃侃高论，风教后人者，咸录以尚友千古。俾后之隐草莽者，当知甘心畎亩，而道不可以斯须去身；憔悴江潭，而行不可使靡焉同俗。杖履山水，歌咏琴书，放浪形骸，狎玩鱼鸟。出虽局于一时，而处则蹈彼千仞。如是则心无所营，而神清气朗，物无容扰，而志逸身闲，养寿怡生，道岂外是？余录是编，而笺曰《尘外遐举》。

披衣

余录虽始自披衣，如《高士传》名次，其中增损更多。悉从诸史，并杂集汇选参入。然非道德贞纯，言行卓绝，玉辉冰洁，岳峙川渟者，悉屏不录。观者当自得之。

披衣，尧时人也。尧之师曰许由，许由之师曰啮缺，问道乎披衣。披衣曰："若正汝形，一汝视，天和将至；摄汝知，一汝度，神将来舍。德将为汝美，道将为汝居。汝瞳焉如新生之犊，而无求其故。"言未卒，啮缺睡寐。披衣大悦，行歌去之，曰："形若槁骸，心若死灰，真其实知，不以故自持，媒媒晦晦，无心而不可与谋。彼何人哉？"

王　倪

王倪问道焉，啮缺曰："子知物之所同是乎？"曰："吾恶乎知之？""子知子之所不知邪？"曰："吾恶乎知之？""然则物无知邪？"曰："吾恶乎知之？虽然，尝试言之，庸讵知吾所谓知之非不知邪？庸讵知吾所谓不知之非知邪？且吾尝试问乎汝，民湿寝则腰疾偏死，鳅然乎哉？木处则惴栗恂惧，猿猴然乎哉？三者孰知正处？民食刍豢，麋鹿食荐，蝍且甘带，鸱鸦嗜鼠，四者孰知正味？猿猵狙以为雌，麋与鹿交，鳅与鱼游。毛嫱丽姬，人之所美也，鱼见之深入，鸟见之高飞，麋鹿见之决骤，四者孰知天下之正色哉？自我观之，仁义之端，是非之涂，樊然淆乱，吾恶能知其辩？"啮缺曰："子不知利害，则至人固不知利害乎？"王倪曰："至人神矣，大泽焚而不能热，河汉冱而不能寒，疾雷破山，暴风振海而不能惊。若然者，乘云气，骑日月而游乎四海之外，死生无变于己，而况利害之端乎？"

巢　父

巢父者，尧时隐人也。山居不营世利，年老，以树为巢而寝其上，故时人号曰巢父。尧之让许由也，由以告巢父，巢父曰："汝何不隐汝形，藏汝光？若非吾友也。"击其膺而下之。由怅然不自得，乃过清冷之水，洗其耳，拭其目，曰："向闻贪言，负吾之友矣。"遂去，终身不相见。

许　由

许由，字武仲，阳城槐里人也。为人据义履方，邪席不坐，邪膳不食。后隐于沛泽之中，尧让天下于许由，曰："日月出矣，而爝火不息，其于光也，不亦难乎？时雨降矣，而犹浸灌，其于泽也，不亦劳乎？夫子立而天下治，而我犹尸之，吾自视缺然，请致天下。"许由曰："子治天下，天下既已治也，而我犹代子，吾将为名乎？名者，实之宾也，吾将为宾乎？鹪鹩巢于深林，不过一枝，鼹鼠饮河，不过满腹，归休乎君，予无所用天下为。庖人虽不治庖，尸祝不越樽俎而代之矣。"不受而逃去。啮缺遇许由，曰："子将奚之？"曰："将逃尧。"曰："奚谓邪？"曰："夫尧知贤人之利天下也，而不知其贼天下也，夫唯外乎贤者知之矣。"由于是遁耕于中岳，颍水之阳，箕山之下，终身无经天下色。尧又召为九州长，由不欲闻之，洗耳于颍水滨。时其友巢父牵犊欲饮之，见由洗耳，问其故。对曰："尧欲召我为九州长，恶闻其声，是故洗耳。"巢父曰："子若处高岸深谷，人道不通，谁能见子？子故浮游欲闻，求其名誉，污吾犊口。"牵犊上流饮之。许由没，葬箕山之巅，亦名许由山，在阳城之南十余里。尧因就其墓，号曰"箕山公神"，以配食五岳，世世奉祀，至今不绝也。

善卷

善卷者，古之贤人也。尧闻得道，乃北面师之，及尧受终之后，舜又以天下让卷。卷曰："昔唐氏之有天下，不教而民从之，不赏而民劝之，天下均平，百姓安静，不知怨，不知喜。今子盛为衣裳之服，以眩民目；繁调五音之声，以乱民耳；丕作皇韶之乐，以愚民心。天下之乱，从此始矣，吾虽为之，其何益乎？予立于宇宙之中，冬衣皮毛，夏衣绨葛。春耕种，形足以劳动；秋收敛，身足以休食。日出而作，日入而息，逍遥于天地之间，而心意自得，吾何以天下为哉？悲夫，子之不知予也！"遂不受，去入深山，不知其处。

壤父

壤父者，尧时人也。帝尧之世，天下太和，百姓无事，壤父年八十余，而击壤于道中。观者曰："大哉帝之德也！"壤父曰："吾日出而作，日入而息，凿井而饮，耕田而食，帝何德于我哉！"

蒲衣子

蒲衣子者，舜时贤人也，年八岁而舜师之。啮缺问于王倪，四问而四不知，啮缺因跃而大喜，行以告蒲衣子。蒲衣子曰："而乃今知之乎？有虞氏不及泰氏，有虞氏其犹藏仁以要人，亦得人矣，而未始出于非人。泰氏其卧徐徐，其觉于于，一以己为马，一以己为牛，其知情信，其德甚贞，而未始入于非人也。"后舜让天下于蒲衣子，蒲衣子不受而去，莫知所终。

小臣稷

小臣稷者，齐人也，抗厉希古，桓公凡三往而不得见。公叹曰："吾闻布衣之士不轻爵禄，则无以助万乘之主；万乘之主不好仁义，则无以下布衣之士。"于是五往乃得见焉。桓公以此能致士，为五霸之长。

商容

商容，不知何许人也，有疾。老子曰："先生无遗教以告弟子乎？"容曰："将语子。过故乡而下车，知之乎？"老子曰："非谓不忘故耶？"容曰："过乔木而趋，知之乎？"老子曰："非谓其敬老耶？"容张口曰："吾舌存乎？"曰："存。"曰："吾齿存乎？"曰："亡。""知之乎？"老子曰："非谓其刚亡而弱存乎？"容曰："嘻，天下事尽矣。"

庚桑楚

庚桑楚者，楚人也，老聃弟子，偏得老聃之道，遂卜居畏垒之山。其居三年，畏垒大壤。畏垒之民相与言曰："庚桑子之始来，吾洒然异之，今吾日计之而不足，岁计之而有余，庶几其圣人乎？子胡不相与尸而祝之，社而稷之乎？"庚桑子闻之，南面而不释然，弟子异之。庚桑子曰："弟子何异于予？夫春气发而百草生，正得秋而万宝成，夫春与秋岂无得而然哉？天道已行矣。吾闻至人尸居环堵之室，而百姓猖狂，不知所如往，今以畏垒之细民，而窃窃焉欲俎豆予于贤人之间，我其杓之邪？吾是以不释于老聃之言。"

老莱子

老莱子者，楚人也，当时世乱，逃世耕于蒙山之阳。莞葭为墙，蓬蒿为室，枝木为床，蓍艾为席，饮水食菽，垦山播种。人或言于楚王，王于是驾至莱子之门，莱子方织畚。王曰："守国之政，孤愿烦先生。"老莱子曰："诺。"王去，其妻樵还，曰："子许之乎？"老莱曰："然。"妻曰："妾闻之，可食以酒肉者，可随而鞭捶；可拟以官禄者，可随而铁钺。妾不能为人所制者。"妻投其畚而去，老莱子亦随其妻至于江南而止。曰："鸟兽之毛，可绩而衣，其遗粒足食也。"仲尼尝闻其论，而蹙然改容焉。著书十五篇，言道家之用，人莫知其所终也。

林类

林类者，魏人也，年且百岁。底春披裘拾遗穗于故畦，并歌并进。孔子适卫，望之于野，顾谓弟子曰："彼叟可与言者，试往讯之。"子贡请行，逆之陇端，面之而叹曰："先生曾不悔乎？而行歌拾穗。"林类行不留，歌不辍，子贡叩之不已，乃仰而应曰："吾何悔邪？"子贡曰："先生少不勤行，长不竞时，老无妻子，死期将至，亦有何乐而行歌乎？"林曰："少不勤行，长不竞时，故能寿若此；老无妻子，死期将至，故能乐若此。"子贡曰："寿者，人之情，死者，人之恶，子以死为乐，何也？"林类曰："死之与生，一往一返，故死于是者，安知不生于彼？故吾知其不相若矣，吾又安知营营而求生，非惑乎？亦又安知吾今之死，不愈昔之生乎？"子贡闻之，不喻其意，还以告夫子。夫子曰："吾知其可与言，果然。"

荣启期

荣启期者，不知何许人也，鹿裘带索，鼓琴而歌。孔子游于泰山，见而问之曰："先生何乐也？"对曰："吾乐甚多，天生万物，唯人为贵，吾得为人矣，是一乐也。男女之别，男尊女卑，故以男为贵，吾既得为男矣，是二乐也。人生有不见日月，不免襁褓者，吾既已行年九十矣，是三乐也。贫者，士之常也；死者，民之终也。居常以待终，何不乐也？"

荷蒉

荷蒉者，卫人也，避乱不仕，自匿姓名。孔子击磬于卫，时荷蒉过孔氏之门，曰："有心哉，击磬乎？"既而曰："硁硁乎，莫己知也，斯已而已矣，深则厉，浅则揭。"孔子闻之，曰："果哉，蔑之难矣！"

长沮　桀溺

长沮、桀溺者，不知何许人也，耦而耕。孔子过之，使子路问津焉，长沮曰："夫执舆者为谁？"子路曰："是孔子。"曰："是鲁孔丘欤？"曰："是也"。"是知津矣。"问于桀溺，曰："子为谁？"曰："为仲由。"曰："是鲁孔丘之徒欤？"对曰："然。"曰："滔滔者，天下皆是也，而谁以易之？且而与其从避人之士，岂若从避世之士哉？"耰而不辍。子路以告孔子，孔子怃然曰："鸟兽不可与同群，吾非斯人之徒而谁与？天下有道，丘不与易也。"

陆通

陆通，字接舆，楚人也，好养性，躬耕以为食。楚昭王时，通见楚政无常，乃佯狂不仕，故时人谓之楚狂。孔子适楚，楚狂接舆游其门，曰："凤兮凤兮，何如德之衰也！来世不可待，往世不可追也。天下有道，圣人成焉；天下无道，圣人生焉。方今之有，仅免刑焉。福轻乎羽，莫之知载；祸重乎地，莫之知避。已乎！已乎！临人以德；殆乎！殆乎！画地而趋。迷阳！迷阳！无伤吾行。吾行却曲，无伤吾足。山木，自寇也；膏火，自煎也。桂可食，故伐之；漆可用，故割之。人皆知有用之用，而莫知无用之用也。”孔子下车，欲与之言，趋而避之，不得与之言。楚王闻陆通贤，遣使者持金百镒，车马二驷，往聘通，曰：“王请先生治江南。”通笑而不应。使者去，妻从市来，曰：“先生少而为义，岂老违之哉？门外车迹何深也？妾闻义士非礼不动，妾事先生，躬耕以自食，亲绩以为衣，食饱衣暖，其乐自足矣，不如去之。”于是夫负釜甑，妻戴纴器，变名易姓，游诸名山。食桂栌实，服黄菁子，隐蜀峨眉山，寿数百年，俗传以为仙云。

曾　参

曾参，字子舆，南武城人也，不仕而游，居于卫。缊袍无表，颜色肿哙，手足胼胝，三日不举火，十年不制衣，正冠而缨绝，捉襟而肘见，纳履而踵决，曳縰而歌，天子不得臣，诸侯不得友。鲁哀公贤之，致邑焉。参辞不受，曰：“吾闻受人者常畏人，与人者常骄人。纵君不我骄，我岂无畏乎？”终不受。后卒于鲁。

颜　回

颜回，字子渊，鲁人也，孔子弟子。贫而乐道，退居陋巷，曲肱而寝。孔子曰：“回，来！家贫居卑，胡不仕乎？”回对曰：“不愿仕。回有郭外之田五十亩，足以给饘粥；郭内之圃十亩，足以为丝麻；鼓宫商之音，足以自娱；习所闻于夫子，足以自乐，回何仕焉？”孔子愀然变容，曰：“善哉！回之意也。”

原　宪

原宪，字子思，宋人也，孔子弟子，居鲁。环堵之室，茨以生草。蓬户不完，桑以为枢，而瓮牖二室，褐以为塞，上漏下湿，匡坐而弹琴。子贡相卫，结驷连骑，排藜藿，入穷閰，巷不容轩，来见原宪。原宪韦冠縰履，杖藜而应门。子贡曰："嘻，先生何病也？"宪应之曰："宪闻之，无财谓之贫，学道而不能行谓之病。若宪贫也，非病也。夫希世而行，比周而友，学以为人，教以为己，仁义之慝，车马之饰，宪不忍为也。"子贡逡巡而有惭色，终身耻其言之过也。

汉阴丈人

汉阴丈人者，楚人也。子贡适楚，过汉阴，见丈人为圃，入井抱瓮而灌，用力甚多，而见功寡。子贡曰："有机于此，后重前轻，挈水若抽，其名为槔，用力寡而见功多。"丈人作色而笑曰："闻之吾师，有机械者，必有机事；有机事者，必有机心。机心存于胸中，则纯白不备；纯白不备，则神生不定。神生不定者，道之所不载也。吾非不知，羞而不为也。"子贡愕然惭，俯而不对。有间，丈人曰："子奚为者邪？"曰："孔丘之徒也。"丈人曰："子非夫博学以拟圣智，独弦歌以卖名声于天下乎？汝方将忘汝神气，堕汝形骸，而何暇治天下乎？子往矣！勿妨吾事。"子贡卑陬失色，项项然不自得，行三十里而后愈。

壶丘子林

壶丘子林者，郑人也，道德甚优，列御寇师事之。初，御寇好游，壶丘子曰："御寇好游，游何所好？"列子曰："游之乐所玩无。故人之游也，观其所见；我之游也，观其所变。"壶丘子曰："御寇之游，固与人同，而曰固与人异。凡所见亦恒见其变，玩彼物之无物，不知我亦无。故务外游，不知务内观。外游者，求备于物；内观者，取足于身。取足于身，游之至也；求备于物，游之不至也。"于是列子自以为不知游，将终身不出，居郑国四十年，人无识者。

老商氏

老商氏者，不知何许人也，列御寇师焉，兼友伯高子而进于其道。尹生闻之，从列子居数月，不省舍，因间，请蕲其术者，十反而十不告。尹生怼而请辞，列子又不命。尹生退数月，意不已，又往从之。列子曰："汝何去来之频？"尹生曰："曩章戴有请于子，子不我告，固有憾于子，今复脱然，是以又来。"列子曰："曩吾以汝为达，今汝之鄙至此乎？姬将告汝所学于夫子矣。自吾之学也，三年之后，心不敢念是非，口不敢言利害，始得老商一盼而已。五年之后，心庚念是非，口庚言利害，老商始一解言而笑。七年之后，从心之所念，庚无是非；从口之所言，庚无利害，老商始引吾并席而坐。今汝居先生之门，曾未浃时，履虚乘风，其可得乎？"

列御寇

列御寇者，郑人也，隐居不仕。郑穆公时，子阳为相，专任刑法，列御寇乃绝迹穷巷，面有饥色。或告子阳曰："列御寇，盖有道之士也，居君之国而穷，君无乃为不好士乎？"子阳闻而悟，使官载粟数十乘而与之，御寇出见使者，再拜而辞之。入见其妻，妻望之而拊心曰："妾闻为有道之妻子，皆得佚乐，今有饥色，君过而遗先生食，先生不受，岂非命也哉？"御寇笑曰："君非自知而遗我也，以人之言，而遗我粟。至其罪我也，又且以人之言，此吾所以不受也。"居一年，郑人杀子阳，其党皆死，御寇安然独全。终身不仕，著书八篇，言道家之意，号曰列子。

庄　周

庄周者，宋之蒙人也，少学老子，为蒙县漆园吏，遂遗世自放不仕，王公大人皆不得而器之。楚威王使大夫以百金聘周，周方钓于濮水之上，持竿不顾，曰："吾闻楚有神龟，死二千岁矣，巾笥而藏之于庙堂之上，此龟宁无为留骨而贵乎？宁生曳尾涂中乎？"大夫曰："宁掉尾涂中耳。"庄子曰："往矣，吾方掉尾于涂中。"或又以千金之币迎周为相，周曰："子不见郊祭之牺牛乎？衣以文绣，食以刍菽，及其牵入太庙，欲为孤豚，其可得乎？"遂终身不仕。

段干木

段干木者，晋人也，少贫且贱，心志不遂，乃治清节，游西河，师事卜子夏与田子方。李克、翟璜、吴起等居于魏，皆为将，唯干木守道不仕。魏文侯欲见，就造其门，段干木逾墙而避文侯。文侯以客礼待之，出，过其庐而轼，其仆问曰："干木，布衣也，君轼其庐，不已甚乎？"文侯曰："段干木，贤者也，不移势利，怀君子之道，隐处穷巷，声驰千里，吾敢不轼乎？干木先乎德，寡人先乎势；干木富乎义，寡人富乎财。势不若德贵，财不若义高。"又请为相，不肯，后卑己固请见，与语，文侯立倦不敢息。夫文侯名过齐桓公者，盖能尊段干木，敬卜子夏，友田子方故也。

公仪潜

公仪潜者，鲁人也，与子思为友。穆公因子思而致命，欲以为相。子思曰："公仪子此所以不至也。君若饥渴待贤，纳用其谋，虽蔬食饮水，汲亦愿在下风。如以高官厚禄为钓饵，而无信用之心，公仪子智若鲁者可也，不尔，则不逾君之庭。且臣不佞，又不能为君操竿下钓，以伤守节之士。"潜竟终身不屈。

黔娄先生

黔娄先生者，齐人也，修身清节，不求进于诸侯。鲁恭公闻其贤，遣使致礼，赐粟三千钟，欲以为相，辞不受。齐王又礼之以黄金百斤，聘为卿，又不就。著书四篇，言道家之务，号黔娄子，终身不屈，以寿终。

陈仲子

陈仲子者，齐人也。其兄戴为齐卿，食禄万钟，仲子以为不义，将妻子适楚，居于陵，自谓於陵仲子。穷不苟求，不义之食不食。遭岁饥，乏粮三日，乃匍匐而食井上李实之虫者，三咽而能视。身自织履，妻擘纩以易衣食。楚王闻其贤，欲以为相，遣使持金百镒，至於陵聘仲子。仲子入谓妻曰："楚王欲以我为相，今日为相，明日结驷连骑，食方丈于前，意可乎？"妻曰："夫子左琴右书，乐在其中矣。结驷连骑，所安不过容膝；食方丈于前，所甘不过一肉。今以容膝之安，一肉之味，而怀楚国之忧，乱世多害，恐先生不保命也。"于是出谢使者，遂相与逃去，为人灌园。

渔父

渔父者，楚人也。楚乱乃匿名隐钓于江滨。楚顷襄王时，屈原为三闾大夫，名显于诸侯，为上官靳尚所谮，王怒，放之江滨，被发行吟于泽畔。渔父见而问之曰："子非三闾大夫欤？何故至斯？"原曰："举世混浊，而我独清，众人皆醉，而我独醒，是以见放。"渔父曰："夫圣人不凝滞于万物，故能与世推移。举世混浊，何不扬其波汩其泥？众人皆醉，何不哺其糟啜其醨？何故怀瑾握瑜，自令放为？"乃歌曰："沧浪之水清，可以濯吾缨，沧浪之水浊，可以濯吾足。"遂去深山，自闭匿，人莫知焉。

四皓

四皓者，皆河内轵人也，或在汲。一曰东园公，二曰角里先生，三曰绮里季，四曰夏黄公，皆修道洁己，非义不动。秦始皇时，见秦政虐，乃退入蓝田山，而作歌曰："莫莫高山，深谷逶迤；晔晔紫芝，可以疗饥。唐虞世远，吾将何归？驷马高盖，其忧甚大。富贵之畏人，不如贫贱之肆志。"乃共入商雒，隐地肺山，以待天下定。及秦败，汉高闻而征之，不至。深自匿终南山，不能屈己。

黄石公

黄石公者，下邳人也。遭秦乱，自隐姓名，时人莫知者。初，张良易姓为长，自匿下邳，步游沂水圯上，与黄石公相遇。未谒，黄石公故坠履圯下，顾谓良曰："孺子取履。"良素不知诈，愕然，欲殴之，为其老人也，强忍，下取履，因跪进焉。公以足受，笑而去，良殊惊。公行里所还，谓良曰："孺子可教也。后五日平明，与我期此。"良愈怪之，复跪曰："诺。"五日平旦，良往，公怒曰："与老人期，何后？又后五日早会。"良鸡鸣往，公又先在，复怒曰："何后也？后五日早会。"良夜半往。有顷，公亦至，喜曰："当如是。"乃出一编书与良曰："读是则为王者师矣。后十三年，孺子见济北谷城山下黄石。即我矣。"遂去不见。

鲁二征士

鲁二征士者，皆鲁人也。高祖定天下，即皇帝位，博士叔孙通白征鲁诸儒三十余人，欲定汉仪礼。二士独不肯行，骂通曰："天下初定，死者未葬，伤者未起，而欲起礼乐。礼乐所由起，百年之德而后可举，吾不忍为公所为，公所为不合古，吾不行。公往矣，无污我。"通不敢致而去。

田何

田何，字子庄，齐人也。自孔子授《易》，五传至何。及秦禁学，以《易》为卜筮之书，独不禁，故何传之不绝。汉兴，田何以齐诸田徙杜陵，号曰杜田生，以《易》授弟子东武王、同子仲，洛阳周王孙，丁宽，齐服生等皆显当世。惠帝时，何年老家贫，守道不仕，帝亲幸其庐以受业，终为《易》者宗。

披裘公

披裘公者，吴人也。延陵季子出游，见道中遗金，顾而睹之，与公曰："取彼金。"公投镰瞋目拂手而言曰："何子居之高而视之卑？吾披裘而负薪，岂取遗金者哉？"季子大惊，既谢而问其姓名，曰："何足语姓名？"

刘 骥 之

晋刘骥之，字子骥。桓冲到其家，骥之于树条桑。使者致命，骥之曰："使君既枉驾光临，宜先诸家君。"冲闻大愧，乃造其父。骥之被短褐与冲话言，父使骥之自持浊酒蔬菜供宾。冲命厨人代之，父曰："若使从者代，非野人之意也。"冲请骥之为长史，固辞。

江上渔父

江上有一渔父乘船，知伍子胥奔吴急，乃渡之。胥既渡，解剑值百金与父，父曰："楚国之法，得伍子胥者爵执圭，岂徒百金剑邪？"不受，一笑刺舟而去。

安丘望之

望之少恬静，不求仕进，号安丘丈人。成帝欲见不得，以其道德深重，常师事焉。望之不以见重为高，日愈损退，为巫医于民间，著《老子章句》。

胡 宿

胡宿，字武平，气宇高爽，议论清新。仁恕诚悫，出于自然。平生守道，不以进退为意。在文馆二十余年，语后进曰："富贵贫贱，莫不有命，士人当修己俟命，毋为造物所嗤。"

朱 桃 椎

朱桃椎，成都人，淡薄绝俗，被裘曳索，结庐山中。常织芒履置道上，见者曰："此居士履也。"以米茗置其处易之。

吴 隐 之

吴隐之，字处默，介立有清操，日晏饫菽，担石无储。与韩康伯邻居，康伯母，殷氏也，谓康伯曰："汝掌铨衡，必举此辈。"后为广州刺史。酌贪泉诗曰："古人云此水，一歃怀千金。试使夷齐饮，终当不易心。"及归，妻刘氏赍沉香一片，隐之见之，即投之于湖。

杜　林

杜林，字伯山，博洽多闻，时称通儒。初客河西，拘于隗嚣，而不屈节。弟成卒，嚣听其持丧归，而遣刺客杨贤遮杀之。贤见林身推鹿车，自载弟丧，叹曰："我虽小人，何忍杀义士?"因亡去。

管　宁

管宁字幼安，少与华歆同席读书。门外有乘轩者过，歆弃书遽往观之，宁耻之而割席，曰："子非吾友也。"又尝与歆共锄菜地，遇金，宁挥锄不顾，歆则捉而掷之。汉魏之际，居辽东二十年，匿畏藏光，喜遁养浩。魏明帝安车蒲轮，束帛加璧聘之，宁不受。家贫好学，一藜床五十年，当膝处皆穿。

赵　抃

赵抃，字阅道。气宇清逸，人不见其喜愠，自号知非子。宋至和中为侍御史，弹劾不避贵戚，京师号为铁面御史。初任成都，以一琴一鹤自随。及其再任，屏去琴鹤，止有苍头执事。公平生日所为事，夜必衣冠露香，拜首告天，若不可告者，不敢为也。元丰初，告老退居于衢，有溪石松竹之胜，与山僧野老游，不复有轩冕志矣。故其诗曰："轩外长溪溪外山，卷帘空旷水云间。高斋有问如何答？清夜安眠白昼闲。"

夏　统

夏统，字仲御，会稽人，隐身不仕。母病笃，诣洛市药。会上巳，洛中王公并至，浮桥车乘如云，统视之蔑如也。贾充引船与语，其应如响，劝之仕，俯而不答。充曰："卿能作乡土地间曲乎？"曰："昔曹娥投水，国人哀之，为作河女之章。伍子胥以忠投海，国人哀之，为作小海唱。今欲歌之。"于是以足扣舷，引声清激，大风应至，云雨交集。充令妓女盛服绕船三匝，统危坐如故，若无所闻。充怅然曰："此吴儿木肠石心也。"

元德秀

德秀，号鲁山。房琯叹曰："见紫芝眉宇，使人名利之心都尽。"天下高其行。缃帙满架，柴车而行，卒惟枕履箪瓢而已。生六十，未尝见女色焉。

裴休

裴休，字公美，兄弟皆塾，昼诵经，夜著书，终年不出户。有馈鹿者，诸生共荐之，休不食，曰："蔬食犹不足，今一啖肉，后何以继？"

裴坦

裴坦，性简俭。其子娶杨收女，器用皆犀玉。坦命持去，曰："殃我家矣。"

颜含

颜含，字弘都，有操行。郭璞过舍，欲为之筮。含曰："年在天，位在人，修己而天不与者，命也；守道而人不知者，性也。自有性命，无劳蓍龟。"

裘万顷

裘万顷，字元量，不乐仕进，以荐者召为司直。在朝赋诗云："新筑书堂壁未干，马蹄催我上长安。儿时只道为官好，老去方知行路难。千里关山千里念，一番风雨一番寒。何如静坐茅檐下，翠竹苍梧仔细看。”遂促归。

范　式

范式，字巨卿，张劭，字元伯，二人相友善。劭卒，式梦劭呼曰：“巨卿，吾以某日某时死矣，子能为我一及于葬乎？”式即驰赴。未至而丧已发，将至圹，柩不肯进，其母抚之曰：“元伯岂有望耶？”移时，见有素车白马，号哭而来，其母曰：“必巨卿也。”式因执绋引，柩乃前。

郭延卿

郭延卿者，西京人也，少与张文定公、吕文穆公游，以文行称于乡闾。张吕作相，更荐之，延卿不就。葺幽亭，艺花木自娱，足迹不及城市。年八十余。钱文僖惟演时留守西京，通判谢绛，掌书记尹洙，推官欧阳修，皆一时闻人也。一日，惟演率僚属出郭往游，去其居一里许，屏骑从访之，不告以名氏，延卿欣然接之，道服对谈而已。延卿笑曰：“陋居罕有过从，而平日所见之人，亦无诸君者，老夫甚惬，愿少留，花下小酌。”于是以陶尊果蔌以进。惟演喜其野逸，为满引不辞。既而吏揖于前，报曰：“申牌。”府吏牙兵已满庭中矣。延卿徐曰：“公等何官而从吏之多若此也？”洙曰：“留守相公也。”延卿笑曰：“不图相国肯访野人。”遂相与大笑。又曰：“诸公尚能饮否？”惟演欣然从之，盘无少加于前，而谈笑自若。日入辞去，延卿送之门，顾曰：“老病不能造谢，希勿讶也。”惟演辈登车，茫然自失。翌日，语僚属曰：“此真隐者也，彼视富贵为何等物也？”叹息累日不止。

挚　峻

挚峻，字伯陵，京兆长安人也。少治清节，与太史令司马迁交好，峻独退身修德，隐于岍山。迁既亲贵，乃以书劝峻进曰：“迁闻君子所贵乎道者三：太上立德，其次立言，其次立功。伏惟伯陵材能绝人，高尚其志，以善厥身，冰清玉洁，不以细行荷累其名，固已贵矣，然未尽太上之所由也。愿先生少致意焉。”峻报书曰：“峻闻古之君子料能而行，度德而处，故悔吝去其身。利不可以虚受，名不可以苟得。汉兴以来，帝王之道，于斯始显。能者见利，不肖者自屏，亦其时也。《周易》：‘大君有命，小人勿用。’徒欲偃仰从容，以游余齿耳。”峻之守节不移如此。迁居太史官，为李陵游说，下腐刑，果以悔吝被辱。峻遂高尚不仕，卒于阡。阡人立祠，号曰阡居士，世奉祀之不绝。

成公

成公，成帝时人，自隐姓名，常诵经，不交世利，时人号曰成公。成帝出游，问之，成公不屈节。上曰：“朕能富贵人，能杀人，子何逆朕?”成公曰：“陛下能贵人，臣能不受陛下之官；陛下能富人，臣能不受陛下之禄；陛下能杀人，臣能不犯陛下之法。”上不能折，使郎二人就受政事十二篇。

宋胜之

宋胜之者，南阳安众人也，少孤，年五岁失父母，家于谷城聚中，孝慕甚笃，聚中化之，少长有礼。胜之每行，见老人担负，辄以身代之，猎得禽兽，尝分肉与有亲者。贫依娣居，数岁，乃至长安受《易》，通明，以信义见称。从兄褒为东平内史，遣使召之，胜之曰：“众人所乐者，非胜之愿也。”乃去，游太原，从郁越牧羊，以琴书自娱。丞相孔光闻而就太原辟之，不至。元始三年，病卒于太原。

张仲蔚

张仲蔚者，平陵人也。与同郡魏景卿俱修道德，隐身不仕。明天官博物，善属文，好诗赋。常居穷素，所处蓬蒿没人，闭门养性，不治荣名。时人莫识，惟刘龚知之。

严　遵

严遵，字君平，蜀人也，隐居不仕。常卖卜于成都市，日得百钱以自给。卜讫，则闭肆下帘，以著书为事。扬雄少从之游，屡称其德。李强为益州牧，喜曰："吾得君平为从事足矣。"雄曰："君可备礼与相见，其人不可屈也。"王凤请交，不许。蜀有富人罗冲者，问君平曰："君何以不仕？"君平曰："无以自发。"冲为君平具车马衣粮，君平曰："吾病耳，非不足也。我有余而子不足，奈何以不足奉有余？"冲曰："吾有万金，子无担石。乃云有余，不亦谬乎？"君平曰："不然，吾前宿子家，人定而役未息，昼夜汲汲，未尝有足。今我以卜为业，不下床而钱自至，犹余数百，尘埃厚寸，不知所用，此非我有余而子不足邪？"冲大惭。君平叹曰："益我货者损我神，生我名者杀我身，故不仕也。"时人服之。

彭城老父

彭城老父者，楚之隐人也。见汉室衰，乃自隐修道，不治名利，至年九十余。王莽时，征故光禄大夫龚胜，欲为太子师友，祭酒耻事二姓，莽迫之，胜遂不食而死。莽使者及郡守以下会敛者数百人。老父痛胜以名致祸，乃独入哭胜甚悲，既而曰："嗟乎！薰以香自烧，膏以明自销，龚先生竟夭天年，非吾徒也。"哭毕而趋出，众莫知其谁也。

向　长

向长，字子平，河内朝歌人也。隐居不仕，性尚中和，好通《老》、《易》。贫无资食，好事者更馈焉，受之取足而反其余。王莽大司空王邑辟之连年，乃至，欲荐之于莽，固辞乃止。潜隐于家，读《易》至损益卦，喟然叹曰："吾已知富不如贫，贵不如贱，但未知死何如生耳。"建武中，男女娶嫁既毕，敕断家事："勿相关，当如我死也。"于是遂肆意与同好北海禽庆，俱游五岳名山，竟不知所终。

严　光

严光，字子陵，会稽余姚人也。少有高名，同光武游学。及帝即位，光乃变易姓名，隐遁不见。帝思其贤，乃物色求之。后齐国上言，有一男子，披羊裘钓泽中。帝疑光也，乃遣安车玄纁聘之，三反而后至。车驾即日幸其馆，光卧不起，帝即卧所抚其腹曰："咄咄子陵，不可相助为理邪？"光又眠不应。良久，乃张目而言曰："昔唐尧著德，巢父洗耳，士故有志，何至相迫乎？"帝曰："子陵，我竟不能下汝邪？"于是，升舆叹息而去。复引光入，论道旧故，相对累日，因共偃卧。除为谏议大夫，不屈，乃耕于富春山。后人名其钓处为严陵濑焉。建武十七年后，复特征不至，年八十终于家。

东海隐者

东海隐者，不知何许人也，汉故司直王良之友。建武中，良以清节征用，历位至一年，复还。友不肯见，而让之曰："不有忠信奇谋，而取大位，自知无德，曷为致此，而复遽去，何往来屑屑不惮烦也？"遂拒良，终身不纳，论者高之。

梁　鸿

梁鸿，字伯鸾，扶风平陵人也。遭乱世，受业太学，博览不为章句。学毕，乃牧豕上林苑中。曾误遗火，延及他舍，鸿乃寻所烧者，问所失去，悉以豕偿之。其主犹以为少，乃又以身居作，执勤不懈。邻家耆老见鸿非庸人，乃共责让主人，而称鸿长者。于是始敬异焉，悉还其豕，鸿不受而去。归乡里，势家慕其高节，多欲女之，鸿并绝不娶。同县孟氏有女，状丑，择对不嫁。父母问其故，女曰："欲得贤如梁伯鸾者。"鸿闻而聘之。及嫁，始以装饰入门，七日而鸿不答。妻乃下请，鸿曰："吾欲裘褐之人，可与俱隐深山者尔，今乃衣绮缟，傅粉墨，岂鸿所愿哉？"妻曰："以观夫子之志耳，妾自有隐居之服。”乃更为四椎髻，著布衣，操作而前。鸿大喜曰：“此真梁鸿妻也，能奉我矣。”字之曰德曜孟光。居有顷，乃共入霸陵山中，以耕织为业。咏诗书，弹琴以自娱。仰慕前世高士，而为四皓以来二十四人作颂。因东出关，过京师，作《五噫》之歌。肃宗求鸿不得，乃易姓运期，名耀，字候光，与妻子居齐鲁之间。有顷，又去适吴，居皋伯通庑下，为人赁舂。每归，妻为具食，举案齐眉。伯通察而异之，乃方舍于家。鸿潜闭著书十余篇。疾，且告主人曰：“昔延陵季子，葬于嬴博之间，不归乡里，慎勿令我子持丧归去。”及卒，伯通等为求葬地于吴要离冢旁。

高　恢

高恢，字伯达，京兆人也，少治老子经，恬虚不营世务。与梁鸿善，隐于华阴山中。及鸿东游，思恢，作诗曰：“鸟嘤嘤兮友之期，念高子兮仆怀思，想念恢兮爰集兹。”二人遂不复相见。恢亦高抗匿耀，终身不仕焉。

韩　康

韩康，字伯休，京兆霸陵人也。常游名山采药，卖于长安市中，口不二价者三十余年。时有女子买药于康，怒康守价，乃曰：“公是韩伯休邪？乃不二价乎？”康难曰：“我欲避名，今区区女子皆知有我，何用药为？”遂遁入霸陵山中。博士公车连征不至，桓帝时，乃备玄纁安车以聘之。使者奉诏造康，康不得已，乃佯许诺，辞安车，自乘柴车，冒晨先发。至亭，亭长以韩征君当过，方发人牛修道桥，及见康柴车幅巾，以为田叟也，使夺其牛，即释驾与之。有顷，使者至，知之，欲奏杀亭长。康曰：“老子与之，非夺也，亭长何罪？”乃止。康因中路逃去，以寿考终。

台　佟

台佟，字孝威，魏郡邺人也。不仕，隐武安山中峰，凿穴而居，采药。自建业初，中州辟不就。魏郡刺史执枣栗为贽见佟，语良久，刺史曰："孝威居身如此，甚苦如何？"佟曰："佟幸得保终正性，存神养和，不屏营于世事以劳其精，除可欲之志，恬淡自得，不苦也。如明使君绥抚牧养，夕惕匪忒，反不苦邪？"遂去，隐逸终身不见。

丘　䜣

丘䜣，字季春，扶风人也。少有大材，自谓无伍，傲世不与俗人为群。郡守召，始见，曰："明府欲臣䜣邪？友䜣邪？师䜣耶？明府所以尊宠人者，极于功曹；所以荣禄人者，已于孝廉。一极一已，皆䜣所不用也。"郡守异之，遂不敢屈。

矫　慎

矫慎，字仲彦，扶风茂陵人也。少慕松乔导引之术，隐遁山谷，与南郡太守马融，并州刺史苏章，乡里并时，然二人纯远不及慎也。汝南吴苍甚重之，因遗书以观其志曰："盖闻黄老之言，乘虚入冥，藏身远遁；亦有理国养人，施于为政。至如登山绝迹，神不著其证，人不睹其验，吾从先生欲其可者，于意何如？昔伊尹不怀道以待尧舜之君，方今明明，四海开辟，巢许无为，箕山夷齐，悔入首阳，足下审能骑龙弄凤，翔嬉云间者，亦非狐兔燕雀所敢谋也。"慎不答。年七十余，竟不肯娶。后忽归家，自言死日，及期果卒。后人有见慎于敦煌者，故前世异之，或云神仙焉。慎同郡马瑶，隐于汧山，以兔罝为事，所居俗化，百姓美之，号马牧先生焉。

法　真

法真，字高卿，扶风郿人也。学无常家，博通内外图典，关西号为大儒，弟子自远而负笈，尝数百人。真性恬静寡欲，不涉人间事。太守请见之，真乃幅巾诣谒。太守曰："昔鲁哀公虽为不肖，而仲尼称臣。太守虚薄，欲以功曹相屈，光赞本朝，何如？"真曰：

"以明府见待有礼，故敢自同宾末，若欲吏之，真将在北山之北，南山之南矣。"太守慢然不敢复言。凡辟公府贤良，皆不就。同郡田羽荐真曰："处士法真，体兼四业，学穷典奥，幽居恬泊，乐以忘忧，将蹈老氏之高踪，不为玄纁屈也。臣愿圣朝就加衮职，必能唱清庙之歌，致来仪之凤矣。"会顺帝西巡，羽又荐之，帝虚心欲致，前后四征。真曰："吾既不能遁形远世，岂饮洗耳之水哉？"遂深自隐绝，终不降屈。友人郭正称之曰："法真名可得闻，身难得见，逃名而名我随，避名而名我追，可谓百世之师者矣。"乃共刊石颂之，号曰玄德先生。年八十九，中平五年以寿终。

汉滨老父

汉滨老父者，不知何许人也。桓帝延熹中，幸竟陵，过云梦，临沔水，百姓莫不观者，有老父独耕不辍。尚书郎南阳张温异之，使问曰："人皆来观，老父独不辍，何也？"老父笑而不答。温下道百步，自与言。老父曰："我野人也，不达斯语。请问天下乱而立天子邪？理而立天子邪？立天子以父天下邪？役天下以奉天子邪？昔圣王宰世，茅茨采椽，而万人以宁；今子之君，劳人自纵，逸游无忌，吾为子羞之，子何忍欲人观之乎？"温大惭。问其姓名，不告而去。

徐　稺

徐稺，字孺子，豫章南昌人也。少以经行高于南州，桓帝时，汝南陈蕃为豫章太守，因推荐稺于朝廷，由是五举孝廉贤良，皆不就；连辟公府，不诣，未尝答命。公薨，辄身自赴吊。太守黄琼亦尝辟稺，至琼薨，归葬江夏。稺既闻，即负笈徒步豫章三千余里，至江夏琼墓前致酹而哭之。后公车三征不就，以寿终。

郭　太

郭太，字林宗，太原人也。少事父母，以孝闻。身长八尺余，家贫，郡县欲以为吏，叹曰：“丈夫何能执鞭斗筲哉?”乃辞母，与同县宗仲至京师，从屈伯彦学《春秋》。博洽无不通，又审于人物，由是名著于陈梁之间。步行遇雨，巾一角垫，众人慕之，皆故折巾角。士争往从之，载策盈车。凡太知之于无名之中六十余人，皆先言后验。以母丧归，徐穉来吊，以生刍一束顿太庐前而去。太曰：“此必南州高士徐孺子也。诗不云乎?‘生刍一束，其人如玉，’吾不堪此喻耳。”

申屠蟠

申屠蟠，字子龙，陈留外黄人也。少有名节。同县缑氏女玉为父报仇，外黄令梁丑欲论杀玉。蟠时年十五，为诸生，进谏曰：“玉之节义，足以感无耻之孙，激忍辱之子，不遭明时，尚当表旌庐墓，况在清听而不加哀矜?”丑善其言，乃为谳得减死论，乡人称之。蟠父母卒，哀毁思慕，不饮酒食肉十余年。遂隐居，学治《京氏易》、《严氏春秋》、《小戴礼》，三业先通，因博贯五经，兼明图纬。学无常师，始与济阴王子居同在太学，子居病困，以身托蟠。蟠即步负其丧至济阴，遇司隶从事于河巩之间，从事义之，为符传护送蟠，蟠不肯，投传于地而去。事毕还家。前后凡蒲车特征，皆不就。年七十四，以寿终。

袁闳

袁闳，字夏甫，汝南人也。筑室于庭中，闭门不见客。旦暮于室中向母礼拜，虽子往亦不得见也。子亦向户拜而去。首不著巾，身无单衣，足著木履，母死不列服位。公车两征不诣。范滂美而称之曰：“隐不违亲，贞不绝俗，可谓至贤矣。”

姜肱

姜肱，字伯淮，彭城广戚人也，家世名族，兄弟三人，皆孝行著闻。肱年最长，与二弟仲海、季江同被卧，甚相亲友，及长各娶，兄弟相爱，不能相离。肱习学五经，兼明星纬。弟子自远方至者三千余人，声重于时。凡一举孝廉，十辟公府，九举有道，至孝贤良，公车三征，皆不就，仲季亦不应征辟。建宁二年，灵帝诏征为犍为太守，肱得诏，乃告其友曰："吾以虚获实，遂籍声价，盛明之世，尚不委质，况今政在私门哉？"乃隐身遁命，乘船浮海，使者追之不及。再以玄纁聘，不就。即拜太中大夫，又逃不受诏。名振于天下。年七十七。卒于家。

郑　玄

郑玄，字康成，北海高密人也。八世祖崇，汉尚书。玄少好学，长八尺余，须眉美秀，姿容甚伟。习《孝经》、《论语》兼通《京氏》、《公羊春秋》、《三正历》、《九章算术》，《周官》、《礼记》、《左氏春秋》。大将军何进辟玄，州郡迫胁，不得已而诣。进设几杖之礼以待玄，玄以幅巾见进，一宿而逃去。公府前后十余辟，并不就。

任　安

任安，字定祖。少好学，隐山不营名利，时人称安曰任孔子。连辟不就，建安中读《史记·鲁连传》，叹曰："性以洁白为治，情以得志为乐，性治情得，体道而不忧。彼弃我取，与时而无争。"遂终身不仕，时人号为任征君云。

庞　公

庞公者，南郡襄阳人也，居岘山之南，未尝入城府，夫妻相敬如宾。荆州刺史刘表延请不能屈，乃就候之曰："夫保全一身，孰若保全天下乎？"庞公笑曰："鸿鹄巢于高林之上，暮而得所栖；鼋鼍穴于深渊之下，夕而得所宿。夫趣舍行止，亦人之巢穴也，且各得其栖宿而已，天下非所保也。"因释耕于垄上，而妻子耘于前。表指而问曰："先生苦居畎亩，而不肯官禄，后世何以遗子孙乎？"庞公曰："世人皆遗之以危，今独遗之以安，虽所遗不同，未为无所遗也。”表叹息而去。后遂携其妻子登鹿门山，因采药不反。

焦 先

焦先，字孝然，世莫知其所出也，或言生汉末。乃魏受禅，常结草为庐于河之湄，独止其中。冬夏袒不着衣，卧不设席，又无草蓐，以身亲土，其体垢污皆如泥滓，不行人间。或数日一食，行不由邪径，目不与女子迕视，口未尝言，虽有警急，不与人语。后野火烧其庐，先因露寝，遭冬雪大至，先袒卧不移，人以为死，就视如故。后百余岁卒。

陶 潜

陶潜，字渊明，或云字深明，名元亮。浔阳柴桑人，晋大司马侃之曾孙也。少有高趣，宅边有五柳树，故尝著《五柳先生传》云："先生不知何许人，不详姓字。闲静少言，不慕荣利。好读书，不求甚解，每有会意，欣然忘食。性嗜酒，而家贫不能恒得，亲旧知其如此，或置酒招之，造饮辄尽，期在必醉，既醉而退，曾不吝情去留。环堵萧然，不蔽风日，短褐穿结，箪瓢屡空，晏如也。常著文章自娱，颇示己志，忘怀得失，以此自终。”其自序如此，盖以自况，时人谓之实录。义熙末，征为著作佐郎，不就。江州刺史王弘欲识之，不能致也。潜尝往庐山，弘令潜故人庞通之，持酒具于半道栗里要之。潜有脚疾，使一门生二儿举篮舆，及至，欣然便共饮酌。俄顷，弘至，亦无忤也。先是，颜延之为刘柳后军功曹，在浔阳与潜情款，后为始安郡，经过潜，每往必酣饮至醉。弘欲要延之一坐，弥日不得。延之临去，留二万钱与潜，潜悉送酒家，稍就取酒。尝九月九日无酒，出宅边菊丛中坐，久之，逢弘送酒至，即便就酌，醉而后归。潜不解音声，而畜素琴一张，每有酒适，辄抚弄以寄其意。贵贱造之者，有酒辄设，潜若先醉，便语客："我醉欲眠卿可去。”其真率如此。郡将候潜，逢其酒熟，取头上葛巾漉酒，毕，还复著之。

宗　炳

宗炳，字少文，南阳人也。武帝辟为主簿，不起。问其故，答曰："栖丘饮谷三十余年，岂可于王门折腰作趋走吏乎！"武帝善其对而止。少文妙善琴书图画，精于言理，每游山水，往辄忘归。兄臧为南平太守，逼与俱还，乃于江陵三湖立宅，闲居无事。好山水，爱远游，西陟荆巫，南登衡岳，因结宇衡山，欲怀尚平之志。有疾还江陵，叹曰："老疾俱至，名山恐难遍睹，唯澄怀观道，卧以游之。"凡所游履，皆图之于室，谓人曰："抚琴动操，欲令众山皆响。"古有《金石弄》，为诸桓所重，桓氏亡，其声遂绝，唯少文传焉。文帝遣乐师杨观就受之。

孔淳之

孔淳之，字彦深，鲁人，居会稽鄮县。性好山水，每有所游，必穷其幽遐，或旬日忘归。尝游山，遇沙门释法崇，因留共此，遂停三载。法崇叹曰："缅想人外三十年矣，今乃倾盖于兹，不觉老之将至也。"及淳之还，乃不告以姓。除著作佐郎，太尉参军，并不就。与征士戴颙、王弘之及王敬弘等，共为人外之游。又申以婚姻，敬弘以女适淳之子尚，遂以乌羊系所乘车辕，提壶为礼，至则尽欢共饮，迄暮而归。或怪其如此，答曰："固亦农夫田父之礼也。"时会稽太守谢方明苦要之，不能致，使谓曰："苟不入吾郡，何为入吾郭？"淳之笑曰："潜游者不识其水，巢栖者非辨其林，飞沉所至，何问其主？"终不肯往。元嘉初，复征为散骑侍郎，乃逃于上虞县界，家人莫知所在。

陶弘景

陶弘景，字通明，秣陵人也。幼有异操，年四五岁，恒以荻为笔，画灰中学书。至十岁，得葛洪《神仙传》，昼夜研寻，便有养生之志。谓人曰："仰青云，睹白日，不觉为远矣。"神仪明秀，朗目疏眉，细形，长额，耸耳。右膝有数十黑子，作七星文。读书万余卷，一事不知以为深耻。善琴棋，工草隶，朝请虽在朱门，闭影不交外物，唯以披阅为务，朝仪故事多所取焉。家贫，求宰县不遂。永明十年，脱朝服，挂神武门，上表辞禄，诏许之。赐以束帛，敕所在月给茯苓五斤，白蜜三斤，以供服饵之需。景为人圆通谦谨，出处冥会，心如明镜，遇物便了，言无烦舛，有亦随觉。永元初，更筑三层楼，弘景处其上，弟子居其中，宾客至其下，与物遂绝，唯一家僮得至其所。本便马善射，晚皆不为，唯听吹笙而已。物爱松风，庭院皆植松，每闻其响，欣然为乐。有时独游泉石，望见者以为仙人。性好著述，尚奇异，顾惜光景，老而弥笃。尤明阴阳五行，风角星算，山川地理，方圆产物，医术本草。所著《学苑百卷》、《孝经论语集注》、《帝代年历》、《本草集注》、《效验方》、《肘后百一方》、《古今州郡记》、《图象集要》及《玉匮记》、《七曜新旧术疏》、《占候合丹法式》，皆秘密不传；及撰而未讫，又十部，唯弟子得之。卒年八十五，谥贞白先生。

马　枢

马枢，字要理，扶风人。六岁能诵《孝经》、《论语》、《老子》，及长，博极经史，尤善佛经，及《周易》、《老子》，义分派别，转变无穷，论者拱默听受而已，纶甚嘉之。寻遇侯景之乱，刺史王纶举兵援台城，乃留书二万卷付枢，枢肆志寻览，殆将周遍，乃喟然叹曰："吾闻贵爵位者，以巢由为桎梏；爱山林者，以伊吕为管库。束名实，则刍芥柱下之言；玩清虚，则糠秕席上之说。稽之笃论，亦各从其好也。比求志之士，望涂而息，岂天之不惠高尚，何山林之无闻甚乎？"乃隐于茅山，有终焉之志。陈元嘉元年，文帝征为度支尚书，辞不应命。枢少属乱离，凡所居处，盗贼不入，依托者，常数百家。目精洞黄，能视暗中物。有白燕一双，巢其庭树，驯狎檐庑，时至几案，春来秋去，几三十年。

孙　登

孙登，字公和，汲郡人，无家属，于郡北山为土窟居之。好读《易》，抚一弦琴。性无恚怒，人或投诸水中，欲观其怒，登既出，便大笑。尝住宜阳山，有作炭人见之，知非常人，与语，登亦不应。文帝闻之，使阮籍往观，既见，与语亦不应。嵇康又从之游，三年问其所图，终不答。康将别，谓曰："先生竟无言乎？"登乃曰："子识火乎？火生而有光，而不用其光，果在于用光。人生而有才，而不用其才，果在于用才。故用光在乎得薪，所以保其耀；用才在乎识真，所以全其年。今子才多识寡，难乎免于今之世矣。子无求乎？"康不能用，果遭非命。乃作幽愤诗曰："昔惭柳下，今愧孙登。"竟不知其所终。

董　京

董京，字威辇，不知何郡人。初与陇西计吏俱至洛阳，被发而行，逍遥吟咏。常宿白社中，孙楚时为著作，数就社中与语。后数年遁去，莫知所之。于其寝处，惟有一石竹子，及诗二篇。其一曰："乾道刚简，坤体敦密。茫茫大素，是则是述。末世流奔，以文代质。悠悠世事，孰知其实？逝将去此，至虚归我，自然之室。"又曰："孔子不遇时，彼感麟，麟乎麟乎，胡不遁世以存真？"

范　乔

范乔，字伯孙，陈留外黄人。年二岁时，祖馨临终抚乔首曰："恨不见汝成人。"因以所用砚与之。至五岁，祖母以告乔，乔便执砚涕泣。九岁请学，在同辈之中，言无媟辞。光禄大夫李铨尝论扬雄才学优于刘向，乔以为向定一代之书，正群籍之篇，使雄当之，故非所长。遂著《刘扬优劣论》，文多不载。乔前后辟举，皆不就。初，乔邑人腊夕盗斫其树，人有告者，乔佯不闻，邑人愧而归之。乔往喻曰："卿节日取柴，欲与父母相欢娱耳，何以愧为？"外黄令高顾叹曰："诸士大夫未有不及私者，而范伯孙恂恂率道，名讳未尝经于官曹，士之贵异，于今而见。"元康八年卒。

鲁 褒

鲁褒，字元道，南阳人。好学多闻，以贫素自立。元康之后，纲纪大坏，褒伤时之贪鄙，乃隐姓名，而著《钱神论》，略曰："钱之为体，有乾坤之象，内则其方，外则其圆。其积如山，其流如川；动静有时，行藏有节；市井便易，不患耗折。难折象寿，不匮象道，故能长久，为世神宝。亲之如兄，字曰孔方。失之则贫弱，得之则富昌。无翼而飞，无足而走。解严毅之颜，开难发之口。钱多者处前，钱少者居后。钱之为言泉也，无远不往，无幽不至。京邑衣冠，疲劳讲肄，厌闻清谈，对之睡寐，见我家兄，莫不惊视。钱之所祐，吉无不利，何必读书，然后富贵？由此论之，谓为神物。无德而尊，无势而热，排金门而入紫闼，谚曰：钱无耳，可使鬼。凡今之人，惟钱而已。"盖疾时者共传其文。褒不仕，莫知所终。

郭 文

郭文，字文举，河内人也。少爱山水，尚嘉遁，每游山林，弥旬忘返。父母终，服毕不娶，辞家游名山，恒著鹿裘葛巾，采竹叶木实贸盐以自供，食有余谷，辄恤穷匮。王导闻其名，遣人迎之。既至，置之西园。温峤尝问："先生安独无情乎？"文曰："情由忆生，不忆故无情。"一旦忽求还山，及苏峻反，人皆以为知机。卒，葛洪、庾阐并为作传，赞颂其贤云。

翟 庄

翟庄，字祖休，浔阳人。少以孝友著名，耕而后食。惟以弋钓为事。及长，不复猎，或问："渔猎同是害生之事，而先生止去其一，何哉？"庄曰："猎自我，钓自物，未能顿尽，故吾先节其甚者。且夫贪饵吞钩，岂我哉？"时人以为知言。晚节亦不复钓，端居荜门，命征，并不就，卒。

宋 纤

宋纤，字令艾，敦煌人。少有远操，沉靖不与世交，居于酒泉南山，弟子受业三千余人，不应州郡辟命。时太守杨宜，画其像于阁上，出入视之，作颂曰：“为枕何石？为漱何流？身不可见，名不可求。”酒泉太守马岌具威仪，鸣饶鼓，造焉，纤高楼重阁，拒而不见。岌叹曰：“名可闻，而身不可见；德可仰，而形不可睹。吾今而后，知先生人中之龙也。”铭诗于石壁，曰：“丹崖百丈，青壁万寻，奇木蓊郁，蔚若邓林。其人如玉，维国之琛。室迩人遐，实劳我心。”年八一，笃学不倦，卒谥曰玄虚先生。

王 绩

王绩，字无功，绛州人。性简放，不喜拜揖。兄通，隋末大儒也，聚徒河汾间，仿古作六经，又为《中说》。有奴婢数人种黍，春秋酿酒，养凫雁，莳药草自供。以《周易》、《老子》、《庄子》置床头，他书罕读也。游北山东皋著书，自号东皋子。绩之任，以醉失职，乡人靳之，靳，居折反。托无心子以见趣，曰：“无心子居越，越王不知其大人也，拘之仕，无喜色。越国法：秽行者不齿。俄而无心子以秽行闻，王黜之，无愠色。退而适茫荡之野，过动之邑，而见机士。机士抚髀髀，部祁反。曰：‘嘻，子贤者而以罪废邪？’无心子不应。机士曰：‘愿见教。’‘子闻蜚廉氏马乎？一者朱鬣白毳，龙骼凤臆，骼，古伯反。骤驰如舞，终日不释辔，而以热死。一者垂头昂尾，驼颈貉膝，蹄啮善蹶，弃诸野，终年而肥。’夫凤不憎山栖，龙不羞泥蟠，君子不苟洁以罹患，不避秽而养精也。”其自处如此。

孙思邈

孙思邈，京兆人，通百家说，善言老子、庄周。思邈于阴阳推步医药无不善。孟诜、卢照邻等有恶疾，不可为，感而问曰：“高医愈疾，奈何？"答曰："天有四时五行，寒暑迭居，和为雨，怒为风，凝为霜雪，张为虹霓，天常数也。人之四肢五脏，一觉一寐，觉，古孝反。吐纳往来，流为荣卫，彰为气色，发为音声，人常数也。阳用其形，阴用其精，天人之所同也。失则蒸生热，否生寒，结为瘤赘，瘤音留。赘，之芮反。陷为痈疽，奔则喘乏，渴则焦槁，发乎面，动乎形。天地亦然，五纬缩赢，孛彗飞流，其危证也。寒暑不时，蒸否也。石立土踊，是其瘤赘。山崩土陷，是其痈疽。奔风暴雨，是其喘乏。川渎竭涸，是其焦槁。高医导以药石，救以砭剂。砭，甫廉反。圣人和以至德，辅以人事。故体有可愈之疾，天有可振之灾。"照邻曰："人事奈何？"曰："心为之君。君尚恭，故欲小。《诗》曰：'如临深渊，如履薄冰。'小之谓也。胆为之将，以果决为务，故欲大。《诗》曰：'赳赳武夫，公侯干城。'大之谓也。仁者静，地之象，故欲方。《传》曰：'不为利回，不为义疚。'方之谓也。智者动，天之象，故欲圆。《易》曰：'见机而作，不俟终日。'圆之谓也。"复问养性之要，答曰："天有盈虚，人有屯危，不自慎，不能济也。故养性必先知自慎也。慎以畏为本，士无畏，则简仁义；农无畏，则堕稼穑；工无畏，则慢规矩；商无畏，则货不殖；子无畏，则忘孝；父无畏，则废慈；臣无畏，则勋不立；君无畏，则乱不治。是以太上畏道，其次畏天，其次畏物，其次畏人，其次畏身。忧于身者，不拘于人；慎于小者，不惧于大；戒于近者，不侮于远。如此，则人事毕矣。"卒年百岁。

田游岩

田游岩，京兆人。永徽时，高宗初。补太学生。罢归，入太白山，母及妻皆有方外志。后入箕山，居许由冢旁，自号许由东邻。频召不出。高宗幸嵩山，亲至其门，游岩野服出拜，仪止谨朴。帝谓曰："先生比得佳否？"答曰："臣所谓泉石膏肓肓，呼光反。烟霞痼疾者也。"

吴筠

吴筠，字贞节，华阴人。通经谊，性高鲠，不耐沉浮于时，去居嵩山。玄宗遣使召见，与语甚悦，敕待诏翰林，献《玄纲》三篇。帝尝问道，对曰："深于道者，无如《老子》五千文，其余徒丧纸札耳。"复问神仙冶炼法，对曰："此野人事，积岁月求之，非人主宜留意。"筠每开陈，皆名教世务，以微言讽，天子重之。恳求还嵩山，诏为立道馆。大历中卒。

潘师正

潘师正，贝州人，居逍遥谷。高宗幸东都，召见问所须，对曰："茂松清泉，臣所须也，既不乏矣。"帝尊异之，诏即其庐作崇唐观。时太常献新乐，帝更名《祈仙望仙翘仙曲》。卒年九十八，谥体玄先生。

司马承祯

司马承祯，字子微，洛州人。事潘师正，传辟谷、导引术，无不通，师正异之。曰："我得陶隐居正一法，逮今四世矣。"因辞去，遍游名山，庐天台，山在会稽。不出。睿宗召至，问其术，对曰："为道日损，损之又损，以至于无为。夫心目所知见，每损之尚不能已，况攻异端而增智虑哉?"帝曰："治身则尔，治国若何?"对曰："国犹身也，故游心于淡，合气于漠，与物自然，而无私焉，则天下治。"帝嗟叹曰："广成之言也。"以三体写《老子》，刊正文句，卒年八十九。

杜生五郎

阳翟县有杜生者，不知其名，邑人但谓之杜五郎。所居去县三十五里，惟屋两间，其前空地丈余。杜生不出篱门，已三十年矣。黎阳尉曾访之，问其不出门之因，其人指门前一桑曰："十五年前，亦曾此下纳凉，但无用于时，偶不出耳。”问其为生，曰：“日惟与人择日，及卖一药，以供饘粥。后，子能耕，自此食足。择日卖药，一切不为。”又问平日何所为，曰：“端坐耳。”问：“颇观书否？”曰：“二十年前曾观《净名经》，爱其议论，今已忘之，并书亦不知所在久矣。”气韵闲旷，言辞清简，有道之士也。盛寒，但布袍草履，室中枵然一榻而已。

张志和

张志和，字子同，婺州金华人，始名龟龄。母梦枫生腹上而产。志和以亲既丧，不复仕，居江湖，自称烟波钓徒，著《玄真子》，亦以自号。有韦诣者，为撰《内解》。志和又著《太易》十五篇，其卦三百六十五。兄鹤龄，恐其遁世不还，为筑室越州东郭，茨以生草，椽栋不施斤斧，豹席棕𫄨。𫄨，居勺反。每垂钓，不设饵，志不在鱼也。观察使陈少游往见，为终日留，表其居曰“玄真坊”。以门隘，为买地，大其闳，号“回轩巷”。先是门阻流水，无梁，少游为构之，人号大夫桥。帝尝赐奴婢各一，志和配为夫妇，号渔童樵青。陆羽尝问孰为往来者，对曰：“太虚为室，明月为烛，与四海诸公共处，未尝少别，何有往来？”颜真卿为湖州刺史，志和来谒，真卿以舟敝陋，请更之。志和曰：“愿为浮家泛宅，往来苕霅间，”苕音条，霅，直甲反。水名，在吴兴。辩捷类如此。善图山水，酒酣或击鼓吹笛，舐笔辄成，舐，甚尔反。尝撰《渔歌》，宪宗图真，求其歌，不能致。李德裕称志和隐而有名，显而无事，不穷不达，严光之比云。

陆羽

陆羽，字鸿渐，复州人。不知所生，或言有僧得诸水滨，畜之。既长，以《易》自筮得渐，“鸿渐于陆，其羽可用为仪”。乃以陆为氏，名而字之。肃宗上元初，更隐苕溪，自称桑苎翁。阖门著书，或独行野中，诵诗击木，徘徊不得意，或恸哭而归，故时谓接舆也。

贞元末卒。羽嗜茶，著经三篇，言茶之原之法之具尤备，天下益知饮茶矣。

陆龟蒙

陆龟蒙，字鲁望，少高放，通六经大义，尤明《春秋》。有田数百亩，屋三十楹，田苦下，雨潦则与江通，故常苦饥，身畚锸薅刺无休时。薅，乎毛反。除田草。或讥其劳，答曰："尧舜霉瘠，霉音眉。霉，垢腐貌。禹胼胝，彼圣人也，吾一褐衣，敢不勤乎？"嗜茶，置园顾渚山下，岁取租茶，自判品第。又不喜与流俗交，虽造门不肯见。不乘马，升舟设蓬席，赍束书、茶灶、笔床、钓具往来，时谓江湖散人，或号天随子，甫里先生。自比涪翁，渔父，涪音浮。江上丈人。后以高士召，不至。李蔚素与善，及当国，召拜拾遗，诏方下，龟蒙卒。

徐则

徐则，东海人，幼沈静，寡嗜欲。受业于周弘正，精于议论，声擅都邑，遂怀栖隐之操。杖策入缙云山，常服巾褐。又入天台山，因绝谷养性，所食惟松水而已。太傅徐陵为之刊山立颂。初，在缙云山，太极真人徐君降之曰："汝年出八十，当为王者师，然后得道也。"晋王广镇扬州，知其名，手书召之，则谓门人曰："徐君之言，信而有征。"其后尸解。柳䛒赞之曰："可道非道，常道无名，上德不德，至德无盈。玄风扇矣，而有先生。留符告君，化杖飞声。永思灵迹，曷用摅情？时披素绘，如临赤城。"

方剂索引

一画

二画

三画

四画

五画

六画

七画

八画

九画

十画

十一画

十二画

十三画

十四画以上